名中医治疗胸痹心痛医案精选

主　编　李玉峰

副主编　王双玲

编　委　黄　宏　王　芪　姜　旭

　　　　修晟尧　贾君迪

中国纺织出版社有限公司

图书在版编目（CIP）数据

名中医治疗胸痹心痛医案精选 / 李玉峰主编 . —— 北京：
中国纺织出版社有限公司 , 2020.8

ISBN 978-7-5180-1044-8

Ⅰ.①名… Ⅱ.①李… Ⅲ.①心痛（中医）—医案—
汇编 Ⅳ.① R256.22

中国版本图书馆 CIP 数据核字（2020）第 030093 号

责任编辑：樊雅莉 责任校对：寇晨晨 责任印制：王艳丽

中国纺织出版社有限公司出版发行

地址：北京市朝阳区百子湾东里 A407 号楼 邮政编码：100124

销售电话：010—67004422 传真：010—87155801

http://www.c-textilep.com

中国纺织出版社天猫旗舰店

官方微博 http://weibo.com/2119887771

天津千鹤文化传播有限公司印刷 各地新华书店经销

2020 年 8 月第 1 版第 1 次印刷

开本：710×1000 1/16 印张：28.25

字数：412 千字 定价：79.80 元

目　录
CONTENTS

第三章　化痰逐饮案

第四章　益气养阴案

第五章　补肾固本案

第六章 化痰祛瘀案

第七章 补气化痰案

第八章 调肝理气案

第九章　理气化痰案

下 篇

第一章 冠心病病案

绪　论

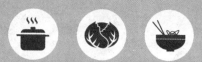

　　胸痹心痛是因正气内虚，外邪（主要指六淫之邪）入侵，或是饮食不节、情绪过激、劳逸失度等导致心脉痹阻不畅，心脏阴阳气血失调，以膻中或胸部闷痛，甚则胸痛彻背、短气、喘息不得卧为主要临床表现的一种疾病。

　　胸痹心痛所表现的症状可因病情轻重不同而各异，轻者可仅有短暂轻微的胸部沉闷感或隐痛，或伴有气短、心悸；重者可见胸闷如窒，疼痛如绞，多伴有气短、心悸和呼吸不畅；更甚者可出现膻中及左胸部的压榨样疼痛，并放射至左肩臂或左上肢内侧（手少阴经所过），伴有面色苍白、惊恐不安、冷汗自出等症状，持续时间较长。本病是心脏本身受损所致的一种病证，病位在"两乳之中，鸠尾之间"，即膻中部及左胸部。多由心脏阴阳气血偏虚及寒凝、热结、痰阻、气滞、血瘀等因素引起。

　　胸痹在古代文献中称为"心痛"，心痛有广义、狭义之不同，广义心痛有"九心痛"等多种分类法，范围甚广，可涉及胃脘痛等多种疾病，同时又有将心痛作为胸痛来论述者。鉴于广义心痛所涉及的许多疾病另有所述，故不列于本节讨论范围。

总 论

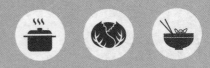

一、胸痹心痛的历史沿革

"胸痹"病名最早见于《黄帝内经》，如《灵枢·本脏》云："肺小则少饮，不病喘喝；肺大则多饮，善病胸痹喉痹逆气。""心痛"一名最早见于马王堆古汉墓出十的《足臂十一脉灸经》，其中有云："足少阴温（脉）：出内踝（娄）中，……其病……肝痛，心痛，烦心……臂少阴温（脉）……，是动则病心痛，嗌渴欲饮……"在《黄帝内经》《难经》等书中也载有"心痛"一名。《素问·标本病传论》有"心病先心痛"之说，《素问·缪刺论》又有"卒心痛""厥心痛"之称。《灵枢·厥病》将心痛严重、预后险恶者称为"真心痛"，曰："真心痛，手足青至节，心痛甚，旦发夕死，夕发旦死。"对本病之病因病机、症状表现、治疗预后等均有较全面的论述，为后世论治本病奠定了基础。

东汉张仲景明确提出胸痹病名，《金匮要略·胸痹心痛短气病脉证治》所言的"胸痹病"主要指"心痹"，并就其病因病机、证候与辨证论治作了较系统阐述。"阳微阴弦，即胸痹而病，所以然者，责其极虚也。今阳虚知在上焦，所以胸痹心痛者，以其阴弦故也。"认为胸痹病机乃上焦阳气不足，下焦阴寒气盛，阴邪侵犯阳位，本虚而标实，临床表现多见胸背痛、心痛彻背、背痛彻心、喘息咳唾、短气不足以息、胸满、气塞、不得卧、胁下逆抢心等症，并有时缓时急的发病特点。治疗上以温通散寒、宣痹宽胸为法，制定了药简效宏的瓜蒌薤白白酒汤等方剂。"胸痹之病，喘息咳唾，胸背痛，短气，寸口脉沉而迟，关上小紧数，瓜蒌薤白白酒汤主之。""胸痹，不得卧，心痛彻背者，瓜蒌薤白半夏汤主之。""胸痹，心中痞气，气结在胸，胸满，胁下逆抢心，枳实薤白桂枝汤主之，人参汤亦主之。""胸痹，胸中气塞、短气，茯苓杏仁甘草汤主之，桔枳生姜汤亦主之。""胸痹缓急者，薏苡附子散主之。心中痞，诸逆心悬痛，桂枝生姜枳实汤主之。""心痛彻背，背痛彻心，乌头赤石脂丸主之。"《金匮要略》认为"胸痹病"是由于胸阳不足，阴寒之邪（寒邪、痰饮、水邪）痹阻心脉所致，其表现可以归纳为两类：第一类"心痛彻背，背痛彻心"犹如《黄帝内经》的"厥心痛"，与西医的冠心病心绞痛类似。第二类"喘息咳唾，胸背痛，短气""胸痹不得卧"，类似西医的心力衰竭。可见《金匮要略》所言"胸痹病"主要指"心痹"。

晋代葛洪《肘后备急方》云："胸痹之病，令人心中坚痞忽痛，胸中苦痹，绞急如刺，不得俯仰，其胸前皮皆痛，不得手犯，胸满短气，咳嗽引痛，烦闷自汗出，或彻引背膂，不即治之，数日害人。"至隋代巢元方《诸病源候论》对本病的认识又有进一步的发展。巢元方认为"心病"可有心痛证候，心痛可分为虚实两类，治法各异。指出临床上有"久心痛"之症，伤于正经者难治。其曰："心为诸脏主，其正经不可伤，伤之而痛者，则朝发夕死，夕发朝死，不暇展治。其久心痛者，是心之别络，为风邪冷热所乘痛也……，不死，发作有时，经久不瘥也。"还认为，本病病机为"因邪迫于阳气，不得宣畅，壅淤生热"。

唐宋金元时期，有关本病的论述甚多，丰富和发展了对本病的认识。《圣济总录·心痛》总论，继续阐发《黄帝内经》中关于心痛的脏腑分类特点，《胸痹门》中描述本病"胸膺两乳间刺痛，甚则引背胛"，认为其疼痛的发生与"从于外风，中脏既虚，邪气客之，痞而不散，不通而塞"有关。关于本证的病因病机多将之归为脏腑虚弱，风邪冷热之气所客，正气不足，邪气胜盛。《太平圣惠方》指出："夫思虑烦多则损心，心虚故邪乘之，邪积不去，则时害饮食，心中如满，蕴蕴而痛，是谓之心痹。"在"治卒心痛诸方""治久心痛诸方""治心背彻痛诸方""治胸痹诸方""治胸痹心背痛诸方""治心痹诸方"等篇中，收集治疗本证的方剂甚丰，观其制方，具有温通理气、活血通窍的显著特点。又《太平惠民和剂局方》之苏合香丸，主治"卒心痛"等病证，经现代医疗实践验证，颇有效果。杨士瀛《仁斋直指方附遗·方论》指出真心痛也可由"气血痰水所犯"而起；陈无择《三因极一病证方论·九痛叙论》中统论各种心痛的三类病因，其所论的内因与本证关系较为密切，强调"皆脏气不平，喜怒忧郁所致"，使本证的病因，在认识方面又有所发展。金代刘完素《素问病机气宜保命集·心痛论》中，根据临床表现不同，将本证分为"热厥心痛""大实心中痛""寒厥心痛"三种不同类型，分别运用"汗""散""利""温"等法及有关方药治疗，并提出"久痛无寒而暴痛非热"之说，对本证的辨证论治具有一定指导意义。

明清医家对心痛的辨证更为细腻。如《玉机微义·心痛》中特别提出本证之属于虚者，"然亦有病久气血虚损及素作劳羸弱之人患心痛者，皆虚痛也。"补前人之未备。尤为突出的是对心痛与胃脘痛、厥心痛与真心痛等进行了鉴别。明代以前的医家多将心痛与胃脘痛混为一谈，如《丹溪心法·心脾痛》说："心痛，即胃脘痛"。而明清不少医家均指出两者须加以区别。如《证治准绳·心痛胃脘痛》云："或问：丹溪言心痛即胃脘痛，然乎？曰：心与胃各一脏，其病形不同。因胃脘痛处在心下，故有当心而痛之名，岂胃脘痛即心痛哉。"又指出："胃脘之受邪，非止其自病者多；然胃脘逼近于心，移其邪上攻于心，为心痛者亦多。"说明心痛与胃脘痛既有区别，又有联系。《临证指南医案·心痛》徐灵胎评注也说："心痛、胃脘痛确是二病，然心痛绝少，而胃痛极多，亦有因胃痛及心痛者，故此二症，古人不分两项，医者细心求之，自能辨其轻重也。"而明代李梴《医学入门·心痛》称"真心痛，因内外邪犯心君，一日即死；厥心痛，因邪犯心之包络"，喻嘉言《医门法律》谓："厥心痛……，去真心痛一间耳。"对于厥心痛的病因，继《难经·五十六难》："其五脏相干，名厥心痛"及《圣济总录·卷第五十五》："……阳虚而阴厥，致令心痛，是为厥心痛"之说以后，明清医家也多有所论，如《医学入门·心痛》，至以七情，曰："厥心痛……或因七情者，始终是火"；清代潘楫《医灯续焰·心腹脉证》则认为是由寒邪乘虚内袭，荣脉凝泣所致；《医门法律·卷二》则强调"寒逆心胞"等。对于真心痛的病因认识，明代之前有因于寒，因于气、血、痰、水之论，而明代虞抟《医学正传》又指出与"污血冲心"（即瘀血）有关；清代陈士铎《辨证录·心痛门》则补充"火邪犯心"这一病因。值得肯定的是明清时期不少医家，如方隅《医林绳墨》、陈士铎《辨证录》、虞抟《医学正传》、林珮琴《类证治裁》等，摆脱了真心痛不可救治的成说，积极进行探索，结合他们的经验，提出"亦未尝不可生"的卓见，且列出救治方药，积累了颇有参考价值的学术经验，促进了本病治疗学的发展。

1949年后，运用中西医结合方法对本病，尤其是对属于本病范畴的冠心病心绞痛及急性心肌梗死，展开了广泛的临床和实验研究，取得了可喜的成就。

二、胸痹心痛的病因病机

胸痹的病位在心，但其发病也与肝、脾、肾诸脏密切相关。本病主要因年老体虚，心、脾、肾亏损，阴阳失衡而引起，并与过食肥甘厚味、七情内伤、思虑劳倦、寒邪侵袭等因素密切相关。心脉痹阻不通，不通则痛为病机关键。发作时以标实表现为主，如血瘀、痰浊突出；平素又以心气虚、心阳虚最为常见。以上病因病机可同时并存，互相影响，使病情进一步发展。瘀闭心脉，心胸猝然大痛，而发为真心痛；阻遏心阳，发为心动悸，脉结代，甚至脉微欲绝；心肾阳衰，水邪泛滥，凌心射肺而为咳喘、水肿为之基本病理转归。分证病机如下：

1. 心血瘀阻

年老气血阴阳渐衰，气血虚少则气血运行迟缓，气损及阳则刚虚寒凝，气血运行滞涩；或情志内伤，肝气郁滞，气滞血瘀；或久病入络而成心血瘀阻，不通则痛，出现心绞痛、疼痛较剧、舌质紫黯等症。

2. 寒凝心脉

年老阳气多有不足，常在冬春寒冷季节，因受寒而诱发或加重。寒邪乘虚入侵，客于心脉，痹阻胸阳，出现心绞痛、疼痛较剧、手足不温、冷汗出等症。

3. 痰浊内阻

平素脾虚，过食肥甘，体力活动较少，形体肥胖之人，痰浊内生，痹阻心脉，出现心绞痛、胸闷、倦怠乏力、纳呆、恶心等症。

4. 心气虚弱

年过半百，肾气渐衰，或脾失健运，化源不足，或劳心、劳力过度均可引起心气不足，气血运行无力而痹阻不通，出现心绞痛、胸闷气短、动则益甚、神疲倦怠等症。

5. 心肾阴虚

年老之体，肾阴渐衰，或久病不愈，不能滋养五脏之阴，致使心阴内耗，心阴亏虚，脉道失润，出现心绞痛、心悸怔忡、五心烦热、腰膝酸软等症。

6. 心肾阳虚

多由心气虚弱及心肾阴虚发展而来。肾阳不能鼓动五脏之阳，心阳不振，血脉失于温煦，鼓动无力而痹阻不通，出现心绞痛、疼痛较剧、形寒肢冷、心悸汗出等症。

7. 心脉痹阻

常因气虚血瘀、气滞血瘀、寒凝阳遏、痰浊壅塞而致心脉痹阻；或因年老正衰，久病劳倦，心气不足，推动无力，气血运行滞涩，重则痹阻心脉，不通则痛，表现为心胸疼痛、胸闷不适、心悸气短等症；或因情志过极，肝气郁结，气滞血瘀，脉络闭阻，出现心痛胸闷、心烦易怒、口唇爪甲青紫等症；或因老年之体阳气渐衰，加之受寒，阳气痹阻，血脉凝涩，出现心胸剧烈疼痛、四肢逆冷、爪甲青紫等症；或素体肥胖，过食肥甘，痰浊内生，痹阻心脉，出现胸闷如窒而痛、气短喘促痰多、纳呆恶心等症。

8. 气阴两虚，心失所养

老年气阴两虚，气虚无以行血，阴虚则脉络不利，均使血脉不畅，心失所养，出现心悸怔忡、胸闷气短、倦怠乏力等症。

9. 阳虚水泛，上凌心肺

阳气虚衰，胸阳不运，不能化气行水，出现心悸不安、夜卧憋醒或咳喘憋闷、四肢厥冷等症。

10. 心气骤虚，心阳暴脱

血为气之母，心脉受阻，血不养心，心气骤虚，刚随气脱，出现面色晦黯、肢体逆冷发青、冷汗淋漓等症。

胸痹的病因病机较为复杂，其本虚可有阳虚、气虚、阴虚、血虚，且又多阴损及阳，阳损及阴，而见气阳不足、气血两亏、阴阳两亏，甚或阳微阴竭，心阳外越。其邪实有痰阻、气滞、瘀血之不同，同时又有兼寒、兼热的区别。而痰浊可以引起或加重气滞血瘀，痰瘀可以互结；且痰热也易伤阴，故阴虚与痰热常常互见。寒痰痰饮也易损伤阳气，阳虚与寒痰、寒饮也常互见。

三、胸痹心痛的分型论治

（一）实证

1. 心血痹阻

【证候】

心胸疼痛较剧，如刺如绞，痛有定处。伴有胸闷，日久不愈，可因暴怒而致心胸剧痛。苔薄、舌黯红、紫黯或有瘀斑，或舌下脉络青紫，脉弦涩或结代。

【病因病机】

该型是临床最常见的一种。由于寒凝、热结、痰阻、气滞等因素，皆可导致血脉瘀滞而为心血痹阻之证。血瘀停着不散，心脉不通，故作疼痛如绞如刺，而痛处不移，气血相关，瘀血痹阻，则气机不畅，而见胸闷。舌紫黯、瘀斑，皆瘀血之候。由于致瘀原因有别，故有寒凝血瘀、热结血瘀、气滞血瘀等，临床应辨明不同性质之病因，才能更好地遣方用药。尚需注意者，无论何因所引起的心痛，即使临床上血瘀表现不明显，然心主血脉，"心痹者，脉不通"，故总与"心脉痹阻"的病机相关。其病程短者，邪犯心脉，痹阻不通；病程长者，久病入络，瘀滞不通，皆可成为心脉痹阻之根由。

【治法】

活血化瘀，通脉止痛。

【方药】

血府逐瘀汤加减，药用桃仁、红花、川芎、赤芍、怀牛膝、柴胡、桔梗、枳壳、当归、生地、甘草等。若兼寒者，可加细辛、桂枝等温通散寒之品；兼气滞者，可加沉香、檀香辛香理气止痛。若瘀血痹阻重症，表现胸痛剧烈，可加乳香、没药、郁金、延胡索等加强活血理气止痛的作用。

活血化瘀法是胸痹心痛常用的治法，但必须在辨证的基础上配伍使用，才能获得良效。另外，使用活血化瘀法时要注意活血化瘀药物的种类、剂量、用药时间等，并注意有无出血倾向或征象，一旦发现，立即停用，并给予相应处理。

2. 寒凝心脉

【证候】

猝然心痛如绞，遇寒则发或加重，甚者形寒肢冷，冷汗出，短气心悸，心痛彻背，背痛彻心，脉紧，苔薄白。

【病因病机】

诸阳受气于胸中，心阳不振，复受寒邪，以致阴寒盛于心胸，寒凝心脉，营血运行失畅，发为本证。心脉不通故心痛彻背，寒为阴邪，本为心阳不振之体，感寒则阴寒益盛，而心痛易发，苔白脉紧为阴寒之候。本证的辨证关键是：心痛较剧，遇寒易作，苔白脉紧。

【治法】

散寒活血，宣痹通阳。

【方药】

当归四逆汤加减，药用桂枝、细辛、当归、赤芍、通草、大枣、甘草、瓜蒌、薤白等。若疼痛较著者，可加延胡索、郁金；若疼痛剧烈，心痛彻背，背痛彻心，伴有身寒肢冷、气短喘息、脉沉紧或沉微者，为阴寒极盛之胸痹心痛重证，治以温阳逐寒止痛，方用乌头赤石脂丸。

3. 痰浊闭阻

【证候】

可分为痰饮、痰浊、痰火、风痰等。痰饮者，胸闷重而心痛轻。遇阴天易作，咳唾涎沫，苔白腻或白滑，脉滑；兼湿者，则可见口黏、恶心、纳呆、倦怠或便软等症。痰浊者，胸闷而兼心痛时作，痰黏，苔白腻而干或黄腻，则为痰热之象。痰火者，胸闷，心胸时作灼痛，痰黄稠厚，心烦、口干，大便干或秘，苔黄腻，脉滑数。风痰者，胸闷时痛，并可见舌謇肢瘫、眩晕、手足颤抖麻木之症，苔腻，脉弦滑。

【病因病机】

痰为阴邪，其性黏滞，停于心胸，则窒塞阳气，络脉阻滞，遂成是症，痰浊闭阻导致胸痹一证，临床表现各异，病机须据证辨析。

【治法】

温化痰饮，或化痰清热，或泻火逐痰，或息风化痰等法为主，佐以宣痹通阳。

【方药】

瓜蒌薤白半夏汤加味，药用瓜蒌、薤白、半夏、枳实、陈皮、石菖蒲、桂枝、干姜、细辛等。全方加味后共奏通阳化饮、泄浊化痰、散结止痛功效。若年老而兼气虚之证，如倦怠乏力、纳呆便溏者，可合四君子汤；若患者痰黏稠，色黄，大便干，苔黄腻，脉滑数，为痰浊郁而化热之象，用黄连温胆汤。另外，痰热与瘀血往往互结为患，故要考虑到血脉滞涩的可能，常配伍郁金、川芎。

4. 火热内结

【证候】

心中灼热疼痛，口干，烦躁，气粗，痰稠，或有发热，大便不通，舌红，苔黄或糙，脉数或滑数。

【病因病机】

由感受温热之邪，或气郁化火，或由痰浊日久蕴热，致热结于里，火邪犯心，热灼津液而为痰。热与血结而成瘀，闭阻心脉而为心中灼痛。

【治法】

清热泻火，活血散结。

【方药】

小陷胸汤加减，药用黄连、法夏、瓜蒌、桑白皮、丹皮、赤芍等。方中以黄连清热，桑白皮泻热，法半夏、瓜蒌化痰散结。丹皮、赤芍凉血活血散结。

5. 气滞心胸

【证候】

心胸满闷，阵阵隐痛，痛无定处，时欲太息，遇情志不舒则发或疼痛加剧，或伴有脘腹胀，得嗳气、矢气则舒等，苔薄或腻，脉细弦。

【病因病机】

情志抑郁，气滞上焦，胸阳失展，血脉不和，故胸闷隐痛、时欲太息，气走无着，故痛无定处，其辨证关键是胸闷痛，痛无定处，脉弦。

【治法】

舒调气机，和血开痹。

【方药】

柴胡疏肝散加味。药用柴胡、香附、川芎、当归、枳壳、陈皮、甘草、白芍、赤芍等。方中以柴胡、香附疏肝理气，枳壳、川芎、陈皮宽胸开痹，赤白芍活血柔肝。

（二）虚证

1. 心气不足

【证候】

心胸阵阵隐痛，胸闷气短，动则喘息，倦怠乏力，心悸不安，或懒言、面白，或易汗出，舌淡红胖，有齿痕，苔薄，脉虚细缓或结代。

【病因病机】

思虑伤神，劳心过度，损伤心气。气为血帅，心气不足，胸阳不振，则运血无力，血滞心脉，故发心痛、胸闷、短气、喘息等症。

【治法】

补养心气，振运心阳。

【方药】

保元汤加减，药用人参、黄芪、肉桂、生姜、炙甘草、当归、丹参等。若兼见心悸气短，头昏乏力，胸闷隐痛，口干咽干，心烦失眠，舌红或有齿痕者，为气阴两虚，可用养心汤，药用当归、生地、熟地、麦冬、人参、五味子、炙甘草、酸枣仁、柏子仁、茯神。

2. 心肾阴虚

【证候】

心痛憋闷，心悸且烦，失眠多梦，腰酸耳鸣，口干便秘，舌红少苔或花剥，脉象细数。

【病因病机】

素体阴虚或思虑劳心过度，耗伤营阴致心阴亏虚，心脉不畅，心失所养而发心痛、心悸；心阴亏虚下及于肾，致肾阴不足，不能上济于心，致虚火上炎而见腰酸耳鸣，失眠心烦；舌红少苔，脉象细数均为阴虚火旺之征象。

【治法】

滋阴补肾，养心安神。

【方药】

左归丸加减，药用熟地、枸杞、山茱萸、菟丝子、怀牛膝、山药、玄参、天冬、麦冬、丹参、当归等。若阴不敛阳，虚火内扰心神，心烦不寐，舌尖红少津者，可用酸枣仁汤清热除烦安神；如不效者，再予黄连阿胶汤。若阴虚导致阴阳气血失和，心悸怔忡症状明显，脉结代者，用炙甘草汤，药用甘草、生地、阿胶、麦冬、火麻仁、人参、大枣、桂枝、生姜。

3. 心肾阳虚

【证候】

心痛且闷，气短自汗，甚则喘不得卧，形寒肢冷，面色㿠白，舌淡齿痕，苔白滑，脉象沉细或微细欲绝。

【病因病机】

素体阳气不足或心气不足发展而成阳气虚衰，或寒邪损伤心阳均可导致本证。阳虚则生内寒，寒凝心脉，不通则痛，故见心痛胸闷；阳气难达四肢，不充于肌表，故形寒肢冷、面色㿠白；若心阳亏虚日久及肾致心肾阳虚，命门火衰，阳不化阴，阴寒弥散，饮邪上泛可见喘不得卧；舌淡有齿痕，苔白滑，脉沉细或微细欲绝，均为阳虚之征象。

【治则】

补益阳气，温振心阳。

【方药】

参附汤合桂枝甘草汤加减，药用人参、附子、桂枝、甘草，常可合金匮肾气丸以温补心肾。若阳虚寒凝心脉，心痛较剧者，可酌加鹿角片、川椒、吴茱萸、荜茇、高良姜、细辛、川乌、赤石脂以温阳散寒止痛；若阳虚寒凝而兼气滞血瘀者，可选用薤白、沉香、降香、檀香、延胡素、乳香、没药等偏于温性的理气活血药物。

四、范围

本书所列胸痹心痛病案涵盖现代医学之冠状动脉粥样硬化性心脏病、心绞痛、心肌梗死、心包炎、心肌炎、心内膜炎、糖尿病性心脏病、高血压性心脏病等一系列有胸痹心痛症状的疾病。

上　篇

第一章
活血化瘀案

　　活血化瘀法是以活血、行血、破瘀的中药为主组成单方或复方，用于治疗胸痹心痛之瘀血痹阻证的一种治法。

　　活血化瘀治法源于《黄帝内经》，发展于宋代。至宋代开始，活血化瘀被日益广泛地用于胸痹心痛的治疗。如《太平圣惠方》治疗胸痹心背痛、卒心痛的方剂中选用丹参、川芎、当归、莪术等；《圣济总录》治疗厥心痛的高良姜散，亦合以活血化瘀的三棱、当归、桃仁、丹参等。明代在继承前人治疗经验的基础上，创造了大量的活血化瘀方剂，如《普济方》中载有牡丹丸、赤芍丸、桃红丸等；《医方类聚》更明确提出："心痛无如没药良。"清代是活血化瘀治法应用的鼎盛时期，颇具代表性的医家有三位：王清任所著《医林改错》可谓是活血化瘀法的专著，提出"补气活血""逐瘀活血"两大法则，特别提出：突发胸痛投木金散、瓜蒌薤白白酒汤，不效时可服血府逐瘀汤。唐容川在《血证论》中提出：心瘀血，急宜去瘀为要，应用归芎失笑散，加琥珀、朱砂、麝香治之，或归芎汤加血竭、乳香末亦佳；叶桂在《温热论》中主张：虫类通络为活血化瘀法用药之关键，常用地龙、土鳖虫、水蛭等。这些论述对后世治胸痹心痛颇有启发。

1. 许琏

🍅 案例一：活血化瘀法治疗胸痛案

　　毛姓妇，患胸痛甚剧，床上乱滚，哀号欲绝，月信愆期。延余诊之。脉沉弦搏指，指甲与唇俱青。余曰："脉沉滑主血，弦劲搏指，其血宛结，当是瘀血留于胸膈而作痛也。"细询得病之由，忽悟半月前被硬木触胸，其为瘀血无疑矣。

与归尾、赤芍、丹参、西洋参、琥珀、乳香、蒲黄、五灵脂，一剂而愈。故治病之道，四诊皆当留意，乃能与病切中，而所投无不效也。

（《清代名医医话精华》）

【评析】　本案患者之胸痹是由于胸部外伤，瘀血停滞于胸，心脉血行不畅所致，治疗当活血化瘀。本案给人的启示是：正确的辨证离不开详细的问诊。

🍅 案例二：理气活血法治疗胸痛案

董妪，年四十余，患胸痛、呕逆、喉痹、带下、头痛，病非一端，诊其脉沉细而涩。余曰："脉法云：下手脉沉，便知是气。病由情怀不畅，郁怒伤肝，木邪犯土，心脾气结，法当疏气平肝。先用归、芍、香附、橘红、郁金、蔻仁、柴胡、丹皮、鲜橘叶、佛手花、瓦楞子、牡蛎等，以水先煮生铁落，然后煎药。服三剂，诸症俱减八九，后以逍遥散加丹栀、香附、海螵蛸、牡蛎，服二十余剂而愈。

（《清代名医医话精华》）

【评析】　情志不畅，郁怒伤肝，气滞上焦，胸阳不展，血脉不和，而致胸痹胸痛，治疗宜疏肝理气活血。然同为气郁引起的胸痛，却有因肝郁气滞所致的，又有因肝血不足、肝用失职、血虚气郁所致的，治疗前者宜疏肝理气解郁，方用逍遥散加减，如本案所示；治疗后者则宜用养血活血、理气止痛方，多选用丹参饮加味。

2. 范文甫

🍅 案例：散瘀和血法治疗胸痛案

刘师母，热瘥，胸痛老病又作。

山羊血三钱。

【评析】　查山羊血为散瘀和血之品，用治胸痛，当为留瘀之患。方案未详脉舌，当见脉涩，舌淡而边青黯之征，故用山羊血以逐瘀止痛。惟本品家养者效果不显，而野产者又很难办到。

（《近代名医学术经验选编·范文甫专辑》）

3. 叶天士

🍅 **案例：温通活血法治疗胸痹案**

某，痛久入血络，胸痹引痛。

炒桃仁，延胡素，川楝子，木防己，川桂枝，青葱管。

（《临证指南医案·胸痹》）

【评析】　胸痹与胸痞不同。胸痞有暴寒郁结于胸者，有火郁于中者，有寒热互郁者，有气实填胸而痞者，有气衰而成虚痞者，亦有肺胃津液枯涩，因燥而痞者，亦有上焦湿浊弥漫而痞者。若夫胸痹，则但因胸中阳虚不运，久而成痹。《黄帝内经》未曾详言，惟《金匮要略》立方，俱用辛滑温通。所云寸口脉沉而迟、阳微阴弦，是知但有寒证，而无热证矣。先生宗之加减而治，亦惟流通上焦清阳为主。莫与胸痞、结胸、噎膈、痰食等症混治，斯得之矣。本案患者因痛久入络，瘀阻络道，而致胸痹引痛，治疗从活血温通立法。药用桃仁、延胡素活血止痛，川楝子理气止痛，木防己祛风止痛，桂枝、青葱管温通络脉。诸药合用共奏活血化瘀，通阳宣痹之功。

4. 言庚孚

🍅 **案例：活血化瘀，通阳宣痹法治疗胸痹案**

刘某，女，58 岁。1973 年 4 月 7 日初诊。

患者突然胸痛难忍，气闭难出，昏厥不语，面唇青紫，四肢发凉，心阳被阻，气血遂乱，急当救治，速燃"还魂香"熏鼻，片刻苏醒。追及往史，心悸气短，胸闷气胀，左乳刺痛，瞬时而过，月发三至五次，病已三年，上述发作也常出现，脉细结代，舌质紫黯，苔薄白。

气虚成滞，血亏成瘀，胸阳被阻，心气不通，前者为本，后者为标，"急则治其标，缓则治其本"，当以活血化瘀、通阳宣痹为先，再以益气养血图其本。

紫丹参 12 克，白檀香 6 克，缩砂仁 6 克，全瓜蒌 15 克，薤白头 15 克，明乳香 10 克，煅牡蛎 15 克，生甘草 3 克。

进上方 6 剂后，疼痛心悸暂消，唇舌青紫已除，胸闷背胀减轻，脉转细数，标已去，图其本，改服益气、养血、补心脾之剂。

炙黄芪 12 克，两党参 12 克，云茯苓 12 克，当归身 12 克，酸枣仁 10 克，炙远志 6 克，炙甘草 6 克，紫丹参 12 克，缩砂仁 6 克，白檀香 6 克。

追访 4 年，未见发作。

（《言庚孚医疗经验集》）

【评析】　本案患者心阳被阻，气血遂乱，见气闭难出，昏厥不语，面唇青紫，四肢发凉，实乃胸痛重证，以标实为急，故据"急则治其标"的原则，先以芳香开窍之剂；俟患者苏醒后，再予丹参饮合瓜蒌薤白白酒汤加减，以活血化瘀、通阳宣痹；诸症缓解后，又根据"缓则治其本"的原则，予益气、养血、补心脾之剂，终善其后。此案充分体现了言庚孚善于把握疾病标本缓急之变化，审时度势，药到而病除。

言庚孚善用燃"还魂香"熏鼻救急，屡用屡验。（还魂香：真檀香、白胶香各等份，共研细末装瓶密封，用时将药粉撒于纸上，搓成纸捻，用火烧燃纸捻，熏鼻，待患者苏醒后停用。）

5. 王任之

案例：活血通络，化瘀止痛法治疗胸痛案

彭玉珍，女，57 岁。1980 年 12 月 11 日初诊。

患者右胸刺痛，痛引胁下，有时左胸亦痛，常交错出现，胸闷时欲太息，脉细弦。经旨：痛初起气滞在经，久则血伤入络。仿叶桂络病治法。

当归尾 9 克，丹参 10 克，降香 3 克，炒五灵脂 10 克，全瓜蒌 9 克，红花 4 克，片姜黄 6 克，制乳香 4.5 克，炒陈枳壳 4.5 克，丝瓜络 10 克，佛手柑 3 克，甘松 6 克。

（《王任之医案》）

【评析】　气病及络，故仿叶桂络病治法，活血化瘀，理气通络。丝瓜络

《本草纲目》云"能通脉络脏腑……及治诸血病也。"络病常常用络类药物是中医用药的特点之一，如近人万友生老中医的"丹络蒌薤汤"中橘络与丝瓜络同用。

6. 陈道隆

🍅 案例一：疏气和络法治疗胸痹案

林某，男，52岁。1964年10月8日初诊。

患者脉右手弦濡而数，左手浮濡而数，颇不匀静，舌尖红有刺，苔中根白腻。一年来左心部于活动或上楼或俯仰时俱作疼痛，痛引满胸，上至舌根而觉烦热，鼻尖作冷，心悸少寐，便不畅行。心气郁结，络道阻塞。拟以益心和络之法。

大丹参三钱，桃仁一钱五分，橘叶络各一钱五分，白菝三钱，乳香一钱（拌炒丝瓜络三钱），炒延胡索二钱，当归尾三钱，路路通七个，红花一钱，射干一钱五分，旋复花三钱，7剂。

二诊：10月15日。右手脉浮弦而数，左手较为和缓，舌苔中根厚腻，心气不振，络道阻塞，夹胃肠不和，左心部疼痛至舌本，颈脉跳动，喉间若哽，胸内烦热，心悸少寐，嗳气频作，大便不解。再当疏通和化之治。

大丹参三钱，乳香一钱五分（拌炒丝瓜络三钱），旋复花三钱，桃仁一钱，射干一钱五分，白菝三钱，炒枳壳一钱五分，紫贝齿一两，路路通七个，炒延胡索二钱，八月札三钱，生熟山楂各二钱，4剂。

三诊：10月22日。右手脉涩，左手脉细数，舌苔厚腻，痰湿气郁齐阻于上，阳浮上升，心气不展，面红气急，喉间若哽，胸部痞闷而疼痛，心悸不宁。为阳浮之证，但不能滋腻敛摄；气郁之象，又不能苦燥辛散，需辛滑流利、潜阳通络之治。

全瓜蒌四钱，陈薤白三钱，旋复花三钱，降香屑五分，上沉香片四分，炒延胡二钱，苍龙齿六钱，白豆蔻一钱，白芍三钱，代赭石五钱，橘叶络各一钱五分，广藿梗三钱，7剂。

四诊：10月29日。痰湿气郁俱阻于上，喉间作哽，面红气急，胸脘痞闷而兼疼痛，欲呕泛漾，心悸不宁，舌苔较化。再拟辛滑流利，潜阳开郁之治。

全瓜蒌四钱，陈薤白三钱，旋复花三钱，代赭石六钱，仙半夏三钱，朱茯神三钱，陈广皮一钱五分，降香屑五分，上沉香四分，广藿梗三钱，苍龙齿六钱，紫石英八钱，八月札三钱，白豆蔻一钱，4剂。

五诊： 11月5日。舌光绛而作痛，喉间若哽，面红，气急有痰，胸脘痞痛，欲呕泛漾，心悸不宁，舌苔白腻，脉弦濡。再以辛滑开郁之治。

全瓜蒌四钱，陈薤白三钱，射干一钱五分，水炒苏子三钱，旋复花三钱，代赭石六钱，紫石英八钱，竹沥半夏三钱，广郁金二钱，白豆蔻一钱，八月札三钱，上沉香片四分，朱茯神四钱，陈香橼皮三钱，4剂。

（《内科名家陈道隆学术经验集》）

【评析】 患者素体阴虚阳浮，又为痰湿横阻于上，导致心气不展，气机郁闭，脉络瘀阻，而发为胸痹。阴虚阳浮之体，理当滋阴敛阳，但滋腻之品会助湿碍气，加重络道阻塞；气郁痰阻，理应辛香走散、燥湿祛痰，但苦燥辛散会重伤阴液，故其病机复杂，用药颇为困难。陈道隆以疏通和化为法，辨证地选用丝瓜络、旋复花、藿梗、白豆蔻、路路通、瓜蒌、薤白、橘叶等辛润之品疏气和络、祛痰散结，而无劫津耗液之弊；选用白芍、当归、龙齿、紫石英等甘润重镇之品养阴潜阳，而无滋腻滞塞之弊。真可谓辨证准确，选药精当。在整个诊治过程中，始终以疏通和化为法，而有所侧重地使用疏、和、养、柔等治法，合理地解决了病机和用药中的矛盾。

🍅 案例二：畅气疏瘀法治疗胸痹案

尤某，女，成人。1963年9月19日初诊。

患者素体营亏，气滞瘀阻，头昏心悸，面时升火，胸膺脘腹俱作掣痛，两年有余，久痛入络，背脊牵攀，脉弦涩。当以畅气疏瘀为要。

旋复花三钱（包），白蒺藜四钱，炒香白微四钱，当归须三钱，杜红花二钱，炒延胡二钱，泡远志一钱五分，青皮一钱五分，陈皮一钱五分，降香屑一钱，川郁金二钱，赤芍二钱，白芍二钱，沉香曲四钱，炒枣仁四钱（研），珍珠母一两

（先煎）。

（《内科名家陈道隆学术经验集》）

【评析】　肝主疏泄而调畅气机，肝郁不舒，则气机郁滞，不通则痛。气行则血行，气滞则血瘀，病久营血亦必瘀阻。叶天士谓："初病在经，久痛入络。"治疗当以畅气疏瘀为要。《金匮要略》旋复花汤实开辛润通络之先河。本案亦以行气解郁、活血通络为主，但因患者素体营亏阳亢，心神少敛，故治疗亦不能不稍事兼顾，给予珍珠母以镇心安神。

7. 董建华

案例：开胸理气，平肝活血法治疗胸痹案

吴姓患者，年 60，女，1987 年 8 月 24 日初诊。

近 5 年来，患者心胸满闷，左胸前区隐痛阵阵，时欲太息，遇情怀不畅则诱发或加剧，头晕耳鸣，心烦少寐，大便干燥，舌黯红苔薄黄，脉沉细而弦。证属气滞血瘀，兼有肝火。治当开胸理气，平肝潜阳，安神定志。

处方：旋复花（包）10 克，广郁金 10 克，香附 10 克，川芎 10 克，丹参 10 克，炒枣仁 10 克，合欢皮 10 克，生石决明（先煎）15 克，夏枯草 10 克，赤白芍各 10 克，全瓜蒌 20 克。6 剂。

药后胸闷心痛减轻，头晕耳鸣、心烦少寐缓解，大便畅通。乃守主法，以行气活血为主，去平肝潜阳之品，入金铃子、三七粉，并在以后方中，加减出入如柴胡、元胡、苏荷梗、陈皮、枳壳、半夏等，又治 3 月余，胸闷心痛大愈。

（《董建华老年病医案》）

【评析】　胸痹心痛有因肝气郁滞，气滞血瘀，心络闭塞者。《临证指南医案》所谓"胸痹因怒所致，痰气凝结"，心胸满闷为气滞于胸，头晕耳鸣、心烦少寐、大便干燥为气郁化肝火之象。痛有定处，舌黯为血瘀之象。故证属气滞血瘀，兼有肝火。治当开胸理气，平肝潜阳。方中广郁金、香附、川芎、丹参活血理气止痛，旋复花降气化痰，又有活血通络之功。石决明、夏枯草、赤白芍清热平肝潜阳。炒枣仁、合欢皮养心安神，全瓜蒌润肠通便。使诸症悉除。

8. 周次清

 案例：理气活血法治疗胸痛案

赵某，男，40岁。1981年8月9日初诊。

患者于20天前因生气而致左胸窜痛隐隐，有时连及左臂内侧，日发二三次，每次历时20分钟至1小时不等，伴胸闷心悸，食欲不振，噩梦易惊。平素急躁易怒。曾服逍遥丸、复方丹参片等，效果不明显。诊查：中年男性，一般情况可。心脏听诊无杂音，$S_4 > 1/2\ S_1$。舌黯，脉弦。查心电图：Ⅱ、Ⅲ、avF导联T波低平。辨证属胸痛（肝郁气滞，气血失和）。治宜理气调血。

处方：柴胡18克，川芎6克，香附12克，枳壳9克，细辛3克，炒枣仁30克，甘草6克，当归9克。

水煎服6剂。

二诊：1991年8月15日。服上方6剂，疼痛次数减少，睡眠好转。继服6剂。

三诊：1991年8月21日，胸痛基本消失，复查心电图正常。

（《中国现代名中医医案精华》）

【评析】 "七情之由作心痛"，该病人肝郁气滞，气血失利而致胸痛。周次清喜用柴胡疏肝散、枳壳散合方加减理气和血止痛。方中用小量细辛取其辛散止痛，加强止痛效果；重用枣仁养心安神，养肝柔肝；合当归、甘草防止辛散太过。汇同古今，善裁古方，用药精练，为人所乐道。

9. 李济仁

 案例：活血通络，祛痰止痛法治疗胸痹案

丁某某，男，55岁，1987年9月12日就诊。

患者冠心病经年未愈。平素长服乳酸心可定、烟酸肌醇酯及中药等，仍未好转。心电图示"陈旧性前壁梗死，T波倒置，ST段下降超过0.05mm以上"。血脂分析：胆固醇250mg/dL，β脂蛋白600mg/dL。就诊时心前区及胸骨后有压迫感，甚或刺痛、绞痛，发作时短至瞬间，长至半小时以上，并觉心悸怔忡，胸闷气短，夜寐不宁，舌黯苔薄，脉沉涩。

证由气滞日久，血流不畅阻络所致。治当活血通络，祛瘀止痛。以基本方合失笑散加味。

药用：当归、潞党参、紫丹参各 15 克，川芎、五味子各 10 克，生蒲黄、五灵脂、甘松各 9 克，黄芪 20 克，麦冬 12 克，红花 6 克。

药进 5 剂，心胸宽畅而痛轻，仍有气短，夜寐欠酣。上方加生晒参 10 克，以增益气扶正之力。服 7 剂后，精神大振，气短已失，夜寐亦安，加以复方丹参片善后，后复查心电图正常。

【评析】　气滞日久不愈或阳虚血行不利，均致瘀血阻络为病。症见：胸痛如针刺、痛有定处或牵引肩背、拒按、夜痛甚，心悸气短呈阵发性，舌质紫黯，脉沉涩。常见心绞痛，甚则心肌梗死。内结为瘀，可致血行失度而心脉瘀阻，当活血祛瘀、通络止痛，以基本方加失笑散及红花、甘松，若见结代脉则加苦参、甘松调治。

（《国医大师验案精粹·内科篇》）

10. 张学文

🍅 **案例：活血化瘀，益气补肾法治疗胸痹案**

邹某某，男，58 岁，主诉胸痛，心悸间歇性发作 1 年余，痛如针刺样，每次持续 30 分钟左右，伴肢体发凉、冷汗、多梦，舌黯红、边有瘀点，舌下络脉迂曲，脉沉弦结代。

辨证属气虚血瘀，肾气不足。

治则：活血化瘀，益气补肾。

药用：黄芪 30 克，当归 12 克，丹参 15 克，红花 10 克，檀香 6 克，三七（冲）3 克，川芎 10 克，山茱萸（山萸肉）12 克，山楂 15 克，炙甘草 6 克。

服药 3 剂胸痛、心悸症状大减，服 7 剂后诸症悉除。

【评析】　血瘀证多由于血液凝滞脉中循行不畅而导致不通则痛，血瘀于心则发胸痹、真心痛；血瘀于脑可发头痛；血瘀于腹则发腹痛；因瘀证的主要症状之一是疼痛，如唐容川《血证论》："凡是疼痛，皆瘀血凝滞之故也"。现代医学研究证明，活血化瘀药物能降低全血黏度、血浆黏度，抑制血小板聚集，使血液流变学的异常改变恢复至正常水平，这亦符合中医"通则不痛"的原则。故张学文临证用川芎、丹参、桃仁、红花、乳香等为主药，辨证加减，治疗疼痛每获良效。

（《国医大师验案精粹·内科篇》）

第二章
芳香温通案

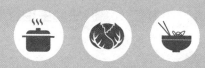

　　芳香温通法是以芳香走窜、温经止痛的药物为主组成单方或复方，用以治疗胸痹心痛之寒凝阻络证的一种治法。

　　汉代以前，凡治胸痹心痛，多以芳香温通为主。如《灵枢·五味》所谓"心痛宜食薤"，是文献中最早用薤白疗心痛的记载。汉代张仲景承《黄帝内经》温通用薤法，创制了多张以薤白为主药的温通方剂，如瓜蒌薤白白酒汤、瓜蒌薤白半夏汤等。晋代葛洪的《肘后备急方》治卒心痛多用桂心、干姜、吴茱萸、麝香等芳香温通之品。唐代，孙思邈的《备急千金要方》记载了五辛散治心腹冷痛，细辛散、蜀椒散治胸痛达背，熨背散治胸背疼痛而闷等；王焘的《外台秘要》中亦收载了多条治心痛的芳香温通效方，如茱萸丸、蜀椒丸、麝香散等，均广泛运用芳香温通药。到了宋代有关以芳香温通法治心痛的记载更为丰富，《太平圣惠方》中治卒心痛方，多选高良姜、附子、桂心、乌头等辛温与麝香、木香等芳香药物；《太平惠民和剂局方》用苏合香丸治卒心痛，内含大量芳香之品，如安息香、丁香、麝香、苏合香油等。明代董宿的《奇效良方》记载了以芳香温通、养血活血药物组成却痛散治疗心痛不可忍等。清代，喻昌《医门法律》提出："诸经心痛，宜亟温其经，诸腑心痛，宜急温其腑，厥心痛，以术附汤温之。"《临证指南医案》记有胸痹心痛用芳香温经止痛药物治疗的案例，并将叶桂用药经验加以总结："脾厥心痛者用良姜、姜黄、茅术、丁香、草果、厚朴治之，以其脾寒气厥，病在脉络，为之辛香开通也。"

1. 丁甘仁 温通法为主治疗胸痹案

🍅 **案例一：**

　　袁左胸痛彻背，背痛彻胸，脘胀肠鸣，甚则泛吐。舌苔薄白，脉象沉迟而涩。此寒客阳位，阴邪充斥，厥气横逆，食滞互阻，脾胃运行无权。急宜温通气机为主，畅中消滞佐之。

　　熟附子一钱，淡干姜四分，淡吴萸四分，桂心三分，姜半夏二钱，茯苓三钱，陈皮一钱，大砂仁（研）一钱，范志曲二钱，薤白头（酒炒）钱半，厚朴一钱。

　　二诊：前投温通气机、畅中消滞之剂，胸背痛已见轻减，泛吐亦止，而脘闷作胀，不能饮食，脉沉小涩迟。脾不健运，胃不流通，肝气拂郁，寒滞未能尽化也。今原意进取。

　　桂心四分，炒白芍钱半，瓜蒌皮二钱，薤白头（酒炒）一钱，云茯苓三钱，姜半夏二钱，陈皮一钱，厚朴一钱，广木香五分，大砂仁（研）一钱，范志曲二钱，谷麦芽（炒）各三钱。

（《丁甘仁医案续编》）

🍅 **案例二：**

　　沈左，脉滑而有力，舌苔薄腻，胸痛彻背，夜寐不安。此为痰浊积于胸中，致成胸痹。胸为清阳之府，如离照当空，不受纤翳。浊阴上僭，清阳被蒙，膻中之气窒塞不宣。证属缠绵，当宜金匮瓜蒌薤白半夏汤加味，辛开苦降，滑利气机。

　　瓜蒌皮四钱，仙半夏二钱，云茯苓三钱，薤白头钱半（酒炒），江枳壳一钱，广陈皮一钱，潼蒺藜三钱，广郁金钱半。

（《丁甘仁医案》）

🍅 **案例三：**

　　朱右，诊脉左弦右涩，胸痹心痛，痛引背俞，食入梗胀，甚则泛吐，舌苔白腻。此寒客中焦，厥气上逆，犯胃贯膈，浊阴闭塞所致。拟瓜蒌薤白半夏汤加味。

瓜蒌皮三钱，薤白头（酒炒）钱半，仙半夏三钱，云茯苓三钱，枳实炭一钱，陈皮一钱，蔻壳八分，砂仁（研）八分，制川朴一钱，范志曲二钱，生姜二片，陈香橼皮八分。

（《丁甘仁医案续编》）

🍅 **案例四：**

瞿左，胸痹脘痛较轻，呕恶亦觉渐止，屡屡嗳气，舌苔薄腻，脉象左弦右细，厥气升腾，浊阴上干阳位，再宜泄肝和胃，温通气机。

肉桂心四分（研末泛丸吞服），大白芍钱半，薤白头（酒炒）钱半，瓜蒌皮二钱，云茯苓三钱，仙半夏三钱，陈广皮一钱，沉香片四分，春砂仁八分，熟附片四分，代赭石（煅）三钱，金沸花（包）钱半，陈香橼皮八分，炒谷麦芽各三钱。

二诊：胸痹不舒，食入作梗，半月未更衣，苔薄白，脉沉细，此中阳不运，阴结于内。恙势尚在重途，还虑变迁，再宜温运中阳，而通腑气。

熟附块二钱，瓜蒌皮三钱，薤白头（酒炒）钱半，仙半夏二钱，云茯苓三钱，福泽泻钱半，陈广皮一钱，春砂仁八分，炒谷麦芽各三钱，佩兰梗钱半，郁李仁（研）四钱，大麻仁四钱，半硫丸（吞服）钱半。

三诊：腑气已通，纳谷浅少，脉象濡。再宜温运中阳而化湿浊。

熟附子块二钱，淡干姜六分，瓜蒌皮三钱，薤白头（酒炒）钱半，云茯苓三钱，福泽泻钱半，新会皮钱半，仙半夏二钱，春砂仁（研）一钱，炒谷麦芽各三钱，生熟苡仁各三钱，佩兰梗钱半，佛手八分。

（《丁甘仁医案续编》）

【评析】　此类医案之胸痹多是由于阴寒痰浊阻痹心胸，胸阳失展，兼有胃失和降或肝气横逆或腑气不通所致，故丁甘仁治疗从温通气机、畅中消滞立法，使阳气得通，胃气得降，肝气得舒，腑气得降，而诸症得除。

2. 齐有堂

🍅案例：温中散寒除湿法治疗心痛案

曾治张天元患心中疼痛，手足温和。予以热手试，按之则痛微。乃曰："此寒气侵入心经也，宜用散寒止痛汤。"良姜三钱，苍术三钱，白术三钱，贯众三钱，甘草一钱，肉桂一钱，草乌一钱。煎服一剂而安。此方妙在用贯众以祛邪，用二术以祛湿，邪湿俱去，而又加之散寒之品，自然直中病根，而其病去如扫也。

（《齐有堂医案》）

【评析】 《辨证录·心痛门》中云："夫真心痛原有二证，一寒邪犯心，一火邪犯心也。"本案患者心中疼痛，得温痛减，病属寒心痛，故齐有堂云："此寒气侵入心经也，宜用散寒止痛汤。"由于辨证用药丝丝入扣，药证相符，收效显著，仅煎服一剂而安。

3. 李铎　辛通温散治疗胸痹案

🍅案例一：

高彦卿上舍，夙有气痛，近日复发，发时胸膈气胀，觉心如上升状，并牵引背脊骨节痛，是肾心痛也。其胸膈气胀，必由膻中气不舒展，膻中者，臣使之官，又为气海，其大气之搏而不行，积于胸中而不散，则室塞之状已若绘矣。又胸中本属阳位，诸阳脉成附于背，肾俞穴在背脊，肾气由背脊而升，上则与心系通而为一，所谓坎北离南，水火相感者也。按，此足见肾中阳虚，而中阳尤乏，浊阴上干，为胀为痛，决非心胀而痛也。心者君主之官，一痛则手足青至节，为不治，此为明辨耳。据述每胀痛时，必须尽力努挣，其痛则瘥缓，是挣则搏聚之气稍舒，故痛亦稍缓矣。诊脉沉迟，脉诀云：沉迟冷结。法当理中阳兼通肾气，仿辛通温散之剂以进。又细审面色沉黯带黄，每饭必呕清水数口，腹中汨汨有声，小水黄浑，是阴瘅兼发，与三年前病候相似，此方亦可兼治也。

附子，干姜，肉桂，智仁，澄茄，吴萸，金铃子，丁香。

此方服四剂，痛渐止，去金铃子，加茯苓、白豆蔻，令其多服，兼吞丁桂硫附丸十余两，而诸病皆痊。

宿病复发，非草率定方所能绝其根株，必如是方尽善尽美。吾兄凡遇气痛一症，煞费苦心，余跟见的确。

（《医案偶存》）

案例二：

熊树滋之妻，年三十余，心气痛。自已初至未末昏厥七八次，头汗，四肢厥逆，脉沉小，此心包络寒厥痛也。盖因外邪干犯心之包络，厥阴气逆上冲，故痛极而发厥也。若真心痛，手足青至节，为不治之症，可预决耳。议附子理中加吴萸、鸡舌香温之，二剂神效。

（《医案偶存》）

案例三：

车子，年二十一，心气痛，脉伏。平素体质孱弱，医者则用参、术补气，痛愈甚。是不明诸痛不可补气，况术壅气，气不通故痛必增剧，宜以附、姜、桂、蔻辛温之属治之。

附子，干姜，肉桂，白蔻，吴萸，陈皮（白芍炒），甘草（炙）。

气痛补气，是犹抱薪救火，安得不增剧乎？学者慎之。

（《医案偶存》）

【评析】 此类病案多由于脾肾阳虚，浊阴上犯，胸阳不振，而致胸痹心痛，甚则因心痛而昏厥，治疗宜从辛通温散立法，方剂选用附子理中汤加减。

4. 陈菊生

案例：补气温阳法治疗心痛案

心痛一症，《灵枢》有肾心痛、胃心痛、脾心痛、肝心痛、肺心痛、真心痛之分。盖五脏之滞，皆为心痛。《金匮要略》用九痛丸治九种心痛，后人以饮食、气血、寒热、悸、虫症别之。虽祖此义，实未尽《黄帝内经》之旨。约而论之，要不越阴阳虚实，然实而属阳者易瘳，虚而独阴者难愈。庚寅冬，余至山东，有友朱汉舱患心胸痛，或数日一发，或一日数发，如是者六七年。余切其脉，濡数少神，知是肝脾心痛，既寒且虚，以温补重剂服之，有小效，无大效。因思症系中空，甘草可满中，并能缓急止痛，仍前方加炙甘草至壹两，痛果大愈，但此症由境遇不遂所致，且患已数年，除根不易，其时有谓炙甘草一味，前方已用五钱，今又加至壹两，毋乃太多者？余曰："甘草，生用气平，炙用气温，其性能协和诸药，故有'国老'之称。昔仲景甘草汤、甘草芍药汤、甘草茯苓汤、炙甘草汤以及麻黄、桂枝、葛根、青龙、理中、四逆、调胃建中、柴胡、白虎等汤，无不重用甘草。惟遇呕吐肿满、酒客诸湿症，概禁不用。则以用药治病，有宜忌之分也。"世俗治病，不明宜忌，甘草一味，重用不敢，不用不能，凡立一方，但用数分，以为如此，乃两全之计也，不知其计愈巧，其识愈庸。汪讱庵曰："时医用甘草，不过二三分而止，不知始自何人，相习成风，牢不可破，殊属可笑。"盖笑其庸耳。

（《诊余举隅录》）

【评析】 仲景治伤寒脉结代心动悸，用炙甘草汤，以重用炙甘草补益心气为君。此案重用炙甘草合温补之品，通阳宣痹，缓急止痛治心胸痛，实有所本，信其有效也。

5. 王旭高

🍅 案例一：辛温通阳法治疗胸痛案

张。寒气稽留，气机不利。胸背引痛，脘胁气攻有块。宜辛温通达。二陈汤去草，加瓜蒌皮、薤白头、干姜、吴茱萸、延胡索、九香虫。

（《王旭高临证医案》）

【评析】 诸阳受气于胸，心阳不振，复受寒邪，以致寒气稽留，阴寒盛于心胸，胸阳失展，气机不利，营血运行不畅而发为胸痹，故治疗从辛温通阳宣痹，宽胸理气立法。

🍅 案例二：温阳化饮宣痹法治疗胸痹案

胸中为阳之位，清阳失旷，则痹而痛：下午属阴，故痛甚也。用苓桂术甘汤加味。

茯苓，甘草，桂枝，白术，瓜蒌，薤白，半夏，陈皮，干姜，白蔻。

诒按： 方药均切不浮。

再诊： 胸痹痰饮，脘痛，甚则呕酸，脉细。胃阳不布，先以通阳。

吴萸，干姜，白蔻，炙草，桂木，瓜蒌，薤白，枳实，半夏，茯苓，陈皮。

诒按： 胸脘阳微而窒，立方兼治上中，而以中焦为主。

三诊： 胸痹腹痛，夜甚昼安，清阳不振，浊阴僭逆，法必通阳。

党参，茯苓，冬术，炙草，陈皮，半夏，桂木，川椒，干姜，川附。

诒按： 此六君加桂、附、姜、椒也，用药可谓切实矣。

（《柳选四家医案·环溪草堂医案》）

6. 姚龙光

🍅 案例：温阳通痹法治疗胸痹案

逾二年冬，炳南又病呕逆，汤水入喉即吐，喉中微疼，市医为治，服银翘散两帖，呕逆愈甚，时时哕恶，喉中破烂，滴水不能进口，胸中胀闷，手足无力，举动维艰，四肢冷厥，满脸白屑，人皆谓无生理矣。自度亦不能免，彼以孤身寓镇，无所倚赖，故见吾流泪，而口不能言，为诊其脉，两寸俱微，关尺小紧，因慰之曰无忧也，吾立起之。此属胸痹，脉症相符，有此病即有此药，用鲜薤白六钱，桂枝二钱，生炙甘草各三分，白豆蔻（后下）四分，以水酒各半煎服，一帖和，二帖已。此病载在《金匮要略》，脉症治法极其详明，而时医多不能辨，漫用凉药，致变生他故者，往往不免，吾不知名医何以得成时名乎？

（《崇实垂医案》）

【评析】 本案患者原本证属肝胃气逆，气滞上焦，胸阳失展，血脉不和所致的胸痹，而前医误认为外感风热，给予银翘散内服；由于误用寒凉，重伤其胸阳，故诸症加重。姚龙光按诊后，根据患者脉证诊为胸痹，给予宣痹通阳之品治疗，而获良效。

7. 黄凯钧

🍅 案例：温阳化浊法治疗胸痹案

某，关部独涩，纳食不降，中阳欠运所致，作胸痹治。

薤白一钱五分，香附一钱五分，橘皮一钱，半夏一钱五分，茯苓一钱五分，瓜蒌皮一钱五分，姜汁一匙。

三服效。

（《肘后偶钞》）

【评析】　涩脉主伤精、血少、夹痰、夹食、气滞血瘀，本案患者之涩脉见于关部，加之纳食不降，当为中阳失运，痰浊中阻，胃气不降，清阳不升所致胸痹，故治疗从理气降逆，通阳化痰立法而获效。

8. 林珮琴　通阳宣痹化痰法治疗胸痹案

🍅 案例一：

蒋。胸右偏痛，呼号欲绝，日夕不能卧。医初疑胃气，疏香燥破气方，不应，改用乳香、当归、延胡素、灵脂，由气分兼入血分，乃益痛，更谓心痛彻背。予问曾呕吐否，曰未也。予谓痛不在心胃，乃胸痹耳。证由胸中阳微，浊阴上干。仲景治胸痹喘息短气，用瓜蒌薤白白酒汤通阳豁痰，复加半夏，正合斯症，仍加橘红，一啜遂定。

（《类证治裁》）

🍅 案例二：

赵。有年，胸痹食阻，由举重伤气所致。脉小弱是阳结欲闭之候，述数月前膈痛，饮糜粥辄阻，自谓膈噎已成。今作胸痹治，通其脘中欲闭之阳。参《金匮要略》法，瓜蒌、薤白、桔梗、杏仁、橘白、丁香，用辛滑温通，胸脘俱爽，食入不拒，竟进粥饭，然病初愈，恣意粉团干饭，非高年祝噎所宜。

（《类证治裁》）

【评析】　此类病案之胸痹多由于痰浊内阻、胸阳不振、营血运行不畅所致，治疗多从通阳宣痹化痰立法，方剂多选用《金匮要略》瓜蒌薤白白酒汤如减出入。

🍅 案例三：

赵。脉缓胸痹，阳气不舒。用苓桂术甘汤加砂仁壳，数服效。

（《类证治裁》）

【评析】　本案患者之胸痹是由于饮邪上泛、阳气不舒、胸阳不振所致，治疗当通阳化饮，方选用苓桂术甘汤加味，因林珮琴医案叙症用药俱简明扼要，需读者细心玩味。

9. 费伯雄

🍅 案例：温阳散寒，宣痹化痰法治疗胸痹案

某。胸痹因寒怒而致，痰气逆而凝结，卧睡不得，胸痛彻背。

瓜蒌，半夏，薤白头，石斛，郁金，甘草，橘红，桂枝，茯苓，生姜，枇杷叶（姜汁炒、包）。

（《费伯雄医案》）

【评析】　本患者是由于情志郁怒不畅，肝气横逆犯脾，脾失健运而生痰，复感寒邪，致使痰气凝结胸膈，胸阳不振而至卧睡不得，胸痛彻背发为胸痹，故治疗当通阳宣痹，理气化痰。

10. 曹南笙　通阳宣痹法治疗胸痹案

🍅 案例一：

某右。气逆自左升，胸脘阻痹，仅饮米汤，形质不得下咽，此属胸痹，宗仲景法。

瓜蒌薤白汤。

（《吴门曹氏三代医验集》）

案例二：

某右。议以辛润苦滑通胸中之阳，开涤浊涎结聚，古人谓通则不痛，胸中部位最高，治在气分。

鲜薤白，瓜蒌实，熟半夏，茯苓，川桂枝，生姜汁。

古有薤露之歌，谓薤最滑露不能留，其气辛则通，体滑则降，仲景用以治胸痹不舒之痛，瓜蒌苦润豁痰，陷胸阳以之开结，半夏自阳以和阴，茯苓淡渗，桂枝辛甘，轻扬载之，不急不走，以攻病所，姜汁生用能通胸中痰沫，兼以通神明去秽恶也。

（《吴门曹氏三代医验集》）

【评析】 此类病案证属痰浊闭阻，胸阳不振，治疗多从通阳宣痹化痰立法，选用仲景瓜蒌薤白汤或瓜蒌薤白半夏汤加减，叙症用药俱简明扼要，取得良效当在意料之中。

11. 邹趾痕

案例：辛温通阳法治疗心痛案

李时若者，四川绥定府人也。年四十八岁，患心气痛。每痛必先身寒战，面色青，手足逆冷，痛作则以头抵地，闭口咬牙，不敢息，历一小时之久，周身出汗，痛乃解，求愚诊治。愚曰：此瘀血为痹，着于心包络之肌部，积年已久，痹以久而结核，核又以久而益大益坚，已成痼疾，不可治矣。时若自述年三十六岁时，患心痛，虽痛未若是之甚也，医用肉桂、白胡椒、小茴香、制附片、干姜各一两，研为细末，蜜为丸，如梧桐子大。每服十丸，极效，虽效隔一年必复发，发则仍请前医用前方。每服十五丸乃效。以其方效，每发皆用之，每用一次，必加五丸乃效。四年后，痛渐勤，半年即发，每服必二十丸痛乃止。又四年，每三月必一发，发则极痛，前方桂香丸已加至四十丸。近则每月必一发，发则痛不欲生。愚问何不仍服桂香丸，时若曰："服之无效，虽多至五十丸、六十丸，仍无效也。"愚曰："固知无效矣。夫肉桂茴香丸者，劫剂也。病轻则劫之而效，病重则不效。若常服劫剂，则病益加重，至于极重，则服劫剂亦不效矣。至于此，病必不治，此必然之势也。譬大盗聚众劫人于途，劫之而效者，被劫者之力弱也。倘遇被劫者有强力之准备，则劫者败矣。医圣之道，当痛剧时，非不用劫剂，只可暂用，不可常用。盖用劫剂以止痛，以解燃眉，但不以单独止痛为功，而以除去致病之根为要务。此证之根，系瘀血为痹，着于心包络之肌部。此病之因，有所大惊恐，或大忧大醉，郁结不解，日积月累，以致营血聚于心包络之肌部，久聚不散，凝而为痹。痹之为状，乃一便核如指头大。所以不痹于心而痹于包络者，心不受邪，凡邪之攻心者，皆包络受之也。当其痹之初起也，形小而细，此时服药解散，极易为功，痹既解散，痛亦永止，但不如劫剂之止痛较速耳。然病家皆喜速效，而恶迟缓，不知劫剂之害烈也，必到劫剂不效而始悟者，救无及矣。"

时若曰："诚如君言，劫剂只能止痛，不能解散痹核，反使痹核增大增坚，但不知何以能增大增坚也？"愚曰："此气化为之也。《阴阳应象大论》曰：'风胜则动，热胜则肿，燥胜则干，寒胜则浮，湿胜则濡泄。'又曰：'喜怒不节，寒暑过度，生乃不固。'君病生于大忧大恐、大醉大郁，是喜怒不节之谓也。喜怒不节，营血聚而为痹，则有形矣。以有形之痹，着于心包络之肌部者，燥胜则干，干极则硬，故为硬核也。然硬核之着于心包络，非心包络之所容许也。方愁忧严重时，营血凝结为瘀为痹，心包络适当其冲，虽欲不容，不可得也。殆至愁忧既解，郁结散舒，血气和悦，则新血浸入痹核之内，促痹解散，乃人体气血自治之天职也。痹核受新血之浸渍，坚痹渐变而为软痹，软则膨胀，膨胀则牵动连带之肌肉作痛，此时虽痛，必不剧烈，医当因势解散之使痹消减，痛亦永除，此医圣大法也。乃俗医不知，投以劫剂。劫剂者，辛热燥烈之猛剂也。辛热燥烈，所以能止痛者，以其缩小痹核最速故也。燥烈则能收缩痹核，辛热则能拒绝浸入痹核之新血。痹核者，不知痛痒之死核也。痹核胀大则痛者，非痹核知痛，乃痹核膨胀之势力，牵动周围之肌肉作痛也。痹核缩小则痛止者，缩小则周围肌肉缓和，故痛止也。每膨胀一次，则加入浸渍之新血一次。每缩小一次，则痹形增大一次，增坚一次。今则痹形增大已极，增坚已极，增无可增，不用劫剂则痛不可支，再用劫剂亦痛不可支，故为不知。"时若聆言之下，悲哽而言曰："今乃知止痛而不治病之劫剂，有此大害，痛乎不能早闻明论也。鄙人不知医，但知止痛便是良医，遂至于迷信劫剂十余年而不悟。回忆贱病初起，虽痛极轻，当时若得良医，服治病之方，当必不留根蒂，一愈永愈。孰知服劫剂弥久，其害弥深，此皆鄙人自误，夫复何言？吾闻古人泽及枯骨，况贱病一息尚存，仍祈赐方，姑为援救可乎？"愚曰："所谓君病不治者，因无法止痛故也。今欲于无法中，姑设一法，此法为止痛除痹并行法。明知止痛无功，而仍用止痛法者，求其痛不至于不支也。"为之处方曰：附子三两，生狼牙、肉桂、黄连、干姜、吴茱萸、西洋参各一两，巴豆去皮熬研如膏一两二钱，上八味，研为末，炼蜜为丸，如梧桐子大，白开水送下，初服每服一丸，日三次，以大便通行为度，不行则每服二丸。嘱曰：虽大痛仍须忍受。受三四日，大痛三四次，得大便下泻黑涎红涎，每次仍服附子狼牙丸二粒。又五六日胸中硬满，随大便泻出痛乃减轻，乃改用阿胶、黄连、黄芩、当归、薤白、吴茱萸、肉桂、干姜、茜草各一两，蜜为丸，每次三钱，日三服，白开水送下。又服七八日，痛减一半，仍令兼服附子狼牙丸，每日下黑涎红涎渐多，胸中益觉宽舒，两月后，与大柴胡汤，加大黄、芒硝，服十余剂，身大热，出大汗，又下黑涎红涎，痛乃大减，服调理方，二三月后，乃大愈，欢曰："不料死证竟得生还！"遂返绥定。

论曰：迷信劫剂之病家，不必尽是愚人，智者亦有之，惟智者迷而能悟，愚者不但迷而不悟，且又敬奉劫剂之医若神明，其意气直若除了劫剂医为良医之外，别无良医，故其对于不用劫剂之医，呈露其轻视之面孔，而诘难之曰："君能一剂而止痛乎？"不用劫剂之医应之曰："不能也。必待三四剂后，痛乃减轻，十余剂后，痛乃永除耳。"愚者怒曰："若是乎病人痛且死耳，安得延命待君于十余剂后乎？"良医当此婉谢而退。此种愚人，倘其自病，必致死于劫剂而不悟，此人不自知其愚也，方且谓予智不可及。《中庸》曰：人皆曰予智，驱而纳诸罟获陷阱之中，而莫知之避也。其此类之谓乎？或问君言劫剂不可用，然则君用附子狼牙丸，独非劫剂乎？曰：劫剂也。非谓劫剂不可用，谓不可死于用劫剂不知变通之医也。彼李时若初痛极轻之时，服劫剂以止痛，痛止后再服除痹之方，以断其根，永无后患，则劫剂又何害焉？无如彼不遇良医，但用劫剂以解眉急，不与除痹，遂使其病日深，其痛永存，加以李时若但知劫剂之效，其病日深一日，而不知惧，因循十余年，养成大病，濒死而后生，何若及早觉悟之为愈乎？愚于是推而论之：凡吐血病，用热药而血不吐者，劫以止之也。凡血之所以吐者，因胸中瘀血，被胸中大气排逐而吐出，不可止也。以劫剂止之，是助邪害正也。凡妇女经期血气刺痛用热药而痛止，经亦止者，劫之使止也。凡妇女血气刺痛时，必值经期月事应下之时，所以痛者，因有旧日瘀血，阻塞其间故也。若以劫剂止之，则月事止而痛自止，人见其痛止之效，不知月事不来之害大也。敝邑有几个俗医惯用热药劫病，取效目前，因得大名，人咸以"火神"称之，因见其取效最速，故有神之号又见其凡病皆用热药，故又有火之称。噫！世人梦梦，不辨忠奸，受其害而颂扬之侦矣。

（《圣方治验录》）

【评析】 本案患者证见每痛必先身寒战，面色青，手足逆冷，痛作则以头抵地，闭口咬牙，不敢息，历一小时之久，周身出汗，痛乃解。初服温阳散寒止痛之桂香丸有良效，久服虽加量亦无效，邹趾痕辨证为瘀血痹阻引起的真心痛，治疗从温通逐瘀立法。患者服药后泻下大量黑涎红涎，痛乃大减，又服调理方，二三月后，乃大愈。

12. 魏长春

🍅 案例一：辛温通脉法治疗寒厥胸痹案

王麟书君，夫人庄氏，年五十一岁。住华家巷。

病名：寒厥胸痛。

原因：素有胸痹，阳气不足。上月二十八日起，呕吐不食，胸痛厥冒数次，病已一候。

证候：胸痛发厥，四肢皆冷，呕吐痰诞。

诊断：脉象沉细，舌淡红。肝厥胸痛，有寒热之不同。今参脉证，乃寒痛也。

疗法：叶天士曰"凡治厥阴，皆以通窍为急"，兹拟当归四逆汤加减，辛温以通之。处方：全当归三钱，生白芍三钱，干姜二钱，炙甘草一钱，桂枝二钱，北细辛一钱。

效果：服后，阳回肢温，厥醒痛止，病愈。

炳按：因寒而厥，胸痛，用当归四逆汤温药通窍。以逐寒止痛，是一法也。

（《慈溪魏氏验案类编初集》）

【评析】　本案患者素有胸痹，阳气不足，阴寒盛于胸中，胸阳失展，寒凝心脉，心血运行不畅，故见胸痛发厥、四肢皆冷、呕吐痰涎等症。治宜辛温通窍，逐寒止痛，方选用当归四逆汤加减，因药症相符，故收到阳回肢温，厥醒痛止病愈的满意疗效。

🍅 案例二：温中补虚，散寒化痰法治疗虚寒胸痹案

秦润霖君夫人，年约四十余岁。八月十九日诊。

病名：虚寒胸痹。

原因：中气不足，素有痰饮，新感寒邪，引动胸痹呕酸，病将两候。

证候：胸痹痛，呕吐酸水饭食，寒热往来。

诊断：脉迟，舌苔白滑，虚寒体质，气滞作痛，浊阴蟠踞中焦，脾胃消化乏权，非平肝通气所能奏效。

疗法：用温中降逆法，宗仲景旋夏代赭合桂枝汤加味。

处方：旋复花三钱（包煎），代赭石八钱，西党参三钱，炙甘草一钱，制半夏三钱，生姜一钱，红枣四个，茯苓四钱，桂枝一钱，生白芍四钱，干姜八分。

次诊：八月二十一日。胸痹已舒，呕吐亦止，咳嗽胃呆，大便已解，寒热未尽，脉缓，舌淡红。中虚饮聚，拟温中化涎法。

次方：当归三钱，生白芍四钱，桂枝一钱，炙甘草一钱，生姜一钱，红枣四个，茯苓四钱，橘皮一钱，制半夏三钱，苦杏仁三钱，干姜一钱，吴茱萸一钱。

三诊：八月二十三日。服药后，胃苏胸畅，寐安，寒热虽退，咳嗽未已，脉缓，舌色淡红。治宜补中祛饮。

三方：两党参二钱，怀山药三钱，茯苓四钱，炙甘草一钱，陈皮一钱，制半夏三钱，款冬花三钱，紫菀三钱，苦杏仁三钱，薏苡仁八钱，桂枝一钱，生白芍四钱，干姜三分，五味子五分。

效果: 服后咳嗽愈，身健停药。

炳按: 胸痹，因浊阴凝聚中焦，故用温通以散阴凝，宣导痰浊，调畅气机，使无留结则愈矣。

（《慈溪魏氏验案类编初集》）

【评析】 本案患者之胸痹是由于中气不足、痰饮内停、浊阴凝聚中焦、胸阳不振所致，故治疗从温中降逆化饮立法，方药宗仲景旋复代赭合桂枝汤加味。

13. 范文甫

🍅 案例一：宣痹通阳散寒化浊法治疗胸痹案

沈右。苦胸痹，痛不可忍，为日已久。阳气不运，复受寒邪所致，气机痹阻，故胸痛彻背。拒按是邪实，舌淡红，脉象沉迟，似可温化。

桂枝6克，瓜蒌皮9克，薤白9克，姜半夏9克，厚朴6克，陈皮3克。

二诊: 药后胸痹痛好转。

桂枝6克，薤白9克，瓜蒌皮9克，炒枳壳6克，半夏9克，厚朴6克，陈皮3克，生姜6克。

（《近代名医学术经验选编·范文甫专辑》）

【评析】 《金匮要略》云："胸痹不得卧，心痛彻背者，瓜蒌薤白半夏汤主之。""胸痹，心中痞气，气结在胸，胸满，胁下逆抢心，枳实薤白桂枝汤主之。""胸痹，胸中气塞，短气，茯苓杏仁甘草汤主之，橘枳姜汤亦主之。"先生融合上述三方而成瓜蒌葱白方。不论气塞短气，气结气痞，或在心下，或在胁旁，凡偏于阴寒上乘、胸阳不舒之胸痹疼痛，俱可用之。俾上焦之寒得宣，三焦之痹自蠲。脉象沉迟与仲景所云"阳微阴弦"相类，上焦阳气虚，寒邪乘虚痹阻胸阳，气血壅塞，而成本虚标实之证。先生灵活运用经方，师古而不泥古，亦见经方之妙，效若桴鼓，不可言谕。

🍅 案例二：补气温阳散寒法治疗胸痹案

俞云章，胸痹痛，喜按喜暖，四肢不温，舌苔淡白，阳气虚故也，当以温药补之。

党参三钱，生冬术三钱，炙甘草三钱，炮姜一钱半，淡附子三钱，归身三钱，生白芍三钱。

按：本方为《金匮要略》人参汤加味，用治胸痹虚寒者，是为"塞因塞用"之法。先生仿人参汤法又不泥于人参汤，此师古而不泥古也。

（《近代名医学术经验选编·范文甫专辑》）

🍅 案例三：补气温阳法治疗胸痹案

沈某，苦胸痹，痛已久。历检前方皆是，何生君于《金匮要略》书中几乎试遍，惜乎无守方工夫，一方服后不即效，即换法试治。殊不知药已对症，病有三日愈者，迟迟有十三日愈者。心急换法，反不愈矣！

人参，白术，干姜，甘草。

按：久痛属虚，故适用温补之法。所处方药是《金匮要略》治"胸痹，心中痞气，气结在胸，胸满，胁下逆抢心"之人参汤。药既对症，自应持之有恒，守法守方。不然，杂药乱投，反致延误病机，变症百出。

（《近代名医学术经验选编·范文甫专辑》）

14. 孔继菼

🍅 案例：宣痹通阳，散寒化浊法治疗胸痹案

姻戚某姓之女，病胸膈痞闷数年矣。甲寅之春病增剧，呼吸阻碍，时静时烦，甚则气不得息，奄然欲绝，如是月余，卧床不复起。延余往视，其脉阳微而阴弦，似结非结，谓其父曰：此胸痹病也，法当用瓜蒌薤白白酒汤。缘令爱久病之躯，阳气过微，瓜蒌所不任，而薤白一味，近处又不可得，从宜变通，但助胸中之阳而疏通其气，病亦可以渐愈，然非多剂频服不可。乃父讶曰：何谓胸痹？予曰：风寒湿三气为之也。其始感也，止在皮肉筋脉骨节之袭之者，新邪与旧邪相踵，其气既盛而难御，脏腑与经气相通，其窍又顺而易人，故皮痹不已，复感于邪则入肺；脉痹不已，复感于邪则入心；肌痹不已，复感于邪则入脾；筋痹、骨痹不

已，复感于邪则入肝、肾。邪之所凑，其气必虚。正虚邪盛，病势安得不剧？其所以呼吸阻碍者，寒主凝闭，气道本为不利，湿胜生痰，窍隧又被堵塞也。其所以时静时烦者，风有作止，止则气平而有似乎退，作则气上而复受其扰也。夫三气合邪，盘踞脏腑，如浓云密雾布覆太空，胸中空旷之地，安能当此填结？数年之胸膈痞闷，与近日之气闭欲绝，皆是此故也。此必胜以阳药，领以辛散，使由脏而返于经，由经而达于表，方得邪从汗解，故非多剂频服，不能奏全功。书方与之。数日，复遇病者之父，殷勤致谢曰：前日断症不错，予检方书，果是痹症，乃心痹也。问：何以知为心痹？曰：书云：心痹者脉不通，烦则心下鼓，暴上气而喘，嗌干善噫，厥气上则恐。数语悉与症符，是以知为心痹无疑。予曰：诚然。然"痹论"又云：肺痹者烦满，喘而呕。令爱之胸膈痞闷，呼吸不利，正是此病，亦可尽归之心痹乎？夫心与肺俱位胸中，而心主血，肺主气。心犹君主之职，坐镇而为；肺则相傅之官，治节所出。心犹阳中之阳，位离而属火，阴邪犯之不甚易；肺则阳中之阴，居兑而属金，浊阴投之则易合：故此病中于心者浅，中于肺者深，中于心者犹有忽进忽退之时，中于肺者并无暂解暂开之会。以其形症所现，心肺并有，故不言心肺，而曰胸痹，盖言胸则可以并赅心肺也。今君但以为心痹，势必舍肺而专责之心，肺病不除，气何以运？则邪之客于心包者，亦无由外散，药将日用而无功矣。且胸痹之名出于《金匮要略》，治法亦甚详细，非予一人之私言也。病者之父自谓知医，竟不用予言，而取方书治心痹之成方，连投数剂。及不效，则曰：痹入于脏者死，此死症也，药将奚为？噫！执泥如此，信不如无书之为愈矣。其后病者亦未尝死，出阁数年，但卧床不起，以旧病未痊也。而予生平治此症，则实未尝不效。有张姓妇，年可五十，胸膈烦满，喘息不利，兼之四肢懈惰，发咳呕水，腹满腹胀，胸痹而兼脾痹之病也。予以桂、附、参、苓、半夏、枳、橘之属愈之。又朱姓妇，年未三十，胸膈满疼，逆气上塞，兼之月事不顺，少腹有块，脉来弦紧，胸痹而兼血病之症也。予以桂、附、参、苓、枳、橘、芎、归之属愈之。又李太学冠瀛者，因冒甚风大寒，始患气逆，渐而胸中闷疼，渐而胁肋腹胀。予脉之曰《金匮要略》云：阳微阴弦，胸痹而痛，即是症也。以姜、附、半夏、参、术、桂枝之属投之，亦就愈。独于此女之病，审之甚确，议之甚详，而竟不见痊，果药之无当欤？治之不专欤？抑其父之执拗自用而不相信欤？人非理所素谙，业所素精，慎勿强作解人，贻识者以笑柄也。

（《孔氏医案》）

【评析】 孔继菼言五脏痹为三气合邪，循经入脏，盘踞脏腑，胸痹非独心痹也，五脏痹可以相兼，也可兼有它病，实乃源于《黄帝内经》《金匮要略》而不拘泥，具有独到之处。《孔氏医案》中大部分医案引经据典，条分缕析，说理精辟，且为其个人临床经验体会，读是书，多令人陶醉于华丽的文笔，又在不知不觉中得到学习提高。

15. 方肇权

案例：温阳散寒，峻逐阴邪法治疗心痛案

某人，年二十岁，病心痛，已三日夜不止。本是道教昆玉，竹林中有业歧术者，用药不效。迎神咒符又不效，似垂危之际，举家惊惶，夜半叩门，延余治之。诊得六脉迟而未足，急用附子、干姜、肉桂、吴萸、黄芪、白术、川芎、延胡索、郁金、五灵脂，一剂而效，三剂而痊。

（《方氏脉症正宗》）

【评析】 本案心痛为阴寒痼结、寒气攻冲所致，治宜温阳散寒，峻逐阴邪。方中附、桂、姜、萸大辛大热之品，逐寒止痛之力极强，加黄芪、白术以扶元气，川芎、延胡索、郁金、五灵脂活血行气止痛。《金匮要略》治疗阴寒痼结所致的心痛，方用乌头赤石脂丸。本案仿《金匮要略》以大辛大热药温阳散寒，并在此基础上加入益气扶元、活血行气之品，较之又进一步。

16. 马培之　通阳宣痹化痰法治疗胸痹案

案例一：杨州，陆左。

杨州陆姓，胃病十六年，遍治无效，得洋烟始痛止，久之亦不应，年甚一年。胸痛掣背，喘息抬肩，不能安卧，胸脘膨胀，腑气旬余一解，诊其脉弦大搏指，舌苔垢白，此即《金匮要略》胸痹不得卧，胸痛掣背之候。痰垢积留胸中，溢于

经脉，循脉而溢于背。胸中为清阳之府，如离照当空，不受纤翳，地气一上，则真阳蒙遏，膻中之气，窒塞不宣。肺胃相灌输，肺肠相表里，肠胃又同府，胃为浊阻，肺气不降，金源中涸，便闭浊结，阴翳愈甚，故痛势愈张。遂以半夏瓜蒌薤白白酒汤方，一剂痛减半，至十六剂而瘥。

（《孟河马培之医案论精要》）

🍅 **案例二：张左。**

肺胃不和，痰郁气滞，胸膺闷胀作痛，食入不舒，当通阳化浊。

制半夏，全瓜蒌，薤白头，郁金，枳壳，新会皮，茯苓，干姜，砂仁，佛手。

（《孟河马培之医案论精要》）

🍅 **案例三：毛右。**

肝脾不和，湿痰浊气，互结于中，胃阳不司通畅，以致胸咽梗塞，食入不舒，腑气不爽。拟通阳化痰泄浊。

制半夏，广皮，厚朴，茯苓，陈佛手，薤白头，旋复花，干姜，广木香，枳壳，川郁金，生姜。

（《孟河马培之医案论精要》）

🍅 **案例四：葛左。**

胸次作痛，六脉模糊，乃由湿痰所阻，清阳不运，仿平胃法。

茅术，法半夏，干姜，赤苓，川朴，陈皮，瓜蒌皮，苏子，杏仁。

（《孟河马培之医案论精要》）

【评析】 胸中为阳之位，浊阴弥漫，胸阳不展而导致胸痹，此类病案之胸痹多由于痰浊内阻、胸阳不振、营血运行不畅所致，治疗多从通阳宣痹化痰立法，方剂多选用《金匮要略》瓜蒌薤白半夏汤加减出入。案例一之胸痹即是用《金匮要略》瓜蒌薤白半夏汤治疗，方中瓜蒌、薤白通阳治胸痹，半夏以逐痰饮，白酒轻扬以行药势。案例二之胸痹亦选用瓜蒌薤白汤加味，以通阳化浊、理气宽胸，宛如日照当空，阴霾四散矣。案例三则是选用枳实薤白桂枝汤合温胆汤出入，意在通阳开结，化痰泄浊。案例四则是选用平胃加味，通阳化湿祛痰。

17. 叶天士

案例一：温脾化湿开通法治疗心痛案

谭，心痛引背，口涌清涎，肢冷，气塞脘中，此为脾厥心痛，病在络脉，例用辛香。高良姜，片姜黄，生茅术，公丁香柄，草果仁，厚朴。

（《临证指南医案·心痛》）

【评析】 本案患者心痛引背，口涌清涎，肢冷，为中阳不振、痰饮内停所致，宗仲景"病痰饮者，当以温药和之"之旨，药用高良姜、丁香辛香温运、开通化饮，茅术、草果化湿健脾，厚朴理气化湿，姜黄破血行气、通经止痛。

案例二至案例八：通阳宣痹化痰法治疗胸痹案

案例二：浦，中阳困顿，浊阴凝泣，胃痛彻背，午后为甚，即不嗜饮食，亦是阳伤。温通阳气，在所必施。

薤白三钱，半夏三钱，茯苓五钱，干姜一钱，桂枝五分。

案例三：华四六，因劳，胸痹，阳伤，清气不运，仲景每以辛滑微通其阳。

薤白，瓜蒌皮，茯苓，桂枝，生姜。

案例四：王，胸前附骨板痛，甚至呼吸不通，必捶背稍缓。病来迅速，莫晓其因。议从仲景胸痹症，乃清阳欠展，主以辛滑。

薤白，川桂枝尖，半夏，生姜加白酒一杯同煎。

案例五：谢，冲气至脘则痛，散漫高突，气聚如瘕，由乎过劳伤阳。

薤白，桂枝，茯苓，甘草，临服冲入白酒一小杯。

案例六：某六五，脉弦，胸脘痹痛欲呕，便结，此清阳失旷，气机不降，久延怕成噎膈。

薤白三钱，杏仁三钱，半夏三钱，姜汁七分，厚朴一钱，枳实五分。

案例七：徐六一，胸痹因怒而致，痰气凝结。

土瓜蒌，半夏，薤白，桂枝，茯苓，生姜。

案例八：某二十，脉弦，色鲜明，吞酸胸痹，大便不爽，此痰饮凝泣，清阳失旷，气机不利。法当温通阳气为主。

薤白，杏仁，茯苓，半夏，厚朴，姜汁。

（《叶天士医案大全》）

【评析】 诸阳受气于胸中而转行于背，痰浊盘踞，寒邪内侵，致使阳气不运，胸阳不展，而导致胸痹的发生。此类因痰浊壅阻、胸阳不振引起的胸痹，治疗多宗仲景治疗胸痹之旨，从通阳宣痹化痰立法治疗。

18. 言庚孚

案例：温化痰湿法治疗胸痹案

石某，男，45 岁。1974 年 3 月 21 日初诊。

患者近一年多来，心悸不宁，胸闷气短，胸痛彻背，反复发作，遇寒加剧，劳累更甚，形体肥胖，知其痰湿之躯，脉来滑数且促，舌苔白腻，痰湿痹阻，胸阳蒙蔽，心气不舒，肺气不畅，当拟温化痰湿为治。

全瓜蒌 15 克，薤白头 15 克，法半夏 10 克，春砂仁 6 克，生牡蛎 12 克，生甘草 3 克。

上方进服 14 剂，诸症皆消，3 年后追访，前症未发。

（《言庚孚医疗经验集》）

【评析】 本案患者证属痰湿痹阻胸阳，因诸阳受气于胸中而转行于背，胸中阳气不振，津液不得输布，凝聚为痰，痰阻气机，故胸中闷痛，甚则胸痛彻背。治宜温化痰湿，仲景《金匮要略》所载瓜蒌薤白半夏汤为临床常用之方，言庚孚用之，取其辛以开痹，温以行阳，重在祛痰化浊，又加砂仁行气宽中、醒脾化湿，以绝生痰之源，牡蛎入肝肾，敛魂魄，镇静安神，善治心悸。区区六味药，诸症悉解。

19. 吴鞠通

案例：行气温阳泄浊法治疗胸痛案

初五日，某。脉弦细而紧，浊阴上攻，胸痛。用辛香流气法。

川楝子三钱，良姜三钱，厚朴二钱，乌药二钱，淡吴萸三钱，槟榔一钱五分，小枳实二钱，荜茇二钱，广皮二钱，广木香一钱。

三帖。

初八日：补火生土，兼泄浊阴。

茯苓块三钱，台乌药二钱，淡干姜二钱，益智仁（煨）一钱五分，生薏仁三钱，半夏三钱，陈皮一钱五分，淡吴萸二钱。

四帖。

（《吴鞠通医案》）

【评析】 本案患者证属脾肾阳虚，浊阴上犯，根据"急则治其标，缓则治其本"的原则，治疗先宜辛温理气降浊治其标，复诊时标病稍缓，改用补火生土，兼泄浊阴标本兼顾。

20. 冉雪峰

案例：温通法治疗胸痛案

武昌宋某，患胸膺痛数年，延予诊治。六脉沉弱，两尺尤甚，予曰：此为虚痛，胸中为阳气所居。经云上焦如雾，然上天之源，在于地下，今下焦虚寒，两尺沉弱而迟，在若有若无之间，生阳不振，不能化水为气，是以上焦失其如雾之常，虚滞作痛。治此病，宜摆脱气病套方，破气之药，固在所禁，顺导之品，亦非所宜。盖导气始服似效，久服愈导愈虚，多服一剂，即多加虚痛。胸膺为阳位，胸痛多属心阳不宣，阴邪土犯，脉弦，气上抢心，胸中痛，仲景用瓜蒌薤白汤泄其痞满，降其喘逆，以治阴邪有余之证。此证六脉沉弱，无阴邪盛之弦脉，胸膺作痛并非气上撞心，胸中痛之剧烈，与寻常膺痛迥别，病在上焦，病源在下焦，治法宜求之中焦。盖执中可以运两头，且得谷者为后天之谷气充，斯先天之精气足，而化源有所资生。拟理中汤加附子，一启下焦生气，加吴茱萸，一振东土颓阳。服十剂后，脉渐敦厚，痛渐止，去吴萸，减附子，又服二十余剂愈，数月不发。次年春赴乡扫墓，因外感牵动又作，体质素弱，真气未能内充，扶之不定，而况加以外邪，嗣后再发，再治再愈。治如前法，与时消息，或温下以启化源，或温上以宣化机，或温中以培生之本，又或申引宣发，合上下而进退之，究之时仍微发，未能除根，盖年逾八八，肾气就衰，未能直养无害，经进一步筹划，觉理中加附子虽曰对证，而参、术呆钝，徒滞中焦，桂、附刚烈，反伤阴液，因借镜虚劳而悟到仲景小建中汤刚中之柔，孙处士复脉汤柔中之刚，纯在凌空处斡旋，不以阳求阳，而以阴求阳，直于阴中生出阳来。丸剂常饵，带病延年。安享遐龄，于此盖不无帮助。

（《冉雪峰医案》）

【评析】　仲景论胸痹之脉为"阳微阴弦"，阴邪居于阳位，故胸痹，应为阴弦之脉也。今案脉但沉弱而无弦紧，则其痛非由阴邪，但由阳虚，故用理中汤加附子吴萸，温中焦以启上下。诚如《金匮要略方论本义》谓"治胸痹从本治之一法也。"

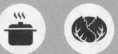

第三章
化痰逐饮案

化痰逐饮法是以豁痰开胸、健脾祛湿的药物为主组成复方，用于治疗胸痹心痛之痰饮内停证的一种治法。

《黄帝内经》中已把痰饮列为"胸痹心痛"的病因，如《素问·至真要大论》曰："民病饮积心痛"。汉代张仲景《金匮要略》正式创制化痰逐饮的方药，如至今仍沿用的效方瓜蒌薤白半夏汤等，奠定了化痰逐饮法治疗胸痹心痛的基础。唐代的医家创制了诸多的化痰逐饮方，用于治疗胸痹心痛，如《备急千金要方》以前胡汤疗"胸中逆气，心痛彻背，少气不得食"，以前胡、半夏、生姜等化痰逐饮，并配桂心温通、人参扶正，相得益彰。宋代《太平圣惠方》中的"胸痹疼痛，痰逆心膈不利方"为瓜蒌薤白半夏汤方加生姜、枳实等温化痰饮之品，使化痰逐饮之力大增。至明清两代发展为运用化瘀逐饮法治疗胸痹心痛，伍用化痰、化瘀两类，提出"一病二治"。不仅认识到胸痹心痛的发病与痰、瘀密切相关，而且采取了痰瘀同治的方法。

1. 叶天士

案例一：温阳化饮法治疗胸痹案

华，阳气微弱，胸痹。苓桂术甘汤。

（《叶天士医案大全》）

【评析】 仲景云："阳微阴弦，即胸痹而痛，所以然者，责其极虚也。"说明上焦阳气不足，阴寒内盛，水饮内停，胸阳不振是导致胸痹的一个重要原因。本案患者因阳气微弱、水饮内停引发胸痹，故治疗从通阳化饮立法，方剂选用苓桂术甘汤温阳化饮治之。

🍅 案例二：温中化湿法治疗胸痹案

某，脉沉，短气咳甚，呕吐饮食，便溏泄，乃寒湿郁痹，胸痹如闷，无非清阳少旋。小半夏汤加姜汁。

（《叶天士医案大全》）

【评析】 素体阳虚，胸阳不足，阴寒之邪乘虚侵袭，寒凝气滞，痹阻胸阳，而导致胸痹。本案患者因寒湿阻痹胸阳，胸阳失展故胸痹如闷；阳虚饮停，饮邪犯肺，则短气咳甚，水饮内停；脾失健运，胃失和降，则呕吐饮食，大便溏泄，脉沉为阳虚饮停之象。故治疗从温通化痰立法。

🍅 案例三：温中散寒法治疗胸痹案

王三三，始于胸痹，六七年来，发必呕吐甜水黄浊，七八日后渐安。自述病发秋月，意谓新凉天降，郁折生阳。甘味色黄，都因中焦脾胃主病。仿《黄帝内经》辛以胜甘论。

半夏，淡干姜，杏仁，茯苓，厚朴，草蔻（姜汁泛丸）。

（《叶天士医案大全》）

【评析】 本案患者由于中焦脾胃运化功能失司，痰湿水饮内停，痰饮阻于脉络，血行不畅，胸阳不展，而发生胸痹。故宗仲景"病痰饮者，当以温药和之"之旨，从温阳健脾化痰立法治疗。

2. 张志豪

🍅 案例：通阳宣痹，豁痰化浊法治疗冠心病案

张某，男，52岁。

胸闷胀满不适、时痛，反复发作2年。冬季症状加剧，胸痛彻背，伴气喘，动则加剧。刻诊：痛苦面容，形体肥胖，胸闷痛彻背，冷汗出，心悸，舌红苔黄燥，脉滑数。心率108次/分，律齐。心电图示：心肌供血不足。辨证为胸阳不

振，痰气郁阻，治宜通阳宣痹，豁痰化浊。处方枳实薤白桂枝汤合丹参饮加减。

药用：桂枝 10 克，枳实 10 克，薤白 12 克，全瓜蒌 30 克，丹参 24 克，沉香 10 克，砂仁 10 克，黄连 10 克，半夏 10 克，陈皮 10 克，厚朴 10 克，甘草 3 克。

本方服用 4 剂，胸痛症减，效不更方，续服 6 剂，胸痛消失，气喘症减，即守上方，连服 2 个月，症状基本消失。

（《张志豪论医集》）

【评析】　患者体胖脉滑，系痰湿之体，多由饮食不节，脾胃乃伤，运化失健，脾为生痰之源，脾虚运化失权，生痰积热，痰热互结阻于胸中，日久气滞血瘀，胸阳不振，则成胸痹。《金匮要略》云"胸痹心中痞气，气结在胸，胸满，胁下逆抢心，枳实薤白桂枝汤主之"，方中用桂枝、薤白通阳宣痹，枳实、厚朴泄满下气；虽非小结胸，但脉滑舌红苔黄，借用伤寒小陷胸汤之黄连、半夏、瓜蒌清热化浊，祛痰宽胸，合用丹参、沉香、砂仁仿丹参饮行气活血止痛，三方加减共奏宣通血脉、豁痰宽胸之功，故诸症得除。

3. 张菊人

🍅 案例：宣痹化痰，清热和胃法治疗胸痹案

梁某，男，38 岁，1953 年 3 月就诊。胸痹按之作痛，甚则串背或移下串肋，饮食能进而不香，呃逆频作。拟瓜蒌薤白汤加味为治。

瓜蒌皮六钱，薤白头二钱，干竹茹四钱，姜川连三分，法夏一钱半，茯苓三钱，广木香一钱半，盐橘皮二钱，生枇杷叶二钱。

服上方气已不再串扰，但聚一处作痛，呕逆减少，饮食仍不香，大便不畅。荐以前法加减。

瓜蒌皮六钱，薤白头二钱，茯苓块三钱，大砂仁一钱，法夏一钱半，盐橘皮二钱，香附米一钱半，干竹茹三钱，大麦芽四钱，荷梗二钱。

（《菊人医话》）

【评析】　诚如张菊人所言薤白辛散苦降，温通滑利，善散阴寒之凝结，通胸中之阳气，为治胸痹之要药。在治疗胸痹时多炒用。本品辛散行气，气虚者慎

服。滑利之品，无滞者不宜使用。久服对胃黏膜有刺激性，易发嗳气，用时应注意。据现代药理研究薤白能促进纤维蛋白溶解，降低动脉脂质斑块、血脂、血清过氧化脂质，抑制血小板聚集和释放反应，抑制动脉平滑肌细胞增生。此外，还有降压、利尿、抗癌、镇痛等作用。

4. 程门雪

案例：宣痹通阳，散寒化浊法治疗胸痹案

宋某，女，51 岁。1970 年 1 月 17 日初诊。

患者胸痹背痛，脘胀，腹胀大不舒。苔白腻，脉沉迟。用《金匮要略》桂枝瓜蒌薤白法，宽胸展痹。

川桂枝钱半，薤白头三钱，瓜蒌皮二线，青陈皮各钱半，春砂壳一钱，大腹皮三钱，荜澄茄一钱，制川朴钱半，小温中丸四钱（包煎）。

3 剂。

二诊：诸恙均有减轻，仍从原法进退。

制川朴钱半，炒枳壳钱半，川桂枝钱半，全当归三钱，青陈皮各钱半，春砂壳一钱，荜澄茄钱半，大腹皮三钱，陈香橼皮三钱，胡芦巴钱半，小温中丸四钱（包煎）。

2 剂。

三诊：原方大效，仍当守进。

胡芦巴钱半，炒补骨脂钱半，小茴香各一钱，大腹皮三钱，生白术三钱，川桂枝钱半，全当归三钱，青陈皮各钱半，毕澄茄钱半，制川朴钱半，炒枳壳钱半，陈香橼皮三钱，小温中丸四钱（包煎）。

3 剂。

（《老中医临床经验选编（第一集）》）

【评析】　本病涉及心、脾、肾三脏，上、中、下三焦，有寒、气、水三种实邪。程门雪初诊治在上焦，用桂枝薤白瓜蒌汤重在温通胸阳，宽胸展痹，方中以桂枝为主药，故药后胸痹诸症减轻。次诊治在中焦，针对脘腹胀大，重在理气消胀，以枳壳、川朴、大腹皮等药为主，桂枝温气通胃，为佐药。三诊治在脾肾，用胡芦巴、小茴香、补骨脂、小温中丸来温补脾肾，消痞利水，是下焦寒气夹水的治法；用桂枝温气化水，仍为重要的佐药。在该病中桂枝一药多用。

5. 李聪甫

案例一：逐痰化饮，温阳宣痹法治疗胸痹案

吴某，男，45岁。

近年来自觉胸中郁闷，常欲太息，胃中嘈杂，时有涎唾。最近病情加重，有胸前压痛感，心悬如摆，短气不足以息。闻声则惊，稍动则悸，心烦失眠，精神困倦，食纳尚可，口干不欲饮，小便频而短。察其体质肥胖，素贪甘脂。诊脉弦而数，舌胖苔白。此属脾失健运，痰饮上凌，以致心阳被遏，肺气郁滞而病胸痹。脉弦数，弦系痰饮上盛，数乃心阳不伸。病由脾气虚而不能散精，反化成痰。逆于肺则唾浊，聚于心则惊悸。治法当以驱逐痰饮为主，兼运脾胃。方用桂枝生姜枳实汤加味。

处方：嫩桂枝5克，淡生姜5克，炒枳实6克，法半夏9克，鲜竹茹10克，云茯苓10克，广橘皮6克，全瓜蒌9克，薤白头6克，炙甘草5克。5剂。

复诊：数象转缓，苔呈薄腻，胸满略舒，心痛已止，但惊悸仍影响睡眠。津液布化不施，乃由脾气之虚。法当治以辛散，佐以苦温，化饮运脾以护心阳，此为"子来救母"之法。

处方：云茯苓10克，漂白术9克，嫩桂枝5克，法半夏6克，广橘皮6克，炒枳实6克，全瓜蒌9克，薤白头6克，炙甘草5克，九节菖蒲3克。

本方服20余剂，诸症若失。

（《当代名医临证精华冠心痛专辑》）

【评析】 李聪甫体会胸痹一证，有因于阴寒外袭迫于心阳，使心阳脱绝以致心痛彻背、汗冷肢厥，宜用桂枝、薤白、白酒等为主以通阳开痹者；也有脾虚失运，痰饮内盛，厥气上逆，使心阳孤危，咳唾惊悸，心悬而痛，诚如仲景《金匮要略·胸痹心痛短气病脉证治》所云："心中痞，诸逆心悬痛，桂枝生姜枳实

汤主之。"当用桂枝、枳实、生姜之类为主以涤饮祛痰、运化脾胃。仲景胸痹心痛病机之关键在于"阳微阴弦"，上焦阳气弱，下焦阴寒盛，下焦阴寒乘虚上乘阳位，痹阻胸阳而发胸痹心痛。而本案治从脾胃，体现了病机牵连上下，而取乎中的整体治疗观点。

🍅 案例二：驱寒逐饮，宣痹通阳法治疗胸痹案

王某，男，52岁。

患胸膺痛连左胁，痛甚两手护胸，呼吸难续，咳息牵痛，背寒肢冷，胸中郁闷，时欲呕逆，不能安卧已十余日。曾进香砂六君、附子理中无效，始来就诊。脉弦结，舌苔白滑。诊断为胸痹。病由寒饮居于胸中，心阳虚而不振，浊阴在上，营血凝涩，法当驱寒逐饮，宣痹通阳。仿用《金匮要略》瓜蒌薤白半夏汤加味。

处方：全瓜蒌10克，薤白头9克，法半夏9克，桂枝尖5克，广郁金6克，云茯苓10克，老檀香9克，炙甘草5克，白酒（分冲）20克。4剂。

复诊：胸痛虽止，但胸满短气，心悸，神疲，不欲食，大便溏，手足冷，脉弦，苔薄滑。寒饮散解，心阳不布，胃气虚弱。法当扶心阳，益胃气，则"火土合德"。

原方加减：全瓜蒌10克，薤白头9克，法半夏9克，桂枝尖5克，广郁金6克，云茯苓10克，当归身10克，炙甘草5克，九节菖蒲3克。10剂。

三诊：脉弦缓，苔薄白，食纳稍增，胸中压痛减轻，手足转温，略能安寐，形气转佳。心主血，脾统血，心脾之血，赖气以行，续当益气养血。

处方：北黄芪15克，当归身12克，川桂枝5克，酸枣仁10克，法半夏6克，紫丹参（酒炒）10克，广郁金5克，广橘皮5克，炙远志5克，炙甘草5克。

服10剂后而安。

（《当代名医临证精华·冠心病专辑》）

【评析】　《金匮要略·胸痹心痛短气病脉证治》有云："……阳微阴弦，即胸痹而痛，所以然者，责其极虚也。今阳虚知在上焦，所以胸痹，心痛者，以

其阴弦故也。""胸痹不得卧，心痛彻背者，瓜蒌薤白半夏汤主之。"本案以寒饮上乘为主，故用桂枝、薤白、法夏、檀香之辛温驱寒通阳；瓜蒌、半夏、茯苓以逐饮；炙甘草、郁金、橘皮、黄芪温脾气以助心阳；丹参、枣仁、远志和心脾、养营血。本案治疗始终顾及脾胃之气，脾土健运则寒饮尽散。

案例三：辛温散寒，助阳通痹法治疗心痛案

邢某，男，40岁。

因天热当风取凉，又肆饮冰水。一日突然发生心痛彻背，胸痞呕逆，恶寒背冷，痛则四肢发厥，冷汗自出。脉沉迟，舌色淡，面色苍白，来势甚急。此乃"暑月伏阴在内"为病，寒淫于内，干犯心胃之阳。仿罗谦甫扶阳助胃汤意，使阴寒去，胃阳复，则心肺之阳郁可宣。

处方： 熟附子9克，桂枝尖9克，杭白芍（酒炒）9克，泡吴萸3克，广橘皮6克，淡干姜5克，草豆蔻5克，炙甘草3克。2剂。

本方以附、桂、姜辛热同用，大破阴寒，草豆蔻直驱胃中之寒，吴萸泄胸中厥逆之气，橘皮理气，炙草调中，特用酒白芍反佐以敛阴气而制其妄动，使阴寒散，心阳通而痹痛止。

复诊： 一日连服2剂，心胃痛止，四肢温复，汗收呕止，脉来应指弦缓，已能少进稀粥，但心中悸，语声低，气息短。宗气积于胸中，贯心脉而行呼吸，胸中之阳被阴寒所迫，宗气必因乱而致虚。当培补脾胃之元气，意在心阳旺而肺气调。

处方： 西党参10克，炒白术9克，熟附子6克，川桂枝6克，酒白芍6克，炒枳实5克，广橘皮5克，炙甘草5克，淡生姜3克，大红枣3枚。

服4剂后，诸症悉除。

（《当代名医临证精华·冠心病专辑》）

【评析】 本案乃外寒内侵，心胃阳困，痹病势急，故初用附、桂、姜大辛大热以驱寒，妙在一味吴萸既可温中散寒，又能降寒邪之上逆。阴寒一去，脾胃元阳之虚显露，续予补益脾胃元气，用参、术、草、枣建中益气，竟获大效。仲

景于《金匮要略·胸痹心痛短气病脉证治》载治心胃合证有三方："胸痹心中痞，气结在胸，胸满，胁下逆抢心，枳实薤白桂枝汤主之；人参汤亦主之。""心中痞，诸逆心悬痛，桂枝生姜枳实汤主之。"统观本案，可知李聪甫运方深得仲圣之旨。

6. 李敬之

案例：温阳、祛痰、通络法治疗胸痹案

于某某，女，41 岁。1979 年 3 月 12 日初诊。

患者胸闷，气短，体胖痰多，舌淡，苔薄白，脉弦滑。心电图示 T 波改变。辨证属痰浊阻滞，胸阳不振。治宜温阳、祛痰、通络。

方药：全瓜蒌 30 克，南薤白 30 克，姜半夏 9 克，川楝子 12 克，延胡索 3 克，紫丹参 30 克，炙甘草 3 克，杏仁泥 9 克，紫苏梗 9 克，紫苏子 9 克，炒莱菔子 12 克。

每日 1 剂，服药 20 剂后证候缓解，于 1979 年 9 月 14 日复查心电图，已恢复正常。

（《北京市老中医经验选编（第二集）》）

【评析】 本证属"胸痹"之痰浊阻滞、胸阳不振型。张仲景《金匮要略·胸痹心痛短气病脉证治》云："胸痹不得卧，心痛彻背，瓜蒌薤白半夏汤主之。"所说的正是痰浊壅盛，痹阻胸阳型胸痹的证治。本案虽论述简明扼要，但已提示出关键，"体胖痰多"即明示本案患者为阳虚痰湿体质，本已阳虚，又痰浊壅盛，则痰浊乘虚痹阻胸阳，此为仲景"阳微阴弦"之理，胸闷、气短为痰浊痹阻，气机不畅，胸阳不振之故，舌淡苔白，脉弦滑为痰浊阻滞之象。立温阳、祛痰、通络为法，方拟仲景瓜蒌薤白半夏汤化裁，加味行气化痰、活血通络之品，方中肯綮，20 剂而症减，可见经方之妙，效若桴鼓。

7. 李子质

案例：通阳泄浊法治疗胸痹案

马某，男，19 岁。1991 年 12 月 23 日初诊。

主诉胸闷、胸痛已半月。胸痛彻背，心悸气短，梦多失眠，精神萎靡，咳唾有痰，苔微腻，脉细弱。辨证属痰浊痹阻胸阳，血脉阻滞不通。治宜通阳泄浊，行气活血。方用瓜蒌薤白半夏汤加味。

处方：瓜蒌18克，薤白15克，半夏10克，丹参10克，党参10克，远志10克，枣仁18克，川楝子18克，郁金10克，鳖甲10克，桃仁10克，红花6克。

4剂，水煎，早晚分服。

二诊：12月27日。服上方药后胸痛等症均有减轻。仍以前方加行气活血药治之。

处方：瓜蒌18克，半夏10克，薤白15克，桂枝10克，枳壳6克，厚朴10克，川芎10克，赤芍10克，红花6克，丹参10克，降香6克。

3剂，水煎，早晚分服。

三诊：1992年1月6日。胸痛大减，他症趋愈，精神好转，惟有口干。再刚瓜蒌薤白半夏汤合生脉散加味以巩固其后。

处方：瓜蒌18克，薤白15克，半夏10克，沙参15克，麦冬12克，五味子6克，丹参10克，党参10克，远志10克，枣仁18克，茯苓10克，川楝子6克，神曲10克。

4剂，水煎，早晚分服。后愈。

（《中国现代名中医医案精华（第六卷）》）

【评析】　本例患者胸闷、胸痛，且见咳唾有痰、苔腻，为痰浊壅塞之象，故辨为痰浊痹阻胸阳，血脉阻滞不通之胸痹。李子质治以通阳泄浊，行气活血，用瓜蒌薤白半夏汤加减。方中瓜蒌、薤白、半夏通阳豁痰开结，远志化痰安神，枣仁养心安神，党参补益心气，鳖甲滋阴潜阳，丹参、郁金、桃仁、红花活血化瘀。二诊加行气活血之药，方中加桂枝温助心阳，枳壳、厚朴行气，川芎、赤芍、红花、丹参活血化瘀。三诊瓜蒌薤白半夏汤合生脉散加味，加生脉散益气养阴，沙参养阴，川楝子行气止痛，神曲消食，远志、枣仁、茯苓安神。经过治疗使胸阳通、痰浊化、瘀血祛、气阴复，故诸症皆除矣。

8. 刘渡舟

🍅 **案例：通阳消阴法治疗胸痹案**

王某，男，36 岁。

自诉胸中发满，有时憋闷难忍，甚或疼痛。每逢冬季则发作更甚，兼见咳嗽，气短，四肢不温，畏恶风寒等症。脉来弦缓，舌苔白。参合上述脉证，辨为胸阳不振，阴寒上踞，心肺气血不利之证。治当通阳消阴。

方用：桂枝 9 克，生姜 9 克，炙甘草 6 克，大枣 7 枚，附子 9 克。

服 5 剂，胸满气短诸症皆愈。

（《刘渡舟临证验案精选》）

【评析】　本案胸满伴有四肢不温，时恶风寒，显为胸阳不振之象。胸为阳，居人体高位，为心肺气血之处，乃清灵阳和之地。若胸中清阳不足，则阴乘阳位，而使心肺气血不利，故见胸满与疼痛。治当振奋胸阳，蠲除浊阴。本方为《伤寒论》桂枝去芍药加附子汤。桂枝配甘草辛甘化阳以温补心胸阳气；生姜、大枣随之调和营卫气血；去芍药者，恐其酸苦敛阴，反掣桂枝温通之肘也；加附子者，辛热气厚，力雄性猛，"益火之源以消阴翳"也。临床用于胸阳不振、阴寒内盛的"胸痹"，有较好的疗效。

9. 吴佩衡

🍅 **案例：温阳散寒，宣痹化浊法治疗胸痹心痛案**

杨某，年五十余，某年 2 月患胸痹心痛证，曾服桂附理中汤，重用党参、于术并加当归，服后病未见减。每于发作之时，心胸撮痛，有如气结于胸，甚则痛彻肩背，水米不进。痛急则面唇发青，冷汗淋漓，脉息迟弱，昏绝欲毙，危在旦夕。此乃土虚无以制水，阳衰不能镇阴，致下焦肝肾阴邪夹寒水上凌心肺之阳而成是状。然寒水已犯中宫，骤以参术当归之峻补，有如高筑堤堰堵截水道，水邪无由所出之路，岸高浪急，阴气上溺，势必凌心作痛。斯时不宜壅补过早，法当振奋心阳，使心气旺盛，则阴寒水邪自散矣。方用四逆汤合瓜蒌薤白汤加桂。

天雄片 100 克，干姜 30 克，薤白 10 克，瓜蒌实 10 克，公丁香 10 克，上肉桂 10 克（研末，泡水兑入），甘草 5 克。

一剂痛减其半，二剂加茯苓 30 克以化气行水，则痛减七八分，三剂后胸痛若失。

（《吴佩衡医案》）

【评析】 此为寒厥心痛，非辛温重剂不能散其寒，故用重剂附子、干姜加肉桂、丁香辛散逐阴，犹如"离照当空，阴霾自散"；用瓜蒌、薤白宣痹通阳。胸中阴寒得散，阳气始通，"通则不痛"。"效如桴鼓"，可谓为该例而说。如此大剂量的附子，非有经验胆识之人，断不敢用。

10. 尹性初

🍅 案例一：宣痹通阳，化湿荡浊法治疗胸痹案

病者刘姓妇，年近五十。

病名： 胸痹结痛。

原因： 素有酒癖，感寒而发。

证候： 胸部剧痛，有如刀刺，大便不行。

诊断： 脉沉紧，舌有浊苔。审系酒湿生痰，结于胃脘，遇寒则怫郁益甚，而闭痛更加。

疗法： 用薤白、良姜、肉桂以宣胸中之阳而和其气；用苍术、半夏以截上泛之水而清其源；用葶苈、瓜蒌，以除结滞之痰而开其闭；用硝、黄荡浊以通下焦之气。

处方： 制苍术三钱，苏条桂四分（冲），高良姜二钱，薤白二钱，半夏三钱，炒葶苈二钱，瓜蒌仁三钱，大黄二钱，芒硝三钱。

水煎服。

另用汾酒调黄土，和合相得，团作鸡卵大二枚，轮流放火上令温，搽痛处，拔出白毛甚多。

效果： 进二剂，导动数次，秽浊去，胸部廓清，而阴阳和矣。

（《全国名医验案类编》）

【评析】 酒积化痰生饮，痰饮内结，"两虚相得"，外感寒邪入经，寒凝胸中故猝然而痛。治予通阳化痰，逐饮开闭，"塞者"通之，外用熨法直散其寒，秽浊去，外寒除，胸部廓清而痛除。但此类病症，硝黄药物，当中病即止。

🍅 案例二：温阳宣痹，涤痰法治疗胸痹案

病者田姓妇，年三十余。

病名： 胸痹水逆。

原因： 素有抑郁，初起胸中极闷，口渴。医投以凉润之品，遂增危笃。

证候： 时当七月，洒水席地而卧，辗转叫呼，大渴引饮。饮冷水一碗，吐亦一碗，饮不绝于口，吐亦不绝于口。已历半月之久。

诊断： 六脉沉伏，舌有浊苔。审系气郁痰结，阻遏正津不能上布，则大渴而引饮；格拒不纳，则水逆而作吐。

医者注意其渴，而不注意其吐，凉润冰凝，则胸愈痹，渴愈甚，吐亦愈速。

疗法： 闭者，开之。用麻黄、白芥子、肉桂、厚朴，以宣胸中之阳而开其壅闭；用礞石、半夏、瓜蒌，以坠结滞之痰；用大黄、芒硝，以解怫郁之热，而通上下之气。

处方： 麻黄一钱，白芥子三钱，肉桂四分（冲），厚朴二钱，青礞石三钱，半夏三钱，瓜蒌二钱，大黄二钱，芒硝四钱。

水煎服。

次诊： 一剂，吐胶痰碗许，胸部大松，渴吐俱止，导动数行，胸腹廓清，气机和畅，便能行坐自如。再拟方调气和中。

次方： 制苍术三钱，白芥子三钱，瓜蒌霜三钱，半夏三钱，川芎三钱，酒芩三钱，车前子三钱。

效果： 进四剂而痊愈。

（《全国名医验案类编》）

【评析】 是案顽痰痼饮积于体内，临床表现可喻"真寒假热"，"通阳不在温而在化气利小便"，但痰饮冰伏体内，故首用开之导之，峻逐痰饮，而后调

气和中，化气利小便。病邪一去，阳气宣通，病症自除。

11. 袁正瑶

案例：通阳化浊，逐秽降逆，理气止痛法治疗胸痹案

王某，女，32 岁，农民，1981 年 6 月 29 日初诊。

患者自述近十几天来胸部疼痛彻背，胸闷憋喘不得平卧，痰多稀白，口不渴，食欲不振，大便干燥，小便正常。诊见面色萎黄，舌质黯红，苔白薄，脉象沉滞稍弦。辨证属胸阳不宣，痰浊壅滞。治宜通阳化浊，逐秽降逆，理气止痛。

处方：全瓜蒌 30 克，薤白 9 克，当归 10 克，炒白芍 9 克，茯苓 15 克，柴胡 9 克，桔梗 9 克，枳壳 9 克，白前 9 克，枇杷叶 10 克，炒苏子 10 克，川木香 9 克，甘草 3 克，水煎 350 毫升分 2 次温服。

方解：全瓜蒌泻火润肺、化痰、开胸降气；薤白利窍助阳而主胸痹刺痛；当归和血而调冲脉气逆里急；炒白芍泻肝敛阴，缓中止痛；茯苓淡渗开窍利湿；柴胡宣畅气血，散结调经；桔梗、枳壳开胸膈滞气，气开则痰行喘定；白前降气下痰止嗽；枇杷叶清肺和胃而降气；苏子降气化痰定喘；木香疏肝理气和脾；甘草和中。

7 月 2 日复诊：患者服药 3 剂，胸部痛闷减轻，背痛已缓解，呼吸较前畅利，喘息略定，食欲不振，大便正常，小便色淡黄。舌苔白干，脉象沉而弦。处理：以前方去木香，加蒲公英 30 克，丝瓜络 9 克服之。

7 月 6 日三诊：自述喘息已平，胸背彻痛止，精神及食欲好，二便调。舌苔白薄，脉象沉而缓。处理：以前方继服 5 剂而病瘳矣。

（《袁正瑶医术验案集锦》）

【评析】 痹者闭也，闭而不通，不通则痛。胸痹，其发病诱因缘由胸阳不振，阴乘阳位，升降失调，气机不畅或感受寒邪，痰湿阻滞，而发胸痛、喘息等症。故《金匮要略》有"阳微阴弦，即胸痹而痛。所以然者，责其极虚也"的论述。《医门法律》说："胸痹总因阳虚，故阴得乘之。"袁正瑶认为本病在治疗上以辛温通阳、化浊散痹兼化痰降逆开郁治之为宜。本例拟瓜蒌薤白汤合逍遥散加化痰、降逆、通阳泄浊之药仅服 10 剂而病彻愈。

12. 李斯炽

🍅 **案例：温阳开痹，行水化痰，补益气血，养阴安神法治疗久心痛案**

罗某，男，40 岁。1971 年 2 月 1 日初诊。

患者久患心痛，尤以下半夜发作较剧，并发心悸、心慌，发作时牵引背心及左肩亦痛，全身血管有缩踡紧张疼痛感觉，关节疼痛，足部微肿，形寒畏冷，胸中窒闷，咳嗽吐痰，虚羸乏气，食少腹胀，大便时溏时秘，头部昏晕，睡眠甚差，夜间盗汗，舌苔干红，心脉浮弱。

根据以上病情分析：虚羸少气、形寒畏冷显系阳气不足之征，脾阳不振，则食少、腹胀，脾不行水，水饮内聚，或成痰而生咳嗽，或下流而发足肿。胸阳不宣则胸中窒闷。其睡眠甚差，夜间盗汗，舌苔干红，又为阴血不足见症。血为气之母，气为血之帅，两者不足，交互影响，而成此阴阳气血俱虚证候。其头部昏晕，大便时溏时秘，应属阴阳俱虚之象。气主煦之，血主濡之，关节疼痛，为气血不能煦濡所致。气血不能养护心脉，故见心脉浮弱。综合以上症状分析，本例心中痛悸，以阴阳气血俱虚为主，而致心脉失于通畅，复加痰饮内聚，使心脉更加痞塞，其发作在下半夜更甚者，以阴寒气太盛之故。《素问·举痛论》说："寒气客于脉外则脉寒，脉寒则缩踡，缩蜷则绌急，则外引小络，故猝然而痛"，其发作时，自觉全身血管有缩踡紧张疼痛感觉，亦为此种原因所造成。左肩是手少阴心经所过部位，故其疼痛亦向左肩放射。巢元方谓："其有久心痛者是心之支别络为风邪冷热所乘痛也，故成疹不死，发作有时经久不瘥也。"故本例应以久心痛名之。治法当以温阳开痹，行水化痰，补益气血，养阴安神为主。温阳用吴萸、桂枝，开痹用瓜蒌、薤白，化痰用法夏、茯苓，补气用党参、甘草，补血用当归、白芍，安神用五味子、酸枣仁，养阴用麦冬、怀山药。处方如下：

吴萸 6 克，桂枝 6 克，瓜蒌 21 克，薤白 6 克，法夏 9 克，茯苓 9 克，党参 12 克，当归 9 克，白芍 12 克，五味子 6 克，酸枣仁 9 克，麦冬 9 克，怀山药 12 克，甘草 3 克。4 剂。

2月17日，上方续服10余剂，心中悸痛大减，眠食均有改善，余症亦相应好转，最近因生气，微感两胁胀痛，性急易怒，心脉仍弱，肝脉微弦，上方意中，稍加疏肝药物，并拟丸方以缓调之。

金铃炭12克，刺蒺藜12克，吴萸6克，白芍12克，薤白6克，瓜蒌21克，法夏9克，五味子6克，牡蛎12克，麦冬9克，玉竹9克，茯苓9克，太子参12克，甘草3克。4剂。

丸方： 当归24克，白芍30克，党参30克，茯苓30克，玉竹30克，朱寸冬30克，柏子仁24克，远志9克，酸枣仁24克，黄精30克，浮小麦30克，五味子15克，薤白15克，瓜蒌30克，吴萸12克，牡蛎30克，杏仁24克，金铃炭30克，刺蒺藜30克，郁金18克，石菖蒲12克，菟丝子30克，怀山药24克，法夏30克，炙甘草12克。

上药共研细末，炼蜜为丸，每丸重9克，每日早中晚各服1丸。

3月29日，心脏症状又有改善，胸闷怕冷亦减轻，目前觉眼睛干痛，睡眠尚差，口中津液不足。大便时秘，晚间出汗，精神较前稍好，但仍觉乏力。此应重在育阴，兼以补气，再拟丸方调理。

苏条参30克，麦冬60克，茯苓60克，怀山药60克，玉竹18克，丹参15克，生地30克，牡蛎60克，制首乌60克，菟丝子60克，女贞子60克，旱莲草60克，浮小麦60克，龟甲30克，厚朴30克，白芍30克，龙眼肉15克，莲米30克，芡实30克，五味子15克，黄精30克，大枣60克，甘草15克。

上药共研末，炼蜜为丸，每丸重9克，每日早中晚各服1丸。

6月11日，心痛、心悸、心慌等症状已基本稳定，目前只觉两胁时痛，食少腹胀，晨起有恶心现象，大便中夹杂气泡，不想说话，经检查肝功正常，脉象弦细，舌质干、微黄苔。此为肝郁克脾，有化热之象，应予疏肝运脾为主。

刺蒺藜12克，丹皮9克，白芍12克，泡参9克，郁金9克，吴萸6克，黄连6克，广木香6克，金铃炭12克，姜黄6克，法夏9克，甘草3克。4剂。

8月22日，心脏症状始终稳定，只在过于劳累后有轻微感觉，最近时感肝区牵连左背疼痛，局部有烧灼感，咽红、食少，头部昏沉，小便黄少，脉弦微数，此肝郁化火之征，当予疏散郁火。

柴胡 6 克，枯芩 9 克，白芍 12 克，郁金 9 克，金铃炭 12 克，延胡索 9 克，香附 9 克，银花 9 克，芦根 9 克，刺蒺藜 12 克，丹皮 9 克，甘草 3 克。4 剂。

8 月 29 日，诸症均减，小便不黄，咽喉无充血现象，肝区仍时隐痛，饮食尚未恢复，睡眠多梦，头部时感昏晕，脉象浮弦，舌质淡红无苔，此阴虚肝郁之象，再用育阴疏肝健脾法。

刺蒺藜 12 克，丹皮 9 克，白芍 13 克，女贞子 12 克，旱莲草 12 克，金铃炭 12 克，延胡索 9 克，郁金 9 克，香附 9 克，法夏 9 克，神曲 9 克，甘草 3 克。4 剂。

上方续服多剂，自觉诸症消失，即停药观察，随访至 1977 年 2 月，一直正常工作。

（《李斯炽医案》）

【评析】 李斯炽通过细致的症情分析考虑本案为久心痛，病期久长者，属虚属瘀者多。在本案中李斯炽分析患者气、血、阴、阳俱虚，而致心脉失于通畅，复加痰饮内聚，使心脉更加痞塞。针对其病机，李斯炽采用温阳开痹，行水化痰，补益气血，养阴安神之法。一诊方中隐含仲景小建中之旨，尤在泾曰："欲求阴阳之和者，必求于中气，求中气之立者，必以建中也。"二诊时病情减轻，又因情志刺激，两胁胀痛，性急易怒，出现肝气郁滞之证，故丁原方意中如刺蒺藜、金铃炭以疏肝行气，并拟丸药缓调。其后心痛症状基本缓解，惟余肝旺脾虚、郁火伤阴诸证，拟育阴疏肝健脾之法调治，诸症消失，竟收完功。

13. 奚凤霖

🍅 案例：理气祛痰化饮法治疗胸痹案

张某，女，46 岁。自诉 1 年多来，常感胸闷、短气，尤其夜间多梦纷纭，睡觉中时发胸闷气憋，如窒息感，每得惊叫一声，方能松快，胸脘隐隐闷痛，噫气不畅，食少倦怠，喉间腻痰，咯吐不利，苔白，脉滑，体格肥盛。乃气滞多痰，胸阳不舒。证属胸痹。治以理气化饮并进。

处方： 枳实 10 克，陈皮 10 克，生姜 5 克，茯苓 15 克，杏仁 10 克，甘草 3 克，郁金10克，薤白头30克，砂仁3克，冠心苏合丸2粒（研细，早晚各1次，吞服）。

复诊： 服药3剂，痛减气松。再服3剂后，三诊时，诸症若失，原方减薤白为10克，去冠心苏合丸，续服1周，一般情况良好，食欲精神恢复如常。随访半载，未再复发。

（《当代名医临证精华·冠心病专辑》）

【评析】 本案气滞及痰饮症状均比较明显，表现为胸闷气憋、短气，同时又有喉间腻痰、苔白、脉滑等，是典型的痰饮与气滞共患之证，故而治疗时应理气与化痰同步，用茯苓杏仁甘草汤与橘枳姜汤合并应用，共奏理气化饮，消痞助运之效。气滞痰饮阻闭心胸，导致胸阳不展，同时又有食少倦怠等运化不健之象，故又加用薤白头、郁金、砂仁等药物。6剂之后，诸症若失，继加减续服1周，病告痊愈。本案症状、用药及疗效均为胸痹轻证之典型。

14. 李士懋

🍅 案例：温阳散寒化饮法治疗胸痹案

胡某，男，50岁。2004年4月19日初诊。

患者胸痛、胸闷、短气10个月。既往有高血压病史5年。10个月前突感胸痛、胸闷、短气，曾在某医院诊断为"高血压""冠心病"。刻下症见：胸痛、胸闷、短气时作，伴怵惕、惊悸、无力、畏寒、下肢凉，脉沉而拘紧，按之有力，舌尚可。血压：170／105mmHg，心电图：T波广泛低平、$V_5 - V_6$ 倒置。西医诊断：冠心病心绞痛，高血压；中医诊断：胸痹，证属寒痹心脉。脉沉而拘紧，沉主气，邪实者，阻遏气机，气血不能畅达以充盈鼓荡血脉，按之有力，当属实证，且沉而拘紧，乃寒主收引凝泣，致拘紧，故断为寒痹心脉。因有气短、惊悸，此乃阴盛水液停蓄所致。治宜温阳散寒化饮，选方小青龙汤加减。

处方： 麻黄4克，桂枝9克，细辛4克，干姜4克，半夏9克，白芍10克，五味子4克，茯苓15克，炮附子12克，红参12克，炙甘草6克。14剂，水煎服，每日1剂，分2次温服，停西药。

二诊（2004年8月9日）： 上方加减，共服药110剂，症状消失。心电图正常，血压 130/80mmHg。停药。

随访： 2004 年 10 月 4 日来石家庄出差，自诉一直无任何不适，劳作如常人。心电图正常，血压稳定于 120/80mmHg。

【评析】 小青龙汤主"伤寒表不解，心下有水气"，若寒邪束表，麻桂自可解散表邪，若无表证，小青龙汤尚可用否？俗皆以麻桂等为辛温解表发汗之品，谓之解表剂，似无表证本不当用。然寒凝于里，虽无表证，麻桂照用。因麻黄解寒凝，发越阳气；桂枝振心阳，通血脉，对寒凝于里者，仍当用之，寒邪固可客表，亦可直客少阳、阳明及直入三阴。《素问·举痛论》："寒气入经而稽迟，泣而不行，客于脉外则血少，客于脉中则气不通，故卒然而痛。"《素问·调经论》："寒气积于胸中而不泻，不泻则温气去，寒独留则血凝泣，凝则脉不通。"《素问·痹论》："脉痹不已，复感于邪，内舍于心……心痹者，脉不通。"这些经文说明，寒不仅可袭表，亦可直入经脉于心，而引起心痛。既然心脉为客寒所痹，理当散寒通脉。故本例虽无表证，亦用之散其入里之寒。阳虚而阴凝者宜以附子、干姜辛热回阳，细辛散寒，启肾阳。阴寒凝泣，又应以麻桂以助之，解阴凝，发越阳气。此犹"黄芪得防风，其力更雄"，亦可云附子得麻桂，其功更彰。

血压高时，麻桂剂用否？李士懋说：按药理研究，麻黄升压，视为禁忌。当脉沉而拘滞，此乃寒邪凝泣之象，以麻桂剂发其汗，寒去脉可起，血压反可降下来。此例就是血压高，在停用降压药后，血压反恢复至正常且稳定。

患者于 2007 年 4 月、5 月两次因目疾来诊，予五苓散治之。询知 2 年来一直正常，查心电图（—），血压 120/80mmHg，未服任何药物。

（《当代名老中医典型医案集（第二辑）》）

第四章
益气养阴案

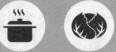

益气养阴法是以健脾益气、养阴生血的药物组成复方，用于治疗胸痹心痛之气阴两虚证的一种治法。

早在《素问·五常政大论》中就提出了"虚者补之""损者益之"的治疗原则。汉代张仲景在《金匮要略·胸痹心痛短气病脉证治》中，创制人参汤用于治疗胸痹心痛之虚证。张仲景常以炙甘草、人参益心气，以麦冬、生地、阿胶等养心阴，这些方药对后世医家影响很大。金元时代，李杲在学术上重视脾胃作用，认为内伤疾病的形成是脾胃受损、耗伤元气的结果，治疗上提出"其治肝、心、肾、脾有余不足……惟以脾胃之药为切"。这一论述对后世医家运用补气药治疗"胸痹心痛"产生了一定的影响。清代喻昌在《医门法律》中进一步强调养阴益气法对胸痹、心痛的治疗作用，提出了"心痛者……为心虚，而用地黄白术补之。"这一论述，弥补了历代医家治疗胸痹心痛重视补气而忽视养阴，或重于养阴而略于补气的不足，从而使益气养阴治疗胸痹心痛的论述更加完善。

1. 李敬之

🍅 案例：益气养阴通络法治疗胸痹案

潘某某，女，64岁。1979年6月25日初诊。

患者胸憋气，心慌，左前胸痛，失眠气喘。舌红少苔，脉沉细。心电图：T波改变。辨证属气阴两虚。治宜益气养阴通络。

方药：太子参12克，麦门冬9克，五味子9克，煅牡蛎15克，全瓜蒌30克，南薤白30克，杏仁泥9克，紫苏梗9克，紫苏子9克，醋香附9克，延胡索3克，全当归 12 克，夜交藤 30 克。

1979 年 7 月 30 日复查，上方服 30 剂后，症状基本消失，心电图大致正常。

（《北京市老中医经验选编（第二集）》）

【评析】 本案属气阴两虚型胸痹，患者年逾花甲，"人年四十，而阴气自半"，气阴两虚，心失所养，则心慌，失眠；不荣则痛，则胸痛；肺失宣肃，则憋气而喘；舌红少苔，脉沉细俱为气阴两虚之象。当以益气养阴通络为法，太子参、麦冬、五味子取生脉散之意，以益气敛阴。煅牡蛎潜阳安神，夜交藤养心安神以治失眠。瓜蒌、薤白宗仲景治胸痹之法以宽胸开痹。杏仁、苏子梗宣肺气以平喘。香附、元胡、当归有通络之意。方药精当，寓攻于补，攻补兼施，故 30 剂而奏效。

2. 章次公

🍅 案例：滋养阴血，温中通阳，宁心安神法治疗胸痹案

闵男，平卧数小时即欲起坐，否则胸闷、心悸不可耐，反复发作，通宵为之不宁。此惟心脏病有之，非静养不为功，且非旦夕可期其效。

炙甘草 6 克，上安桂 1.2 克，大麦冬 9 克，炒枣仁 9 克，潞党参 9 克，干姜 2.4 克，干地黄 18 克，阿胶珠 12 克。

（《章次公医案》）

【评析】 炙甘草汤出自《伤寒论》，张仲景用来治疗"脉结代，心动悸"，系阴血不足，血脉无以充养，阳气虚弱，无力鼓动血脉，脉气不相接续所致。本案证见与炙甘草汤证相似，故用该方加减治疗。方中去大枣、麻仁，加枣仁，以加强养血安神的作用，并以肉桂易桂枝，干姜易生姜，以加强温中通阳的作用。诸药合用，共奏滋养阴血，温中通阳，宁心安神的作用。

3. 李聪甫

🍅 案例：补中和营，养血通痹法治疗胸痹案

文某，女，71 岁。

患者常发心痛，气候转寒或遇阴雨时发则尤甚。自觉有冷气从胁下上冲心胸，

痛在胸膺部乳间。平时常感胸满，心悸，头昏，颈胀，短气无力，形神困倦，食纳差，不得卧。刻诊：脉象虚弦，时显一代，舌质黯红。断为胸痹病。高龄元气衰微，血失畅流。心主身之血脉，心血虚少，营卫不周，因此出现代脉。虚弦乃老年常见之脉，为经络失荣，脉体不柔的表现。其主要原因是脾胃虚衰，水谷之精微不足以滋养心肺，心肺乏资生之源而气机不利，血难周济，气滞血凝而升降阻，病发胸痹。法当宜中气以和营，养血脉以通痹。方取黄芪建中汤加减。

处方：北黄芪（酒炒）10克，云茯苓9克，当归身10克，川桂枝3克，杭白芍（酒炒）5克，紫丹参（酒炒）9克，酸枣仁9克，广郁金5克，广橘皮5克，炙甘草5克，淡生姜3克，大红枣3枚，5剂。

复诊：脉舌如前，胸满心痛减轻，精神略振，口味见佳。仍予建中为主，使清升浊降，脾阳健复，肺气得养，心血得滋。前方去生姜、大枣，加西党参（米炒）10克，炙远志3克，10剂。

三诊：脉缓舌淡，形气转佳，胸满心痛均除，夜能安寐，食纳渐增。心脾肺之阳气渐复，予上方去桂枝、芍药，10剂后恢复健康。

（《当代名医临证精华·冠心病专辑》）

【评析】　此案病本于脾胃虚衰，表现在胸部，故治疗始终以建中为法。俟脾胃气旺，则心肺刚通而胸痹得除。建中汤去胶饴者，虑其甘味满中。炙甘草虽甘味满中，但因其用量小，可助参芪益气以推动心血流布；又可助桂芍和营卫以畅经脉，合之则不累增满。如因"虚劳里急"，则胶饴在所必用，可知炙甘草与胶饴的功用同中有异。黄芪建中汤是仲景为虚劳而设，《金匮要略·血痹虚劳病脉证治》有云："虚劳里急，诸不足，黄芪建中汤主之。"由此可见李聪甫运方之灵活，经方活用之妙处。

4. 王国三

🍅 案例：益气养阴，行气安神，活血止痛法治疗胸痹案

张某，女，62岁。1994年2月15日初诊。

胸闷痛阵作3年，加重1周。患者3年前因情志不畅，日久而致胸闷气短，胸痛，赴当地医院诊治，诊为"冠心病"，给予对症治疗。3年中反复发作。近1周复

因情志不畅，胸闷痛又作，故而入住我院。现症：胸闷痛，气短，心悸，周身乏力，多梦头晕，纳差，夜寐欠安，二便调。查：舌质黯淡，苔薄白，脉沉迟。诊其为：气阴两虚胸痹（病态窦房结综合征）。治法：益气养阴，行气安神，活血止痛。

处方：西洋参粉（冲）8克，麦冬10克，五味子6克，当归10克，熟地10克，炒枣仁30克，远志10克，桂圆肉10克，柏子仁10克，炙甘草15克，枳壳6克，川楝子15克，郁金10克，丹参10克，制麻黄6克，焦三仙27克，生龙牡各24克。10剂，水煎服，每日1剂。

复诊：服药后，病情平稳，胸闷痛未作。胸闷气短，心悸减轻，夜寐稍安，偶有头晕，纳可，二便调。查：舌质黯淡，苔薄白，脉沉迟。效不更方，继以上方服17剂，水煎服，每日1剂。症状大减，唯觉劳累后胸闷痛，气短发作。因而麻黄加至8克，加熟附子8克以助温阳之功。连服23剂，水煎服，每日1剂。诸症好转，心电图恢复正常。随访半年，病未复发。

【评析】　本案证属气阴两虚。气虚运血无力，血行不畅；阴虚则经脉失养，加之情志不畅，肝气不调，气机郁滞，心脉瘀阻，故而发为胸痹。正如叶天士所谓："营血不足，症见胸胁时痛时止，不饥，脉弦，治宜养营和胃。"因此以益气养阴治其本，行气安神、活血止痛治其标，所谓标本兼治也。方中用生脉饮益气养阴；当归、熟地、炒枣仁、远志、桂圆肉、柏子仁、炙甘草助其养血安神而复脉；川楝子、郁金、丹参行气活血以止痛；更加麻黄温阳复脉，阴阳互根，取其"刚无阴则无以生，阴无阳则无以化"之意；焦三仙、枳壳调气和胃，更兼动静结合，以防补药滋腻。另外，枳壳破胸中之郁气，引胸中之阳传之于脉，生龙牡重镇安神。全方共奏益气养阴，行气安神，活血止痛之功。服药17剂后，心之气阴渐复，但切其脉仍以迟脉为主，说明气损及阳，阳气虚甚，故加用附子、麻黄以助温阳。病态窦房结综合征，据其临床表现当属"胸痹""脉迟""眩晕"的范畴，特别与"寒厥""血厥"极为相似，近年报道多用温阳之品。然而助阳之药近期疗效尚可，远期疗效不稳定。因而本着阴阳互根的思维，用益气养阴为主，温阳复脉为辅。全方阴阳互济，体用相协，脉行流畅，久服无阴阳增减之弊。

（《当代名老中医典型医案集·内科分册（上册）》）

5. 郭子光

🍅 案例：益气养阴、活血消痰法治疗胸痹案

万某，男，71岁。2006年1月15日初诊。

胸闷、胸痛7年，心累胸痛发作2周。患者反复胸闷、胸痛7年，每至冬季病情容易复发。1年前复发时检查出"冠心病、不稳定型心绞痛、陈旧性下壁心肌梗死"，出院时心脏彩超提示"房室稍大，升主动脉稍宽，左室收缩功能正常，舒张功能降低"。原有慢性支气管炎病史20年，坚持练气功而痊愈。有长期少量饮酒习惯。现正值隆冬之际，心累胸痛始作近2周，故抓紧前来请治。现症：心累气短，午后尤甚，以至于无力出门。胸中隐痛时作，服复方丹参滴丸可缓。长期难眠，需西药镇静方可入睡。查：形体略显矮胖，满面红光，精神略似不振；血压：135/80mmHg；心律齐；舌质红，舌苔薄白呈花剥状；脉滑数。诊为：气阴两虚、痰瘀阻滞胸痹（冠心病心绞痛、陈旧性心肌梗死）。治法：益气养阴，活血消痰，补肾安神。方拟生脉散加减。

处方：黄芪40克，生晒参20克，麦冬20克，五味子15克，薤白20克，丹参20克，制首乌20克，黄精20克，生地15克，羌活15克，延胡索20克，酸枣仁30克，合欢皮30克，谷芽30克。4剂，水煎服。嘱胸痛时含服复方丹参滴丸。放松心情，少食盐，保持适量体力活动。

二诊（2006年2月26日）：服药后，收效明显，又自服4剂，述心累气短、胸中隐痛时作等均缓解，其余诸症改善，轻松度过春节。然近1周来，胸中又有微痛感，心累又作，活动及上楼时加重，眠差。查：血压130/80mmHg。上诊治疗较好地针对了气阴两虚、痰瘀阻滞病机，故能应手收效。现病情虽有一定反复，乃气阴两虚，痰瘀阻滞之余邪未尽之故，治疗宗上法。方拟生脉散加减。

处方：黄芪50克，太子参30克，延胡索20克，丹参20克，葛根30克，薤白20克，赤芍15克，制首乌20克，法夏15克，全瓜蒌15克，酸枣仁30克，麦冬20克，五味子15克。4剂，煎服等同前。

三诊（2006年3月5日）：服药后，精神继续好转，一般情况下胸已不痛，

偶尔情绪不畅之时胸中略有隐痛感。睡眠亦有改善，每晚能睡5小时左右。并述平素易感冒，望一并调治。查：神色同前；血压140/90mmHg；舌质红，苔薄白而花剥；脉弦滑略数。此属气阴两虚、痰瘀阻滞，夹肝郁阳旺。故在前法基础上，酌兼解郁清肝。

处方：黄芪50克，川芎20克，丹参20克，葛根30克，制首乌20克，水蛭6克，延胡索20克，薤白20克，郁金15克，制香附15克，合欢皮30克，黄芩20克，炙甘草10克，谷芽30克，酸枣仁30克。5剂，煎服。注意均同前。

随访3个月，胸闷胸痛等症基本缓解，平时坚持锻炼，病情稳定，感觉身体情况好。

【评析】 冠心病心绞痛、陈旧性心肌梗死而胸闷胸痛反复，尤其在天冷寒凝之时明显，皆属气阴两虚、痰瘀阻滞。察患者面有红光，较易生气而胸闷或胸痛等，其肝郁阳旺之机亦不可忽略。其病为气阴两虚、痰瘀阻滞，时夹肝郁阳旺之证。治疗中重用黄芪合生晒参、太子参等扶正益气，配黄精、生地、酸枣仁、合欢皮、麦冬、五味子、制首乌等养阴滋肾安神，再用延胡索、丹参、薤白、羌活以及水蛭等以化瘀消痰宽胸通脉，再辨证加入郁金、制香附、黄芩之属以解郁清肝。益气养阴、活血消痰、补肾安神，兼解郁清肝等法综合使用，使胸闷胸痛等症基本缓解。患者又遵医嘱而坚持锻炼等，则病情更为稳定，自觉身体情况良好。

（《当代名老中医典型医案集·内科分册（上册）》）

6. 邓铁涛

🍅 **案例：益气养阴，活血化瘀法治疗胸痹案**

陈某，男，43岁，2000年12月5日入院。

患者反复胸闷痛3个月，再发1天。患者于3个月前出现胸闷痛，经我院确诊为冠心病，并成功行PTCA加STENT，术后症状消失出院。1天前于上楼时再发胸闷，全身乏力，服鲁南欣康无效入院。诊见：神疲气短，心前区闷痛，多梦易醒，舌淡红少津、苔薄白，脉细。

中医诊断：胸痹（气阴两虚）。

西医诊断：①冠心病心绞痛；②2 型糖尿病；③高脂血症。

中药以益气养阴，西药以扩冠、抗凝血、对症治疗。经 10 余天中西医调理，症状未明显缓解。建议冠脉造影检查，患者拒绝。

12 月 22 日邓铁涛会诊：胸闷痛，上楼梯气促、气短，纳差，睡眠差，舌淡、苔薄白，脉虚、关脉浮。

证属气阴两虚，痰瘀阻络。

治以益气养阴，活血化瘀。

处方：党参 24 克，黄芪 30 克，玉米须 30 克，桑寄生 30 克，山药 30 克，茯苓 15 克，白术 15 克，三七末 3 克（冲），炙甘草 3 克，枳壳 6 克，橘红 6 克。7 剂。

30 日二诊：胸闷痛发作略减，精神改善，舌嫩淡红、苔薄稍黄，脉虚。

证属心脾气虚，兼有痰浊。

治以健脾调心，化痰通滞。

守方加五指毛桃（五爪龙）50 克，竹茹 10 克。

调理 1 周，症状缓解出院。门诊以邓铁涛冠心方加减，随访 10 个月一般情况良好，胸闷痛未发。

【评析】 PTCA 后半年内再狭窄率达 40%，植入支架再狭窄率仍有近 10%，中医学认为，气虚痰瘀是基本病机。临床除常规使用西药抗凝血外，联合中医药可缓解症状，减少再狭窄的发生，提高生活质量。本案为介入治疗后常规中西医治疗后症状反复，经邓铁涛诊治后症状缓解。门诊继续以邓铁涛冠心方加减，随访情况稳定。

邓铁涛在数十年临证中提出了冠心痛的"心脾相关"理论。脾为后天之本，气血生化之源。大多数冠心病患者有心悸气短、胸闷、善太息、精神差、舌胖嫩、舌边见齿痕、脉弱或虚大等气虚证候；或同时兼有舌苔浊腻、脉滑或弦及肢体困倦、胸臆痛或有压迫感等痰浊的外候。邓教授认为，心为阳，心脏病或年老或病久皆有心气亏虚。本病虽为心痛，但五脏相关，心阳气不足，心火受挫，火不生土，母病及子，脾七受损，脾不养心，反更加重心气虚。故同时见脾胃功能失调的症状及舌象。脾虚气血生化乏源是冠心痛的根本病因。由于岭南土卑地薄，气候潮湿，饮食、体质较北方人不同，致冠心病患者气虚痰浊型尤为多见。在此基础上，病情进一步发展，则出现胸痛、唇黯、舌紫瘀斑等血瘀之象。邓铁涛认为痰是瘀的初期阶段，瘀是痰的进一步发展，即"痰瘀相关"理论。

冠心病的治疗上，邓铁涛重视调理脾胃功能，提出益气重在健脾，活血不忘化痰，采用益气化痰，健脾养心法。脾为后天之本，气血生化之源，脾胃健运，则痰湿难成。临床观察以温胆汤为基础的冠心方不但对咳痰、胸闷等症状效果好，对脾胃症状亦有效。邓铁涛提出，通过冠状动脉腔内成形术（PICA）和冠状动脉支架植入术，可以迅速开通狭窄或闭塞的血管，缓和心脉瘀阻之标，但气虚之本仍存在。气有推动血脉运行的作用，推动不利则血行涩滞，脉道易于再次瘀阻，发生胸闷、胸痛，甚至介入后再狭窄。在治则上，急性期及介入治疗前以治标为先，介入治疗后以扶正为主。

（《国医大师验案精粹·内科篇》）

7. 周仲瑛

🍅 案例：益气养阴，行气活血，清心安神法治疗胸痹案

赵某，女，68岁，1993年1月3日初诊。

患者冠心病3年，胸部经常疼痛，伴有胸闷，呼吸不畅，心慌不宁，活动后明显，喜叹息，夜寐不实，口干。舌质偏红有裂纹、苔薄黄，脉小弦滑，1992年12月6日在我院查心电图 Ⅱ 导联、Ⅲ 导联、Ⅰ 导联、aVF 导联 ST 段下移 0.05mv，Ⅱ 导联、V_5 导联 T 波低平。房性早搏。

此为心之气阴两伤，心营失畅，心神失宁所致。

治予益气养阴，行气活血，清心安神。

处方： 太子参 15 克，大麦冬 10 克，炒玉竹 10 克，丹参 15 克，白檀香 3 克，龙骨、牡蛎（先煎）各 20 克，黄连 3 克，熟酸枣仁 12 克，甘松 10 克，娑罗子（苏罗子）10 克，莲子心 3 克。

上方略有增损连服21剂，诸症悉除，复查心电图ST-T改善，房早未见。随访，

恙平未作。

【评析】 患者高龄，正气亏损，气虚运血无力，心营涩滞，阴伤濡润失司，火炎扰心。法当益气滋阴治其本，活血、清心顾其标。方选生脉饮合丹参饮加减，组方貌似平淡，但因能与病机丝丝入扣，竟收全功。

（《国医大师验案精粹·内科篇》）

8. 刘志明

案例：益气养阴，祛痰化浊法治疗胸痹案

李某，女，79岁。2009年3月24日初诊。

胸闷憋气反复发作6年，加重5天。患者近6年来胸闷憋气反复发作，在我院门诊坚持治疗，病情时好时坏。5天前胸闷憋气加重，在当地社区门诊治疗，病情未见好转，故来我院门诊求诊。就诊时可见患者胸闷，憋气，乏力，口干，头晕，纳差，眠差，二便正常。查体：面色晦黯，听诊双肺呼吸音粗，未闻及干湿性啰音，心率73次/分，律齐，$A_2>P_2$，各瓣膜听诊区未闻及病理性杂音，舌质黯红，舌苔薄黄腻，脉弦细。既往有高血压病史6年，脑梗死病史6年。西医诊断：冠心病心绞痛；中医诊断：胸痹，证属气阴两虚，痰浊内阻。患者老年女性，平常操劳过度，体弱多病，耗气伤津，日久气津亏耗，胸中大气不行，故胸闷憋气；气虚，故乏力、头晕；津液亏虚，故口干；气虚无力推动水液运行，变生痰液，故痰浊内阻。治疗宜益气养阴，祛痰化浊。方拟生脉饮、瓜蒌薤白白酒汤合茯苓杏仁甘草汤加减。

处方：北沙参15克，麦冬10克，枣仁10克，五味子9克，炙甘草10克，全瓜蒌15克，薤白12克，神曲10克，川芎6克，丹参6克，石菖蒲10克，天麻10克，杏仁9克，茯苓12克，炙远志6克。10剂，水煎服，每日1剂。

二诊（2009年3月31日）：患者服药后胸闷、气短减轻，发作频率减少，下午偶有发作，头晕、乏力减轻。上方加红景天20克、炒谷芽10克、炒麦芽10克。7剂，水煎服，每日1剂。

三诊（2009年4月14日）：患者服药后，胸闷憋气基本消失，头晕乏力

明显减轻，近日因感冒，咳嗽，咯痰阵作，痰量不多，色微黄。纳、眠、二便可。舌黯红，苔薄黄稍腻，脉弦细沉。患者此次因不慎感冒，治疗宜宣肺化痰，方拟三拗汤加减。

处方： 川贝10克，黄芩10克，炙麻黄6克，苇茎30克，半夏9克，陈皮9克，生黄芪18克，全瓜蒌10克，薤白12克，甘草6克，杏仁9克，茯苓15克，枣仁10克。14剂，水煎服，每日1剂。

四诊（2009年4月28日）： 患者服药后，无明显咳嗽，无痰，胸闷憋气好转，头晕好转，近日血压不稳，故来复诊。治疗宜益气健脾，化痰浊。方拟四君子汤合二陈汤加减。

处方： 党参20克，白术15克，茯苓15克，炙甘草9克，陈皮9克，麦冬10克，川芎9克，神曲10克，瓜蒌12克，薤白9克，半夏9克，炒麦芽10克，炒谷芽10克。7剂，水煎服，每日1剂。

后期随访，患者胸闷、憋气明显减轻，已经无明显不适。

【评析】 本例患者为冠心病心绞痛，高血压，脑梗死。老年女性，反复发病，病情复杂。《素问·阴阳应象大论》曰："年四十而阴气自半也。"刘志明认为冠心病之基本病机乃本虚标实，治疗当标本同治。就本案而言，根据患者临床表现，刘志明认为气阴两虚是本，痰瘀互阻是标。其病位主要在心，但与脾、肾也有一定的关系。本病的治疗原则是先治其标，后治其本，必要时可根据虚实标本的主次，兼顾同治。祛邪治标常以活血化瘀、辛温通阳、泄浊豁痰为法，扶正固本常以温养补气、益气养血、滋阴益肾为法。方中瓜蒌开胸中痰结；半夏化痰降逆；薤白辛温通阳，豁痰下气；生地、麦冬养阴清热；北沙参、五味子益气养阴；茯苓、枣仁安养心神。诸药合用，收标本兼治之效。

（《当代名老中医典型医案集（第二辑）》）

9. 孙同郊

案例：益气养阴、活血化瘀法治疗胸痹案

田某，女，78岁。2003年7月3日初诊。

反复胸闷、胸痛、心悸 7 年，加重 1 个月。患者因胸闷、胸痛、心悸反复发作 7 年，加重 1 个月来院求治，血压 140/76mmHg，血糖、血脂正常，心电图检查有多个导联 ST 段乐低，T 波平坦，伴频发室性早搏。现症：神情倦怠，皮肤干燥无泽，胸闷，胸前刺痛频发，尤以晚上为甚，伴心悸，气短，口燥咽干，头晕目眩，睡眠欠佳。检查：神情倦怠，皮肤干燥无泽，舌黯红，薄苔，脉细无力、结代。西医诊断：冠心病；中医诊断：胸痹，证属气阴两虚，心脉失养。此为年迈体虚，肾阴阳不足，致心气阴两虚，心脉失于濡养而运行滞涩、拘急而痛。治宜益气养阴，活血化瘀。拟方生脉散加味。

处方：太子参 15 克，麦冬 15 克，五味子 10 克，黄芪 15 克，赤芍 15 克，丹参 15 克，郁金 15 克，红花 10 克，全瓜蒌 15 克，川楝子 10 克，延胡索 10 克，广木香 9 克，佛手 9 克，甘草 3 克。4 剂，水煎服，每日 1 剂。

二诊（2003 年 7 月 7 日）：服药后胸痛显著减轻，曾有两夜未发，仍感心悸气短，舌黯红，薄苔，脉沉细、结代，原方加黄精 15 克。3 剂，水煎服，每日 1 剂。

三诊（2003 年 7 月 10 日）：服药后胸痛偶发，为绵绵隐痛，精神转佳，舌脉同前。复查心电图室性早搏显著减少。原方去川楝子、延胡索、红花，加白术 10 克、茯苓 10 克、熟地黄 15 克、怀山药 15 克。7 剂，水煎服，每日 1 剂。

【评析】　冠心病心绞痛是临床常见病，临床表现与中医的胸痹证相类似，病机有虚实两个方面，虚为阳虚、气虚、阴虚、血虚，实为气滞、寒凝、瘀血、痰浊，在疾病发展过程中，常虚实兼见，相互夹杂。因此治疗必须分清虚实，祛邪扶正，着眼于恢复脏腑功能。本例心悸气短，头晕目眩，脉弱，属心气阴两虚证，胸痛频作，舌黯苔薄，为夹有瘀血，故治用生脉散加行气活血药，方中太子参、麦冬、五味子养心益气生津，加黄芪增强益气功能，赤芍、丹参、郁金、红花活血化瘀，全瓜蒌利气宽胸，川楝子、延胡索、广木香、佛手行气止痛，后又加黄精补气滋阴，并随着胸痛的缓解，减行气活血药，加白术、茯苓、熟地黄、山药等健脾补肾以助气血生化之源。从实践中体会到行气活血，通则不痛，确能祛除胸痹心痛，然治疗的着眼点应是固本，根据虚之所在，或益气养阴，或健脾温肾等，祛邪只是权宜之计，通过扶正祛邪而营养心肌，改善功能，这也是中医学的优势所在。

（《当代名老中医典型医案集（第二辑）》）

第五章
补肾固本案

补肾固本法是以温肾壮阳、滋肾补阴的药物为主组成单方或复方，用于治疗胸痹心痛肾虚证的一种治法。

汉代张仲景在《金匮要略》中，立乌头赤石脂方以壮心肾阳气，温阳宣痹用于治疗胸痹心痛之重症，开创温肾阳疗胸痹心痛之先河，其后唐宋时期医家，多遵此法，疗心痛多从温肾阳立法而忽略滋肾阴之调补，造成补肾固本法的局限性。如唐代王焘《外台秘要》认为"阳虚阴厥，亦令心痛"，其疗心痛诸方均以附子为君药以温补肾刚。至明代，张介宾著《景岳全书·胁痛》突破前人重以温肾阳的局限，曰："凡房劳过度，肾虚羸弱之人，多有胸胁间隐隐作痛，此肝肾精虚，不能化气，气虚不能生血而然。凡人之气血犹源泉也，盛则流畅，少则壅滞，故气血不虚则不滞，虚则无有不滞者。倘于此证，不知培气血，而但知行滞通经，则愈行愈虚，鲜不殆也。惟宜左归饮、小营煎及大补元煎之类主之。"主张调整肾之阴阳，既温阳又滋阴，奠定了补肾固本治疗胸痛心痹的基础，对后世治疗胸痹心痛，启发良多。

1. 王任之

案例：通阳活血益肾法治疗胸痹案

张世英，女，54岁。1982年2月6日初诊。

患者胸宇苦闷，胸膺及右胁作痛，已经数年，有时心慌，寐觉口干，腰脊酸痛，左下肢酸胀不舒，脉濡弦。病出两歧，治拟兼及。

薤白6克，全瓜蒌9克，红花4克，炒川芎3克，当归尾10克，丹参10克，广郁金 6 克，炒五灵脂 10 克，炙金毛脊 10 克，炒怀牛膝 10 克，桑寄生 10 克，炒续断 6 克，甘松 6 克。

二诊：3 月 20 日。胸膺及右胁隐痛较轻，腰脊酸痛亦减，惟左下肢酸胀未已。脉濡弦。守原加减。

上方去当归尾、广郁金，加淫羊藿 10 克，炒补骨脂 10 克。

（《王任之医案》）

【评析】　病人既有胸痹作痛又有肾虚痹证，故王任之认为"病出两歧"，治予薤白、瓜蒌、甘松宣痹通阳，狗脊、牛膝、寄生、续断补肾强腰，红花、川芎、当归、丹参、郁金、五灵脂活血止痛。二诊痛减，故加重补肾药物以善后。但若该病人胸痛暴作，治疗又当应以胸痹为主。

2. 邢子亨

案例：养心活血，健脾补肾法治疗胸痹案

白某，男，63 岁，干部。1973 年 3 月 20 日初诊。

患者诉 3 月 11 日下午 5 时许，因吸烟呛咳即感胸部不适，晚间劳作时感到胸骨后部烧灼样疼痛，不向他处放散，睡前痛稍缓解。翌日晨起床活动又感胸骨后灼痛，急剧加重，大汗出，心慌气紧，急诊入院。刻诊：卧床，面色惨白，胸前区憋闷，心慌心悸不能睡眠，下肢酸困无力，食欲不振，大便稀，舌绛苔黄稍腻，脉弦细数，偶有间歇。

病症分析：本例是消化不良，心虚血阻，中焦之化源不足，后天生化之气血衰少，肝肾之精亦不足，故见食欲不好，大便稀薄，下肢酸软无力；血虚，心脏渐失其养，以致心虚血阻突然发病。治当补心活血以助血液之生化，健脾以培中焦之化源，拟养心活血、健脾补肾之剂。

方药：当归 15 克，茯神 15 克，远志 6 克，炒枣仁 18 克，龙骨 15 克，辽沙参 12 克，太子参 12 克，丹参 12 克，红花 6 克，麦冬 12 克，牛膝 12 克，木瓜 12 克，陈皮 12 克，炒扁豆 24 克，炙甘草 6 克。

方解：当归、茯神、远志、枣仁、龙骨补心宁神，辽沙参、太子参、麦冬补

气养阴，丹参、红花活血，牛膝、木瓜补肝肾强筋骨，陈皮、炒扁豆、炙甘草健脾调中。

3月26日二诊： 诸症见轻，睡眠食欲见好，仍服前方4剂。

4月1日三诊： 心悸、胸憋已除，大便正常，食欲增加，下肢仍酸困。再以前方加枸杞12克，杜仲15克以补肾强腰。

以后遵上方，随证加减，调理月余，4月27日做心电图正常，病获痊愈。

（《邢子亨医案》）

【评析】 本案患者病机较为复杂，既有心脾两虚、心血瘀滞之候，又有肾精不足之象，邢子亨根据病情确立了补心活血、健脾调中、益气养阴、补肾益精的治疗大法，自拟养心活血健脾补肾之剂，在心悸、胸憋已除的情况下，又加重补肾之功，终获痊愈。纵观治疗的全过程，看似面面俱到，实际上是有所侧重，开始以治心脾为重，心脾症状缓解后，又转而加强补肾，终获良效，用心之良苦，可见一斑。

3. 路志正

🍅 案例一：温肾刚，益心气法治疗胸痹案

付某，女，62岁，1996年4月5日初诊。

患者原有冠心病史5年，卧位型心绞痛4年余，失眠2年余。每年因心绞痛夜间发作而反复住院治疗。1996年3月26日出院后无明显诱因，再次出现夜间心绞痛，发作时间延长达8～10分钟，服用硝酸甘油得到暂时缓解。就诊时面色㿠白，少气懒言，胸憋刺痛，心痛加绞，烦躁不安，腰膝酸软，少腹发凉，四肢欠温，大便不成形，眼睑及双下肢均见轻度水肿，舌质黯、边有散在瘀点、苔薄白，脉沉细略迟。测血压：20/12kPa。心电图示：窦性心律过缓（50次/分），V_2、V_3、V_5导联ST段呈缺血型明显压低。

四诊合参，诊为厥心痛之肾心痛。

治宜温肾阳，益心气。

予自拟肾心痛方： 淡附子（先煎）6克，淫羊藿（仙灵脾）15克，肉苁蓉10克，

熟地黄（先煎）12克，紫丹参15克，太子参12克，白术12克，茯苓20克，芍药12克，麦冬10克，五味子4克，生牡蛎（先煎）20克。一、二煎煮药汁混合，频频温服，晚临睡前加服1次，发作时即刻温服。忌食辛辣、肥腻、不易消化之食物，若感冒、发热暂停服用。

经两月余调服，心痛症状消失，守原方继调服半月余，诸症悉平。

【评析】 冠心痛、心绞痛属疑难病之一，复发率高，治愈难。路志正治疗上不求速效，综合分析为命门火衰，不能上济于心。君火必须赖相火之温煦，始能离照当空，心君泰然。若命门火衰，则失于气化而不能上济于心，致阴盛阳微，气血滞涩，痹而不通而为肾心痛之重症。明·赵献可对命门作了生动的比喻："余有一譬焉，譬之元宵之鳌山走马灯……其中间惟是一火耳。火旺则动速，火微则动缓，火熄则寂然不动……躯壳未尝不存也。"以上形象地说明了十二官的功能活动都必须以肾间命门火为原动力，肾心痛的病位虽在心，其本在肾，治病必求于本。经路志正给予温补命门之火，使周身气血得到调和，犹如走马灯一般活跃起来。方中取淡附子味辛大热，专走命门，以纯阳之味补先天命门真火：淫羊藿（仙灵脾）温补肾阳，共为君。熟地黄养血滋阴，以制附子之刚而济其勇；生脉饮合芍药以益心养阴为臣。此时不忘扶脾，以白术、茯苓益气健脾利湿，泄水寒之气为佐；生牡蛎宁心安神，敛阴潜阳为使，使顽症得愈。

🍅 案例二：温肾助阳，益精填髓，佐以行气和血法治疗胸痹案

张某某，男，62岁。1993年4月7日初诊。

患者3年来常感心悸，乏力，咽中阵发性紧缩感，曾到多家医院检查，确诊为冠心病，经用药疗效不显。现主要症状：咽喉部反复出现发紧发憋感，同时胸闷隐痛亦加重，伴见心悸怔忡，腰酸痛，精神不振，乏力倦怠，阳痿，肢冷。舌质淡红、苔白，脉沉涩或结代。心电图示：左束支传导阻滞，频发早搏，心肌供血不足。

诊断：冠心病心绞痛。

中医辨证肾心痛。

治以温肾助阳，益精填髓，佐以行气和血。

药用熟地黄12克，山药10克，鹿角胶（烊化）5克，菟丝子10克，枸杞子10克，制附片6克，淫羊藿（仙灵脾）12克，当归10克，丹参15克，木蝴蝶12克，6剂，水煎服。

服上方后，精神好转，嗓子发憋感次数减少，但仍有心悸、乏力、脉搏间歇频作。上方加细辛3克，太子参12克以益气通阳。

在此基础之上，先后加减用生龙牡、肉苁蓉、桂枝尖、炒桑枝、绿萼梅等。共治疗4个月，服药百余剂。临床症状消失，心电图改善。嘱其慎起居，避风寒，节饮食，继以金匮肾气丸善后。

案例三：温肾壮阳，益气健脾法治疗胸痹案

任某某，女，53岁。1992年4月15日初诊。

患者胸闷，阵发性胸痛水肿3年余，加重5个月。于1988年春节间，因突受寒冷刺激，出现胸部憋闷，伴左侧胸痛，并放射至左臂内侧，剧痛难忍，伴窒息感，数分钟后疼痛自行缓解，但周身瘫软，大汗出，因上述现象连续发作而去医院诊治，确诊为冠心病心绞痛。给予口服"消心痛""心痛定"，静脉滴丹参注射液，治疗1月余，症状缓解。此后胸痛连及后背等症状间断性发作，伴有面部及下肢水肿、便溏、恶寒肢冷等症。1992年春节再度胸痛大发作而住院治疗，经中西医诊治疼痛缓解，病人要求出院来本院门诊求治。现主要症状：神疲乏力，精神萎靡，面部虚浮，语言低微，心悸短气，阵发胸部憋闷，疼痛连及胸部且左臂，腰膝酸软，下肢凹陷性水肿，四末欠温。大便溏，小便频，尿少，舌淡红、质胖、边有齿痕、苔白滑，脉沉细或小数。心电图示：下壁心肌梗死，伴心房纤颤。

诊断为冠心病心肌梗死，心房纤颤，心绞痛。

中医诊断：肾阳虚心痛。

治以温肾壮阳，益气健脾。

真武汤合四君子汤加减：制附子6克，干姜15克，白芍10克，白术10克，

太子参12克，丹参15克，川芎9克，巴戟天15克，桑寄生15克，肉桂（上油桂粉）（冲服）4克，檀香（后下）6克。7剂，水煎服。

患者服上方后，胸痛发作次数明显减少，怯冷减轻，水肿消退大半。法契病机，守法不更，继服上方。

后在上方基础上加减进退，用西洋参、黄芪、当归、泽兰、杜仲、狗脊等药。共服70余剂，诸证明显减轻，心绞痛未再发作，心电图示：陈旧性心肌梗死。嘱慎防风寒，勿劳累，常服金匮肾气丸或济生肾气丸，以善其后。

【评析】　以上两案均为肾心痛。肾心痛可由肾虚及心，或心病及肾，心肾同病。肾阴虚不能上济心阴，肾精虚不能化生心血，肾刚虚不能温煦心阳，水火失济，心肾不交。五脏损伤，终必及肾，其病位在心，病本在肾，本虚标实，虚实夹杂。其疼痛多表现在手足、少阴二经循行路线部位，并应参考这二经所主病候，并伴见肾阴虚或肾阳虚、阴阳并虚等兼证。其治以滋肾阴或壮肾阳为主，辅以和血化瘀或温化痰饮，或燮理阴阳，交通心肾。抓住肾虚的本，兼顾心痛的标，心痛急性发作时治标，缓则补肾，或心肾并调。要特别警惕有部分年老体虚、命门火衰的病人，其心病症状表现不明显，而病情却十分凶险。

临床上肾心痛可分为以下几型。

1. 肾气虚心痛证

人体的生长发育到衰老死亡是肾气由盛转衰的结果，这个过程主要通过肾之精气所产生的一种"天癸"物质所完成，"天癸"动态变化的过程也是肾气变化的过程。《素问·上古天真论》说："丈夫……二八肾气盛，天癸至，精气溢泻，阴阳和故能有子。七八……天癸竭，精少，肾脏衰，形体皆极"；"女子……二七而天癸至，任脉通，太冲脉盛，月事以时下，故有子……七七任脉虚，太冲脉衰少，天癸竭，地道不通，故形坏而无子也。"人到中年，肾气渐衰，阴阳俱损，天癸渐少，形体趋于老化，脉络趋于僵化，血流缓慢滞涩甚或瘀阻不通，而出现心痛等证候。

临床表现：胸闷不舒，阵发心痛，心悸怔忡，健忘气怯，腰膝痠软，精神萎靡不振，阳痿滑精，畏寒肢冷；或见呼多吸少，喘促汗出；或见睡中遗尿，小便失禁；或见面色苍白，男子滑精频作；舌质淡，苔白；脉沉细无力，或间歇。

治宜补肾气、滋肾阴、壮肾阳。方用张介宾的《景岳全书》右归丸（熟地黄、山药、山茱萸、枸杞子、菟丝子、鹿角胶、杜仲、当归、肉桂、制附子）加减，气虚血瘀酌加生黄芪、人参、丹参、桃仁等益气活血；乌药、桑螵蛸等以固摄肾气；滑精加龙骨、牡蛎、莲须、芡实等以固涩肾精。

2. **肾阴虚心痛证**

心阴靠肾阴不断地补充、滋养，才能血脉流畅，维持其正常的功能活动。肾阴虚、心阴失养可出现：①心阴虚，心血津液匮乏，脉道涩滞，心脉瘀阻，心肌失养而发心痛；②心肾阴虚、相火妄动，热炼津亏，血液黏缩，堵塞心脉，血流失畅，引发心痛；③心肾阴虚相火偏亢，心脉失于濡养，虚风上扰，致心脉痉挛，故而可引起阵发性心绞痛。

临床表现：心胸灼痛，头昏目眩，耳鸣，口干咽干，五心烦热或潮热，或骨蒸劳热，盗汗遗精，失眠，易做惊梦，小便短赤，舌质红，少苔或光剥无苔。少数病人阴虚内热伤及血分伴见齿衄或尿血。肾阴虚夹湿热则伴见膏淋下消（糖尿病性冠心痛心绞痛）。

治宜壮水滋肾，清相火。方用《景岳全书》左归丸（熟地黄、山药、山莱萸、枸杞子、菟丝子、鹿角胶、龟甲胶、川牛膝）合秦景明《症因脉治》知柏天地煎（知母、黄柏、天冬、生地黄）加减应用。考虑到兼有瘀血的病机，应适当加丹参、川芎、赤芍、桃仁、郁金等养血活血药物。伴有眩晕耳鸣加石决明、灵磁石；遗精加金樱子、覆盆子等收敛固涩药。伴有血尿加女贞子、墨旱莲（旱莲草）、茜草、阿胶珠等凉血止血药。伴见下消证加黄芪、山药、苍术、枸杞子、玄参等。

3. **肾阳虚心痛证**

肾阳对人体各脏腑起着温煦生化作用，是推动各脏腑生理活动的原动力，正如《难经》所云："命门者，诸神精舍之所舍，原气之所系也。"若肾阳亏虚，不能温煦心阳，致心阳不振，形成心肾阳虚。阳虚则生内寒，胸阳失于温熙鼓动，寒凝心脉，瘀阻不通，不通则痛。如阳虚复感寒邪，阴寒凝结胸中，胸阳不得伸展，心脉痹阻。《素问·调经论》指出："寒气积于胸中而不泻，不泻则温气去，寒独留则血凝泣，凝则脉不通。"如阳虚不能化气行水，水湿内聚，致水气凌心；或水湿蕴结，凝为痰浊，阻闭心脉，气血失于正常流通；若命门元阳衰微，心阳失去鼓动的原动力，血流缓滞，则心痛猝然发作。多见于老年体衰病人，心痛虽不明显，但病情险恶，常危及生命，应严密观察，先为防治。

临床表现：心痛彻背，呈阵发性绞痛，心悸气短，畏寒肢冷，神倦阳痿，舌质淡胖，苔白或腻，脉沉细或结代；或面浮足肿，阴下湿冷，或见五更泻，或突然昏仆，不省人事，目合口开，手撒遗尿之脱证。

治宜温肾壮阳，益气活血。方用金匮肾气丸（干地黄、山药、山茱萸、泽泻、茯苓、牡丹皮、桂枝、炮附子）合《景岳全书》保元汤（人参、甘草、肉桂、黄芪、糯米）加减。兼水肿者酌加温阳化气行水之药。兼见五更泻者，酌加王肯堂《证治准绳》四神丸（补骨脂、肉豆蔻、五味子、吴茱萸、生姜、大枣）以温阳厚肠。若见肾心痛的脱证，先益气回阳固脱，及中西两医结合救治；兼见心衰、脉数疾、气短、口唇发绀等症，属中医心肾阳衰，水气凌心者，选用真武汤、人参汤、五苓散等方加减应用。兼见心律失常，病窦综合征者，酌用生脉散、人参养荣汤、麻黄细辛附子汤等。如频发早搏属湿邪阻滞者，在温阳的同时，加用祛湿化浊法，选藿朴夏苓汤、三仁汤灵活加减运用。

4. 肾精虚心痛证

《素问·六节藏象论》曰："肾者主蛰，封藏之本，精之处也。"《素问·上古天真论》曰："肾者主水，受五脏六腑之精而藏之。"肾藏先后天之精，精充则肾气旺。肾精不足，则不能生髓，髓不能生血，而精虚衰，心脉失营，而发心痛。

临床表现：心胸隐痛，或阵发隐隐作痛，腰膝酸软，精神萎靡，健忘怔忡，眼花耳鸣，面色黧黑，毛枯发脱，阳痿，过早衰老，舌淡，苔白，脉多沉细无力，或细数，或结代。

治宜填补肾精，养血活血。方选还少丹（熟地黄、山药、牛膝、枸杞子、山茱萸、茯苓、杜仲、远志、五味子、楮实子、小茴香、巴戟天、肉苁蓉、石菖蒲）合四物汤（当归、川芎、白芍、熟地黄）加减。可酌加紫河车、龟鹿胶、阿胶等血肉有情之物。

5. 心肾不交心痛证

心主火，肾主水，心火下降，肾水上升，水火既济，心肾交泰，阴平阳秘，精神乃治。如肾阴虚不能上济心阴，致心火独亢于上，反而下汲肾水，久则肾阴、肾精不足，先大告匮，心阴、心血更亏，而形成恶性循环，手足少阴二经经脉功能失调，心脉失养，心神不安，心痛频作。

临床表现：心胸憋闷灼痛，心烦懊恼，失眠多梦，腰膝酸软，烘热盗汗，五心烦热，咽干口干，舌红少苔，脉细数等。

治宜交通心肾，养血通络。方用《伤寒论》黄连阿胶鸡子黄汤合《韩氏医通》交泰丸（黄连、肉桂）或《摄生秘剖》天王补心丹（生地黄、五味子、当归、天冬、麦冬、柏子仁、酸枣仁、人参、玄参、丹参、茯苓、远志、桔梗、朱砂），根据临床不同病情，灵活加减应用。

6. 惊恐伤肾心痛证

《素问·阴阳应象大论》曰："恐伤肾"。《素问·举痛论》曰："惊则气乱……惊则心无所倚，神无所归，虑无所定，故气乱矣。""恐则气下……恐则精却，却则上焦闭，闭则气还，还则下焦胀，故气不行矣。"《素问·宣明五气》曰："五精所并……并于肾则恐。"《类证治裁》曰："惊恐伤神，心虚不安。"大惊卒恐，则精神内损，肾气受伤，气陷于下。肾气损则精气怯，致惶惶然不可终日，惕惕然如人将捕之。现代法医，对因受惊吓死亡的人尸检，往往发现心肌断裂。

临床表现：心痛频作，精神紧张，焦虑恐惧，濒死感，恶闻响声，心悸不安，失眠，噩梦频作，或二便失禁。舌红，苔薄白，脉弦紧小数，或细弦。对此类证候治疗，务使病人消除顾虑，使其精神有依托，避免情绪紧张，改善周围环境，避免突然响动及暗示性语言。

治以补益肾气，安神定志。方用许叔微《普济本事方》茯神散（茯神、熟地黄、白芍、川芎、白茯苓、桔梗、远志、人参、大枣）酌加珍珠粉、琥珀粉、生龙齿、灵磁石等活血安神药。

（《国医大师验案精粹·内科篇》）

第六章
化痰祛瘀案

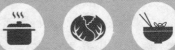

化痰祛瘀法是以化痰祛瘀的中药为主组成单方或复方，用于治疗胸痹心痛之痰瘀痹阻证的一种治法。

心主血脉，营血循行于脉内，所以营血的性状和脉管的功能状态及完整性必将影响心的功能。如"凝血蕴里而不散，津液涩渗，著而不去而积皆成矣"（《灵枢·百病始生》），《黄帝内经》中虽无"痰"，而此处"津液涩渗""著而不去而积皆成"，实为"痰浊"，加之"凝血蕴里而不散"，终因"脉不利而血留之"，甚者有"心痹脉不通"（《素问·痹论》）之变，最终因"邪在心，则病心痛"（《灵枢·五邪》）。

"心痛宜食薤"（《灵枢·五味》），"血实者宜决之"（《素问·阴阳应象大论》），二者可谓胸痹心痛从痰、瘀治疗的思路雏形。自此以后，历代医家医疗实践均体现出痰瘀同治的思想。明代以前胸痹心痛的痰瘀同治法，是究其方药，以方测证，推测证乃"痰瘀同患"。明以后，诸家就明确提出了胸痹心痛之痰瘀致病说。

明代以后，瘀血致胸痹心痛理论治方见诸于很多文献，并明确提出"痰瘀同患"致病新学说。《古今医鉴》："心痛者，亦有顽痰死血……"；《万氏家传保命全集》："瘀血痰饮之所冲，则其痛掣背……，手足俱青至节，谓真心痛"；《证因脉治》："胸痹之困……痰凝血滞……"，均属痰瘀同论。

清代唐容川说"胸痹……血痰相阻滞"；曹仁伯《继志堂医案》说："胸痛彻背，是胸痹，……此病不惟痰浊，且有瘀血交阻膈间"，表明他们在前人的认识基础上，不仅论理治方更为完善，而且已将此理论应用于临床。

1. 曹仁伯

🍅 案例：化痰活血法治疗胸痹案

胸痛彻背，是名胸痹。痹者，胸阳不旷，痰浊有余也。此病不惟痰浊，且有瘀血交阻膈间，所以得食梗痛，口燥不欲饮，便坚且黑，脉形细涩。昨日紫血从上吐出，究非顺境，必得下行为妥。

全瓜蒌，薤白，旋复花，桃仁，红花，瓦楞子，元明粉，合二陈汤。

诒按：方法周到，不蔓不支。拟加参三七磨冲。胸痹证，前人无有指为瘀血者。如此证纳食梗痛，乃瘀血阻于胃口，当归入噎膈证内论治矣。

（《柳选四家医案·继志堂医案》）

【评析】　叶天士谓"病久入络"，即属瘀血者为多。因此临床上最常见的胸痹是痰瘀同病之证，所以常常在通阳豁痰开痹的基础上合用活血化瘀法，单用瓜蒌薤白类效果不显。本案得食梗痛，口燥不欲饮，便坚且黑，有吐血，脉细涩，均为有瘀血之象，故在瓜蒌薤白合二陈汤的基础上伍用桃仁、红花活血化瘀；另患者可能兼有胃病，故辅以旋复花、元明粉、瓦楞子通降和胃。

2. 马培之

🍅 案例：和营畅中，兼化湿痰法治疗胸痹案

孙左，脉来滑大，左甚于右，气虚夹痰，头眩肢麻，脘胸板闷，二便不畅，下部乏力。拟和营畅中，兼化湿痰。

法半夏，茯苓，新会皮，当归，丹参，怀牛膝，瓜蒌（炒香），薤白头，枳壳，郁金，薏苡仁，佛手，竹茹。

二诊：胸脘较舒，湿痰较化，宗前法进治。

制半夏，当归，丹参，新会皮，怀牛膝，瓜蒌子，生苡仁，茯苓，旋复花，炒枳壳，大砂仁，佛手，竹茹。

（《孟河马培之医案论精要》）

【评析】　本案患者之头眩肢麻脘胸板闷，是由于痰湿中阻，清阳不升所致，

故治疗从和营畅中，理气化痰立法。至于下部乏力，则是由于痰湿阻络、血行不畅所致，故治疗时参以当归、丹参、牛膝和营之品。

3. 曹惕寅

案例：清热化痰，行气和络法治疗胸痹案

孔某，女，49 岁，1961 年 3 月 2 日初诊。

左膺作痛，连及左臂外侧，背佝偻，腰俯屈，呼吸气短，言语低微，头晕汗出，胸闷咳嗽，痰吐浓稠，口干淡，大便二三日一行，小溲尚利，脉弦滑。心肝之火交并，夹痰气冲逆为患。治宜清泄心肝之郁火，疏导壅滞之痰气。

处方： 瓜蒌 12 克，白杏仁 12 克，枳壳 4.5 克，连翘心 10 克，远志肉 4.5 克，竹沥夏 10 克，黑山栀 10 克，火麻仁泥 2.1 克，白蒺藜 12 克，煨天麻 2.5 克，丝瓜络 10 克（红花 1 克泡汤同炒），煅石决明 30 克，黛灯心 1.5 克，泽泻 10 克。

3 月 7 日二诊： 药后痰吐较利，大便得畅，良以得通而获效。惟左膺之绞痛，尚时见发作，胸闷，脉弦滑。当乘机投以致中汤，一鼓而定之。

瓜蒌皮 15 克，白杏仁 15 克，枳壳 4.5 克，煅石决明 30 克，竹沥夏 10 克，煨天麻 2.5 克，丝瓜络 10 克（红花 1 克泡汤同炒），连翘心 10 克（延胡 5 克泡汤同炒），白灯心 1.5 克（西血珀末 1.2 克同拌），黑山栀 10 克，远志肉 4.5 克，火麻仁泥 2.1 克。

3 月 17 日三诊： 药后心绞痛已释。惟胸次气分尚未平复，便通溲利，脉弦滑。再宗前旨出入之。

白蔻仁 2.5 克（后下），枳壳 4.5 克，瓜蒌皮 1 2 克，白杏仁 12 克，丝瓜络 10 克（酒炒），赤芍 10 克（酒炒），白蒺藜 12 克，桑枝 30 克，煅瓦楞 30 克，竹茹 10 克（延胡 5 克泡汤同炒）。

3 月 23 日四诊： 口已不干，胸次适，心绞痛连日未作，便通溲利。心肝郁火渐得清泄，冲逆痰气日渐消平。当再相机巩固之。

磁朱丸 12 克（包），远志肉 4.5 克，白杏仁 12 克，瓜蒌皮 12 克，枳壳 4.5 克，丝瓜络 10 克（延胡 5 克泡汤同炒），白蔻仁 2.4 克（后下），竹茹 10 克，白蒺

蒺 12 克，赤芍 10 克，桑枝 30 克。

孔某素体丰腴，痰湿恒多，且性情急躁，肝火偏亢。平日大便艰行，通降失常，火无由得泄。资助心肝之火鸱张，夹痰气冲逆，客于心经，气壅血滞，经气不行，厥而猝痛。固本致中汤、宣和汤诸旨以治之，佐以通下，腑行畅，痰火得以清泄，厥气易于平复，心绞痛随之而平定。

（《当代名医临证精华·冠心病专辑》）

【评析】 此为痰火郁结之胸痹，其病机多为气火逼迫，痰热胶结，瘀凝阻遏，扰乱心官，猝发绞痛。曹惕寅认为治疗当以疏导心经厥逆之气为首要任务，治宜清热化痰、行气和络、平肝泻火，自拟致中汤、宣和汤。方中瓜蒌、杏仁、远志肉、竹沥夏、丝瓜络消化痰热。瓜蒌与枳壳疏壅导滞，有仲景枳实薤白桂枝汤之意。连翘心、黑山栀、煅石决明、黛灯心清泄心肝之郁火。白蒺藜、煨天麻平肝潜阳以治头晕。泽泻、火麻仁泥，二药前后分利，润肠通下，清利水溲，且药性趋下，有导火下行之意。方药中的，症情逐渐缓解，后守原方出入治之。

4. 颜正华

🍅 案例：益气活血，豁痰通脉法治疗胸痹案

李某，男，52 岁，干部。1993 年 12 月 6 日初诊。

患者胸闷憋痛 3 年，劳累加重。数日前因伴心慌心悸而住院治疗，心电图及血脂检查等基本正常。经数日治疗症状缓解，遂出院继续服药治疗。近日诸症加重，遂来就诊。刻下除见上症外，又伴见畏寒，多汗，乏力，颈项不舒，口干口苦，纳佳，尿黄，大便正常。舌黯红，苔薄腻，脉弦滑。既往体健，1992 年 8 月曾因十二指肠球部溃疡出血而住院治疗。无药物过敏史。证属气虚血滞，痰阻心脉，治以益气活血，豁痰通脉。

药用： 生黄芪 15 克，红参须 6 克，五味子 5 克（打碎），丹参 30 克，红花 6 克，生山楂 15 克，瓜蒌 15 克，薤白 10 克，远志 10 克，降香 5 克，茯苓 20 克，生葛根 30 克。

7 剂，每日 1 剂水煎服。忌食辛辣油腻，宜清淡并舒畅情志，劳逸适度。

二诊: 心悸已,胸闷憋痛明显减轻,晚间已不出汗,尿已不黄。仍心慌气短乏力,并见口干咽干,饮水不多,舌面少津。证属气阴两虚,痰瘀阻脉。上方去红参须、远志、茯苓,加南沙参12克,麦冬10克,续进7剂。另用生晒参、三七粉各20克,将生晒参研极细,并与三七粉混匀,每服1~2克,每日2次。

三诊: 胸闷憋痛未发,自汗亦减少。近二日因未午睡又致心慌失眠,舌苔薄少。治以益气养阴,通脉安神,上方去瓜蒌、薤白、降香,加远志10克,茯苓20克,夜交藤30克,炒枣仁15克(打碎),生龙骨、生牡蛎各30克(打碎,先下)。续进7剂。

四诊: 药后胃痛,去掉生龙骨、生牡蛎后痛止。刻下惟口干,余皆正常。上方去麦冬,加太子参、玉竹各15克,续进10剂。并嘱患者注意调节饮食,情志及起居。切勿着急及过劳。患者十分高兴,再三致谢。

两年后(1996年3月),患者又来就诊,云两年中诸症未发,近因劳累与感冒又发胸闷,再投以益气化瘀、豁痰通脉之药数剂,诸症顿失。

(《颜正华临证验案精选》)

【评析】 本证胸痹之病机为气虚阴虚,痰瘀阻脉。为本虚标实之证。气虚、阴虚为本,而痰瘀阻脉为标。颜正华针对病机,以补虚豁痰祛瘀为法。初诊气虚为主,阴虚不显,治当益气活血,豁痰通脉。故以生黄芪、红参须益气,丹参、红花、生山楂、降香、生葛根活血化瘀,瓜蒌、薤白以豁痰,远志、五味子、茯苓以安神。二诊阴虚证显,故在原方基础去茯苓、远志、参须,加生晒参、南沙参、麦冬,与生芪、五味子一起,发挥补益气阴之效。三诊痰浊豁除,然又有心神失养诸症,故去瓜蒌、薤白、降香,加远志、茯苓、炒枣仁、夜交藤等以安神。四诊惟有口干,去滋腻之麦冬,加用补气生津的太子参和养阴润燥之玉竹,使阴津得复,口干自止。

5. 程门雪

🍅 案例: 行气活血化痰法治疗胸痹案

许某,男,成年。1970年2月19日初诊。

患者诉右胸痛，痞闷短气。苔薄脉弦。气机不利，肺气不宣之故。

薤白头三钱，瓜蒌皮二钱，旋复花三钱（包煎），广郁金一钱半，青橘叶三钱，炙枳壳一钱半，制香附三钱，制半夏二钱，老苏梗二钱，制川朴八分，降真香一钱半。3剂。

二诊： 右胸痛已止。下移右胁隐隐不快。痞闷短气已除。再拟原法进展。

川桂枝八分，薤白头三钱，瓜蒌皮二钱，旋复花三钱（包煎），真新绛一钱半，当归须一钱半，桃仁泥三钱，杜红花一钱，炒延胡一钱半，广郁金一钱半，炙白苏子一钱半，青葱管七茎。3剂。

（《程门雪医案》）

【评析】 本案为胸中气机滞塞之证。气机壅滞、血行不畅则胸痛，肺气不宣则胸闷短气。首诊用瓜蒌薤白半夏汤法，以宣展胸胁间的痹塞之气。旋复花、郁金、香附尚可活血行气。药后痞闷除，是肺气得展，胸痹松开。但胸痛下移至胁肋，可见络道之瘀阻未通，乃久痛入络，由气及血之故。遂在瓜蒌薤白法的基础上，配用旋复花汤及桃仁、红花等活血药，以通络化瘀。旋复花汤是仲景在《金匮要略·五脏风寒积聚病》治疗肝着病的方剂。肝着是因肝经气血瘀滞而出现胸胁刺痛，"其人常欲蹈其胸上"的病证。旋复花、葱管、新绛三味有通阳气化瘀血之功，用在本证颇为恰当。新绛现已无药源，多用茜草代替。青葱管辛香中空，能通气宣发，作引经药，是叶天士常用的方法。本案的病机关键是气滞血瘀，临证也颇为常见，而行气通滞、活血化瘀也是治疗胸痹病证的常用方法。

6. 崔文彬

案例：疏肝理气，宣通肺络，化痰利膈法治疗胸痛案

张某，女，36岁。1965年4月27日初诊。

患者于4个月前自感前胸及两胁疼痛，咳嗽时疼痛加剧，胸憋气短，心悸，痞闷，纳钝。烦躁易怒，神疲倦怠。舌质黯、苔白腻，脉象沉弦滑。辨证属肝郁气滞，痰气中阻，胸中气机不畅，气滞血瘀。治宜疏肝理气，宣通肺络，化痰利膈。

方药：广木香 6 克，广郁金 10 克，炙香附 10 克，全瓜蒌 24 克，薤白 12 克，大腹皮 10 克，片姜黄 10 克，槟榔片 12 克，炒青皮 10 克，焦三棱 10 克，文莪术 6 克，茯苓 10 克，当归 10 克。

5 月 4 日二诊：服上药 5 剂，自述在服前 2 剂时，两胁疼痛加剧，而将后 3 剂服完，疼痛消失，但仍感胸胁憋闷、气短。继按原方再进以求气通血活。

5 月 10 日三诊：诸恙悉退，向于痊愈，嘱其改服"舒肝丸""木香槟榔丸"以善其后。

（《崔文彬临证所得》）

【评析】 "凡胁痛，皆肝木有余"，胁为肝之分野，肝气郁结，又与胸膈痰浊互结，痰气交阻，必致气机失畅，气滞则血瘀，故见胸胁疼痛。胸憋气短，心悸，神疲倦怠，为胸中气机滞塞，血行不畅之象。烦躁易怒，为肝气郁滞之征。舌黯、苔白腻，脉沉弦滑为血行瘀滞，痰浊中阻之象。临证以疏肝理气，宣通肺络，化痰利膈为法。气为血之帅，调气以活血，使其气滞得通，血瘀得祛，通则不痛，兼以薤白、瓜蒌、茯苓之品，以振胸阳而除痰浊，服用 2 剂之时，疼痛反而加剧，此为气血愈通未通，药力攻迫之故，连服力攻，穷迫邪寇，使其气通血活，则疼痛消失。

7. 焦树德

案例：宽胸理气，化痰散结，活血通络法治疗胸痹（慢性萎缩性胃炎）案

陈某，女，57 岁。2005 年 9 月 2 日初诊。

患者夜间发作性背部冷痛 1 年余。1 年来夜间 2 ～ 3 点钟反复出现阵发性背部疼痛及冷感，曾多次在当地医院做心电图检查未见异常，腹部 B 超亦未见明显异常。胃镜检查提示：慢性萎缩性胃炎。曾在当地服用多种中西药物，疗效不显著。为求进一步诊治前来就诊。现症：夜间 2 ～ 3 点钟反复阵发性背部疼痛冷感，畏寒喜暖，伴头汗出，心悸失眠，头晕乏力，食后易吐，二便正常。查：形体微胖，面色黯；语言声音正常，未闻及异常气味；舌淡略黯，苔白腻；脉沉涩细。本次心电图检查正常。诊其为：脾阳不足，痰瘀互结胸痹（慢性萎缩性胃炎）。

治法：宽胸理气，化痰散结，活血通络。方拟瓜蒌薤白白酒汤合失笑散加减。

处方：桂枝 15 克，白芍 10 克，全瓜蒌 30 克，薤白 12 克，干姜 9 克，炙甘草 6 克，厚朴 10 克，炒枳实 12 克，炒白术 10 克，党参 10 克，半夏 10 克，莲子 12 克，炒枣仁 20 克，远志 12 克，茯苓 25 克，夜交藤 15 克，蒲黄 12 克（布包），五灵脂 12 克（布包）。7 剂，水煎服，每日 1 剂。嘱其忌食辛辣、寒凉之品；锻炼不可过度。

复诊：服前方后，病情好转，背部冷痛发作次数减少，持续时间缩短，疼痛程度减轻。查：舌淡红略黯，苔白腻；脉沉细。此乃阳气虚不足，推动无力，痰瘀互结，气机不畅所致。效不更方，略施加减，上方去桂枝、白芍、莲子、炒枣仁、茯苓，加干姜、紫肉桂增强温阳散寒之力；因其夜间发作，伴心悸失眠，加生龙牡重镇安神。仍以瓜蒌薤白白酒汤合失笑散加减治疗。

处方：瓜蒌皮 18 克，薤白 15 克，高良姜 12 克，紫肉桂 3 克，干姜 12 克，炒枳实 10 克，厚补 10 克，香附 10 克，莲子 12 克，五味子 10 克，薏苡仁 12 克，远志 12 克，夜交藤 15 克，五灵脂 12 克，蒲黄 12 克（布包），生龙牡各 30 克（先煎）。7 剂，水煎服，每日 1 剂。嘱忌食辛辣、寒凉之品，锻炼不可过度，适劳逸。

三诊：服前方后，近 5 天来背部冷痛未再发作，心悸失眠亦明显好转，头不晕，纳食增加。查：舌淡红，苔薄白；脉沉细。瘀象渐去，守方加减。上方去失笑散（蒲黄、五灵脂），加苏梗、檀香理气和胃，调畅气机；加生石决明、白芍平肝柔肝，以防木旺克土。瓜蒌薤白白酒汤合良附丸加减。

处方：全瓜蒌 30 克，薤白 15 克，高良姜 12 克，制香附 10 克，炒枳实 12 克，厚朴 12 克，苏梗 12 克，檀香 10 克，浮小麦 30 克，远志 12 克，炒枣仁 20 克，茯苓 20 克，制半夏 12 克，化橘红 12 克，生龙牡各 30 克（先煎），防风 12 克，生石决明 30 克（先煎），生白芍 15 克。14 剂，水煎服，每日 1 剂。嘱其忌食辛辣寒凉之品，适劳逸，坚持继续服药巩固疗效。

【评析】　本案患者为老年女性，症见夜间发作背部冷痛。素有痰饮之人，年老体弱，阳气白虚，中焦阳气不得布化升发，而致痰饮内生；胃腑运化失常，气机流通不畅，故阵发性背部冷痛，食后易吐；中焦脾阳亏虚，子盗母气，而致心脾阳虚，不能运化水湿，饮邪内停，心阳被抑，则心悸怔忡；饮为阴邪，清阳不升，故见头晕。本案特点在于慢性萎缩性胃炎临床表现为心胃同病，症状复杂多样。仿古人"病痰饮者当以温药和之""气贵乎流通""胃以和降为顺"之义，从温化痰饮、宽胸理气、活血通络角度入手治疗，以瓜蒌薤白白酒汤、苓桂术甘汤、良附丸、失笑散等众多灵验名方加减互参，终获良效。

（《当代名老中医典型医案集·内科分册（上册）》）

8. 路志正

🍅 案例：温胆涤痰、和血化瘀法治疗胸痹案

翁某，男，64 岁。2004 年 8 月 18 日初诊。

胸闷反复发作 5 年。患者 5 年前山现阵发性胸闷，每次持续约 1 分钟，后逐渐加重，每次持续时间延长至 20 分钟。曾查 ECG，诊为冠心病，间断服用汤药。2004 年 2 月住院治疗，查心肌酶谱升高，心功能下降，予西药治疗。既往史：1997 年发现胆结石，2004 年发作胆囊炎 2 次。现症：阵发性胸闷，自觉如有动脉搏动 1 ~ 5 秒，无疼痛，食纳欠佳，夜眠可，大便有时黏滞不爽。UCG 提示：右房大（58mm），二、三尖瓣反流，左室后壁运动幅度减弱，左室舒张功能降低。形体消瘦；舌黯，苔薄白；脉细滑，左细弦。诊其为：痰瘀互结胸痹（冠心病）。治法：温胆涤痰，和血化瘀法。

处方：瓜蒌 18 克，薤白 6 克，桃杏仁各 9 克，旋复花（包）10 克，郁金 10 克，丹参 15 克，胆星 8 克，僵蚕 8 克，姜夏 9 克，茯苓 18 克，茵陈 12 克，鸡内金 12 克，青皮 10 克，炒枳壳 15 克，金钱草 15 克，甘草 6 克。7 剂。

二诊（2004 年 8 月 25 日）：胸闷有减，胸前动脉搏动感基本消失。现觉胃脘闷痛，大便日行 1 ~ 3 次，第 2 ~ 第 3 次不成形。查：舌黯，苔白腻，花剥；脉弦滑。既见效机，宗法不更，原方加减。上方去瓜蒌、丹参、茵陈、金钱草、青皮、炒枳壳、薤白，加瓜蒌 10 克，丹参 12 克，厚朴 10 克，炒苡仁 20 克，炒枳实 12 克，金钱草 12 克，薤白 8 克。7 剂。

三诊（2004 年 9 月 8 日）：服药后病情平稳，3 天前于晚 11 时左右又出现

心前区搏动感，现胃脘不适明显，大便日行 1～2 次，质稀不成形，有时如水样。近几日烦躁，睡眠差。查：舌嫩红，苔根腻，前部剥脱；脉弦滑。因从闽来京，生活、饮食、休息不便，致饮食不节，大便溏薄。治法：健脾祛湿，养血宁神。

处方：太子参 15 克，麦冬 10 克，炒白术 12 克，莲肉 15 克，茯苓 18 克，黄精 12 克，炒柏子仁 15 克，当归 10 克，炒山药 15 克，泽泻 12 克，郁金 10 克，赤芍 10 克，三七粉（分冲）2 克，车前草 15 克，炙甘草 6 克，佛手 10 克。7 剂。

四诊（2004 年 9 月 22 日）：患者已回家，家属代诉：药后大便稀溏已好转，有时胃胀、肠鸣，于 9 月 13 日、9 月 16 日分别出现心前区有数次心悸感，余无不适。上方去麦冬、黄精、车前草，加炒苡仁 20 克，姜半夏 10 克，车前子（包）15 克。14 剂。

【评析】　本例患者主要表现为胸闷、心悸，伴有食纳欠佳、胃脘闷痛、大便黏滞不爽等痰湿内阻之象，可见本病之病因病机在于本虚而标实，心气虚为本，痰浊、瘀血为标。痰湿为阴邪，易阻遏气机，损伤阳气，痰浊不去，胸阳难复，故以温胆涤痰、活血化瘀法治之。方取瓜蒌薤白半夏汤之义，佐以化瘀和胃。方中瓜蒌、薤白、半夏针对胸阳不振、痰浊闭阻而设，功可化痰散结、宽胸理气；丹参、桃仁活血化瘀、行气止痛；枳壳、陈皮理气健脾；胆星、茵陈化湿祛痰。诸药相合，共成涤痰散结、宽胸理气、活血止痛之功。老年患者多气虚体弱，而破血逐瘀之药药性峻猛，故未用，以防耗气动血。可见，痰浊湿阻为冠心痛心绞痛的重要致病因素，不可忽视，应祛痰浊利水湿与活血化瘀并重，对于此种病证的患者，调理脾胃尤显重要。

（《当代名老中医典型医案集·内科分册（上册）》）

9. 邓铁涛

🍅 案例一：化痰通瘀、芳香化浊法治疗冠心病案

患者，男，47 岁，2004 年 8 月 10 日初诊。

患者 3 年前心前区感心悸、心闷，间歇发作针刺样疼痛，偶有压迫感，跑步或上楼梯心痛、心慌、气急感加重。2004 年 5 月初上述症状发作较频，活

动则气促、咳痰、胸闷，四肢无力，饮食减退，睡眠梦多。查：T 37.0℃，BP 120/60mmHg，HR 49次／分。心尖区可闻及Ⅰ级杂音。心电图示：窦性心动过缓，ST段异常。X线示：两肺纹理增多，心影略有扩大。肝功能正常，腹部B超无异常。血常规正常。舌黯红、苔厚腻微黄，脉迟弦。

诊断：冠心病。

辨证为胸痹、痰瘀闭阻型。

治以化痰通瘀、芳香化浊。

以温胆汤加味：太子参30克，北沙参20克，茯苓12克，法半夏6克，橘红4.5克，炙甘草2克，竹茹10克，枳实6克，合欢花10克，首乌藤（夜交藤）30克，丹参10克，毛冬青20克。5剂，每日1剂，水煎服。

同时用中号三棱针于双侧曲泽刺血下出黑紫色血块80毫升；又刺双侧足三里和点刺大椎、内关，出血约30毫升，且每穴均拔火罐。

治疗后第3天，患者自述心中舒畅，胸闷、心悸、气急、针刺样痛全部消退，饮食增加，心率增至75次／分。

【评析】　邓铁涛认为根据正虚，可将冠心病分为心阳虚、心阴虚和心阴阳两虚三个基本证型。且三者均可见夹痰夹瘀之证。临床上，舌苔厚浊或腻，脉弦滑或兼结代者为痰阻；舌有瘀斑或全舌紫红而润，少苔，脉涩或促、结代者为瘀闭；若两者合并则为痰瘀闭阻。无论因痰因瘀，心绞痛都较严重，或痛有定处，一般瘀的疼痛比痰的疼痛为甚。

瘀证为主，一般用失笑散加冰片（蒲黄2份，五灵脂2份，冰片1份）1.5～3克。更辨其阴虚阳虚，加减用药。痰证为主时，以温胆汤分量加倍，按阳虚加减用药，阴虚者可去法半夏加天花粉、全瓜蒌。若血脂高者，可在上述辨证治疗基础上选加何首乌、草决明或山楂。何首乌益阴养血，适用于偏阴虚者；草决明能平肝，适用于兼高血压偏阳亢者；山楂能活血消导，适用于兼痰瘀者。但邓老强调，药物治疗是不够全面的，在一般情况下还应考虑综合疗法。

案例二：益气活血化痰法治疗胸痹案

潘某，男，79岁，2001年3月17日入院。

反复胸闷10余年，加重1周。患者10年前出现反复胸闷，每于劳累后发作，休息后数分钟可缓解。经诊断为冠心病，心绞痛。服异山梨酯（消心痛）、单硝酸异山梨酯（鲁南欣康）等药物，症状反复。1周来症状加重，每于晨起胸闷伴胸痛，持续数分钟。3月17日因再次发作胸闷痛，伴冷汗而入院。即往有高血压病史30余年，服用贝那普利（洛汀新）、硝苯地平（圣通平）、卡托普利（开搏通）等药，血压控制在（22.6～24.6）/（11.3～12.6）kPa。诊见：T 37℃，P 86次/分，R 18次/分，BP 22.6/12.6kPa。疲乏，胸闷痛隐隐，动辄气促，食纳、睡眠欠佳，小便略频，大便溏。唇发绀，双下肺散在细湿啰音。心界向左下扩大，心尖抬举性搏动，心率86次/分，律齐，心尖部可闻及Ⅱ级收缩期吹风样杂音，主动脉瓣区第二心音亢进。双下肢轻度水肿。舌淡、苔白厚，脉弦。心电图示：完全性右束支传导阻滞，左前分支传导阻滞，U波改变。心肌酶、肌红蛋白、肌钙蛋白均正常。

西医诊断：①冠心病，不稳定型心绞痛；②高血压Ⅲ期，极高危组。

中医诊断：胸痹（气虚痰瘀）。

治以益气活血化痰。

处方：橘红、枳壳各6克，法半夏、豨莶草、竹茹各10克，茯苓、丹参各12克，甘草5克，党参24克，黄芪30克，五指毛桃（五爪龙）20克，三七末3克（冲）。5剂，每日1剂，水煎服。

服药后患者症状显著改善，胸闷痛发作次数减少，程度减轻，精神、食纳、睡眠均改善。3月21日行冠脉造影示：冠脉三支弥漫严重病变。未行介入治疗，家属拒绝冠脉旁路移植术（搭桥术）。患者得知病情严重，思想焦虑，胸闷痛反复发作，口干苦，纳差，便结，舌红、苔黄白厚，脉细。乃上证夹痰热，原方酌加清热化痰之品，但病情未见好转，心绞痛反复发作。4月2日凌晨突发胸闷痛而醒，气促，冷汗出，R 24次/分，心率94次/分，双肺干湿性啰音。考虑急性左心衰，紧急处理后症状控制，仍胸闷隐隐，4月12日邓铁涛会诊：患者轻度胸闷、心悸，短气，精神、食纳、睡眠欠佳，口干，干咳，小便调，大便干。面色潮红，唇黯，舌嫩红而干、苔少、微黄浊，右脉滑、重按无力，左寸脉弱，中取脉弦。

证属气虚痰瘀，兼有阴伤。治以益气生津，化痰通络。

处方：太子参30克，山药、红参须（另炖）各12克，竹茹、胆南星、天花粉、橘络、木蝴蝶（千层纸）各10克，枳壳、橘红各6克，茯苓、石斛各15克，五指毛桃（五爪龙）50克。3剂。

服药后劳力时稍气促，胸闷、口干减，精神、食纳、睡眠均可，面色稍红，舌黯红、苔白浊，脉细弱。主治医师治以益气养阴、活血化瘀，守方，红参须易为西洋参（另炖）10克，8剂。

4月23日二诊：患者便溏，每天数次，胸闷痛减，口淡，纳差，面黄白无华，舌黯红、苔少而白，脉弱。心电图示：心动过缓。

证属脾虚湿盛。治以健脾渗湿，参苓白术散加减。

处方：党参15克，茯苓、白扁豆、薏苡仁各12克，山药20克，白术、桔梗、法半夏、竹茹各10克，甘草5克，砂仁（后下）、陈皮各6克。4剂。

4月28日腹泻止，活动后心悸，气促，舌黯红、右侧舌苔浮浊，左侧苔少薄白，脉迟。主治医师疑法半夏、陈皮偏燥，改橘红8克，石斛12克，西洋参（另炖）10克。

5月1日三诊：大便溏，每天4～5次，疲乏，咳嗽，痰难咳，劳力后少许胸闷，无气促，舌嫩红、苔中浊，尺脉弦滑，寸细弱。

证属心肺气阴两虚，痰瘀内阻。

处方：五爪龙50克，太子参30克，山药15克，枳壳、橘红各3克，茯苓、石斛各12克，竹茹、橘络、桔梗、胆南星、沙参各10克，甘草5克，红参（另炖）12克。7剂。

5月8日：精神可，偶胸闷可缓解，胃脘隐痛，大便调，舌嫩红、苔中浊，脉弦滑，守上方。4剂。

5天后诸症消除，以邓铁涛冠心方加减，门诊随诊。

【评析】 邓铁涛在长期临证中观察到，冠心病患者多有心悸、气短、胸闷、善太息、精神差、舌胖嫩、舌边见齿印、脉弱或虚大等气虚证候；或同时兼有舌苔浊腻、脉滑或弦，肢体困倦，胸膺痛或有压迫感等痰浊的外候。由于岭南气候潮湿，人体质较北方人不同，加之饮食、劳逸、忧思，或年老体衰，脏气亏虚，脾胃运化失司，聚湿成痰，致冠心病患者以气虚痰浊型多见，在此基础上，病情进一步发展，则出现胸痛、唇黯、舌紫瘀斑等血瘀之象。由此，邓铁涛提出"痰瘀相关"理论。认为在冠心病而言，痰是瘀的初级阶段，瘀是痰的进一步发展。冠心痛以心气虚为主，与脾关系密切。因脾为后天之本，气血生化之源，从根本上起到益气养心之效。脾胃健运，则痰湿难成，亦为除痰打下基础。故邓铁涛治疗冠心痛多采用益气化痰、健脾养心之法，注重培补中阳。他认为，心脾均为阳脏，治疗中需处处注意顾护阳气，对年老体弱者，尤为注重。

本例患者入院时诊为冠心病，不稳定型心绞痛，病情危重，因辨证得当，用药后症状迅速缓解。后因患者得知病情变化忧思伤脾，痰浊重生，且化为痰热，致痰瘀互阻加重，故病情恶化。后虽积极治疗，避免心肌梗死，但仍时有胸闷痛。邓铁涛考虑患者证属气虚痰瘀，兼有津伤，病情复杂，治以益气生津、化痰通络。因患者以气虚为本，故以大量补气药为主，生津仅用少量平补气阴之品，又加用红参以制约部分养阴生津药的寒凉之性，药证相符，症状得以逐步减轻。后主治医师疑方中部分药物偏燥，改用西洋参等药物，再次出现便溏、痰多等脾虚症状。邓铁涛会诊后仍按 4 月 23 日处方用药取效。

🍅 案例三：益气涤痰活血法治疗胸痹案

陈某，男，70 岁，2001 年 1 月 28 日入院。

反复胸闷痛 8 个月，加重 4 天。患者 2000 年 5 月在香港旅游时突发胸前区闷痛，即在当地医院就诊，行冠脉造影示：冠脉三支病变，两支闭塞。诊为急性心肌梗死，经治疗病情稳定，当地医院建议其行冠脉旁路移植术，患者因经济困难而拒绝。此后仍有反复胸前区闷痛不适，多为劳累时诱发，持续十多分钟，服硝酸甘油症状能缓解。近 4 天患者症状加重，遂转入我科。诊见：疲倦，胸闷，咳嗽，痰白，气促，动则加甚，双下肢轻度水肿，口干，纳差，睡眠欠佳，不能平卧，二便尚调。舌淡黯、苔白微浊，脉细数。查体：双肺呼吸音粗，闻中量干啰音及湿啰音，心率 10 次 / 分，早搏 7 ~ 8 次 / 分，心尖部闻 SM3/6 杂音，双下肢 I 度水肿。心电图示：窦性心动过速，陈旧性前壁心肌梗死，左前半支传导阻滞，频发房早、室早，心肌劳累。全胸片示：慢支肺气肿，主动脉硬化。心脏彩色 B 超示：左室前间隔、前壁、下壁、尖段心肌变薄，运动低平，左室射血分数（EF）25%。

中医诊断：胸痹。证属气虚痰瘀。

西医诊断：冠心病，陈旧性前壁心肌梗死，心律失常（频发房早，室早），慢性心功能不全，心功能Ⅳ级。

中医治以涤痰活血，予温胆汤加丹参、桃仁、川芎等，并静脉滴注（简称静滴）灯盏花针，口服通冠胶囊、固心胶囊，配合西药强心、利尿、扩血管、抗心律失常等治疗，患者双下肢水肿消，早搏消失，但仍有胸闷、气促，动则加甚，不能平卧，需 24 小时持续静滴硝酸甘油。

于 2 月 1 日请邓铁涛会诊诊见：患者神清，面色无华，唇色淡黯，疲倦，少气乏力，胸前区有胸闷压迫感，动则喘促，不能平卧，咳嗽，痰少色白，纳呆，舌淡黯、舌边见齿印及瘀斑，舌底脉络迂曲紫黯，苔薄白微腻，左脉弦，右脉紧涩。辨证为气虚痰瘀阻脉。治以益气涤痰活血，仍以温胆汤加减。

处方：竹茹、法半夏各 10 克，枳壳、橘红、炙甘草各 6 克，党参 24 克，白术 12 克，无指毛桃（五爪龙）30 克，茯苓、丹参各 15 克，三七末（冲服）3 克。

服 3 剂，患者胸闷、气促减轻，精神好转，面色有华，不需再滴硝酸甘油。守方再进 7 剂，病情继续好转，胸闷偶有发作，无咳嗽、气促，纳增。查心电图示：陈旧性前壁心肌梗死，左前半支传导阻滞。于 2 月 12 日出院，随访半年，病情稳定。

【评析】 邓铁涛认为冠心病是本虚标实证。正虚（心气虚、心阴虚）是本病的内因，痰瘀是继发因素。气虚、阴虚、痰浊、血瘀构成了冠心病痛机的 4 个主要环节。本病一般以气虚（阳虚）兼痰浊者为多见，疾病中后期，或心肌梗死患者，则以心阳（阴）虚兼血瘀或兼痰瘀为多见。邓铁涛认为广东人体质较之北方人略有不同，岭南土卑地薄，气候潮湿，冠心病病人以气虚痰浊型多见，患者多因恣食膏粱厚味，劳逸不当，忧思伤脾，损耗正气，脾胃运化失司，聚湿成痰，形成气虚痰浊。《黄帝内经》云："心痛者，脉不通"，不单是血瘀为患，而痰浊闭塞，也是其主要的病理机制。故邓铁涛提出"痰瘀相关"论，认为痰是瘀的初期阶段，瘀是痰的进一步发展。此外，邓铁涛还认为，气滞可致血瘀，气虚亦可致瘀。现代血流动力学认为血液的推动力对流速、流量的影响是一个重要因素，与中医学的气为血之帅相似。同时，治瘀可通过益气行血法解决，寓通瘀于补气之中。冠心病的本虚，以心气虚为主，与脾关系甚大，心气虚，主要表现为其主血脉的功能低下，而要提高其功能，有赖于气与血对心的濡养。脾为后天之本，气血生化之源，脾主升运，升腾清阳，从根本上起到益气养心之效，故邓铁涛强调补益心气重在健脾，脾胃健运，则湿不聚，痰难成。

（《国医大师验案精粹·内科篇》）

第七章
补气化痰案

补气化痰法是以补气健脾化痰的药物为主组成复方，用于治疗胸痹心痛之气虚痰滞证的一种治法。

自汉代张仲景在《金匮要略》有胸痹心痛短气"阳微阴弦"之"阳（气）虚痰饮"为患的病因认识以后，从历代医家的临证总结著述中可以看出，"痰饮""阳（气）虚"是为胸痹心痛之主要病因。仲景治疗胸痹心痛短气诸方，集中体现了针对"痰浊""阳气虚"两点组方，即化痰、补气以治胸痹。理中汤缘何名人参汤？即是强调补气蕴义。

晋代《肘后备急方》"治卒患胸痹痛方"中人参合贝母；宋代《太平圣惠方》"治心痛，痰饮多唾，不能食，人参散方"中，人参、白术配赤茯苓、枇杷叶、陈皮、桔梗、厚朴等补气化痰；"治心痛，痰饮多唾，心腹胀满，不能下食人参圆方"中，人参、白术补气，旋复花、半夏、厚朴、赤苓、前胡、陈皮、槟榔化痰蠲饮；"治胸痹喘息不通，利膈散方"中，人参配前胡、诃黎勒、陈皮、白术、赤苓化痰补气。《证治准绳》之"半夏汤治胸痹短气"，取半夏、前胡、赤苓、甘草合人参补气化痰。

清代陈士铎在《辨证奇闻》论述心痛取补气化痰法可谓切当："人有一时心痛，倏又不痛，已而又痛，一日数十遍者，饮食无碍，昼夜不安……乃气虚而微感寒湿之邪……，此痛即古人所云去来痛也，痛无补法，而独去来痛必须用补，不补虚而痛不能止，然徒用补药不加祛寒、祛痰之药不能定痛也，方用去来汤：人参、茯苓、苍术、白术、甘草、川乌各三钱，半夏一钱，水煎服……方中用二术为君最有佳意，盖痛虽由气虚，毕竟湿气之侵心包也，二术去湿而健脾胃之气，故用之以佐人参、茯苓补气以利湿，湿去而气更旺也，半夏得行于中脘，消其败浊之痰……"。

可见，胸痹心痛的补气化痰治法在历代医家医疗实践中得到了较为广泛运用并积累了丰富的经验，今人应很好地加以研究。

1. 吴圣农

🍅 案例：补气健脾，化痰通阳法治疗胸痹案

吴某，女，52 岁。

因频发胸前闷痛 6 年，心悸出汗肢冷，呕吐反酸胃痛 3 小时而入院。心电图检查：心肌损害 ST-T 波变化，不完全右束支传导阻滞。面色㿠白，脉濡细偶有结代，舌淡胖，苔薄腻。心脾阳虚，饮食不化而为痰浊，阴邪内盛则阳气益虚。治以通阳必先化浊，化浊必先运脾，运脾尤须益气。

处方： 炙黄芪 12 克，党参 9 克，白术 9 克，茯苓 12 克，当归 12 克，炙甘草 6 克，路路通 9 克，广木香 6 克，檀香 1.5 克，砂仁（后下）3 克，谷芽 12 克。

投药 7 剂后，心悸、脘痛、心前区闷痛均有好转，夜寐不甚安。原方去路路通、檀香、谷芽，加远志、山药、丹参，再进 7 剂。纳增神振，诸症渐消，继续巩固治疗 1 个月。复查心电图，除部分 ST-T 段稍有低压外，余无异常。

（《当代名医临证精华·冠心病专辑》）

【评析】 本案患者以心悸出汗肢冷、面色㿠白、脉濡细偶有结代、舌淡胖等心脾阳虚的表现为主，脾虚则无以运化水湿，聚而成痰，痰浊阻胃，胃气不舒，故而出现呕吐反酸胃痛、苔薄腻等症状，吴圣农认为痰浊为阴邪，阴邪内盛则阳气益虚。古人有"脾为生痰之源"之说，故主张治疗此证应以健脾益气为先，辅以化浊，这样脾气健运，以绝生痰之源，则阳气自复，痹痛亦除。

2. 李裕蕃

🍅 案例：益气化痰，温阳通痹法治疗心痛案

赵某，男，55 岁。1978 年 5 月 18 日初诊。

主诉近月余心前区刺痛发作频繁，含硝酸甘油不能即刻缓解；冷汗出，胸憋少气，时有惊恐感，精神疲惫，怯寒肢冷，遇寒则病情加重；纳呆，小便清长，大便秘结。诊查：形体丰满，面色㿠白。舌体胖大苔薄白，舌边尖有瘀点，脉沉细无力。辨证属阴阳两虚，养心通痹。

处方：水蛭 6 克，天花粉 12 克，附子 15 克，瓜蒌 15 克，薤白 12 克，山楂 15 克，丹参 15 克，玄参 10 克，红参 10 克。

二诊：5 月 24 日。服药后心痛发作次数减少。但仍觉心悸、乏力、呼吸不畅。舌脉同前。按上方加五味子 10 克，麦冬 20 克，桂枝 10 克。

三诊：5 月 30 日。服上方药后病情平稳，偶见结代脉。嘱其将原方制成散剂继续服用两个月。

（《中国现代名中医医案精华·第五卷》）

【评析】 胸痹之证为本虚标实之证，本虚当区别阴阳气血亏虚之不同，标实又应区别阴寒、痰浊、血瘀的不同。本例李裕蕃辨为阴阳两虚、心脉痹阻之证。方中红参、附子益气温阳，玄参、天花粉养阴，瓜蒌、薤白宣痹通阳，化痰散结，山楂、丹参、水蛭活血化瘀。二诊仍觉心悸、乏力，故加五味子、麦冬养心阴，桂枝温通心阳。三诊病情好转，制为散剂，以求长效。

3. 章次公

🍅 案例：温阳散寒，健脾化痰法治疗胸痹案

陈某，女。主诉胸闷不舒，饮食后干呕哕不得通彻，将及 1 年。其下肢之肿，亦历久不消。辨证属胃之不健，实基于心力之微弱。此用健胃药无效。

处方：炮附块 16 克，上官桂 1.2 克，生白术 9 克，云苓 12 克，怀山药 9 克，破故纸 9 克，肉豆蔻 6 克，姜半夏 9 克，五味子 4.5 克，炙甘草 2.4 克。

（《章次公医案》）

【评析】 本例患者胸闷不舒，伴食后干呕，易误以为胃病，而投健胃之剂并不能缓其苦。本例实为心气虚弱、心阳不足而致气不布津，津聚而为饮，饮邪踞胸，阻遏胸阳，气不宣畅出现胸闷不舒；饮留胃肠，阻遏气机，导致脾失健运，

胃失和降，故出现食后干呕；饮溢肌肤故出现下肢浮肿。相当于现代医学心力衰竭的表现，其与胃病鉴别要点在于：二者虽都可以出现胸闷、干呕等表现，但心气虚之胸闷与体位有关，"就寝胸脘室闷，必欲起立乃舒"，且伴有下肢浮肿，而胃病则无此表现，临床当辨清。故本例以附子、官桂、补骨脂等温补阳气，振奋心刚，茯苓、白术、姜夏、山药健脾以化痰饮，标本兼治。

4. 邓铁涛

🍅 案例一：补气健脾除痰兼予养肝法治疗胸痹案

陈某，男，58岁，工程师。

主诉心前区间歇发作压榨样疼痛4年。患者18年前发现高血压。4年前开始，每于饱餐、劳累、情绪激动时，突然出现心前区压榨样疼痛，舌下含服硝酸甘油片能迅速缓解，每3～4天发作1次。自发现高血压后胆固醇持续增高（288～400mg/dL）。检查：血压150/90mmHg，心律规则，$A_2>P_2$。舌淡嫩稍黯、苔薄白，脉弦细。胸透：主动脉屈曲延长，左心缘向左下延伸，略有扩大。心电图：运动前为正常心电图；二级梯双倍运动试验明显阳性。胆固醇：330mg/dL。

诊断： 冠心病，心绞痛，高脂血症。

中医辨证： 胸痹，阳虚兼痰浊闭阻型。

治疗方法： 补气健脾除痰，兼予养肝。

以四君子汤合温胆汤加减。

处方： 党参15克，白术9克，茯苓12克，甘草4.5克，法半夏9克，竹茹9克，枳实4.5克，草决明30克，桑寄生30克，何首乌30克。

病者住院共80天，仅发作1次心前区压榨样疼痛，经服失笑散后缓解。出院前复查：心电图二级梯双倍运动试验阳性，胆固醇200mg/dL。患者自觉症状明显改善，出院后一直坚持门诊治疗，服温胆汤加味制成的丸剂，并坚持适当体育锻炼。追踪7个月，病情一直稳定。

【评析】 邓铁涛提出的"冠心三论"：冠心病心绞痛以正虚为本，邪实为标；心脾相关，从脾治心；痰瘀相关，以痰浊为主，对临床有重要的指导作用。在此理论指导下，制定了"益气健脾、化痰祛瘀"的大法，收到了较满意的临床疗效。

"冠心三论"的基本内容阐述如下。

1. 论"正虚为本，邪实为标"

邓铁涛认为中医发病学的特色之一是重内因，这与西医学注重外部因素的思维方法是不同的。内因是基础，外因通过内因而起作用，这是符合辩证法的。内因是主导，是积极主动的一方面，可控制；外因相对而言是消极的，多不以主观意志而改变。中医认识疾病是为了采取积极有效的防治手段，因此，更为重视内因，发病学和治疗学一以贯之，密不可分。所谓理、法、方、药的统一，即是此意。中医学认为，内因主要是指人体的"正气"，发病学的第二大特色就是强调正气在疾病发生、发展中的能动性和主要作用，正气为本，是中医学的一个基本观点。《黄帝内经》云："正气存内，邪不可干。""风雨寒热不得虚，邪不能独伤人。""治病必求于本。"邓铁涛指出，以上两点是中医学理论思维的出发点，离开这两点，认识和思维上就会偏离中医的轨道。

首先，冠心病的邪实，不外乎气滞、痰阻、血瘀、寒凝、食积，而从中医病机理论分析，这些均属内生之邪，为继发的、第二病理因素。也就是说，这些实邪不是始动的、第一位的病理因素，第一位的应当是正气亏虚，由于气、血、阴、阳的不足，产生以上诸邪。结合临床实际，七情所致之气滞血瘀、饮食所致之食积痰阻、感寒所致之寒凝伤阳，只是冠心病心绞痛发作的诱因，并非主因；是一时之因，而非始终之因。一时之因易去，而根本之因难除，一时之因虽暂去，然仍不能阻断病情发展，故当求"本"。本病发生，由正气亏虚，致实邪丛生，再因邪实而伤正，如此恶性循环不已。故治疗上须着眼于根本的、始动的关键环节，方能打断此恶性循环。在"标本"的问题上，邓铁涛从辩证法出发，认为中医的求本思想是符合辩证法的，中医的目光应当放在"本"上，只有抓住正气这个"本"，才能在复杂的病情中理出一个清晰的思路。

其次，临床用药上，祛邪之品，长服久服必耗伤正气。活血化瘀之药，有伤血、损胃之弊，服之稍久，均诉胃纳不振、嗳气反酸等，甚则短气日甚、吐衄便血。只有正气盛，方能运化药物，防止药物之偏害。

2. 论"五脏相通，心脾相关"

概览现代中医界论治本病，往往强调心之气、阳、阴、血不足，瘀血内阻的发病机制，而对于"整体观"这一根本观点有所忽视。邓铁涛早已注意到这种倾向，在 20 世纪 80 年代初就明确指出：冠心病心绞痛的论治，决不能仅局限于心，而应立足于整体，着眼于五脏相关。《黄帝内经》谓"五脏相通，移皆有次"即为此义。

《黄帝内经》论病，非常重视以五脏相关作为指导。如"五脏六腑皆能令人咳，非独肺也"，以及《灵枢·厥论》所论"厥心痛"，无不体现这一思想。中医认为，某一病变虽有主脏，但由于五脏在生理上相互联系，病理上相互影响、传变，故常可因他脏之病引起。冠心病引起的心绞痛，从古代文献中可以发现，是强调治五脏而非仅治心的。《金匮要略》云："胸痹，心中痞气，气结在胸，胸满，胁下逆抢心，枳实薤白桂枝主之，人参汤亦主之。"以温补脾胃论治胸痹。明代王纶《明医杂著》云："肝气通则心气和，肝气滞则心气乏。"李梴《医学入门》引《五脏穿凿论》云"心与胆相通"等。这些丰富而宝贵的经验，是值得我们继承的，邓铁涛一再强调：这种"五脏相关"的诊疗思想，正是目前我们临床中有所忽视的，需要加以强调。邓铁涛结合具体临床实际和岭南地域特色，提出五脏相关之中"心脾相关"在冠心病心绞痛的病机演变中具有重要作用，以此作为辨治本病的指导思想。因脾胃为后天之本，气血生化之源，饮食水谷入胃，须脾胃健旺，方能化生精微，上奉于心，变化而赤，"是谓血"；精微与呼吸之清气相合，生成宗气，亦称"大气"，布于胸中，贯心脉而司呼吸，是心中阳气之根源。心气、心血皆由中土化生，脾不健运，则气血亏乏，心阳不用、心体失荣；或者痰浊内生，浊邪客清，脉道不利，发生本病。故本病之虚，虽曰心之气、血、阴、阳不足，究其本源，实不能离乎脾胃。就临床用药来看，补气之药如参、芪、术、草等，皆属健脾益气之品，故补气须从脾胃，故李中梓曰："气之源头在乎脾。"

邓铁涛常提到，论病需要注意地区差异，认为广东地处岭南，土卑地薄，气候炎热，暑湿为盛。暑伤气、湿伤脾，人处此气交之中，脾胃素禀不足。临证所见，本地之冠心痛患者，多兼有脾胃不足、痰湿内阻之象：面色多黄或白而无华，青黄色，体丰而气短，舌多胖大而有齿印，苔常腻油。《黄帝内经》有异法方宜之论，综合岭南之地理、气候、患者体质，益气健脾、化痰通阳之法甚为妥帖，脾气健则心气旺，痰浊去则心阳振，不治心而心君自安。

3. 论"痰瘀相关，以痰为主"

治疗冠心病心绞痛一般学者多重视瘀血，而对痰浊这一病理因素关注不足，邓铁涛根据临床实践，最早提出了"痰瘀相关"的理论，并认为痰为先导，由痰致瘀，以痰为主。津液停聚而为痰，血液滞涩则成瘀。津液与血液，二者同源，可分而不能分。津液行于脉外，血液行于脉中，津液渗于脉中则成血，血乃营气合津液而成，此谓"津血同源"。从痰瘀二者成分来看，是相关的；津、血为阴类，不能自行，须赖阳气推动而布散周身，得其正则为人体"正气"组成部分，失其常则为内生之邪，故痰、瘀之生成，均生于气，从二者成因来看，也是相关的。

邓铁涛认为，痰病的发展，总是存在着由浅入深的规律，外感病之六经、卫气营血、三焦，均体现出这一规律，而内伤杂病亦不能外乎此。相比较而言，气病为浅，血病为深，故叶天士有"初病在气，久必入血"之论。痰和瘀相比，瘀为血分，痰则多属气分，因痰随气升降，无处不到，而瘀血则相对固定。冠心病患者之痰浊往往出现较早，其后影响及血，方成痰瘀互结之局，从二者的因果关系来看，常常痰浊在前，为因；而瘀血在后，为果。因此论治之时更强调痰浊的先导作用，突出化痰为主，佐以祛瘀，二者有所偏重，而非等量齐观，"治"与"论"更能丝丝入扣。邓铁涛指出：辨证论治不等于辨证分型，更强调一个"论"字，要全面权衡，层层深究，方能入细入微。

痰瘀相关，从病机分析，脾气虚→生痰→成瘀，这一系列过程，是有先后因果关系的，脾气虚为本，痰瘀为标。故治疗应当健脾化痰为主，佐以化瘀，化痰为先，祛瘀为辅。另一方面，这也是经过多年临床观察和治疗反馈而形成。就广东地区冠心病心绞痛所见，脾虚痰盛者占有相当大比例，瘀血虽均有不同程度存在，但治疗时如果过用活血祛瘀药，往往脾胃更伤，痰不易化，而健脾化痰为主佐用活血，则可避免此弊，邓铁涛强调化痰，也是基于临床实践基础之上的。

🍅 案例二：益气健脾，化浊理气法治疗胸痹案

陈某，男，63 岁，2000 年 10 月 4 日入院。

患者反复胸闷痛 2 个月，加重 1 天。诊见：胸闷，乏力，纳差，便秘，舌淡黯、苔白，脉细。心电图：完全性右束支传导阻滞，心肌劳损。

中医诊断：胸痹（气虚痰瘀）。

西医诊断：冠心病，不稳定型心绞痛。

入院后予以中药益气活血化瘀，西药扩冠抗凝。10 月 26 日行冠状动脉造影，前降支开口处 90%、中段 75% 狭窄。于狭窄处分别行经皮冠状动脉成形术（PTCA）加 STENT（冠状动脉支架植入术），术后狭窄解除，血流恢复正常。术后常规进行抗凝血、扩冠等治疗，但仍时有胸闷痛。11 月 18 日第 2 次冠脉造影，第 1 对角支开口处 75%、钝缘支中段 75% 狭窄，原前降支植入支架内无狭窄。于狭窄处再次行冠脉成形术，狭窄解除。术后仍时有胸闷。

22 日邓铁涛会诊：胸闷痛时作，纳欠佳，舌淡黯、苔微浊。

证属脾虚痰浊内阻。治以益气健脾，化浊理气。

处方：党参 15 克，白术 15 克，茯苓 15 克，枳实 15 克，炙甘草 6 克，陈皮 6 克，薏苡仁 20 克，香附 10 克，谷芽 30 克，麦芽 30 克。3 剂。

25 日邓铁涛二诊：胸闷间作，纳差，舌黯红、苔白，脉细，证属气阴不足，治以调理脾胃。

处方：太子参、茯苓、木香、藿香、延胡索、海螵蛸、法半夏各 15 克，山药、丹参、秦皮各 18 克，石斛 20 克，谷芽、麦芽各 30 克，炙甘草 8 克。3 剂。

诸症消失，出院后以邓铁涛冠心病方调理。随访 11 个月心绞痛未发。

（《国医大师验案精粹·内科篇》）

5. 颜德馨

🍅 案例：补气养血化痰法治疗胸痹案

梁某，男，49 岁。胸膺隐痛，时或心悸，喜太息，神疲乏力，易自汗，头昏少寐，间或咽痒咳痰，饮食不佳，二便如常，脉细小滑，舌苔薄腻。

证为心脾气血失调，复有痰阻气郁之候。以归脾汤补气益血，辅以化痰。

潞党参9克，白芍9克，丹参9克，柏子仁12克，酸枣仁12克，百合9克，半夏9克，陈皮4.5克，煅龙骨、牡蛎（先煎）各15克，莲子10粒，炙甘草3克，参三七粉（吞）1克，14剂。

二诊： 心悸、自汗、胸痛已减，饮食如常，二便亦调；喜太息，易呵欠，睡眠仍不酣，脉细小滑，舌苔薄黄。阴阳失于平衡，心肾不交，守法再进。

潞党参9克，白芍9克，丹参、柏子仁各12克，百合9克，煅龙骨、牡蛎（先煎）各15克，半夏9克，橘皮3克，远志3克，麦冬9克，当归9克，秫米（包）9克，14剂。

药后症情次递减轻，用上方加琥珀粉1克，继服以巩固。

【评析】 本例胸痹心痛虽症情不重，但已耗伤气血，心脾不调，血不养心则心悸，血不充脉则心痛，故以归脾为法。加三七粉散剂吞服治心痛，有药量少、吸收快、收效显著之优，得效即去之。二诊加麦冬养阴复脉，有强心之功，最后以原剂加琥珀粉养心。综观本例之治，自始至终抓住调补脾胃，加减灵活，故效果明显。

颜德馨认为稳定疗效应调补脾胃。心绞痛较长时期内未再发作，心电图也趋于好转，精神体力逐渐恢复，即进入稳定期。此时，颜德馨十分强调健运脾胃，他援引沈金鳌所言："概脾统四脏，脾有病，必波及之，四脏有病，亦必有待养脾，故脾气充，四脏皆赖照育；脾气绝，四脏不能自生……凡治四脏者，安可不养脾哉。"《素问·平人气象论》指出，胃的大络是由胃腑直接分出的一条大络脉，其循行路线是由胃上行，贯通横膈，络肺后向外布于左乳的下方。由此可见，心与脾、胃的关系非常密切。此时，颜德馨喜以健脾胃、益气血之法，盖血为阴，气为阳，阳生于阴，阴生于阳，阴阳互根，此一也。再则血者气之体，气者血之用，气为血帅，血为气母，补气即能养血，养血亦可益气，常用归脾汤加琥珀、朱砂。其中琥珀能纠正心率，具有镇静、催眠、养心之效。如辨证属心阴不足则用生脉饮、天王补心丹之类。颜德馨还习用人参粉1.5克，珍珠粉0.3～0.6克和匀吞服，治心痛稳定期心悸怔忡者，颇有效验。

（《国医大师验案精粹·内科篇》）

第八章
调肝理气案

调肝理气法是以疏肝、清肝、平肝、养肝、理气等药物为主组成复方，用于治疗胸痹心痛之肝郁气滞或肝血亏虚或肝阳上亢证的一种治法。"阳微阴弦"，胸阳不足，痰浊痹阻是胸痹心痛常见的病机，但临床上也常见到由情志失调而致的胸痹。情志不调既是胸痹心痛的一种病因，又是诱发疼痛加重病情的原因，《素问·口问》云"忧思则心系急，心系急则气道约，约则不利"，《灵枢·本神》说"忧愁者，气闭塞而不行"，气机不通，不通则痛。《素问·藏气法时论》说"心病者，胸中痛，胁支满，胁下痛，膺背肩胛间痛，两臂内痛"，其疼痛位置即是肝胆经络循行部位，这是由于肝为起病之源，心为传病之所，肝心母子失调，而致气血失和，病发胸痹。在《黄帝内经》中提出了"结者散之""高者抑之"的治法。《伤寒论》中的四逆散被后世医家奉为调肝理气的代表方剂。《医学心悟·心痛》曰："气痛者，气壅攻刺而痛，游走不定也，沉香降气散主之。"由于气郁可化火灼阴，怒则气逆，肝阳偏亢，故理气之剂常配清热、育阴、降逆平肝等治疗。近世名医陈可冀院士指出偏实者，形体俱实，易激动，头晕痛，苔黄或燥，脉弦而有力，多伴有高血压，加平肝息风潜镇药为妥。疼痛随情绪变化而如重变频，且两胁不适，憋闷不舒，脉弦者要注意舒肝解郁，用越鞠丸、逍遥散、四逆散等方。

1. 叶天士

🍅 案例一：舒气解郁清热法治疗胸痹案

粮船，气塞填胸阻喉，不饥不食，问病起嗔怒，寅卯病来，临晚病减，凡气与火必由少阳之木而升，故上午为剧。

瓜蒌皮，黑栀皮，薄荷梗，神曲，新会皮，青蒿梗。

（《叶案存真类编·胸痹》）

【评析】　本案患者之胸痹，是由于情志不畅、郁怒化火、气火升腾所致，故治疗从舒气解郁清热立法，药用瓜蒌皮、新会皮理气宽胸，薄荷梗、青蒿梗舒肝解郁，山栀皮清解郁热，神曲消食开结。诸药合用共奏舒气解郁清热之功。

案例二：滋阴柔肝息风法治疗心痛案

安，脉小数色苍，心痛引背，胁肋皆胀，早上牙宣龈血，夜寐常有遗泄。此形质本属木火，加以性情动躁，风火内燃，营阴受劫，故痛能进食。历来医药治痛，每用辛温香窜，破泄真气。不知热胜液伤，适令助其燥热，是经年未能痊愈。议以柔剂，息其风，缓其急，与体质病情，必有合寂之机。

细生地，阿胶，牡蛎，玄参，丹参，白芍，小麦，南枣。

（《种福堂公选良方续医案》）

【评析】　本案患者之胸痹是由于肝肾阴虚、水不涵木、虚火上炎、虚风内动、扰动心神、耗伤心阴所致，故治疗从滋阴柔肝息风立法。药用生地、玄参养阴，阿胶、白芍、丹参养血，牡蛎平肝息风，小麦、南枣养心息风。诸药合用，全方共奏养营阴、平肝风之功。

2. 许琏

案例：疏肿理气，养血柔肝法治疗心痹案

董妪，年四十余，患胸痛、呕逆、喉痹、带下、头痛，病非一端，诊其脉沉细而涩。余曰：脉法云"下手脉沉，便知是气"。病由情怀不畅，郁怒伤肝，木邪犯土，心脾气结，法当疏气平肝。先用归、芍、香附、橘红、郁金、蔻仁、柴胡、丹皮、鲜橘叶、佛手花、瓦楞子、牡蛎等，以水先煮生铁落，然后煎药。服三剂，诸症俱减八九，后以逍遥散加丹栀、香附、海螵蛸、牡蛎，服二十余剂而愈。

又徐妪，年近五十，患胸痛。月信虽少而尚未断，体肥，脉弦而虚。余谓此

属血虚气郁。与丹参饮而愈。此二证虽同为气郁，而却有肝旺血虚之分别焉。

（《许珪医案》）

【评析】 董妪病症虽复杂，然由脉而知，此乃郁怒伤肝，木邪犯土，心脾气结所致者。治当疏肝理气。方中柴胡、香附、佛手花疏肝理气，归、芍养血柔肝，丹皮凉血活血，郁金活血行气止痛，橘红、鲜橘叶健脾理气，牡蛎平肝潜阳，瓦楞子制酸。妙在以生铁落煎药，取其重镇降逆之性，防肝气之乘逆也。后以逍遥散疏肝解郁，加丹栀清肝火，香附理肝气，海螵蛸制酸，牡蛎平肝。而徐妪胸痛且月信少而脉弦，为血虚气郁之象，故以丹参饮治疗。此两证虽同为气郁，相比之下，前者偏于肝旺，而后者偏于血虚。

3. 费伯雄

🍅 案例：泄肝清热平肝降逆法治疗胸痹案

某，胸痹木失所制，肝气将升。

白蔻仁（打，冲服）三分，生于术（米泔水炒）一钱半，旋复花（包）三钱，代赭石三钱，炒白芍四钱，石决明四钱，沉香屑四分，青皮（醋炙）一钱半，焦山栀三钱，通草一钱，泽泻三钱。

（《费伯雄医案》）

【评析】 本案患者胸痹是由于木失所制、肝气横逆、上犯心胸所致，据病机用药推测病人除胸痹疼痛外可有心胸痞闷，恶心嗳气，心烦头胀而晕，舌红苔腻。故费伯雄治疗从泄肝清热平肝降逆立法，药用石决明、代赭石、白芍平肝，旋复花、沉香、青皮降逆，蔻仁、于术和胃，山栀、通草、泽泻清热。

4. 李铎

🍅 案例：泻肝清热法治疗厥心痛案

汤某，患热厥心痛，身热足冷，痛甚烦躁，口干面赤，脉洪大，用金铃子散加栀子仁，二服而愈。

金铃子、元胡索俱醋炒，栀子仁略炒，等份研末，每服三钱。

心痛发厥，有寒有热，审其脉与症合，用药亦与病合等。

（《医案偶存》）

【评析】　本案患者虽心痛四肢厥逆，但痛甚烦躁，口干身热面赤，脉洪大，证属热厥心痛无可怀疑。所以治疗从清热泻火、理气止痛立法，药用金铃子散理气止痛治其标，栀子仁清热泻火治其本，由于药证相符，标本兼治，故收到满意疗效，三服而愈。

5. 也是山人

🍅 案例：平肝降胃法治疗厥心痛案

张三六。肝阳犯胃，厥心痛，呕吐妨食，肢冷脉弦。

川楝子，制半夏，制香附，炒延胡，郁金茯苓，生白芍，炒橘红。

又。昨进苦辛方，呕吐已止，诸痛皆减，肝阳虽平，而耳鸣，咽干频渴，恶心脘痞，想六气都从火化，所以头面清空诸窍，皆为肝火蒙闭。再拟清散，亦为《内经》之"其上可引，勿越之"之义也。

青菊叶三钱，鲜生地一两，郁金一钱，瓜蒌皮一钱五分，霜桑叶一钱，黑山栀一钱五分，羚羊角一钱，连翘一钱五分。

（《也是山人医案》）

【评析】　本案患者之证是由于肝气郁滞、肝气横逆犯胃而致的厥心痛，治宜疏肝理气降逆。服药后虽呕止痛减，但出现耳鸣、咽干频渴等肝郁化火之象，故又予以清散肝经郁火之剂调理之。

6. 丁甘仁

🍅 案例：养血柔肝，和胃畅中法治疗胸痹案

陆右，营血不足，肝气上逆，犯胃克脾，胸痹不舒，食入作梗，头眩心悸，内热口干。宜养血柔肝，和胃畅中。

生白芍二钱，薤白头（酒炒）一钱，川石斛三钱，瓜蒌皮三钱，朱茯神三钱，青龙齿三钱，珍珠母四钱，川贝母二钱，潼蒺藜钱半，白蒺藜钱半，广橘白一钱，

青橘叶一钱，嫩钩藤（后入）三钱。

（《丁甘仁医案续编》）

【评析】 本案患者之胸痹是由于营血不足、血不养肝、肝气横逆、犯胃克脾所致，故治疗从养血柔肝、和胃畅中立法，标本兼治。

7. 魏长春

🍅 **案例：清肝泻火导滞法治疗郁火胸痹案**

桂某，年27岁。业农。

病名：郁火胸痹。

原因：素有胸痹宿恙，忿怒触之复发。

证候：胸痹甚剧，寒热便闭。

诊断：脉弦，舌红，热蕴气闭作痛，实热证也。

疗法：用大柴胡汤加味下之。

处方：柴胡三钱，黄芩三钱，赤芍五钱，枳实一钱，生大黄四钱，生姜一钱，红枣四个，桃仁五钱，全瓜蒌五钱，川楝子三钱，制半夏三钱。

效果：服药二剂，得泻痛止。次年4月24日，胸痹又发，投大柴胡合桃核承气汤，去黄芩姜枣服二剂痊愈。

炳按：胸痹因郁火蕴阻而发者，开郁温下，以导结垢瘀滞下出，又一法也。

（《慈溪魏氏验案类编初集》）

【评析】 本案患者证见胸痹甚剧，寒热便闭，此乃邪居少阳不解、又内入阳明化热成实、火邪上犯心胸所致，治宜和解少阳，通腑泄热，化痰祛瘀，理气宽胸。方剂选用大柴胡汤加味下之，由于辨证用药，丝丝入扣，故收到得泻痛止的满意疗效。

8. 赵文魁

🍅 **案例一：调肝拈痛化饮法治疗胸痹案**

闰5月23日酉刻，赵文魁请得端康皇贵妃脉息：左寸关弦数，右部沉滑。

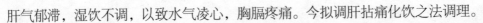
肝气郁滞，湿饮不调，以致水气凌心，胸膈疼痛。今拟调肝拈痛化饮之法调理。

醋杭芍四钱，元胡三钱（炙），醋柴胡一钱五分，香附三钱（炙），煨木香二钱（研），枳壳三钱，白蔻一钱五分（研），陈皮三钱，青皮三钱（研），防风二钱，丁香八分（研），泽泻三钱。

引用腹皮子四钱，两瓜翠衣熬汤煎药。

（《赵文魁医案选》）

【评析】　本病案胸膈疼痛乃肝气郁滞、湿饮不调，以致水气凌心所致，故治疗上当以疏肝理气化湿为主法。白芍、柴胡均以醋制之品以入肝敛阴，疏肝缓急，香附、木香、枳壳、青陈皮行气解郁，防风胜湿止痛，白豆蔻健脾化湿，丁香、泽泻降气利水，大腹皮子为理气消滞而化饮。

🍅案例二：清肝调气化饮法治疗胸痹案

他他拉氏（端康皇贵妃），女。1921年农历1月3日初诊。正月初三日申刻，赵文魁请得端康皇贵妃脉息，左关既弦，右寸关滑数。辨证属肝经有热，湿饮内蓄，以致胸膈堵满，身肢瘦倦。今拟清肝调气化饮之法调理。

处方：青皮子三钱（研），香附三钱（炙），龙胆草三钱，全当归六钱，赤芍三钱，丹参三钱，厚朴花三钱，汉防己三钱，牛膝三钱，锦纹三钱，橘红三钱（老树），枳壳三钱。

引用：焦楂一两，郁李仁四钱。

按语：今脉见沉为内里的疾病，弦则主郁，气郁不达，肝郁不畅，每见脉弦。滑数脉为痰湿饮邪化燥之象。方中用青皮子、香附、枳壳相配为化痰除湿蠲饮，宽中除满，利水行气。用龙胆草、当归、赤芍、丹参、锦纹是泄化血分中之郁热，以活血化瘀凉营。厚朴花、橘红以调理周身气机而畅胸中。用防己亦是消化下焦之湿，以牛膝引热下行，他他拉氏血虚且燥，经常肝热便秘，故泄热是其主要治法。

（《中国现代名中医医案精华（第三卷）》）

【评析】　本病案赵文魁辨为肝经有热、湿饮内蓄之证，治以清肝调气化饮法，药用青皮子、香附、枳壳、橘红、厚朴花调理气机、宽中除满，龙胆草、赤芍、锦纹泄血分郁热，当归、丹参活血行血，防己清化下焦湿热，牛膝引热下行。因患者经常肝热便秘，故以郁李仁润肠通便兼利水湿。焦楂味酸消食散瘀，引诸药入肝。

9. 傅松元

🍅 案例：肝胃气痛失治致真心疼案

五河刘伯符，署刘河厘局事，其年改差，运粮北上。有小仆钟姓，甘肃庆阳人，随主人在天津卸粮时，赚得粮船浮费银百两，然被扣在粮台，未能到手，又不便为主人明言。若留津取银，则失厘局事，亦仅敷回甘之川资而已。不得已，遂随主人乘轮南下，心中烦冤懊恼。下船而肝气大痛，痛七日始抵刘河。入公馆调养第八日，忽觉两乳中间大痛，一痛即神昏遗尿，周身络脉跳缩。其主人刘君促余往诊，至则剧痛已两次，持其脉，六部俱轻散不伦，表面形色如带，略有惨容。余谓刘曰："此真心痛也，从古无治法。"刘君不信，曰："岂有真心痛而能延八日者。"余曰非也，初起为肝胃气痛，积久而窜入心脏，今真脏脉见，无从救治矣。刘亦略明医理，首肯者再，嘱余勉开一方，正握管筹思未久，又来报钟仆心痛。即就榻再诊，则目闭口开而气绝矣。当刘君南下时，未知钟之委曲。迨病剧自言，遂致不救。

（《医案摘奇》）

【评析】 本案患者初由于心中懊恼，情志不畅，肝气郁滞，横逆犯胃而引起肝胃气痛，失于治疗，气滞血瘀，痹阻心脉，又导致真心痛，气绝身亡。

10. 吴少怀

🍅 案例：育阴清热，平肝养血，疏郁通络，豁痰下气法治疗胸痹案

傅某，女，47岁，1961年3月6日初诊。

头晕心悸，失眠，健忘已两年多。近两个月左胸痛，自觉与呼吸无关。有时胃中痞满，食后腹胀，右前臂麻痛，月经按期，黯红量多，有血块，饮食正常，小便夜频，大便干，两日一次。舌苔薄白质红，脉左沉细，右缓滑。辨证属肝郁

化热，风阳上扰，气阻痰壅，胸际失旷。治宜育阴清热，平肝养血，疏郁通络，豁痰下气。拟旋复花汤加减。

方药：旋复花9克（布包），菊花6克，钩藤9克，生石决明15克，玉竹9克，当归9克，郁金4.5克，茯苓9克，半夏6克，陈皮4.5克，薤白4.5克，生葱管2寸。水煎服。

3月14日二诊：服药6剂，胸闷已瘥，头晕减轻，夜尿频减，时有恶心，大便后重而干，三日一次，舌苔淡黄，脉沉细小弦。按上方去旋复花、薤白，加竹茹9克，麻仁9克。水煎服。

3月24日三诊：服药6剂，头晕时轻时重，恶心已除，夜眠、饮食尚可，劳则右臂仍麻木，心悸不宁。舌苔薄白，质淡红，脉沉缓，按二诊方去郁金，加白芍9克，片姜黄4.5克，炒枳壳4.5克。水煎服。

4月5日四诊：服药6剂，头晕大减，右臂仍麻痛，小便可，大便欠畅，两日一次，舌苔薄白，脉同前。为巩固疗效，配丸药常服。丸药方：

生石决明15克，菊花9克，肥玉竹15克，当归9克，白芍9克，片姜黄3克，麻仁9克，桔梗6克，枳壳6克，陈皮4.5克，茯苓9克，香附9克。取药3剂，共研细末，蜜丸如梧桐子大，早晚各服30丸。

（《吴少怀医案》）

【评析】　四诊合参，病属肝郁化热，风阳上扰，不用常方丹栀逍遥散，是因病人还有痰气交阻，痹阻胸阳，故首以旋复花、薤白、葱管降气化痰，宣痹通阳；二陈汤和胃化痰；菊花、钩藤、石决明、玉竹、郁金育阴平肝；当归养血和血。二诊病人胸痛已差，故后以育阴平肝、化痰和胃的汤药、丸剂巩固疗效。

11. 张志豪

案例：疏肝健脾，理气化湿法治疗胸痹案

患者李某，女，36岁。

胸闷胸痛，双胁胀闷不舒半年，每逢经期来潮症状加剧，口中黏腻不爽，纳少无味，精神恍惚，善太息，舌淡红，苔白腻，脉弦细。中医诊断：胸痹，辨证

属肝郁气滞、脾虚湿阻。方用四逆散合旋复花汤、金铃子散加减。

药用：柴胡 10 克，白芍 12 克，枳壳 10 克，旋复花 10 克，茜草 10 克，葱茎 7 节，川楝子 10 克，元胡 10 克，香附 10 克，青皮 10 克，藿香 10 克，佩兰 10 克。

本方服用 4 剂，自觉胸闷胸痛胁胀减轻，药已中病，继服 12 剂，症状基本消失，纳食增进，精神状况转佳，效不更方，再服 4 剂，巩固疗效。

按语：患者家庭不和，易生闷气，半年前离婚，情绪不稳，诱发胸闷胁胀胸痛，善太息，症状逐渐加剧，渐至神情恍惚，多方治疗罔效。综观脉证，结合病史，缘因肝郁不泄，肝气郁阻，脉络不畅瘀阻而成胸痹。故治疗上从肝入手，疏肝理气解郁之四逆汤为主，佐以健脾理气、化湿和胃之青皮、藿佩，结合行气活血、调经止痛之金铃子散，则气机顺畅，肝脾调和，胸痹自除。

（《张志豪论医集》）

12. 陈道隆

🍅 案例：养阴柔肝，疏气和络法治疗胸痹案

刘某，女，82 岁。1963 年 3 月 7 日初诊。

阴亏阳亢之体，络气不和之证，头尚昏眩，耳鸣咽干，胸脘痞闷，右胁疼痛，腹部胀痛，窜越不定，脉弦细。阴亏肝亢拟柔养，络气不和宜疏通。但过亢则害，承其气和，其络乃制。况年登八二，处理不可偏颇，当以柔和、疏化并治之，益其体而顺其性。

桑叶三钱，黑芝麻四钱，丝瓜络四钱，白蒺藜四钱，川楝子三钱，女贞子四钱，川石斛四钱，双钩藤四钱，夏枯草四钱，络石藤四钱，陈蒲壳三钱，茯苓四钱，青皮一钱五分，泡远志一钱五分，砂壳一钱，蔻壳一钱。

（《内科名家陈道隆学术经验集》）

【评析】 患者年老体衰，肝肾阴已亏，水不涵木，肝阳上亢，出现阴虚阳亢之体质。复因情志不畅，肝失疏泄，气机郁滞，出现胁肋胀痛。肝为风木之脏，喜条达而恶抑郁，当治以疏肝理气恢复其条达之性。但患者为阴虚阳亢之体质，阴液已虚，若仅给予疏肝理气之品，理气之药大多香燥，会进一步耗伤津液，加

重阴虚；阴亏当给予滋养阴液之品，但过分滋养，反会碍气，进一步加重气机郁滞。故处理不可偏颇，只有给予轻扬疏达之品，使郁解气畅，方可两全。肝体阴而用阳，治疗当益其体而顺其性，方可两全。

13. 施今墨

🍅 案例：养阴平肝，宣痹活血法治疗胸痹案

罗某，男，37岁。

患者胸闷心悸已有两年，自恃体质素强，迄未医治。近月来症状加重，心悸气短，胸闷而痛，头晕目眩，不能劳累，影响工作。舌苔正常，脉象沉弦。患者体力素强，自以壮健，虽病而未求医，赖饮酒以解乏倦，日久损及心肾，肝肾本同源，头目眩晕，脉象沉弦，乃阴虚肝旺之象。阴血不足，心络闭阻，故胸闷而痛。病在心肾，着重治肝为法。拟养阴平肝，佐以通阳宣痹，活血通络。

处方：米党参6克，鹿角胶（另烊兑）6克，炒远志10克，广郁金10克，全瓜蒌12克，代赭石（旋复花6克同布包）10克，薤白头10克，白蒺藜10克，九节菖蒲6克，东白薇6克，沙蒺藜10克，米丹参15克，炙甘草30克。

二诊：服药4剂，诸症均有所减，拟回家乡调治，希予丸方常服。

处方：沙苑子30克，鹿角胶30克，夏枯草30克，双钩藤30克，广郁金30克，炒远志30克，米党参30克，龙眼肉30克，酸枣仁30克，甘枸杞30克，炙甘草30克，白蒺藜60克，苦桔梗30克，左牡蛎30克，九节菖蒲30克，石决明60克，川续断30克，干薤白30克，川杜仲30克，山慈姑30克，东白薇30克。

共研细末，蜜丸如小梧桐子大，每日早晚各服10克。

（《施今墨临床经验集》）

【评析】 经云："劳伤肾"，而君相相资，肾损遂及于心，故积久劳伤，多见心肾双损。肝肾同源，治肝以益肾，助肾以利心，体现中医辨证施治之整体观念。本案疗法，心、肝、肾三脏并治，而以治肝为重点，组方用药比例恰当，照顾全面。患者服完丸药来信云："头晕目眩症状已除，胸闷、胸痛也大为减轻。"

14. 王国三

🍅 案例：疏肝理气，健脾养心法治疗胸痹案

谢某，女，45岁。1994年9月5日初诊。

胸闷气短，伴乏力反复发作4个月，加重1天。患者4个月前因情志不畅而致胸闷气短阵作，伴乏力，多梦。曾在某医院就诊，未予确诊，予口服复方丹参片3片，3次／日治疗，1周后有所缓解。1天前复因过劳而症状加重，故而入住我院。现症：胸闷气短阵作，伴乏力，善太息，纳呆，多梦，二便调。查：舌质淡，苔白，脉沉弦无力。诊其为：肝郁脾虚胸痹。治法：疏肝理气，健脾养心。方拟归脾汤加减。

处方： 党参24克，黄芪18克，云苓10克，当归10克，白芍10克，川楝子15克，郁金10克，柴胡10克，炒枣仁30克，远志10克，柏子仁10克，鸡内金10克。7剂，水煎服，每日1剂。

复诊： 服药后，胸闷气短减轻，善太息，乏力已除，纳差，夜寐欠安，二便调，但头晕伴视物模糊阵作，持续数分钟可缓解。查：舌质淡，苔白，脉沉弦。效不更方，继以上方党参改西洋参：加菊花10克、川牛膝15克，水煎服，每日1剂。随访半年，病未复发。

【评析】　本案证属肝郁脾虚。此患者因情志不畅，肝气郁结，日久肝木克伐脾土，而致脾气亏虚。脾胃为水谷之海，气血生化之源，脾气已虚，化源不足，心脉失养，故而发为胸痹。仲景云："见肝之病，知肝传脾，当先实脾"，因而治宜疏肝理气，健脾养心，用归脾汤化裁。方中党参、黄芪、云苓、白芍健脾益气；川楝子、郁金、柴胡疏肝理气；柏子仁、枣仁、远志、当归养血安神：鸡内金消食开胃，活血调气。全方共奏疏肝理气，健脾养心之功。服药后又增头晕视物模糊之症，此乃肝郁化火之征。因而上方减去温燥之党参，改用甘凉之西洋参以加强益气养阴之功，配菊花、牛膝以清肝除晕。因药症相符，上方连服28剂，诸症好转，心电图恢复正常而出院。

（《当代名老中医典型医案集·内科分册（上册）》）

15. 王翘楚

🍅 **案例：平肝解郁、理气活血法治疗胸痹案**

胡某，男，41岁。2009年3月24日初诊。胸闷5年。诉5年来反复胸闷。始于情志不悦。平时胸闷不适，有压迫感，伴有气短，颈肩板滞，心烦，易紧张，多思多虑，夜寐6～7小时，睡眠浅，多梦，腰酸，胃纳可，大便日1次，舌质微黯，苔薄微黄，脉细。西医诊断：心脏神经官能症；中医诊为胸痹，证属肝郁气血痹阻。此为情志不悦，肝失疏泄，肝气郁结于胸，发为胸痹，症见胸闷、气短、颈肩板滞、心烦易紧张、多思多虑等肝郁气血痹阻之征。治宜平肝解郁，理气活血通痹。拟方甘麦苦参汤加减。

处方：淮小麦30克，甘草10克，苦参15克，蝉衣6克，僵蚕10克，柴胡10克，煅龙牡各30克（先煎），天麻10克，钩藤15克（后下），葛根30克，川芎15克，郁金15克，菖蒲10克，全瓜蒌15克（打），桑寄生15克，赤白芍各15克，丹参30克，合欢皮30克。14剂，水煎服，每日1剂。

二诊（2009年4月7日）：胸闷不适减轻，无气短，心情转平静，颈肩板滞仍有，夜寐6～7小时，有梦，胃纳可，大便日1行。舌质微红，苔薄微黄，脉细。上方加远志10克，14剂，水煎服，每日1剂。

三诊（2009年4月21日）：偶有胸闷，气短缓解，心情平静，多思多虑减少，颈肩板滞减轻，夜寐6～7小时，质量可，胃纳可，大便日1次，舌质黯，苔薄少，脉细。效不更方，继服上方。14剂，水煎服，每日1剂。

【评析】胸痹是指以胸部闷痛，甚则胸痛彻背，短气，喘息不得卧为主症的一种疾病，轻者仅感胸闷如窒，呼吸欠畅，重者则有胸痛，严重者心痛彻背，背痛彻心。《灵枢·本神》曰："愁忧者，气闭塞而不行。"患者情志不悦，郁怒伤肝，肝失疏泄，肝气郁结，闭塞不行，郁结于胸，发为胸痹。拟方甘麦苦参汤加减。方中淮小麦、甘草、苦参解郁除烦，宁心安神：合欢皮、蝉衣、僵蚕解郁开窍，养心安神；天麻、钩藤平抑肝阳；葛根、川芎活血；柴胡、煅龙牡疏肝解郁，平肝潜阳；郁金、菖蒲解郁安神开窍；赤白芍、丹参活血化瘀柔肝；合欢皮解郁安神；桑寄生补肝肾，强筋骨；全瓜蒌理气宽胸。全方共奏平肝解郁、理气活血通痹之效。二诊时夜寐有梦，余症均减，故原方加远志以安神。

三诊时胸闷、夜寐等均改善显著，效不更方。辨证精准，药证相符，故收效颇快。

（《当代名老中医典型医案集（第二辑）》）

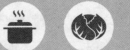

第九章
理气化痰案

理气化痰法是以理气化痰的药物为主组成复方，用以治疗胸痹心痛之气滞痰蕴证的一种方法。情志刺激既是胸痹的原因，又是胸痹心痛的常见诱因，《金匮要略》指出"见肝之病，知肝传脾"，气滞不能行津，津凝而为痰；肝郁脾虚，脾失运化，水谷不化精微，反酿痰浊，蓄积体内。痰浊痹阻胸阳而为胸痹心痛。杨仁斋指出"疗痰之法，理气为先""治痰先理气，气顺痰自消"。气机舒畅，津液布散，故痰浊得化，胸阳得展，胸痹病除。如《金匮要略》中"枳实薤白桂枝汤""茯苓杏仁甘草汤""橘枳姜汤"等方中理气化痰并用。

1. 丁甘仁

🍅 案例：平肝理气，宣肺通胃法治疗胸痹案

吴左，胸痹暖气，食入作梗，稍有咳嗽，肝气上逆，犯胃克脾，肺失清肃，脉象左弦右涩。宜平肝理气，宣肺通胃。

代赭石三钱，旋复花（包）钱半，白蒺藜二钱，大白芍二钱，云茯苓三钱，仙半夏二钱，陈广皮一钱，瓜蒌皮三钱，薤白头（酒炒）钱半，制香附钱半，春砂壳八分，光杏仁三钱，象贝母三钱，佛手八分。

（《丁甘仁医案续编》）

【评析】　本案患者之胸痹是由于肝气不舒、肝气横逆、犯胃克脾、肺失清肃所致，故治疗从平肝理气，宣肺通胃立法。

2. 胡慎柔

🍅 案例：利胃降气化痰法治疗胸痛案

马山徐云所，六月受热受劳，又饮酒，忽上膈不宽如刺痛，头晕且重。自以过食，曾以指探吐，即枕不得，惟坐而已。予诊之，二寸俱洪缓有力，关尺俱弱带弦，此湿热上干清阳之分，故头晕重，胸膈痛，此时症耳。用平胃加半夏、黄芩、紫苏、木香，取微汗，此症即退，就枕平复。

（《慎柔五书》）

【评析】 本案患者因感受暑热之邪，加之过劳饮酒，导致湿热内蕴，停滞心胸，窒塞心阳，络脉阻滞，则胸膈刺痛，湿热上蒙清窍则头晕且重。故治疗从清热燥湿，理气止痛立法。

3. 陈念祖

🍅 案例：柔肝清热，行气化痰法治疗真心痛案

患者心窝痛甚如割：势刻不可忍，面目现青红色，手足如冰，水浆不能入口。虑是真心痛之证，极属危险，法在不治。然此证原分寒热两种，寒邪直中阴经，猝不及防，决难施以挽救。今幸舌苔见燥，知为热邪所犯，势虽急而尚缓，何忍坐视不救？姑拟一剂速进之，或可希冀万一，拟方请裁。

炒白芍八钱，栀子三钱（炒黑用），广木香二钱（研末冲），炙甘草一钱，石菖蒲一钱，水同煎服。

（《南雅堂医案》）

【评析】 《辨证录·心痛门》中云："夫真心痛原有两证，一寒邪犯心，一火邪犯心也。"本案患者虽面目现青红色，手足如冰，但舌苔见燥，知为热邪所犯。故治疗从清热泻火，缓急止痛立法。

4. 吴篪

🍅 案例：豁痰和胃调气法治疗胸痛案

景，胸膈痛甚连及胁背，药不能纳，到口即吐。予曰：脉弦沉滑，由于过食

肥甘厚味，痰食积滞上焦，气逆不通所致。药既不纳，即用萝卜子捣碎，以温汤和搅，徐徐饮之，因就其势探而吐之，服后吐出积痰甚多，痛亦大减。继以加味二陈汤和胃调气而愈。

（《临证医案笔记》）

【评析】　本患者之胸痹是由于痰食积滞上焦，气逆不通所致，根据《素问·阴阳应象大论》"其高者，因而越之；其下者，引而竭之……"的治疗原则，吴簏采用探吐法，患者吐出大量积痰后，胸痛大减，继以加味二陈汤和胃调气而愈。

5. 林珮琴

案例一：化痰疏肝法治疗胸痛案

马。病后脉弦胸痛，金不制木，当节劳戒怒。瓜蒌、橘白、白芍、茯神、杏仁、炙草、煨姜，二服愈。

（《类证治裁》）

【评析】　本案患者是由于金不制木、肝气横逆所致的胸痹，治疗当佐金平木，通过清肃肺气以平抑肝木。

案例二：行气化痰法治疗胸痛案

糜氏。中年脘痞，食减不饥，吐沫，渐成胸痹。乃上焦气阻，腑失通降。治者以为噎膈，专用术、附、蔻、朴，燥脾破气劫津，渐致阴伤液涸，大便不通，下焦壅则上焦益加胀满，恐延关格重症矣。宜辛通苦降法。蒌仁、杏仁、郁李仁、贝母、枳壳、苏梗、郁金汁、薤白汁，五七服胸膈舒，大便润而食进。

（《类证治裁》）

【评析】　本案患者之胸痹是由于痰浊中阻、气机升降失常、上焦气阻、下焦腑气失于通降所致，治疗当辛通苦降，调理气机。上焦之气得宣，下焦腑气得通，则诸症得除。

6. 曹仁伯

🍅 案例一：疏肝化痰法治疗心痛案

心痛有九，痰食气居其三。三者交阻于胃，时痛时止，或重或轻，中脘拒按，饮食失常，痞闷难开，大便不通，病之常也。即有阙证，总不离乎痛极之时。兹乃反是，其厥也，不发于痛极之时，而每于小便之余，陡然而作，作则手足牵动，头项强直，口目㖞斜，似有厥而不返之形；及其返也，时有短长，如是者三矣，此名痛厥。良以精夺于前，痛伤于后，龙雷之火，夹痰涎乘热上升，一身而兼痛厥两病。右脉不畅，左脉太弦，盖弦则木乘土位而痛，又夹阴火上冲而厥。必当平木为主，兼理中下次之。盖恐厥之愈发愈勤，痛之不肯全平耳。

川椒七粒，乌梅三分，青盐一分，龙齿三钱，楂炭三钱，神曲三钱，莱菔子三钱，元胡半钱，川楝子钱半，青皮七分，橘叶一钱，竹油一两。

诒按： 厥发于小解之时，其厥之关于肾气可知矣。用药似宜兼顾。立方选药，熨贴周到。

再诊： 据述厥已全平，痛犹未止，便黑溺黄，右脉反弦，想诸邪都合于胃也，胃为腑，以通为补。拟方。

芍药，青皮，陈皮，黑栀，川贝，丹皮，山楂肉，竹油，莱菔子，青盐，元胡。

诒按： 诸邪都合于胃，从右脉之弦看出，是病机紧要处。

三诊： 痛厥已平，尚有背部隐疼之候，腰部亦疼，气逆咳呛，脉形细数。想肝肾阴虚，气滞火升，肺俞络脉因之俱受其伤也。

四物汤，旋复花汤，二母，雪羹汤。

四诊： 腰脊尚疼，咳嗽不止，苔白底红，脉形弦细。是阴虚而夹湿热也。

豆卷，蒺藜，黑栀，川芎，归身，麦冬，沙参，甘草，雪羹汤，半夏。

原注： 此素有痰积，又肾虚而相火上冲于胃，胃中痰饮阻滞窍隧，痛厥见焉。第一方用泄肝和胃法，以化其阻滞，合金铃子散以清肝火，加神曲以消食，莱菔子、竹油以化痰。厥平而痛未愈，故第二方用景岳化肝煎，以代金铃子散，兼以化痰。第三方通其络。第四方仿白蒺藜丸，专于治痰。

诒按：此证得力，全在前两方，疏肝化痰，丝丝入扣。

（《柳选四家医案》）

【评析】 本案患者排尿性晕厥并发胸痹。排尿性晕厥是由于素有痰积，又肾虚而相火上冲于胃，胃中痰饮阻滞窍隧所致，胸痹是由于木乘土位、肝气横逆犯脾所致，治疗当理中化痰平木，新病与宿疾并治。

案例二：宣肺化痰法治疗胸痹案

心痛彻背，是名胸痹，久而不化，适值燥气加临，更增咳嗽咽干，痰中带红，脉形细小，治之不易。

瓜蒌，薤白，枳壳，橘红，杏仁，桑叶，枇杷叶。

诒按：既因燥气加临，痰红嗌干，似当参用清润，如喻氏法。拟加旋复花、南沙参、麦冬、桑皮。

（《柳选四家医案》）

【评析】 本案患者之胸痹虽是由于痰浊阻痹心胸所致，但由于燥气加临，痰红嗌干，故治疗当参用清润之品，应拟加旋复花、南沙参、麦冬、桑皮等药，诒按所论甚是。

7. 孙一奎

案例：化痰泄热，疏肝安神法治疗心痹案

进贤三尹张思轩公，与潘少保印川公，皆受室于施氏，称联襟云。施故富家，而张公夫人贤慧，治家勤笃，为人精洁周致，以产多而气血惫，又以婚嫁繁，而费用不支积忧。年将五十，因病心痹，发则晕厥，小水短涩，胸膈痛不可忍，烦躁，干哕恶，内蒸热，气（犬愤）上腾，肌削骨立，月汛不止。茗城时辈，有认为气怯者，有认为膈食者，皆束手无措。尸寝（水夹）旬，浆粒不入口者五日，凶具备而待毙，举家计无所之，惟神是祷。予适在潘府，逆予诊之，脉左弦大，右滑大而数。诊毕，予曰：可生也。《病机》云：诸逆吐酸，皆属于火；诸风掉眩，皆属于小。法当调肝清热，开郁安神。诸医群然目摄而背谲曰：书云骨蒸肉

脱者死；形瘦脉大，胸中多气者死；绝谷食者死。孙君独许其生，果药王再世哉。予若不闻，而捡药以进。竹茹、滑石各三钱，白豆蔻仁七分，半夏曲、橘红、姜连、茯苓各一钱，甘草五分，水煎，令一口咽之。服毕，哕止晕定。次日用温胆汤调辰砂益元散三钱，服之，胸膈顿开，渐进饮食，小水通长，烦躁尽减，骎骎然安若无事。后用逍遥散、六君子汤，加黄连、香附，三越月而肌肉全，精神如旧。苕人骇然曰：能起此病，信药王矣。

（《生生子医案》）

【评析】　此本虚标实之证，素体产多而气血惫，复因烦劳，木郁而土不达，土不达则痰涎生，日久生热，痰热互结，扰乱气机而出现案中诸症。孙一奎引经据典将病机阐发为脾虚肝郁、痰热内扰。急则治其标，方用温胆汤合益元散加减，利胆和胃以化痰浊，通利小便而除温热，使邪去正安，接着以逍遥散合六君子汤疏肝扶脾而痊。胸痹者多以虚实夹杂，临证时可按虚实的主次缓急，或先治标，或先图本，或标本兼治。

8. 陈莲舫

案例：化痰和降法治疗胸痹案

金。胸痹泛沫，肢酸神疲，脉象濡细，治以和降。

瓜蒌仁，法半夏，川郁金，光杏仁，姜竹茹，杭菊花，薤白头，制川朴，细白前，家苏子，生白芍，广陈皮，沉香屑。

（《莲舫秘旨》）

【评析】　本案患者由于痰浊中阻，胸阳不振，肺胃气逆导致胸痹泛沫，肢酸神疲，脉象濡细，治疗宜和胃降逆，宣痹通阳。

9. 马培之

案例：温阳化痰，行气和胃法治疗胸痹案

瞿右。忧郁不舒，生阳日窒，胸痹呕逆，恐其成格。

旋复花（泡），法半夏，干姜，益智仁（炒），瓜蒌皮，代赭石（煅），橘

白，郁金，炒白芍。

（《孟河马培之医案论精要》）

【评析】 本案患者之胸痹病起于情志不畅，忧郁不舒。肝郁日久气滞不畅，脾失健运，痰湿内生，痰气交阻，极易发展为关格重证，故治疗从通阳开郁、化痰降逆立法，此乃已病防变也。

10. 张菊人

🍅 案例一：化痰宣痹，宽胸理气法治疗胸痹案

孙某，女，61岁，1954年5月就诊。胸痹时病，咽喉气阻，痰气交并。拟瓜蒌薤白汤加味为治。

瓜蒌皮四钱，薤白头一钱半、广皮一钱半，法夏一钱半，川朴花一钱，砂仁七分，茯苓块三钱。

服上方胸痹见开，咽喉间或不利。依前法出入。

瓜蒌五钱，薤白头一钱半，大砂仁一钱，新会陈皮一钱半，法夏一钱半，厚朴八分，金橘叶一钱半，茯苓块四钱。

（《菊人医话》）

【评析】 上方实为瓜蒌薤白半夏汤合二陈汤加减，患者痰气较重，仅以瓜蒌薤白半夏汤祛痰宽胸力量显然不足，故合以二陈汤加强理气化痰之力。厚朴花为近代开始应用的中药材，《饮片新参》曰其能"宽中理气，化脾胃湿浊"。其性辛香，质地轻扬，性微温而不燥，能芳香化湿，行气宽中，其功似厚朴而力缓，合砂仁共奏化湿祛痰、行气开痹之功。二诊胸痹见开，咽喉间或不利，加金橘叶增强行气之功。

🍅 案例二：宽胸化痰，通阳除痹法治疗胸痹案

孙某，男，56岁，1954年5月就诊。胸痹气机不利，欲咳不咳，两胁微痛，睡眠时少，胸中阳气不足。先以瓜蒌薤白汤加味为治。

瓜蒌皮五钱，薤白头二钱，茯苓块四钱，杏仁泥三钱，新会陈皮一钱半，法

半夏一钱半，桂枝五分。

服上方胸阳已宣，痹似开；惟胃上脘气机仍不利，气粗有痰不多，脉沉弦而滑。原议再增平胃为法。

瓜蒌皮六钱，薤白头二钱，制香附一钱，茅术炭一钱，川朴花一钱，赤苓块三钱，大砂仁八分，新会陈皮一钱半，金橘饼两小个。

服上方胸痹全开，惟上脘气仍不畅，口干不饮，小溲色黄，脉息较前调匀，再以利气机兼调胃阳为治。

大砂仁八分，新会陈皮一钱半，沉香曲八分，香附米一钱半，茯苓块四钱，葛花七分，炒栀子二钱，茅术炭六分，大麦芽三钱，荷梗二钱。

服上方脘膈已松，惟行动稍急，气似膹郁，左寸脉滑，痰亦为患。拟轻清利肺化痰为法。

淡姜水炒枇杷叶二钱，甜杏仁三钱，化橘红一钱，干苇根三钱，茯苓块三钱，制半夏一钱半，生甘草八分。

（《菊人医话》）

【评析】　此病例充分体现了中医辨证施治的特色。初以瓜蒌薤白汤宽胸化痰，通阳除痹，胸阳即宣，上脘气仍不利，故再增平胃为法。三诊胸阳全开，惟上脘气仍不畅，原以宽胸除痹为主法的治疗已不适合病情，故重新立法调方，以利气机兼调胃阳为治。四诊胃疾已缓，复以肺证为主，故治疗上又调整为轻清利肺化痰为法。法随证立，方随法变，可谓"变则通"。

11. 叶天士

案例一：宣肺化痰，通浊化瘀法治疗胸痹案

某，肺卫窒痹，胸膈痹痛，咳呛痰黏，治以苦辛开郁为主，当戒腥膻。

瓜蒌皮，炒桃仁，冬瓜子，苦桔梗，紫菀，川贝母。

（《临证指南医案·胸痹》）

【评析】　本案患者之胸痹是由于肺气不宣、痰浊阻于胸膈、血行不畅所致，故治疗从苦辛开郁化痰祛瘀立法，药用瓜蒌皮、桔梗、紫菀宣通肺气为主，配以

冬瓜子、川贝化痰浊，桃仁活血通瘀，诸药合用，全方共奏宣肺化痰祛瘀之功，为治疗胸痹开创另一方法。另外腥膻之品能助湿生痰，故治疗时嘱患者当戒腥膻之品。

案例二：宣肺理气化痰法治疗胸痛案

某，三八。气阻胸痛。鲜枇杷叶，半夏，杏仁，桔梗，橘红，姜汁。

（《叶天士医案大全》）

【评析】 本案患者之胸痹是由于气逆痰阻，胸阳不振所致，故治疗从降气化痰立法，药用鲜枇杷叶、半夏、杏仁降逆化痰，桔梗宣肺化痰，橘红、姜汁理气化痰，温中化饮，诸药合用，共奏理气降逆化痰之功。

12. 徐辉光

案例：清化痰热，活血通脉法治疗胸痹案

胡某，男，45 岁。1976 年 12 月 18 日初诊。

患者因胸闷胸痛在某医院作心电图检查，发现 T 波倒置及 ST 段压低，提示心肌损害。近 1 个月来因感冒咳嗽，胸闷胸痛症状加重，服药无效。现咳嗽痰少，咳痰不畅，口干思饮，胸闷不舒，且时感隐痛，四肢乏力，大便秘结不下。如大便三四天不通，则有腹痛之患；如用泻药而通便，则有倦怠气促之苦，故必隔数天服用泻药。苔薄黄而腻，质红，边有齿痕；脉象滑数。辨证属外邪犯肺，肺气失宣，郁而化热，气滞血瘀，腑行不畅。治宜清化痰热，润肺养阴，佐以活血通脉。

处方：银花藤 30 克，蒲公英 30 克，黄芩 12 克，枇杷叶（包）15 克，瓜蒌皮仁各 12 克，北沙参 12 克，肥玉竹 15 克，广陈皮 9 克，紫丹参 9 克，杜红花 9 克，生赤芍 12 克，川芎 9 克。

二诊：1976 年 12 月 21 日。服上方药 3 剂，药后胸闷已减，余症未瘥。苔黄腻，脉滑数。治宗前法加减，加重清肺化痰止咳之品。处方如下：

紫花地丁 30 克，野菊花 15 克，山海螺 30 克，黄芩 9 克，瓜蒌皮仁各 12 克，佛耳草 12 克，枇杷叶（包）15 克，陈皮 9 克，肥玉竹 15 克，杜红花 9 克，生

麦芽 15 克，生甘草 3 克。

三诊：1977 年 1 月 4 日。服上方药 6 剂，咳嗽明显减轻，然胸痹未除，腹痛便艰。苔腻渐化，脉细滑。邪去则治本，拟益气养阴、活血通脉，佐以理气止痛。

处方：生黄芪 9 克，北沙参 12 克，肥玉竹 15 克，杜红花 9 克，鸡血藤 30 克，瓜蒌皮仁各 12 克，陈皮 9 克，生麦芽 15 克，鸡屎藤 30 克。

四诊：1977 年 1 月 18 日。服上方药 14 剂，药后胸痛渐见减轻，仍有便艰腹痛。苔薄腻，脉弦滑。治以活血通脉、宽胸利痹为主，佐以润肠通便。

处方：黄芪 9 克，丹参 9 克，制黄精 15 克，肥玉竹 15 克，红花 9 克，麦冬 12 克，佛手片 9 克，瓜蒌皮仁各 12 克，姜黄 9 克，刘寄奴 15 克，首乌藤 30 克。

五诊：1977 年 2 月 8 日。连服药 14 剂，胸闷胸痛明显减轻。苔腻渐化，脉细弦。于 2 月 4 日作心电图检查，T 波倒置现象已消失。

处方：紫丹参 9 克，红花 9 克，川芎 9 克，生赤芍 12 克，桃仁 9 克，瓜蒌皮仁各 12 克，蒲公英 30 克，麦冬 12 克，肥玉竹 15 克，首乌藤 30 克，生麦芽 15 克，鸡血藤 30 克。

上方药连服 1 月余，症情显著好转。

（《中国现代名中医医案精华（第五卷）》）

【评析】　本例为胸痹兼有外感咳嗽者。辨为外邪犯肺，肺气失宣，郁而化热，气滞血瘀，腑行不畅之证。然咳嗽既久，邪热必然耗伤肺阴，故见咳嗽痰少，咳痰不畅，口干思饮等肺阴耗伤之象。治疗当清化痰热，润肺养阴，佐以活血通脉。方中银花藤、蒲公英清热解毒，黄芩清热泻火，枇杷叶清肺化痰止咳，瓜蒌皮仁清热宽胸化痰、润肠通便，沙参、玉竹养阴润肺，陈皮理气化痰，丹参、红花、生赤芍、川芎活血通脉，具有扩张冠状动脉作用。二诊加重清肺化痰止咳之品，原方中加紫花地丁、野菊花清热解毒，山海螺、佛耳草化痰止咳，生麦芽消食化积。三诊以生黄芪、北沙参、肥玉竹益气养阴。四诊方中黄芪、黄精、玉竹、麦冬益气养阴，丹参、红花、姜黄、刘寄奴活血通脉，佛手疏肝理气，瓜蒌皮仁清热宽胸化痰、润肠通便，首乌藤养血通络止痛。五诊方中用丹参、红花、川芎、生赤芍、桃仁活血化瘀，蒲公英清热解毒，麦冬、玉竹养阴。由上述治疗可见，在胸痹兼有肺部感染、咳嗽、咳痰时，应该先着力于肺部疾患的祛除，使肺气清利，心脏负担减轻，病情可得明显改善。

13. 吴考槃

🍅 **案例：宣肺调中法治疗胸痛案**

李某，女，27岁。胸痹作痛，脘间欠适，头昏目糊，纳减作胀，苔白脉弱。辨证属劳役过度，治节失宣，中运失顺，肺胃两病，清阳失布。治宜宣肺调中，振作清阳。

处方：杭菊花6克，苏藿梗各6克，干菖蒲6克，全瓜蒌9克，香橼皮6克，广陈皮6克，枳实壳各5克，厚朴花3克，白蔻壳3克，竹茹3克，炙甘草3克。3剂。服完即愈。

按语：本案患者之胸痹是由于劳役过度，清阳一时失宣所致，故治疗从宣肺调中立法，在大队通宣利气之品之中，更以菊花清其头目，竹茹止其烦乱而愈。

（《中国现代名中医医案精华（第一卷）》）

【评析】 肺主治节，中焦脾胃为气机升降之枢纽。此例劳役过度，治节失宣，中运失顺，则肺胃两病，清阳失布而致胸痹心痛。故以大队通宣利气之品宣肺调中，振作清阳。方中菊花疏散风热、清利头目，苏藿梗宽胸利膈，全瓜蒌化痰开胸散结，香橼皮疏肝理气宽中，陈皮理气化痰，枳实壳行气化痰除痞，厚朴花化湿行气宽胸，白蔻壳行气温中，竹茹清热化痰除烦。方中用大量通利行气之药，旨在直通肺气，调气和中，使清阳之气得布，胸阳振作通利而愈。

14. 邢锡波

🍅 **案例：涤痰疏胸，清热通痹法治疗胸痹案**

秦某，男，44岁。

患者近10日来工作繁忙，心中烦闷，晚饭时进食稍急，饭后即觉胸闷不舒，两小时后突然胸部剧痛，疼势难忍，来院就诊。胸部剧痛，时轻时重，重时呼号叫嚷，哭闹不休，有时胸痛彻背，有时背痛彻胸，胸闷气短，坐卧不安，恶心作呕，吸气时痛势加剧，痛剧时，大汗淋漓。曾用吗啡、阿托品，奴佛卡因等止痛药，均无明显效果。查体发育中等，表情痛苦，烦躁不安。心电图示窦牲心动过速，不定型电位。胸部透视，心肺无异常。脉弦数有力，舌质红，苔薄白。证属热饮相搏，胸气壅滞。治宜疏胸气、涤痰、清热通痹。

处方：瓜蒌30克，丹参18克，黄芩12克，青皮12克，薤白12克，枳实10克，乳香10克，五灵脂10克，黄连6克，甘草3克。

连服3剂，当服第2剂时胸痛大减，夜能安然入寐。3剂后，胸痛消失，不觉胸满气短，精神安静，食欲恢复，脉弦大而软。是胸阳已通，痰饮豁散，后以调胃理气，疏胸通阳法调理而愈。

（《邢锡波医案集》）

【评析】　工作劳累不得休息则虚热上泛，心中烦躁。如热邪上泛，与胸中水饮相搏结，阻碍胸气敷布，多成胸痹证。胸气壅滞则痛，气机受阻，故胸满气短，坐卧不宁，热饮相搏，则脉弦数有力，舌红苔腻，故用疏胸气、涤痰、清热通痹法，胸痛很快消失而愈。

第十章
温阳活血案

温阳活血法是以温阳活血化瘀的药物为主组成复方，用以治疗胸痹心痛之阳虚血瘀证的一种治法。在《黄帝内经》中有"心痹者，脉不通""脉者，血之府也……涩则心痛"的记载。《金匮要略》指出"阳微阴弦"即胸痹而痛，"所以然者，责其极虚也"。心脏以血为本，以阳为用，阳虚为病变之本，血瘀为病之标，温阳化气，活血化瘀，是治疗胸痹心痛的常用治法之一，且对于老年及重症胸痹有预防阳脱的作用。

1. 宋鹭冰

案例：温阳救逆，活血通痹法治疗胸痹案

孙某，女，38 岁。1973 年 2 月初诊。

患者近年来时感胸闷，心悸，短气，胸痛，形寒畏冷，手足不温，尤以双下肢冷痛为苦，病发时冷汗自出，难受异常。观其舌苔淡白，脉沉细无力，寸部隐伏难寻。辨证为心阳不足、阴血凝滞之胸痹。以当归四逆、参附龙牡汤合方。

处方：红人参（另煎分次兑冲）6 克，制附片 10 克，黄芪 31 克，当归 10 克，桂枝 10 克，细辛 3 克，丹参 24 克，红花 6 克，生姜 10 克，大枣 10 克。4 剂。

服上方药 4 剂后，全身不复怕冷，手足转暖，胸痛大减，但胸闷、心悸、冷汗仍不时出现。原方加生龙牡各 18 克以镇敛固摄，继服药 4 剂后症状消失，以益气通瘀之剂善后，诸恙大安。

（《中国现代名中医医案精华（第二卷）》）

【评析】 患者心阳不足，不能温行气血，气血运行迟滞，痹阻心胸则胸闷，

胸痛。形寒畏冷，手足不温，尤以双下肢冷痛为苦，此皆阳气不足的表现。病发时冷汗自出，乃虚阳欲脱之象，说明患者阳气虚甚，急当以人参、附子大补元气，温补真阳，固脱救逆，黄芪、桂枝助人参、附子益气温阳，当归养血活血，细辛温经止痛，丹参、红花活血化瘀，甘草、大枣益气健脾，调和诸药。二诊患者仍心悸，冷汗时出，故加生龙牡镇静安神，收敛固涩。一俟阳气来复，病情稳定，又以益气通瘀之剂善后。纯阳辛燥之品不宜久用，以防助火伤阴耗血。

2. 吴士彦

🍅 案例：温中通阳，祛瘀通络法治疗胸痹案

姚某，女，21岁。1972年10月16日初诊。

其体素丰肥，当胸疼痛引及背部已历十月，欲嗳不爽，吐沫不多，便秘异常，时或带血，脉小弦，舌苔薄黄边腻，畔有紫黯色。此为寒饮凝结，胸阳被遏，气滞血瘀，痹阻脉络而成胸痹，法宜温中通阳，祛瘀通络。

瓜蒌仁9克，薤白头9克，姜半夏9克，炙桂枝5克，姜竹茹5克，桃仁9克，散红花5克，制军9克，当归丸5克，川郁金9克，黄酒1盅（加）。5剂。

10月21日复诊：胸背疼痛好转，胃纳亦启，并两膝酸痛，仍温通为主，佐以燥湿之剂。

炙桂枝9克，陈苍术9克，淡干姜2克，茯苓12克，炙甘草5克，姜半夏15克，独活9克，北细辛2克，当归丸5克。5剂。

10月28日三诊：胸背及两膝酸痛已止，尚感二胁入寐时作痛，拟和疏之剂。

当归丸5克，炒白术9克，炒白芍9克，炒柴胡5克，炙甘草5克，薄荷3克，制香附9克，炒青皮9克，川郁金9克，降香5克。5剂。

11月2日四诊：诸恙均安，感有腰酸楚，苔前半薄腻质胖，寒湿之邪未清，拟温化之剂，以固疗效。

炙桂枝5克，制茅术9克，土茯苓12克，炙甘草5克，淡干姜2克，姜半夏15克，香橼皮9克，炙扶筋15克，当归丸5克。

（《吴士彦临证经验集》）

【评析】 此病例以当胸疼痛引及背部为主症,伴有欲嗳不爽、吐沫不多之兼症,故诊断为"寒饮凝结,胸阳被遏",气机闭室,不通则痛。但一般胸痹疼痛,病在于气而不及于血,本例舌质边畔紫黯色,为瘀血阻络之征,遂以温中通阳,加桂枝、桃仁、红花、当归等祛瘀宣痹之品,益以黄酒引药上行,活血通络,故获效更为显著。后以腰膝酸痛,里阳尚未健运,为寒湿之邪留着经脉,继用温化之剂,而获痊愈。

3. 许玉山

🍅 案例:温阳益气,活血祛瘀法治疗胸痹案

郭某,男,52岁,干部。

胸痛5年,发作无时,昨晚餐后突然胸左侧阵阵憋闷,继而剧烈疼痛,痛引左侧背膊,面色苍白,汗出如珠,四肢逆冷,时有麻木,喘息咳嗽,头晕,恶心,舌淡苔薄,脉微细。急来就诊,收住院治疗。分析:人之胸中如天,阳气用事,诸阳受气于胸,而转行于背,阳气不运,气机痹阻,故见胸痛;胸阳不振,气机受阻,故见胸痛咳喘,牵引背膊;阳气不足,故见面色苍白,汗出如珠,四肢厥冷,颇有阳气暴脱之虑;阳气不能上达清空,故见头晕恶心;气滞血瘀,故口唇紫绀;舌淡苔白、脉微细均为阳气不振之候。辨证属胸阳痹阻,阳气欲脱之真心痛。治宜温阳益气,活血祛瘀。

处方:高丽参6克,炙黄芪12克,炮附子9克,炮干姜6克,丹参10克,红花8克,炙甘草6克。

方解:方中高丽参、炙黄芪、炮附子、炮干姜益气温阳固脱;丹参、红花以活血祛瘀通络,俾阳气易复;炙甘草补三焦之虚。

二诊:服上方3剂,胸闷好转,仍有疼痛,四肢渐温,汗出减少,气喘亦减,夜寐尚安,继用上方加五味子9克,浮小麦10克(炒),白芍12克,瓜蒌15克,薤白9克,以收敛阴营,温通阳气,宽胸宣痹。

三诊:胸闷、胸痛引臂已愈,汗出已止,紫绀消失,气喘亦平,余症均可。患者出院时,嘱其再服2剂,巩固疗效。后随访2年,至今未曾复发。

(《许玉山医案》)

【评析】　本案患者胸痛病程日久，突然发作，将罹阳气暴脱之难，此乃真心痛之危候，此时，应急用回阳救逆、益气固脱之剂，方能夺命于顷刻。其危既解，后稍加养阴收敛之剂，既制姜附温燥之性，又可阴中求阳，俾阳气生化有源，复以瓜蒌薤白通阳宣痹，宽胸散结。此案中许玉山准确地应用了"急则治其标，缓则治其本"的治疗原则，辨证准确，用药精当，终获良效。

4. 颜德馨

🍅 案例一：温阳活血法治疗胸痹案

于某，男，71岁。

胸闷心悸，不能平卧，而色灰滞，口唇紫黯，神疲肢厥，自汗不止，舌质胖紫，脉沉细结代，亟当温阳化瘀救逆，宗急救回阳汤以附子、白术、茯苓、甘草、赤芍、桃仁、红花、桂枝、生半夏、干姜、党参，3剂，加复方丹参注射液32克，静滴，每日1次，药后胸闷心悸渐减，原方增损调治而愈。

（《颜德馨诊治疑难病秘笈》）

【评析】　本例系胸痹重症，诚如《灵枢·厥病》指出"真心痛，手足青至节，心痛甚，旦发夕死，夕发旦死""色苍苍如死状，终日不得太息"。高龄之人，心肾刚虚，死血瘀阻心脉，病已出现厥脱之危象，亟当回阳救脱兼以化瘀通脉，方用《医林改错》"急救回阳汤"加桂枝以助附子、干姜、党参、白术、甘草回阳救脱，加赤芍、丹参注射液助桃仁、红花活血化瘀，"血不利则化为水"，故加茯苓、生半夏化饮利水。此危急重症，稍有疏忽，则贻误生命，颜老用药如神，堪称起死回生。

🍅 案例二："益火之源，以消阴翳"法治疗胸痹案

涂某，女，46岁。2005年12月30日初诊。

胸闷、心悸伴心前区疼痛4年，加重9个月。患者9年前感冒后出现心悸，拟诊为病毒性心肌炎，未积极治疗。2001年年底胸闷、心悸加重，有时心痛、憋气，一直服中药治疗，效果不明显。2005年3月感冒后上症加剧，至5月底已留观

或住院6次。11月6日头晕发作，恶心呕吐，视物旋转，转动头部更甚。现症：头晕头颈转动则加剧，胸闷心慌，乏力，自汗，盗汗，纳呆，服安眠药方可入睡，烦躁，大便干结，二三日一行，口腻，耳鸣，左后脑头痛，月经正常，白带色白量多。查其：舌苔厚腻；脉沉细。诊其为：心阳不振，升降失司，瘀血内停胸痹（心肌炎后遗症）。治法：益气通阳，升清降浊。方拟桂枝加龙骨牡蛎汤加减。

处方：淡附片6克，桂枝4.5克，龙骨30克，牡蛎30克，瓜蒌15克，薤白9克，葛根15克，麦冬9克，葶苈子9克，苦参15克，甘松3克，半夏9克，生蒲黄9克，五味子9克，党参15克，升麻4.5克，苏子9克，白芍15克，甘草6克。14剂，水煎服，每日1剂。

二诊：服上方后，自汗大减，肢温已和，呈阵发性头晕，稍瞬即逝。查：舌苔厚腻；脉已起。阳气有来复之机，血瘀尚未调达。治法：温通阳气，活血化瘀。

处方：葛根15克，升麻9克，川芎9克，天麻9克，参三七（吞）2克，桂枝3克，五味子9克，麦冬9克，党参15克，瓜蒌15克，薤白9克，川连3克，苦参15克，丹参15克，炙甘草6克。14剂。

三诊：心悸怔忡，晨暮差距较大，四肢欠温。查：舌苔黄腻；脉沉细。属心阳未复，升清降浊失司之象。治法：温通心肾，调节气血。

处方：淡附片（先煎）9克，苍白术各9克，干姜2.4克，丹参15克，煅龙牡各30克，桂枝4.5克，白芍9克，炙甘草6克，苦参9克，甘松3克，川连4.5克，川芎9克，红花9克，赤芍9克，茯苓神各9克，五味子9克，麦冬9克。14剂。

四诊：药后，诸症悉减。停药2日后，自汗淋漓，肢软纳差，夜分少寐，新感咳嗽，多痰。查：舌苔薄腻，脉小数。心阳有来复之机，气血仍欠条达，仍宗原法增损。

处方：淡附片9克，党参15克，炙黄芪30克，白芍15克，消炙草6克，桂枝尖4.5克，五味子12克，麦冬9克，煅牡蛎30克，百合30克，淮小麦30克，酸枣仁9克，柏子仁9克，甘松3克，苦参9克，糯稻根30克，白术9克，茯苓神各9克，丹参15克。14剂。

药后心悸即减，胸闷偶作，又服上方30剂后诸症已平悉。

【评析】 《金匮要略》论胸痹病机，主要归结为"阳微阴弦"四字，本案历经九载，正虚邪实，完全吻合仲景之说。患者心阳不振，动则气急，自汗形寒，四肢欠温，脉象沉细，但同时见腑行不爽，舌苔厚腻，虚中夹实显然，故订扶正达邪之法。初诊用桂枝加龙骨牡蛎汤加淡附片振奋心阳，合生脉散兼顾气阴，瓜蒌、薤白、半夏宽胸豁痰，升麻、葛根、苏子，葶苈子升降气机，苦参、甘松、生蒲黄理气化瘀以治标。全方剿抚兼施，固本清源，故药后自汗大减，肢已温，脉亦起。因天气转暖，一度停用附子，旧疾旋起，遂重用附子为君，从此步入坦途。可见胸痹之治疗，祛痰化瘀治标，必须以振奋阳气为本，所谓"益火之源，以消阴翳"，治此案则益信矣！

（《当代名老中医典型医案集·内科分册（上册）》）

🍅 案例三：通阳宽胸，活血化瘀法治疗胸痹案

孙某，男，56岁。患者数年来经常心前区隐痛，有阵发性心动过速及心房颤动史，西医诊断为冠心病，曾用中西药治疗，效果不佳。

初诊： 胸骨后刺痛，时作时休，已用过硝酸甘油，心悸，胆固醇偏高，舌质淡紫，脉细涩结代。

胸阳不振，气血痹阻，不通则痛。治拟通阳宽胸，活血化瘀。瓜蒌薤白汤出入：

全瓜蒌15克，薤白9克，制香附9克，广郁金9克，丹参9克，桃仁9克，延胡索（元胡）9克，降香3克，炙甘草4.5克。

二诊： 胸痛心悸已除，精神振作，舌胖有齿痕，脉细结代，原方加益气之品。同上方加黄芪15克，川桂枝4.5克。

患者坚持服药，随访三年，病情稳定。

【评析】 本例属冠心病缓解期，初诊即抓住"通"与"化"而用通阳化瘀之法，加香附、降香畅利气机，七剂后症势即定，后加黄芪益气，此乃抓住"心气虚"这一病本，标本同治，故能取得明显疗效。

颜德馨认为冠心病心绞痛缓解期的病机为本虚标实，本虚为心肾之阳虚，标实为气滞、血瘀、痰浊等，寒邪侵袭，情志失调，饮食不当，劳逸失度，年老体

衰均为胸痹心痛形成之原因。因此，以"通"来防治冠心病心绞痛，强调"气血流通"，是颜德馨治疗胸痹心痛缓解期的重要特色。通法的具体运用主要有二：一为通阳，临床所见，胸痹每每兼痰饮，痰浊壅阻，故通阳为常用之法，但与温阳不同。通阳者，通其不足之阳于上焦；温阳者，驱其厥逆之阴于下焦，功能与部位均不同。仲景通胸中之阳，以薤白、白酒或瓜蒌、半夏、桂枝、枳实、厚朴、干姜、白术、人参、甘草、茯苓、杏仁、橘皮等。选用对症，三四味即成一方，不但苦寒尽屏，即清凉也不入，盖以阳通阳，阴药不得预也，颜德馨以此法治之，多有验者。二为化瘀，《黄帝内经》云："在于脉则血凝而不流""涩则心痛"。故活血化瘀法在冠心病心绞痛缓解期也是常用之法，疗效确切。但此法的运用必须与辨证论治紧密结合。颜德馨主张除用活血化瘀药物使症状缓解外，还须改善心肌功能，加用益气补阴之味，如自拟益心汤。他强调，心营两虚，瘀阻脉络，若纯用参、芪，可致气愈滞，血愈壅，纯用活血化瘀则气愈耗，血愈亏。针对"气虚血瘀"病机，以通为补，通补兼施，可获良效，实为经验之谈。

🍅 案例四：温阳活血法治疗胸痹案

患者，女，51岁，1996年10月6日初诊。

患肥厚性心肌病15年。反复胸闷、胸痛，甚则昏厥。诊见：面色苍白，形体肥胖，神疲乏力，心悸，胸膈痞满不舒，心痛阵作，自觉阴冷之气上冲，少寐，舌紫、苔白，脉沉细。

西医诊断：肥厚性心肌病。

中医诊断：胸痹。

证属痰瘀交阻于心，心阳不振，气血脉络不畅。治宜温补心肾之阳，活血通络。

处方：炙麻黄、附子、炙甘草各6克，山楂、失笑散（包煎）、延胡索、赤芍、白芍各9克，煅龙骨（先煎）、煅牡蛎各30克，细辛、桂枝、九香虫各3克。每日1剂，水煎服。

二诊：服28剂后，胸闷、胸痛减轻，脉稍沉。病有转机，唯舌苔白腻，此乃温阳初见解凝之效，前方炙麻黄易为9克，加麦冬、石菖蒲各9克。

又服药 2 个月，面色转红，头晕、心悸、胸闷、胸痛诸症均大减，遇劳后稍感胸闷，可持家务。前方去炙麻黄，加白术、黄芪继服。

半年后随访，病情稳定。

【评析】 颜德馨对心血管疾病的治疗十分重视阳气的重要性，对《素问·生气通天论》所云"阳气者，若天与日，失其所致则折寿而不彰"和《素问·谓经论》所云"气复返则生，不返则死"之说倍加赞赏，强调温运阳气是治疗心血管疾病的重要法则，尤其对于一些危重的心血管疾病，更不可忽视温补阳气。

麻黄附子细辛汤为温经散寒之剂，原方用于治疗少阴表里俱寒证，以麻黄散寒，附子温阳，细辛温经，三药组方补散兼施。本例胸痹乃痰瘀交阻，心阳不振，属虚寒型心血管病。颜德馨以麻黄宣通心阳，附子温助肾阳，通阳温运并举，内外调治，使虚衰之阳振奋；在温阳基基础上加失笑散、延胡索、赤芍活血化瘀。诸药合用，使阳气振奋，痰瘀化解，气血运行，诸症自解。

方中用九香虫也别出机杼，因其能助肝肾亏损，有画龙点睛之趣。

（《国医大师验案精粹·内科篇》）

5. 王静安

🍅 **案例：温阳通脉，健脾化湿法治疗胸痹案**

曾某，女，50 岁。1986 年 4 月 17 日初诊。

频发心悸气紧 5 年。时感胸中闷痛，纳呆神疲，脘胀腹胀，面色萎黄无华，舌淡苔白腻，脉结代而缓。心电图提示：左前半支传导阻滞，室性早搏。此乃脾阳不运，痰浊内生，阴邪内盛，阳气益虚，心阳被遏所致。治宜运脾阳以化湿浊，温心阳以通脉痹。

处方：桂枝 9 克，川芎 6 克，太子参 31 克，苏梗 9 克，陈皮 6 克，草果 3 克，白蔻仁 6 克，云苓 9 克，郁金 9 克，黄连 3 克，丹参 15 克。

服上方 6 剂，诸症减轻。上方加丝瓜络 15 克再进 6 剂，诸症大减。又加减治疗 1 个月，诸症消失。随访未见复发。

（《王静安临床精要》）

【评析】 《灵枢·厥病》说"厥心痛，腹胀胸满，心尤痛者，胃心痛也"。病发心脾阳虚，湿浊内蕴，故王静安治予桂枝、太予参、茯苓温阳益气；苏梗、陈皮、草果、白蔻辛温燥湿化浊，反佐小量黄连辛开苦降，调理气机；丹参、川芎、郁金活血调营。二诊再加丝瓜络加强通络。患者湿浊得去，阳气宣通，气血运行趋于正常，病症得以消失。

6. 王国三

🍅 案例：温阳益气，活血通脉法治疗胸痹案

董某，男，60岁。1994年1月31日初诊。

胸痛伴气短心悸6天。患者6天前无明显诱因出现左侧胸痛如针刺样，伴心悸气短，约1～2分钟后自行缓解。当时在某院作心电图示：心肌缺血，窦缓，心率42次／分。给予心宝2粒，2／日，口服，症状无明显缓解，故来我院。现症：胸痛阵作，伴心悸气短，神疲乏力，手足欠温，纳差，二便调。查其：面色苍白，舌质黯淡，苔白，脉沉迟。诊其为：阳气虚衰胸痹。治法：温阳益气，活血通脉。方拟参附汤加减。

处方：红参粉（冲）6克，炙附子10克（先煎40分钟），桂枝10克，丹参20克，延胡索15克，川楝子15克，郁金10克，桂圆肉10克，炒枣仁15克，鸡内金10克，焦三仙27克，炙甘草15克。8剂，水煎服，每日1剂。

复诊：服药后，胸痛阵作大减。胸闷，心悸，气短时作，纳可，夜寐安，二便调。查其：面色少华；舌质黯，苔白；脉沉迟无力。效不更方，继以原方治疗，水煎服，每日1剂。随访半年，病未复发。

【评析】 本案证属阳气虚衰。患者以心前区胸痛，气短，心悸6天而入院。发病急，病程短，一般为实证多见。但细察之，面色苍白，手足不温，神疲乏力，舌质黯淡，脉沉迟，为一派阳虚之象。病位在心，以虚为主。故用温阳益气，活血通脉之法。方中用红参、制附子、桂枝、炙甘草温阳益气而复脉；佐以桂圆肉、炒枣仁以助益气养心之功；丹参、延胡索、川楝子、郁金活血通脉以止痛；焦三仙、鸡内金健脾益胃以助化源。连服8剂，胸痛大减，手足转温。然时令正值立

春，阳气多升，若补阳太过，则有化燥伤阴之虞。因而宗景岳"善补阳者，必于阴中求阳，则阳得阴助而生化无穷"之论，及时调整大法，减附子、桂枝之温燥之品，用益气养阴，通阳复脉之法。在益气养阴的基础上，后复诊加用鸡血藤、炙麻黄，通阳复脉。连服 40 剂，患者精神转佳，气色华润，胸痛已除，诸症好转。因而及时调整用药，减鸡血藤、郁金、内金、川楝子等理气活血之品，以防久用而伤正气。故加黄芪 40 克，以大补元气。前后共服药 89 剂，诸症痊愈。

（《当代名老中医典型医案集·内科分册（上册）》）

7. 陈可冀

🍅 案例：温阳活血利水法治疗胸痹案

徐某，男，39 岁。2002 年 11 月 16 日初诊。

活动后气短半年余。患者近半年来出现活动后胸闷气短及呼吸困难，医院做超声心动图示：肺动脉高压，右心扩大。心电图示：肺型 P 波，电轴右偏，顺钟向转位。腹部 B 超：肝大肋下 3 指。现症：活动后胸闷气短，呼吸困难，食纳二便尚可。查：舌黯，苔黄腻；脉沉细；血红蛋白 214g/L；红细胞：6.99×10^{12} / L。诊其为：气虚血瘀水停胸痹（原发性肺动脉高压）。治法：温通活血利水。方拟猪苓汤加减。

处方： 茯苓 30 克，猪苓 20 克，车前草 30 克，桂枝 10 克，泽泻 20 克，生姜 6 克，大枣 6 枚，甘草 10 克。

二诊（2002 年 12 月 10 日）： 服药后，查其面色、唇甲发绀均明显好转；舌紫黯较前好转；血红蛋白 201g/L；红细胞：6.49×10^{12}/L。应加强活血化瘀之力。

处方： 王不留行 20 克，丹参 20 克，玄参 12 克，牛膝 12 克，水牛角 10 克，泽兰 10 克，制大黄 10 克，甘草 10 克。加用生水蛭粉每日 2 克，分 3 次冲服。

三诊（2002 年 12 月 24 日）： 服药后大便次数增多，体力未觉明显改善，仍有活动后喘憋。查：舌脉同前。上方加用大黄䗪虫丸 2 丸，每日 2 次。

四诊（2003 年 1 月 7 日）： 药后已无明显不适，饮食二便调。查：舌黯，苔黄腻；脉沉细；血红蛋白 201g/L；红细胞：6.5×10^{12}/L。仍依上方，王不留行加量至30克，丹参加至30克，余同前。

五诊（2003年1月21日）： 药后已无明显不适，舌脉同前。上方加车前草30克，增强活血利水之功。

【评析】 患者症状非常典型，在两方化裁基础上，加用车前草以加强利水之功效，二、三诊主要加用了活血化瘀之药物，王不留行、泽兰均具有活血化瘀利水之功，加用丹参、牛膝、制大黄活血化瘀作用更强，且具有补肾温阳助化水之功，药理学研究曾证实其具有改善血管重构的作用；玄参则养阴以兼顾阴液；水牛角凉血活血，具有增加血小板计数、缩短凝血时间，并降低毛细血管通透性的作用；加用水蛭具有破血逐瘀之效，药理学已明确证实水蛭的抗凝血作用；大黄䗪虫丸活血化瘀抗凝血作用更强。前后进退五诊疗效显著，血红蛋白及红细胞指标均稳定下降，症状明显消失。

（《当代名老中医典型医案集·内科分册（上册）》）

8. 沈宝藩

案例：扶心阳祛痰，通络法治疗冠心病案

马某，女，44岁。2006年7月16日初诊。

胸闷心痛反复发作两年，加重两个月。患者2006年4月起胸闷、心痛反复发作频繁；活动劳累后诱发。有时每日发作，就诊前在他院住院治疗，经运动平板试验结果为阳性。建议其做冠脉造影检查。患者未同意。查其：舌质黯，苔较腻滑；脉弦细。诊其为：痰瘀阻滞，胸阳不振之胸痹证（冠心病）。治法：宣痹宁心通络。

处方： 瓜蒌15克，薤白10克，法夏10克，厚朴10克，桔梗10克，延胡索10克，陈皮6克，红花10克，川芎10克，郁金10克，桃仁13克，莱菔子15克，枳实10克，丝瓜络6克。7剂，水煎服，每日1剂。

复诊： 服药后，心痛明显减轻，现每周偶发1次，大便已畅，睡眠也已改善，但感周身乏力。效不更方，方药略作增减。继服7剂，胸闷心痛显减。

【评析】 此为痰瘀阻滞心脉，气机不畅，腑气不通，故见胸闷、心痛时作、大便干结、眠差之证候。方中取当归、丹参、红花、川芎活血和血、行气止痛，延胡索理气止痛；瓜蒌、薤白理气化痰、散结宽胸，合以厚朴、桔梗苦降辛开以助祛痰浊。诸药配合可使瘀除痰消，心脉通畅而止心痛。该方运用按标本缓急虚实诸症进行加减。本案例初诊时见痰瘀并重而且伴见腑气不通，故于原方中适加行气化痰通腑之郁金、枳实、莱菔子等药。经治半月余，疼痛明显减轻后，当注意扶正，前方适加益气之黄芪补气以助心脉通畅，防止心痛再发。

（《当代名老中医典型医案集·内科分册（上册）》）

9. 裘沛然

案例：温通心脉、活血化瘀法治疗胸痹案

张某，女，40 岁。1986 年 10 月 9 日初诊。

胸部刺痛 5 年，遇寒或劳累加重。患者胸中痞闷有窒息感。面色灰黯，皮肤有黑斑，舌质紫黯，苔白腻，脉沉涩。诊为寒凝心脉，气滞不通胸痹。治法：温通心脉，活血行瘀。方拟温汤合桃核承气汤加减。

处方：吴茱萸 15 克，桃仁 15 克，党参 9 克，麦冬 12 克，川芎 12 克，赤芍药 12 克，当归 12 克，制半夏 12 克，丹皮 9 克，生甘草 12 克，阿胶（酒烊化后分冲）9 克，生川军 12 克，桂枝 12 克，生姜 9 克。4 剂，水煎服。

二诊：上方去生川军、生姜，吴茱萸改为 6 克，加丹参 15 克，红花 6 克。10 剂，水煎服。

三诊：处方：生地黄 30 克，川芎 12 克，当归 12 克，赤芍药 12 克，桃仁 12 克，红花 6 克，桂枝 9 克。14 剂，水煎服。

服 4 剂后心胸刺痛大为减轻，胸闷窒息感也有改善。面色仍为灰黯；皮肤黑斑；舌质紫黯。药后血瘀之证渐渐消解，但不可能一时尽除，仍须坚持服药，加丹参和红花，以增强活血化瘀之力。共服药 14 剂后心痛止，胸中痞闷消失。皮肤黑斑，舌质紫黯亦渐消除。最后以桃红四物汤加桂枝而收功。1 年半后随访未见复发。

【评析】 患者心痛遇寒而发，其病因则为寒凝血脉，气血痹阻。《素问·举痛论》谓："寒气入经而稽迟，泣而不行……故卒然而痛。"面色灰黯、皮肤黑斑、舌色紫黯，皆为瘀阻血脉之征。方中吴茱萸、生姜、桂枝为温经散寒、通

阳宣痹，使血得温而行；半夏辛温，消痞散结以辅助之；大黄、赤芍、桃仁、红花、丹皮等通行血痹，使瘀血去而新血生，邪去而正气复；党参、甘草、当归、麦冬为补气养血，使正气复而邪自去。温经汤为妇人少腹留有瘀血所治方剂，桃核承气汤亦为下焦蓄血主治之方，二方合用，一为温经，一为化瘀，同样适用于上焦寒凝瘀阻血脉之证，仅4剂，心痛即大为减轻，可见，仲景之方只要应用得当，切中病机，同样可以达到疗效。后用桃红四物汤以养血活血，桂枝温通心阳、散寒除痹，使气血阴阳调和，心络通畅，治疗半月余诸症悉除。

（《当代名老中医典型医案集·内科分册（上册）》）

10. 朱良春

🍅 案例：温阳活血法治疗胸痹案

男，59岁，干部。近几年来，心区经常憋闷而痛，劳累、怫逆或天气阴沉时易诱发，经医院检查，确诊为冠心病心绞痛。顷以情绪激动，突然剧烈心绞痛，四肢厥冷，舌苔白、质紫黯。脉微欲绝。

此心阳式微，心脉闭阻，阳虚欲脱，为"急性冠脉综合征"之象。

急服六神丸15粒，并予独参汤缓缓饮服，服后疼痛即有所缓解，10分钟后续服10粒，心绞痛即定。继以温阳益气、活血通脉汤剂善后。

【评析】　张仲景在《金匮要略》中描述了"胸痹"的症状为"胸背痛，短气"及"心痛彻背，背痛彻心"，同时指出其脉"阳微阴弦"，揭示了阴乘阳位的病机。仲景创立了以通阳散结为主的治疗大法，为后世所宗。朱老从六神丸的配方（牛黄、麝香、蟾酥、雄黄、冰片、珍珠）中悟出，此方对冠心痛心绞痛当有不俗之作用。盖麝香、牛黄、蟾酥，皆具芳香走窜之功；结合现代药理发现，六神丸具有强心、调节冠状动脉、升高血压、兴奋呼吸中枢及抑制血管通透性等多种复合作用。朱老将此用于临床胸痹（心痛）治疗，果然屡获良效，且取效甚捷。值得注意的是蟾酥用量如太大，可致心脏、呼吸麻痹而致死，所以不可过量。据报道有初生儿服六神丸以除胎毒而引起中毒者，已出现多例，故不可不慎。

（《国医大师验案精粹·内科篇》）

第十一章
其他治法案

1. 叶天士

🍅 案例：涌吐发郁法治疗胸痹案

王，气逆自左升，胸脘阻痹，仅饮米汤，形质不得下咽，此属胸痹，宗仲景法。瓜蒌薤白汤。

又，脉沉如伏，痞胀格拒，在脘膈上部，病人述气壅，自左觉热，凡木郁达之，火郁发之，患在上宜吐之。

巴豆霜一分（制），川贝母三分，桔梗二分，为细末服。吐后，服凉水即止之。

（《临证指南医案·胸痹》）

【评析】　本例为痰气痹阻于上的胸痹重症，叶天士先用瓜蒌薤白汤治疗，无奈病重药轻，疗效不显。于是改用《外台秘要》桔梗白散重剂，以涌吐发越为法治疗。桔梗白散，原治寒实结胸，以桔梗、贝母、巴豆三味为末组成。叶天士借以治疗涌吐痰证，使木郁达之，火郁发之。人皆谓叶天士处方轻灵而不用重剂，本例即是用重剂的一个实证。他还在方中介绍服冷水止吐方法，可谓胆大心细，以防万一。

2. 中神琴溪

🍅 案例：涌痰清心法治疗胸痛案

衣棚椹木街北美野屋，太兵卫之妻，年五十，胸痛引小腹，仅能倦卧而支之，而犹苦其巨支也。初一医与药，则呕逆，遂至药食不下。医又以为脾虚予气脾汤，及参附类，疾愈笃。师即与瓜蒂散五分涌之，翌日予栀子豉加茯苓汤，数旬痊。

（《生生堂治验》）

【评析】 本案患者之胸痹本由于痰浊停于胸膈所致，但由于前医辨证失误，药不对症，用药后病情反而加重，中神琴溪接诊后，辨证为痰浊停于胸膈，先给予瓜蒂散五分涌之，后与栀子豉加茯苓汤内服，数旬而痊。

3. 朱丹溪

🍅 案例：益气活血法治疗心痛案

一老人心腹大痛，昏厥，脉洪大，不食。不胜一味攻击之药，用四君加川归、沉香、麻黄服愈。

（《名医类案》）

【评析】 古案中心痛、胃痛常混为一谈，也确有心痛兼胃痛或腹痛者，老人心痛，本质多虚，多因气虚推动无力，瘀血阻滞心脉而痛作，治宜益气活血，标本同治。当今用活血化瘀治疗冠心病心绞痛成风，常有不加辨证而滥用者，每每加重病情。本案重在益气补虚，佐以行气通阳，活血仅用当归一味，而同样能收到好的疗效，值得玩味。

4. 傅松元

🍅 案例：重镇养心安神法治疗真心痛案

有海船主龚小鲁者，患真心痛。余诊其脉，六部沸然如散。问其所苦，则以手按膈，曰："痛处在此，一痛即神昏矣。"问痛几次矣？曰一次。即用煅龙齿、生枣仁、辰砂拌茯神各三钱，天冬、麦冬、远志各二钱，川郁金一钱五分，陈胆星八分，煅石决明八钱，九味，嘱急煎服，迟则第二次之痛复来，则不救矣。其侍者曰："龚君痛时，神昏肢冷，络脉跳动，势真可危。"余曰："是所谓真心痛，余当在此视其服药，所冀进药在第二阵痛之前，得药后不再痛，则药力尚能制病耳。"此药投入，居然未曾再痛，确信此九味为真心痛之良剂。遂嘱小鲁随身常带，以防不测。后八年，小鲁在海洋，病发无药，半日而死。盖所携者，因霉坏而弃之矣。后有王星贤之媳，患真心痛，余亦用此方，应手而愈。

（《医案摘奇》）

【评析】 傅松元用重镇养心安神，化痰开窍法治疗真心痛，是其创新之处，与现代西医治疗心绞痛、心肌梗死用安定等镇静安神剂，有异工同曲之妙。

5. 廖浚泉

🍅 案例：表里双解、标本兼顾法治愈胸痹心痛案

陈某，男，55 岁。1983 年 11 月 7 日初诊。

患者自 1983 年 1 月以来，常因疲劳或睡眠不好而出现心慌，时有气喘。1983 年 7 月以后常感心前区有压缩感。11 月 1 日 12 时，突发热恶心，继而出现心前区刺痛，放射至左肩部，并伴有头昏心慌而住院。患者入院 1 周，发热、呕吐频作，心前区疼痛，曾吐出蛔虫 1 条，不进饮食，服西药效果不好，于 11 月 7 日请中医会诊。诊查：发热 1 周（体温 38.2℃），有汗不解，头痛身痛，呕吐频作，吐出黄绿水及蛔虫 1 条，心前区刺痛，不能进食，口苦大便秘结，小便短赤，舌苔黄腻，脉沉细而数。辨证属胸痹外感风邪，内夹积滞，蛔虫上犯，胃失和降。拟用表里双解，兼和胃降逆。

处方： 桂枝尖 10 克，赤芍 10 克，独活 10 克，白芷 10 克，木香 6 克，吴萸 3 克，黄连 6 克，半夏 12 克，瓜蒌 15 克，薤白 6 克，枳实 10 克，竹茹 10 克，生姜 8 片，苏合香丸 2 丸（早晚服）。

二诊： 发热略减（体温 37.5℃），呕吐已止，但觉头昏自汗心悸，有时谵语。舌苔厚腻而黄，脉细滑而数。系心阳不足，营卫失调，兼夹湿热痰瘀，拟和营宁神敛汗，兼清热化痰活血。

处方： 桂枝 10 克，赤芍 10 克，龙骨 15 克，牡蛎 15 克，瓜蒌仁 15 克，桃仁 10 克，红花 6 克，半夏 12 克，黄芩 6 克，生姜 3 片，大枣 5 枚，炙甘草 4 克。

三诊： 潮热（体温 37.5℃），汗稍减，口渴肢冷，大便六日未行，腹胀有矢气，心前区阵痛，口苦食少呕逆，夜卧不安，心烦谵语。舌赤苔黄腻，脉弦滑而数。系肝胆郁热，痰瘀交阻，治当和解兼通腑气。

处方：炒柴胡 10 克，赤白芍各 10 克，枳实 10 克，半夏 12 克，瓜蒌仁 15 克，丹参 16 克，川楝子 10 克，元胡 10 克，降香 6 克，甘草 3 克，礞石滚痰丸 10 克（分2 次吞服）。2 剂。

四诊：潮热已退，大便畅行两次，有汗，左胸部隐痛，头昏食少，脘腹气胀，精神疲惫，闭目则见异物。舌质淡红，苔已退薄，脉沉缓无力。乃心气不足、脾失健运、神不守舍、邪怯正衰之候，治当益气健脾、养心安神。

处方：白人参 10 克，白术 15 克，朱茯神 20 克，半夏 12 克，乌药 12 克，白蔻仁 10 克，枣仁 15 克，龙骨 15 克，牡蛎 15 克，浮小麦 20 克，桂圆 15 克。3 剂。

五诊：患者凌晨自觉背恶寒，后感烘热，但体温正常，自汗，左胸闷痛，头昏神疲，腰膝酸软无力。舌质淡红苔薄白，脉沉细尺部弱。系病后心阳不足，营卫不和，脾肾亦虚，治当温阳和营，兼固脾肾。

处方：川附片 30 克（开水先煎），桂枝 10 克，杭芍 15 克，丹参 15 克，明党参 15 克，白术 15 克，檀香 10 克，砂仁 6 克，茯苓 20 克，炮姜 10 克，大枣 5 枚，桑寄生 15 克，续断 15 克，巴戟 12 克。

连用药 6 剂，诸恙悉平，遂出院回家休养，继续门诊调治。两年后随访，病未发作，身体康复。

(《中国现代名中医医案精华（第三卷）》)

【评析】 本例胸痹较为复杂，既外感风邪，又内夹积滞，且有蛔虫上犯。治疗当表里双解，兼和胃降逆。一诊方中以桂枝汤去甘草、大枣等滋腻之品以解表和营，加独活、白芷解表散风，加左金丸辛开苦降止呕，木香、枳实、竹茹、陈皮理气降逆止呕，瓜蒌、薤白、半夏通阳化痰开结治疗胸痹，苏合香丸辛温开窍止痛。二诊患者出现头昏自汗心悸，有时谵语，为心阳不足，营卫失调，兼夹痰瘀，故和营宁神，化痰清热活血。方中桂枝汤调和营卫，龙骨、牡蛎安神定悸，瓜蒌、半夏化痰，黄芩清热，桃仁、红花活血化瘀。三诊潮热有汗，大便闭结，以少阳里实为重，故用四逆散加味以疏散肝经郁热，礞石滚痰丸导滞泻下，使实邪痰瘀消除。四诊头昏食少、脘腹气胀、精神疲惫为心脾气虚之象，故益气健脾、养心安神。五诊头昏神疲、腰膝酸软无力、尺部弱等症状，为营卫不和，脾肾两虚之象。方中附子温补心肾之阳，人参、白术、茯苓补益脾气，桂枝汤调和营卫，丹参饮活血行气止痛，桑寄生、续断、巴戟以补肾壮腰。经过治疗，诸症悉平。

6. 周天心

🍅 案例：滋阴降火，疏通肝气法治疗胸痹案

高某，男，68 岁，干部。1975 年 1 月 3 日初诊。

主诉胸前区憋闷，或左胸窝疼痛，血压经常在 160/100mmHg 左右，多年来时有头痛目眩，神疲气短，经治时轻时重，故来求诊。来诊时除上述症状仍表现明显外，还有口干面青，手足麻木，脉象弦细有力等。

认为乃肝火偏亢，气机升降不利，每遇情绪波动而致的气滞血瘀证。治宜滋阴降火为主，佐以疏通肝气。

方药（1 号方）：夏枯草 5 克，黄芩 10 克，生地 15 克，川黄柏 10 克，麦冬 10 克，磁石 10 克，杭菊花 15 克，茯苓 10 克，龙骨 15 克，牡蛎 15 克，杭白芍 15 克，柏子仁 10 克，酸枣仁 10 克。

取 3 剂，煎汤服。

二诊：服完 3 剂药后，自觉头晕头痛、口干等症状减轻，精神、睡眠等好转，又取 3 剂服完后，手足麻木亦减轻。查六脉转平，病情好转，拟两个常规方，交替调服两个月巩固疗效。1 号方（前方）不变；2 号方：苓桂术甘汤合生脉散、当归补血汤加龙骨、牡蛎、远志；丹参、炒酸枣仁，柏子仁（药量参考心肾阳虚型）。服法：1 号方连服 3 剂，停服 10 天，接服 2 号方，连服 3 剂，停服 10 天，又接服 1 号方，如此照服 2 个月痊愈上班。1981 年 2 月追访，精神良好。

（《当代名老中医临证萃（第一册）》）

【评析】 本例胸痹患者头痛目眩、口干、手足麻、脉象弦细有力为肝火偏亢的表现，气随火升，气机升降失常，发为胸痹。故周天心治以滋阴降火，佐以疏肝。方中生地、麦冬滋阴清热，黄芩、黄柏清热泻火，夏枯草清泻肝火，磁石平肝潜阳，杭菊平肝明目，白芍养阴平肝，龙骨、牡蛎平肝潜阳，茯苓、柏子仁、酸枣仁健脾养心安神。二诊采用两方交替调服之法较为巧妙，2 号方为周天心治

疗胸痹缓解时常用之方，补益心之气血阴阳，外加龙骨、牡蛎平肝潜阳，远志、枣仁、柏子仁安神，丹参活血凉血。二方合用，取得良好疗效。

7. 乔保钧　通腑泻浊，益心宣痹法治疗心痛案

🍅 **案例一：何某，女，83 岁。1990 年 11 月 9 日初诊。**

患者 10 年来常心前区阵发性刺痛，劳累或心情抑郁时易发作，每服苏合香丸或含化硝酸甘油可获效于一时。近几天来因进食过多肉饺而诱发加重，服速效救心丸、含化硝酸甘油而不效。刻诊：心前区疼痛如揪如刺，向左肩胛及后背放射，甚则痛不可忍，伴脘腹胀满，心烦急躁，不欲饮食，小便黄，大便 6 天未解。检查：焦虑烦躁，呻吟不止；舌质红，苔黄燥乏津；脉结代有力；心前区未闻及器质性杂音，心律不齐，心率 63 次／分；血压 21.3／12.7 kPa；下肢轻度浮肿。病为胸痹兼阳明腑实，乃下实上虚，心气痹阻所致。治宜益心宣痹，通腑导下：

红参 9 克，麦门冬 13 克，辽五味 9 克，大黄（后下）9 克，枳实 9 克，川厚朴 9 克，炙甘草 9 克，3 剂水煎服。

二诊：服上药后心前区痛势不减，反而增剧，较前更难忍受，大便未解，腹胀更甚，且频频干呕，舌质红，苔黄厚，中部干燥，脉沉结代有力，触腹拒按。此次心绞痛发作，显系阳明腑实所因，燥屎内结为标，当急下通腑，刻不容缓，投以大承气汤：

生大黄（后下）15 克，枳实 13 克，川厚朴 10 克，芒硝（冲服）9 克，炙甘草 9 克，2 剂水煎服。

三诊：服上药，两天内腹泻 4 次，首次先干后溏，继则稠浊秽臭，最后稀而黄黏，泻后腹胀消失，心前区疼痛随之豁然而失，周身舒适，欲进饮食。检查：舌质红，苔薄黄有津，脉沉而缓，腹部柔软，遂以生脉饮并香砂六君子汤化裁，再进 3 剂，益气复脉，健脾和胃，收功善后。

（《乔保钧医案》）

🍅 **案例二：单某，女，63 岁。1993 年 5 月 3 日初诊。**

患者春节前因操持家务受累致左前胸疼痛，时轻时重，胸前按摩可缓解，近 1 个月来疼痛频作，甚则刺痛，放射至肩胛后背，伴胸部憋闷，食可，口干欲饮，大便干。检查：舌红有裂纹、苔白，脉沉无力兼结代。证为心气不足，胸阳不展，阳明腑实，子实侮母。治宜益气强心，温阳宣痹，通腑泻实。

方药： 丹参 13 克，麦门冬 15 克，川芎 9 克，桔梗 9 克，赤芍药 10 克，郁金 13 克，延胡索 15 克，全瓜蒌 10 克，薤白 9 克，田三七（研面冲服）3 克，枳实 9 克，大黄 7 克，辽细辛 4 克，炙甘草 10 克，3 剂，水煎服。

5 月 7 日二诊： 上药显效，首剂大便通畅，二剂胸痛有减，尽剂疼痛明显减轻，舌红，苔薄黄，脉沉滞结代。上方既效，略调继服：

丹参 13 克，麦门冬 10 克，辽五味 9 克，川芎 9 克，郁金 13 克，延胡索 15 克，桔梗 9 克，辽细辛 4 克，枳实 7 克，广木香 9 克，全瓜蒌 9 克，薤白 10 克，炙甘草 10 克，3 剂，水煎服。

尽剂痛失。

（《乔保钧医案》）

【评析】 案例一患者发病系暴食肉饺，宿食停积化热，阳明腑实，腑气不通，浊邪上犯，心气被困所致。脾与心为母子之脏，患者年高久病，心气虚弱，阳明腑实，中焦实满，子气上侮，心气被困，故而发病。首诊投小承气汤通腑泄浊，生脉饮益气养阴，非但不效，病反加重。细究其因，乃实热燥屎内结较重，其药力缓而不及，加之生脉饮益气助脉不仅减弱了小承气汤通腑导下之力，反而助敌长邪，故病情反见加重。再诊时单用大承气汤攻实泄浊，腑气既通，子气平和，则母不受侮，心气得以宣通，心绞痛随之而愈。三诊时邪实已去，故以生脉饮并香砂六君子汤加减，益气复脉，健脾和胃以善后。本案之治说明，脏腑相关，相互影响，治病必须把握整体，谨守病机，还要分清标本缓急，急则治标，缓则治本。

案例二患者胸痛病机为心气不足、胸阳不展、心血痹阻，同时因有阳明腑实，腑气不通，子实侮母，导致心气受困，使病情加重。故其治疗，一方面要益气强心、温阳宽胸、活血宣痹；另一方面要通腑泄实，调畅阳明气机。方中瓜蒌、薤白、细辛通阳散结宽胸，丹参、川芎、赤芍、郁金、延胡索、田三七活血祛瘀宣痹，大黄、枳实通腑泄实，药后显效。通腑时应掌握分寸，以大便畅通为度，勿令大泻，以免耗散心气。

8. 秦伯未

🍅 **案例：调理心气，佐以和胃法治疗胸痹案**

某男，53 岁。半年前发现心悸，近 3 个月又增心前区掣痛，胸部胀闷，兼见腹胀多矢气，脉象滑数，舌苔腻黄。拟调理心气，佐以和胃。方药：丹参、檀香、郁金、砂仁、云苓、枳壳、陈皮、竹茹、佛手，另用三七粉冲服。经过 4 个月的加减调理，据述治疗前每周痛二三次，也有每天痛几次的，服药 3 个月后痛即停止，近来停药 1 个月，仅痛过二三次，心慌心悸亦好转。

（《谦斋医学讲稿》）

【评析】 病人心痛胸腹胀，乃《黄帝内经》之"腹胀胸满，心尤痛甚，胃心痛也"，脉滑苔腻多矢气，病属于邪实为主。秦老认为心脏以血为体，以阳气为用，本病的主症是疼痛，疼痛的主要原因是气血循行不利，故采用丹参饮为主方。本例心胃同病，用丹参饮甚为合拍。丹参、郁金、三七粉活血散瘀止痛；檀香、砂仁、云苓、枳壳、陈皮、佛手理气和胃；竹茹清化痰热。俟胃气和降，气血畅行，胸痹自除。

9. 齐秉慧　清热泻火，缓急止痛法治疗心中卒痛案

🍅 **案例一：**

曾治乡中一人患心中卒痛，手不可按，来寓求治。予曰："此火邪直犯心君也。若不急救其火，则脏腑内焚，顷刻立逝。"急予黑栀三钱，白芍五钱，甘草一钱，良姜七分，天花粉三钱，苍术三钱，贯众二钱。煎服二剂而效。此方妙在用栀子以清火。若疑心经之热而用黄连，误矣。黄连性燥，不可以燥益燥，而转助其焰矣。惟栀子泻肝木之火，母衰则子亦衰，不泻心火，正所以泻心火也。且

又重用白芍，同以泻肝。又加良姜以引入心经。复增天花粉，以逐其火热之痰，痰去而火热自散，肝郁亦舒，此急治肝，而以治心也。谚云：要得锅中不滚，除是釜底抽薪，余可类识。

🍅 案例二：

曾治一邻友患心痛欲死，问治于余，即予贯众三钱，乳香二钱，白芍三钱，黑栀子三钱，甘草六分。煎服。而痛去如失。又以此方治一人，口渴呼号，煎服渴止。

🍅 案例三：

曾治钟兴顺患心中疼痛，三日而加剧，危在顷刻。予扪其手足反冷，即语之曰："此乃火气焚心而痛也。"遂予泻火止痛汤。用炒栀子三钱，甘草一钱，白芍二两，半夏二钱，柴胡三钱。水煎服。一剂而安。此方之妙，在用白芍之多，泻水中之火。又加栀子直折其热。而柴胡散邪，半夏逐痰，甘草和中。用之得当，故奏功如响耳。前后二案，一寒一火，皆一剂奏效。全在认症之确也。

（《齐有堂医案》）

【评析】　此类病案多由于热邪内结、火邪犯心所致，由于患者多心中卒痛，心痛欲死，病情危急，齐有堂云："此火邪直犯心君也。若不急救其火，则脏腑内焚，顷刻立逝。"患者标本并急，治疗标本兼治，清热泻火与缓急止痛并行。

10. 邢锡波

🍅 案例：疏胸宣刚，理气止痛法治疗胸痹案

王某某，男，53岁，干部。

突然胸痛，痛而彻背，坐卧不安，辗转反侧，呼叫不休，气短，吸气胸痛加剧，大汗淋漓。查发育营养中等，表情痛苦，烦躁而动，声音洪亮。心电图示窦性心动过速，不定型心电位。胸部透视，心肺无异常。脉弦缓尺弱，舌淡苔薄白。证属心阳虚损，寒浊填胸。治宜疏胸宣阳，理气止痛。

处方： 玉竹 30 克，瓜蒌 15 克，丹参 15 克，木香 10 克，半夏 10 克，乳香 10 克，蒲黄 10 克，川芎 10 克，五灵脂 10 克，薤白 10 克，桂枝 10 克，沉香 6 克，神曲 6 克，血竭 1 克，苏合香 0.6 克，冰片 0.15 克（后 3 味同研冲服）。

服药 3 剂，胸部疼痛减轻，胸觉松畅，脉象弦细，舌淡无苔。为胸痹通畅，而胸阳不足。原方加人参 5 克（另煎兑服）。并加针刺足三里、百会。刺后疼痛缓解，夜能安睡，翌日疼痛消失，饮食增加。以原方继续服用，后未复发。

（《邢锡波医案集》）

【评析】 此种胸痹疼痛，脉弦缓尺弱，舌苔薄白，为心阳不振，浊气填胸，阳气不得外宣，痰浊壅滞，血运不畅，阻碍营养不得敷布。治宜豁痰涤饮，通阳扶心，宣络止痛，俟痛止胸阳畅通，再以活血通络扶阳强心以善后，心阳恢复则胸满痹痛不易复发。

11. 蒲辅周

🍅 案例：调和肺胃，温化痰湿法治疗胸痛案

李某，男，50 岁，1959 年 6 月 13 日初诊。

胸痛年余，膨胀半月余，咳痰不多，消化力弱，现左胸部闷痛。舌苔白腻，脉缓候缓，中候弦滑，沉候有力。脉证合参，属痰滞胸膈，肺胃不调，治宜调和肺胃，温化痰湿。

处方： 全瓜蒌 12 克，薤白 9 克，法半夏 9 克，厚朴 6 克，炒枳壳 6 克，苏梗 6 克，陈皮 6 克，生姜 6 克，麦芽 6 克。

3 剂，每剂 2 煎，共取 160 毫升，分 2 次温服。

6 月 16 日复诊： 服前方症状减轻，原方加茯苓 9 克，续服 3 剂，煎服法同前。

（《蒲辅周医疗经验》）

【评析】 此例胸痛，为痰滞胸膈、肺胃不调所致，治疗从调和肺胃、温化痰湿立法，方剂选用瓜蒌薤白半夏汤加味，痰浊化而心阳得复，胸痹得除。

12. 王任之

🍅 案例：宁心通阳，活血祛瘀法治疗胸痹案

叶善弘，女，52 岁。1982 年 3 月 9 日初诊。

原有慢性支气管炎病史，近 1 个月来，咳痰不甚多，但觉胸闷痛，动辄心慌气短，肢软乏力，脉濡稍数。为胸阳痹阻，心气失宁，姑以宁心通阳为治。

制灵磁石（先煎）18 克，干地黄 12 克，肥玉竹 10 克，北五味子 3 克，薤白 6 克，全瓜蒌 9 克，红花 4 克，炒川芎 3 克，丹参 10 克，降香 3 克，制没药 4.5 克，炒五灵脂 10 克，甘松 6 克。

二诊： 3 月 20 日。胸痛好转，胸闷未已，咳痰后略舒，登楼仍觉气短，卧下喉息有声，脉濡弦。守原方变通。

制灵磁石（先煎）18 克，干地黄 12 克，肥玉竹 10 克，北五味子 3 克，薤白 6 克，全瓜蒌 9 克，红花 4 克，炒川芎 3 克，端鹅卵石 6 克，玉苏子（布包）6 克，炒甜葶苈 6 克，佛耳草（本包）6 克，甘松 6 克。

（《王任之医案》）

【评析】　心藏神，主血脉。王任之擅用磁石、干地、玉竹、五味子宁心安神定志，薤白、瓜蒌宣痹通阳，红花、川芎、丹参、降香、甘松理气活血以治胸痹，因病久入络，故加没药、五灵脂加重活血止痛之力。药后胸阳得展，气血运行渐畅，故胸痛好转。但病虚之体，活血耗气，痰湿益显，故减活血之药，而加端鹅卵石、苏子、葶苈、佛耳草化痰平喘。

13. 曹颖甫

🍅 案例：泻热攻下，宽胸化痰法治疗心痛案

方左。病延二候，阙上痛，渴饮，大便八日不行，脉实，虽今见心痛彻背，要以大承气汤主治。

生川军四钱（后入），小枳实四钱，中川朴一钱，芒硝二钱（后入），全瓜蒌五钱。

161

拙巢注：下后胸膈顿宽，惟余邪朱尽，头尚晕，乃去硝黄，再剂投之，即愈。

（《经方实验录》）

【评析】　本案患者之胸痹是由于阳明腑实，火邪热结于内，热灼津液为痰，火与血结为瘀，痰瘀痹阻心脉而致，治疗宜从通腑泄热、理气宽胸立法，方剂选用大承气汤加全瓜蒌，由于方证相符，故取效神速，效如桴鼓。

14. 王国三

案例：益气养血，活血止痛法治疗胸痹案

申某，男，78 岁。1994 年 11 月 30 日初诊。

左胸及胁下阵发性刺痛 20 天，加重 3 天。患者 20 天前无明显诱因而致左胸及胁下呈阵发性刺痛，每日发作 6 ~ 10 次不等，每次持续约 1 分钟而自行缓解，同时伴周身乏力，手足麻木。曾在某门诊部治疗效果不著。故收入院。现症：左胸及胁下阵发性刺痛伴周身乏力，手足麻木，口干欲饮，纳少，小便点滴而出，大便干燥。查其：舌质黯淡，苔白而干，脉沉而结。诊为：气虚血滞胸痹。治法：益气养血，活血止痛。

处方：西洋参粉 8 克（冲），麦冬 10 克，五味子 6 克，当归 10 克，桂圆肉 10 克，白芍 10 克，川楝子 15 克，郁金 10 克，延胡索 10 克，丹参 15 克，仙鹤草 40 克，火麻仁 10 克，酸枣仁 15 克，焦三仙 27 克，鸡内金 10 克。水煎服，每日 1 剂。

复诊：服药后，左胸及胁下刺痛减轻，仍有乏力，手足麻木；口干已除，小便点滴而出，大便未行。查其舌质黯淡，苔白厚腻；脉沉无力。效不更方，继以上方炒枣仁增为 30 克，火麻仁 15 克，加莱菔子 10 克以健脾消食。八旬翁，气血俱衰，老年便秘，实为常见，临床之方药，当以润为主，大黄等苦寒攻下药法当慎用，以防戕正。瓜蒌 18 克以通便，再加龙牡各 30 克以增安神之功。水煎服，每日 1 剂。随访半年，病未复发。

【评析】　本案证属气虚血滞。《素问·阴阳应象大论》云："年四十，而阴气自半也，起居衰矣。年五十，体重，耳目不聪明矣。年六十，阴痿，气大衰，九窍不利，下虚上实，涕泪俱出矣。"本患者年过七旬，正气已虚，气虚则运血

无力，血脉瘀滞，不通则痛，故而发为胸痹。虽以刺痛为主，但其本为气虚，瘀血为气虚运血无力而产生的继发性病理改变。病位在心，以虚为主，兼以标实。因而治以益气养血，活血止痛。方中用生脉散加当归、白芍、桂圆肉益气养阴补心血治其本；金铃子散加丹参、郁金活血通脉止痹痛治其标；酸枣仁养血安神兼以润肠通便；仙鹤草民间称为"脱力草"，大量用其益气复脉。佐从三仙、鸡内金健脾助胃以护后天之源。全方共奏益气养血，活血止痛之功。共服药 15 天，诸症基本消失，心电图恢复正常而出院。此案体现了常与变的辨证发展观。常与变是相互制约、相互联系的，也是相互变化的，在不同条件下，常可转化为变，变也可转化为常。临床辨证思维不拘于常，不囿于变，具体情况具体分析，使知常达变之法得到了灵活的运用。本案以刺痛为主，从表面看为实证，但按虚证论治，根据病人的年龄加以分析，因人而异，终获佳效。

（《当代名老中医典型医案集·内科分册（上册）》）

15. 邓铁涛

案例一：胸痹属气虚痰瘀证者，予四君子汤合温胆汤加减治之

黄某，女，69 岁。2006 年 3 月 1 日初诊。

胸痛 1 年。患者自诉 1 年前开始出现胸痛、右上腹隐痛，伴低热、汗多、疲乏，当时未予重视，因急性胆囊炎在我院外科住院，上腹部 CT 平扫及心脏彩超均提示存在缩窄型心包炎，考虑为结核性心包炎失治后引起缩窄型心包炎，转入我科治疗。既往 10 年前在湛江当地医院发现有"冠心病、心房纤颤"，一直规律口服可达龙 0.2g/ 日，症状控制可，现已停药 2 个月。4 年前体检发现"2 型糖尿病、高脂血症"，后一直以饮食控制，并规律口服达美康等药物，血糖控制尚可。3 年前发现左肾结石，予碎石后痊愈。否认高血压、胃炎等疾病，否认结核等传染病史。否认外伤、中毒史。入院诊断：中医：胸痹（气虚痰瘀）；西医：缩窄型心包炎（结核性）。

神清，精神可，一般情况可，少许胸痛，右上腹少许疼痛，无发热恶寒，皮肤及巩膜无黄染，无恶心呕吐，无口干多饮，纳眠可，二便调。邓老查其全身皮

肤及黏膜无黄染，双下肢无浮肿。舌淡苔白腻脉涩。检阅实验室报告为：上腹部CT平扫示：①胆囊炎；②心包下弧形钙化，考虑缩窄型心包炎，建议胸部CT检查；③肝脏肿大；④双侧胸腔少量积液，少许腹水。心脏彩超：EF 76%，FS 38%，CO 2.7L/min，心包缩窄可疑（成像欠清晰），建议测中心静脉压及行CT详查，可预约食管超声详查。邓老认为此为气虚痰瘀，治以健脾益气，活血化痰。方拟四君子汤合温胆汤加减治之。

处方：党参30克，云苓15克，白术10克，炙甘草5克，田七片10克，胆星10克，法夏10克，橘红6克，枳壳10克，桃仁10克，红花6克，丹参15克，7剂。水煎服，每日1剂。

复诊：患者服药2剂后，精神较前明显好转，胸痛较前缓解。

【评析】　患者舌淡苔白腻，脉涩。四诊合参，证属气虚痰瘀。治疗以益气活血化痰。

（《当代名老中医典型医案集·内科分册（上册）》）

案例二：健脾益气，祛痰活血法治疗胸痹案

谭某，男，78岁。2006年3月12日初诊。

患者因"反复胸闷、双下肢乏力1周加重1天，咳嗽4天"入院。患者缘于1周前于活动时出现心前区压榨性疼痛，持续约1小时，无心慌，无恶寒汗出，无左上肢放射性痛，自服救心丹并不缓解，随后感到双下肢乏力，无言语不利，无肢体偏瘫麻木，勉强可以站立，行走缓慢，于某中医院就诊，诊断不详，静滴硝酸甘油（用量不详）后心前区压榨性疼痛基本消失，仅有轻度胸闷，持续时间不定，为15～60分钟。出院后双下肢乏力仍不缓解，双下肢无水肿，4天前不慎受凉，出现恶寒，流清涕，干咳无痰，夜晚加剧，无发热，自行服用咳特灵、先锋霉素后症状无明显缓解，于3月12日上午11点左右到房间取病历本的时候，突然出现双下肢无力，无法行走站立，跌坐在地，出现头晕头痛，头痛呈胀痛，伴有心慌胸闷，小便失禁，当时神志清醒，无神昏抽搐，无恶心呕吐、眼花耳鸣，无头重脚轻，无视物模糊，无天旋地转，无四肢抽搐，无言语不利及肢体偏瘫麻

木等症状，于当日下午 2 点由其家人推轮椅来就诊，为明确诊断及进一步系统治疗收入我科。

初诊： 偶有头晕头痛，无胸闷胸痛，时有咳嗽，双下肢稍乏力，食纳一般，眠可，二便调，舌淡黯有齿痕，舌底络脉迂曲，苔白腻，脉弦细。诊其为：胸痹（气虚痰瘀证）。舌淡有齿印，为脾气不足，脾虚不能运化，水湿内停；气虚不能行血，瘀血内停。治法：健脾益气，祛痰活血，方以温胆汤加减。

处方： 法夏 15 克，陈皮 5 克，云苓 20 克，五爪龙 30 克，竹茹 15 克，枳壳 10 克，甘草 5 克，薏苡仁 20 克，白术 10 克，当归 10 克，百部 10 克，豨莶草 15 克。水煎服，每日 1 剂。

复诊： 服药 5 剂，胸闷痛缓解无再发，咳嗽、下肢乏力改善。上方去百部、豨莶草，加党参 30 克，长期服用。

【评析】 脾虚导致痰瘀内生，痰瘀形成后因为阻碍经脉之气的运行，可导致本虚加剧，标实本虚间便形成恶性循环。因此，在扶正的同时去标实有助于正气的恢复。

（《当代名老中医典型医案集·内科分册（上册）》）

16. 汤益明

🍅 案例：疏肝利胆、行气活血法治疗胸痹案

朱某，男，38 岁。2006 年 3 月 29 日初诊。

经常感左胸前区刺痛 2～3 年。患者近 2～3 年来常在嗅到烟味后出现左胸前区刺痛，并向肩臂部放射，有时伴有右侧胁肋部胀痛及反跳痛。1 个月前曾因急性胆囊炎、胆囊息肉而在某医院住院治疗。既往有胆囊炎、胆囊息肉病史。原吸烟已戒，少量饮酒。查体：腹稍膨隆，触之软，肝、脾未扪及，无明显压痛及反跳痛，墨菲征（±），心率 76 次／分，律齐，无杂音，肺（—）。理化检查：血糖 9.2mmol/L。心电图：心率 48 次／分，窦性心律过缓。刻下左胸前区刺痛，并向左肩臂部放射，伴右胁肋部胀痛，与饮食不当及嗅及异味有关，与劳累无关；舌质淡红，苔薄润，脉弦缓。诊为胸痹，胁痛（胆囊炎综合征）。治以疏肝利胆，

行气活血。以柴胡疏肝散合四君子汤化裁治疗。

处方： 柴胡12克，枳壳10克，甘草6克，芍药12克，太子参15克，白术10克，茯苓15克，丹参15克，川芎10克，香附10克，延胡索10克，神曲10克。每日1剂，水煎服，共7剂。

医嘱： 调摄情志，注意饮食。

二诊： 服上方后，左胸前区刺痛明显改善，疼痛时间缩短，程度减轻，并不再放射至肩背，右胁肋部胀痛基本缓解，舌脉同前。守上方继服7剂。

三诊： 服药期间偶尔出现一过性胸痛，几秒钟后即自行缓解，不放射，腹无所苦，饮食正常，舌脉同前。守方继进7剂，每日1剂，水煎服。

【评析】 本中年男性患者有较明确的胆道疾病（慢性胆囊炎伴息肉）病史，近两年来发作左胸刺痛并向肩臂部放射，且时伴右胸胁胀痛。初诊时墨菲征阳性，但又缺乏冠心痛确切证据，故拟诊为胆心综合征。已知支配胆囊和心脏的脊神经在 $T_3 \sim T_4$ 处有交叉，当胆道痉挛或胆囊内压力高时，可因反射性迷走神经兴奋导致"心痛"或"心律失常"等胆心综合征表现。本例中医辨证证候主要为胸胁痛走窜不定，疼痛每因情志之变而增减，发病时饮食减少，伴嗳气，脉弦缓，说明病机属肝气郁结，阻于脉络引及心经，横逆脾胃。故治宜疏肝理气、行气活血。初诊用柴胡疏肝散合四君子汤，并加香附、延胡索、神曲等药。1周后症状明显改善，无胸痛，精神转佳，又守方两周。本例经验表明，疏肝解郁对胆心综合征有较佳疗效。

（《当代名老中医典型医案集·内科分册（上册）》）

17. 张学文

案例：宽胸理气、清热化痰法治疗胸痹案

赵某，女，16岁。1993年1月10日初诊。

胸闷心慌5个月。患者5个月前在某医院住院，确诊为"风心病""二尖瓣狭窄合并关闭不全"。现症：胸闷，心慌，心前区刺痛，低热，全身关节疼痛，头晕，月经量多。查：舌尖红，苔白；脉细数。辨证：胸阳不振，气血瘀阻（风

湿性心脏病，二尖瓣狭窄合并关闭不全）。治法：温阳开痹，活血化瘀。

处方：瓜蒌 15 克，薤白 10 克，丹参 15 克，炙甘草 6 克，苦参 10 克，桂枝 10 克，葛根 10 克，川芎 10 克，赤芍 10 克，当归 10 克，三七（冲服）3 克，生山楂 15 克。6 剂，水煎服，每日 1 剂。

二诊（1993 年 2 月 13 日）：左胸偶有刺痛，肩关节疼痛，有时头晕，心悸。查：舌尖红，苔白；脉细数。仍用上方去葛根加姜黄 10 克，玉竹 12 克。6 剂。

三诊（1993 年 3 月 6 日）：病史症状同前。

处方：桃仁 10 克，红花 10 克，当归 12 克，生地 12 克，赤芍 10 克，川芎 10 克，丹参 15 克，瓜蒌 15 克，薤白 10 克，益母草 15 克，生山楂 15 克，三七（冲服）2 克，桑寄生 15 克。6 剂。

四诊（1993 年 3 月 27 日）：胸闷心慌有所减轻，经常感冒，咽喉肿痛，动则汗出。查：舌红，苔黄；脉细数。乃瘀血虽减，气阴有伤之证，仍以上方为主，加太子参 15 克，麦冬 10 克，五味子 10 克。补气生津。6 剂。

五诊（1993 年 4 月 29 日）：自服药后心慌、心悸大减，精神好转。当日又拍胸片，与两个月前所拍胸片对照，心界明显缩小。继用上方至 6 月 26 日，再诊时，心脏已无不适，有时关节疼痛，因纳呆、胃胀求治，病已临床治愈。

【评析】　风湿性心脏病、二尖瓣狭窄合并关闭不全，是难治病。对此类疾病，有不少以补心养心、活血化瘀、养阴益气等法治疗获效的报道。此病初用温阳开痹、活血化瘀治疗，以振奋心阳，通畅气血，再以桃红四物汤养血化瘀，最后用生脉散益气养阴而收功。

（《当代名老中医典型医案集·内科分册（上册）》）

18. 郭子光

🍅 案例一：芳香化浊，苦辛通降法治疗胸痹案

安某，女，61 岁。2005 年 9 月 20 日初诊。

胸闷隐痛 1 周，伴食少眠差，脘痞口臭 1 个月。现症：胸闷不适、胸中隐隐刺痛，脘痞，不欲饮食，口臭口苦口干腻，睡眠困难，每晚必依靠安眠药方能入

睡，腰痛，饮水则尿多，大便时略稀软。查：面色萎黄略晦黯乏华；精神不振；形体消瘦；性格略显忧郁；血压 90/60mmHg；心电图示：不完全右束支传导阻滞；舌质略红，苔淡黄略厚腻；脉象濡弱。诊其为：气虚气郁，痰湿闭阻化热胸痹（不完全右束支传导阻滞）。治法：消痰理脾，解郁通痹。

处方： 藿香15克，薤白15克，法夏15克，白蔻12克，茯苓20克，黄连8克，陈皮15克，神曲15克，合欢皮30克，谷芽30克，苍术15克，郁金10克。3剂，水煎服，每日1剂。

二诊（2005年10月14日）： 服药后，胸痛止，胸闷减，眠差等余症稍减。仍以前方加减，治法：芳香化浊，苦辛通降，佐以安神。

处方： 瓜壳15克，法夏15克，黄连8克，陈皮15克，白蔻12克，薤白15克，藿香15克，木香10克，酸枣仁30克，合欢皮30克，谷芽30克，夜交藤50克。3剂，水煎服，每日1剂。

三诊（2005年11月11日）： 服药后，胸闷胸痛缓解，停药后胸闷不适又作，并伴潮热汗出心烦。查：舌质淡红，苔淡黄腻满布；脉滑细弱。此乃痰浊湿阻日久，病难速去，以致痰中蕴热之状。治法：行气解郁，化痰宽胸，兼滋阴调补冲任。方拟二至丸合越鞠丸加减。

处方： 川芎12克，制香附15克，焦栀12克，苍术15克，法夏15克，神曲15克，女贞子15克，旱莲草18克，金樱子30克，覆盆子20克，葛根30克，薤白20克，谷芽30克，地骨皮30克。3剂，水煎服，每日1剂。

上诊后诸症缓解，口中不适感亦有减轻。汗出潮热感平悉。患者后来因外感后有胸胁苦满，不欲饮食等来诊，以柴芍六君汤调治，其胸闷刺痛冲热等均未复发。

【评析】 本案属于临床上慢性复杂病证之一，其治疗体会：一是标本的妥善处理，本案病久有明显的本虚，但痰浊郁滞殊甚，故治疗首当消痰理脾；二是本证病人久病多郁，临床治疗时当需治郁，故三诊及最后一诊都在理脾消痰的基础上，兼以开郁，使病人的心情舒畅，这对老年久病患者，有明显的疗效；三是治标药物逐渐减量，治本药物渐跟上，故治疗后期，逐渐突出了调补肝脾冲任，随着厚腻苔的渐渐消除，燥湿化痰治标药物亦逐渐减少。此外，本证治疗中始终注意治疗对该患者健康影响最严重的疾病病种，这也体现出现代中医治疗与现代医学相结合的必要性。

案例二：寒温结合、补泻兼施法治疗胸痹案

张某，女，29岁。2005年10月23日初诊。

胸闷、心痛伴疲乏汗出2月余。患者2个月前感冒后出现心区疼痛闷感而在省医院诊为病毒性心肌炎，住院治疗1个月，自觉症状恢复不理想，转求中医专家诊治。现症：心区闷压感明显，轻度心区疼痛，疲乏甚，易汗出，动则出汗更甚，汗后极易感冒，头略昏。查：面色㿠白无华；精神疲惫，语音较低：舌质淡嫩有齿痕，苔白滑淡黄；脉滑；血压112/68mmHg；心电图显示ST段下移。诊其为：气阴亏损，余热未尽胸痹（病毒性心肌炎）。治法：益气养阴，清解余热。方拟生脉饮加减。

处方：太子参30克，麦冬30克，五味子15克，黄连10克，玉竹20克，北黄芪40克，板蓝根15克，防风15克，谷芽30克，丹参20克。3剂，水煎服，每日1剂。嘱适寒温，防感冒，注意休息。

二诊（2005年10月28日）：心中仍觉不舒，活动用力则心痛、心累，疲乏明显，食纳略差，有怕冷感。查：面色㿠白无华；精神疲惫等同前；舌质淡红，舌苔薄黄；脉细滑略数。病机仍属气阴不足，余热未尽，心阳不振，有气虚络阻之趋势。治法：益气养阴、清解余热。于上方中稍加羌活通阳，丹参、薤白、延胡索化瘀通络。

处方：红参15克，麦冬20克，五味子15克，黄芪40克，丹参20克，板蓝根15克，谷芽30克，延胡索20克，枣仁15克，薤白20克，羌活15克，炙甘草8克。5剂，水煎服，每日1剂。

三诊（2005年11月3日）：上方效果明显，胸痛基本缓解，偶因动作过重而感胸中不适，胸闷亦明显减轻。仍以上方去延胡索加白术、瓜蒌，服后诸症基本平悉。

其后，患者又因外出旅游疲劳而感心累和胸中轻度不适，再以上方为基础，

随证加减，前后共诊6次，服中药30余剂。诸症消失，随访一切情况良好。嘱其适寒温，防感冒，注意休息，劳作不可太过。

【评析】 中医对病毒性心肌炎的治疗有一定优势。邪实正虚是本病的病机基础，最难处置，单纯补之易碍气机，单纯攻之易伤正气，因此治疗宜扶正祛邪、寒温结合。本案处方选用生脉散为基础，以红参、黄芪、白术、炙甘草等益气复脉，麦冬、五味子、酸枣仁等滋阴养心宁神，以黄连、板蓝根等清解余毒，以丹参、延胡索、薤白、瓜蒌、羌活等为主活血消痰、宽胸通阳。尤其二诊以后注意寒温结合的治疗对本患者难以克服的胸闷胸痛易汗等具有显著作用。本证治疗始终抓紧时间，根据病情急缓分期不同而扶正祛邪各有侧重。总以控制症状，防治心衰，及其他后遗症，改善体质为目标，最终收效较好。

（《当代名老中医典型医案集·内科分册（上册）》）

19. 晁恩祥

🍅 案例：健脾和胃、理气活血法治疗胸痹案

吴某，女，61岁。2006年2月24日初诊。

发作性胸骨后疼痛伴胃脘嘈杂，进食不适半年余。患者发作性胸骨后疼痛半年余，多于活动后发作，休息后可自行缓解。疼痛发作时常延及后背，反映在脊柱约第6胸椎处。伴憋气，无盗汗，无手足凉，无晕厥，每次疼痛发作约持续1分钟，含服硝酸山梨醇酯数秒钟可缓解。2005年10月，北医三院心血管CT检查结果：左心室功能减低。2006年1月安贞医院诊断其患有颈椎病。现症：发作性胸骨后疼痛，休息后可缓解，痛时可窜及后背，伴反酸，无胃灼热，食欲好，进食不适，胃脘有嘈杂感，喜暖怕冷，大便正常，口不渴，舌边经常痛。查：胃镜检查显示：糜烂性胃炎；舌质淡红，舌苔白，中心黄厚腻；脉弦。诊其为：脾胃不和，气郁血瘀胸痹（左心室功能不全，食管裂孔疝，浅表萎缩性胃炎，食管静脉瘤）。治法：健脾和胃、理气活血。方拟平胃散合瓜蒌薤白白酒汤加减。

处方：苍白术各10克，厚朴10克，陈皮10克，焦三仙各10克，葛根25克，玫瑰花10克，延胡索10克，瓜蒌15克，瓦楞子10克，薤白10克，羌独活各10克，

川芎 10 克，炒枣 15 克，川连 5 克。14 剂，水煎服，每日 1 剂。

复诊： 服药后，近 4 天未再发作，胸部疼痛，胃中灼热感明显减轻。食后胃中仍有不适感，时反酸，无呃逆，畏寒，食纳少，睡眠易醒，多梦，二便调，舌两侧时有疼痛。以健脾和胃、理气化湿为法，继续服用 7 剂，诸症皆有好转。

【评析】 《素问·平人气象论》："胃之大络，名曰虚里，贯鬲络肺，出于左乳下，其动应衣，脉宗气也"，足见胃与胸关系密切。胸痹常见疼痛之症，为气血不通所致，胃脘不适日久，也势必影响气血流通，故以健脾和胃、理气活血，从治胃入手来治疗胸痹，一般不易被人理解和接受，但确存在理论根据，临床也见到了明显疗效，为治疗胸痹提供了新的思路。但在临床实践中，胸骨后疼痛是由心绞痛引起还是与食管裂孔疝有关，临床难以区别，建议查胃镜、冠脉造影以区别之。

（《当代名老中医典型医案集·内科分册（上册）》）

20. 任继学

🍅 **案例：调补冲任、燮理阴阳法治疗胸痹案**

某患者，女性，50 岁。

心前区闷痛 2 年，在某医院诊为"冠心病"，曾服西药硝酸甘油、单硝酸异山梨酯、美托洛尔（倍他乐克）、肠溶阿司匹林，中成药复方丹参滴丸和中药汤剂治疗，效果不明显，心痛屡发。患者同时有畏寒、烘热、心烦、失眠等症，舌红苔薄，脉沉数无力。

任继学认为属冲任虚衰、阴阳不和所致之"逆气里急"。

处以二仙汤合失笑散。

经治两月余而心痛未作。

【评析】 女性在更年期后出现心绞痛、心律失常概率增加，这是由于冲任渐衰之故，所以同时多伴有阵发畏寒怕冷、阵发烘热面赤如醉、心烦易怒、悲伤易哭等症。其病机则为冲任虚衰，血海渐少，精气不足，阴阳不和。对于此种心痛、心悸，任继学认为不能单纯治心，唯活血化瘀、养心安神是务，而应从调补冲任、燮理阴阳着手，不治心而心自宁。用二仙汤加减治疗此类心病，每收良效。

（《国医大师验案精粹·内科篇》）

21. 李济仁

🍅 案例：育阴清热，行血活络法治疗胸痹案

王某某，男，63 岁，1989 年 3 月 5 日就诊。

患者血压一直偏高，屡发心前区闷痛并有紧缩感，偶遇风寒或情志不遂时更著，唯以含服硝酸甘油片暂缓，曾做心电图示"左室高电压"，符合慢性冠状动脉供血不足。血脂分析：胆固醇 385mg/dL，β 脂蛋白 750mg/dL，诊为高血压冠心病。刻下症见：心中胀痛，惊惕不安，眩晕肢麻，夜寐梦扰，面赤口干，舌绛苔少，脉细数。

是因心肾不交，阴虚阳亢，血脉凝阻。当育阴清热，行血活络。以基本方增味治之。

药用：当归、潞党参、紫丹参、首乌藤（夜交藤）各 15 克，川芎、五味子各 10 克，麦冬、何首乌各 12 克，黄芪 20 克。

前进药饵，颇符病机，症状悉减，唯口依然干，舌仍绛。当守上方再增育阴清火之品，加细生地黄 20 克、鲜石斛 10 克，以尽退虚火。服上方 7 剂，阴分渐旺，虚火清而血行畅，夜寐亦安，虑其多梦，心肾交而不固，乃守方继服，并嘱早晚吞服柏子养心丸。月余后病安，血压稳定。

【评析】 年高中气衰或病程延久，气血双亏，心失肾阴润养则现阴虚之证，另肝阴失养，肝阳上亢亦可致病。症见：眩晕、心悸而烦，惊惕不安，失眠怔忡，心中灼热似饥，肢麻，口干面赤，舌质绛、苔少或无，脉细数或结代。阴虚阳亢者，血压往往偏高。治以滋阴养肝，补肾安神。用归芍参芪麦味汤基本方并早晚分服柏子养心丸。高血压患者酌加何首乌、白芍、干地龙调治。

（《国医大师验案精粹·内科篇》）

22. 张镜人

🍅 **案例一：养心益气，祛痰化瘀法治疗胸痹案**

张某，男，62 岁，1985 年 11 月 21 日就诊。

患者素有心肌梗死病史，心气不足，气滞血瘀，痰浊困阻，脉道不畅，不通则痛，常感胸闷隐痛、心慌，动则气急，嗳气时作，大便不实；舌质黯红、微胖、边有齿痕、苔薄腻，脉细滑。刻值冬藏之时。治拟养心益气，祛痰化瘀。

处方：生晒参 30 克，丹参 90 克，炙黄芪 30 克，桃仁 60 克，赤芍、白芍各 60 克，炙甘草 30 克，制苍术 30 克，制黄精 60 克，生香附 60 克，广郁金 60 克，全瓜蒌 60 克，薤白头 30 克，制半夏 60 克，炒陈皮 60 克，大地龙 60 克，砂仁（后下）20 克，佛手片 30 克，炙远志 20 克，淮小麦 60 克，石菖蒲 30 克，旋复花（包煎）60 克，赭石 60 克，香谷芽 60 克，炒六曲 60 克，炒川续断 60 克，炒酸枣仁 60 克，白扁豆 60 克，建莲子 60 克，泽泻 60 克，炙延胡索 60 克，川石斛 30 克，炒川芎 30 克。上药浸一宿，武火煎取三汁，沉淀沥清；文火收膏时，加入清阿胶（陈酒烊化）240 克、白冰糖 500 克，最后冲入人参汤，熬至滴水成珠为度。每服一汤匙，温开水调送，清晨最宜。如遇感冒、食滞需暂停数天。

【评析】 冠心病属中医"胸痹"范畴，其病机为本虚标实，即《金匮要略》所谓"阳微而阴弦"。阳微者，指阳气不足，心气虚衰；阴弦者，指痰浊瘀阻，心脉不通。此二者均与脾胃功能失调有关。脾胃乃气血生化之源，水谷精微所化生的元气具有注心灌脉之作用。为此，调和脾胃既可以补充心之气血，又可以使痰浊瘀阻得以消散，故冠心痛的治疗在使用温阳通痹之时，亦应重视脾胃功能的调和。本例膏方既有补阳还五汤益气活血通络之意，又有瓜蒌薤白半夏汤温中通阳、祛痰宽胸之旨。然综观全方，乃参苓白术散贯穿其中，以健脾胃、化痰浊。

张镜人认为：冠心病所出现的胸膺痛、心动悸、脉结代，虽属"阳微而阴弦"，但与脾气不振，胃气虚弱有着密切的关系。在使用温阳宽胸之品的同时，选用参苓白术散益气健脾而化痰浊乃取治本之道，适用于脾胃气虚夹湿之证。在痰浊瘀阻之冠心病中使用，通过祛痰化浊以利心脉的疏通。其中生晒参性平质佳，不温不燥，补益脾胃之气，且能生津顾护心阴；白术燥湿健脾；半夏温涤痰浊；陈皮理气化痰。诸药合用可达健运脾胃、消除痰浊之目的。方中一派温燥药中，独用石斛一味，甘凉润养，寓意深刻。

🍅 案例二：养血调营，宣痹行瘀，兼化痰湿法治疗胸痹案

某男，58 岁，1981 年 9 月 24 日初诊。

患者 1 周来心前区持续疼痛，胸闷，痰多，夜寐少安，舌淡红、舌苔薄腻，脉弦细滑。EKG 检查示急性心肌梗死。根据其主症当属中医真心痛范畴，乃痰湿内阻，心气失宣，营血运行不利，心络瘀滞所致。治拟养血调营，宣痹行瘀，兼化痰湿。

药物：太子参 9 克，丹参 15 克，桃仁 9 克，全瓜蒌 15 克，薤白 9 克，制半夏 5 克，炙远志 30 克，淮小麦 30 克，生香附 9 克，赤芍、白芍各 9 克，炙甘草 3 克，炒陈皮 5 克，枳壳 9 克，竹茹 5 克，朱茯神 9 克，首乌藤（夜交藤）30 克，谷芽 12 克。水煎服，5 剂。

二诊：服药 5 剂后心前区疼痛已减，仍感胸闷，痰出较畅，精神好转，脉细弦滑，苔薄白腻，质红。前方加减续进，以祛痰理气，宣痹行瘀。

处方：太子参 9 克，丹参 15 克，桃仁 9 克，全瓜蒌（打碎）15 克，薤白 9 克，炙远志 3 克，淮小麦 30 克，香附 9 克，赤芍、白芍各 9 克，炙甘草 3 克，枳壳 9 克，竹茹 5 克，朱茯神 9 克，首乌藤（夜交藤）30 克，谷芽 12 克。

患者守方服用 2 周，病情稳定，胸闷、心前区疼痛等症逐渐好转。

【评析】 本例属真心痛之轻者，乃痰瘀交阻，心气不得通达所致，宗瓜蒌薤白半夏汤合温胆汤化痰通阳，丹参、桃仁、赤芍活血通络为主，佐以养心安神治之。尤怡在《金匮要略心典》中云："胸痹不得卧，是肺气上而不下也。心痛彻背，是心气塞而不和也。其痹为尤甚矣。所以然者，有痰饮以为之援也。故于胸痹药中加半夏以逐痰饮"。方中借全瓜蒌、枳壳宽胸散结；薤白温经通阳，制半夏、炙远志祛痰除湿，香附、炒陈皮理气畅中，盖痰积久滞，久则必有瘀阻，痰瘀交结，着于包络，以致痹而不畅，故再增丹参、桃仁、赤芍调营化瘀，则痰

浊化而瘀壅遂开。

(《国医大师验案精粹·内科篇》)

23. 周仲瑛

🍅 **案例：调补心肾法治疗胸痹案**

丁某，女，61 岁，退休工人。1993 年 5 月 13 日初诊。

既往有高血压、冠心病病史，近年来房颤频繁发作，多发于早晚，每日发作 1 ~ 3 次，平时亦觉心悸不宁，常苦胸闷隐痛，头昏目眩，头疼牙痛，颈强不和，两目干涩，易汗，下肢不温，舌质淡紫、苔薄，脉细弦滑，三五不调。

辨证为心肾两虚，阴阳失调，心营不畅，心神失养。方选桂甘龙牡汤、生脉散化裁。

药用： 制附片 5 克，淫羊藿（仙灵脾）10 克，川黄连 3 克，炙桂枝 6 克，炙甘草 6 克，生龙牡（先煎）各 20 克，党参 15 克，生地黄 10 克，麦冬 10 克，丹参 15 克，川芎 10 克，红花 10 克，葛根 15 克，石菖蒲 10 克。水煎服，每日 1 剂。

二诊： 1993 年 5 月 20 日。药进 7 剂，心悸得止，胸闷痛稍减，呼吸欠畅，怕冷减轻，食纳欠佳，余症如前。上方去葛根，加砂仁（后下）3 克、甘松 10 克行气醒脾。

三诊： 1993 年 7 月 23 日。服上方 2 个月，房颤控制，胸闷痛及心慌能平，下肢冷感消失，头昏眩晕减，胃冷腹热。仍从心肾两虚、阴阳失调论治，以资巩固。药用制附片 5 克，淫羊藿（仙灵脾）10 克，川黄连 3 克，炙桂枝 6 克，炙甘草 5 克，龙骨、牡蛎（先煎）各 20 克，生地黄 10 克，丹参 15 克，天麻 10 克，功劳叶 10 克，甘松 10 克，炙黄芪 15 克，枸杞子 10 克。

【评析】 本例冠心病房颤，以胸闷隐痛、心悸不宁、脉来结代、三五不调为主症，并见寒热错杂，虚实相兼，病情复杂。心悸不宁，胸闷隐痛，脉来结代，为心阳受损、心神失养的表现。故选方《伤寒论》之桂甘龙牡汤，用桂枝、甘草辛甘化阳，温补心阳，温通血脉；龙骨、牡蛎重镇安神宁心，以平冲逆，制悸动，缓急迫。头昏目眩，头疼牙痛，两目干涩，系肾阴亏虚，水不济火，火热炎上所致；下肢清冷不温，则是心火独亢，不能下济于肾阳的表现。故周仲瑛认为本案既有阴虚阳亢火炎之象，又有下焦阳虚阴盛之征，概括其基本病机为心肾亏虚，阴阳失调。治以补益心肾，调和阴阳。除用桂甘龙牡汤温通心阳外，更以淫羊藿（仙灵脾）配地黄，仿二仙汤意，补益肾之元阴元阳；黄连清泄郁热；丹参、川芎、红花、石菖蒲祛瘀化痰，通行血脉；党参、麦冬、生地黄补益心之气阴。诸药合用，而令寒热平调，阴阳相济。结合兼证，略施加减，得收佳效。

《伤寒论集注》："结代之脉……皆气血两虚，而经隧不通，阴阳不交之故。"本案病情甚为复杂，周仲瑛抓住"脉来结代"的主症及阴阳失调之兼证，删繁就简，概括其病机为"心肾亏虚，阴阳失调"，与"柴胡证，但见一证便是，不必悉具（《伤寒论》）"的诊治思路相一致。肾为阴阳的根本，阴阳的偏盛偏衰当以肾为主，但本案主症为胸闷心悸，病位在心，故当属心肾同病。

（《国医大师验案精粹·内科篇》）

24. 颜德馨

🍅案例：清暑益气法治疗胸痹案

陈某，男，68 岁。

既往有冠心病史 27 年，住院 20 余次，其中抢救数次，两次病危。诊断"冠心病，快速房颤，房性早搏，快慢综合征，快时 150 次／分，慢时 38 次／分，病窦"。曾因"病窦"动员装起搏器。近年发作频繁，1 ~ 2 周"快速房颤"一次，1 个月需急诊 1 次，长期西药不停。1994 年 7 月 19 日 EKG 示"异位心律、快速房颤，心电轴不偏，心肌损害"。

1994 年 7 月 21 日初诊：胸闷心悸时作，口干，舌尖破碎作痛，纳可，夜尿频欠，苔厚腻，脉小数。

证属暑湿蒙蔽清阳，心阳痹阻。治以清暑益气。

药用：党参 9 克，黄芪 9 克，苍术、白术各 9 克，青皮 9 克，神曲 9 克，升麻 6 克，泽泻 9 克，五味子 4.5 克，麦冬 9 克，黄柏 4.5 克，服 7 剂。

再加味 7 剂。随访 3 个月，证情稳定。

【评析】　每入夏季，颜德馨喜用东垣清暑益气汤，取其益气运脾、清热除湿、生脉生津，大具生化之功用，颜德馨用本方，为临证提供了一条有益思路。此外，盖以暑月，暑必伤气，暑必夹湿，而"脉者，元气也"，肺主气，肺气旺则周身之气皆旺，其方中之党参、麦冬、五味子能补肺清心，能旺气而充脉，又合黄芪、甘草二味，具有令人气力涌出之功，故脉绝者服此，大有复生之力。统观全方，用于夏月实具巧思。但运用须注意三点：①夏月尤宜；②凡病机属暑湿或湿热困脾和暑伤元气或饮食劳倦损伤脾胃者皆宜；③其药味组成、剂量多少，当随四时、证候轻重、体重强弱、年龄大小而斟酌之。

(《国医大师验案精粹·内科篇》)

25. 刘志明

案例：补养心脾法治疗胸痹案

刘某，男，26 岁。1993 年 7 月 12 日初诊。

阵发胸闷、刺痛，心慌半年，加重 1 周。患者述半年前自觉劳累或休息不好后出现阵发胸闷及刺痛，每次历时瞬间即缓解，吸气时加重，痛点不固定，伴有心烦、少寐、健忘、心悸等症，无口干及五心烦热，偶有盗汗，近 1 周来因与邻居关系紧张，病情加重，同时食欲减退，饮食无味，时有恶心欲呕，偶有腰痛，大便长期不成形，每日 1 次，小便可。就诊时表情忧虑，面色少华，舌尖红，苔少，脉细弦。西医诊断：自主神经功能紊乱；中医诊断：胸痹，证属心脾两虚、胸阳不振。心主血，脾为生血之源，心脾亏虚，血不养心，神不守舍，故心烦少寐、健忘、心慌；气血亏虚，运行失常，胸阳不振，故见胸闷、刺痛；血虚则盗汗，血虚不能上荣于面，故面色少华；脾失健运，则饮食无味，大便不成形；血气虚则脉细弦。治宜补养心脾、通阳宣痹。拟方四君子汤合瓜蒌薤白半夏汤加减。

处方：太子参 15 克，白术 10 克，茯苓 10 克，炙甘草 6 克，枳壳 10 克，橘红 6 克，生姜 3 片，半夏 10 克，枣仁 10 克，郁金 10 克，瓜蒌 10 克，薤白 10 克，柴胡 10 克，白芍 10 克。水煎服，每日 1 剂，连服 5 剂。

二诊（1993年7月16日）：服药后胸闷好转，精神好转，因工作需要未能休息，要求服用中成药，舌质红，苔薄黄，脉弦细。予天王补心丹2盒滋阴养血善后。

【评析】 患者以胸痛为主症，心悸、纳差、失眠为兼症。主症发作原与劳作有关，病程半年。《金匮要略》将"胸痹"病因病机归纳为"阳微阴弦"，以瓜蒌薤白剂温通散寒，宣痹化湿。本案符合经典病机，故采用瓜蒌薤白半夏汤治之。患者正值青壮年而呈虚象，除先天不足，更与后天脾胃失养有关，经询有纳差、大便不爽等脾胃症状，故用补养脾胃之法以固本。年少即脾胃失调，排除饮食不节的原因，便是为七情内伤所致，患者平素即有心烦、少寐、健忘的症状，此次病情加重亦为情志因素，故加用行气解郁之品，以图标本兼治。本例患者若能调理情绪，注意休息，预后应属良好。

（《当代名老中医典型医案集（第二辑）》）

26. 邢月朋

🍅 案例：益气温阳通脉法治疗胸痹案

敦某，男，57岁。2009年6月8日初诊。

胸闷、气短间断发作15天。患者缘于15天前无明显诱因出现气短、胸闷，发作时无胸痛，休息后症状缓解，此后症状反复发作，每因劳累活动后时有头晕，有黑蒙症状，无意识丧失、头痛及肢体活动不利等，曾在省医院门诊查血常规、心肌酶、肝功能、肾功能无异常。心电图：窦性心律，心率38次/分，二度房室传导阻滞，加速性室性逸搏心律，完全性右束支传导阻滞，部分导联T波低平，患者拒绝安装起搏器而来中医院就诊。现主症：胸闷、气短，多在劳累及活动后发作，头晕，双眼黑蒙，休息可减轻，畏寒怕冷，舌质淡，苔薄白，脉缓。西医诊断：心律失常，窦缓，二度房室传导阻滞，完全性右束支传导阻滞；中医诊断：胸痹，属心肾阳虚、寒邪凝滞证，治以益气温阳通脉。用大运方化裁。

处方：生晒参10克，黄芪30克，黑附子6克（先煎），桂枝6克，柴胡6克，升麻6克，桔梗10克，枳实10克，麻黄10克，麦冬10克，五味子10克，丹参15克，巴戟天10克。7剂，水煎服，每日1剂。

二诊（2009 年 6 月 15 日）：服药后胸闷症状明显减轻，患者自觉头晕消失，仍有手足凉，夏季而穿秋衣，仍精神倦怠，面目口唇稍红润。心率 42 次／分，舌质淡，苔薄白，脉缓。心电图：窦性心律，42 次／分，Ⅱ度房室传导阻滞，完全性右束支传导阻滞。证属心肾阳虚，阳气不振，上方加淫羊藿 10 克、细辛 3 克温阳散寒，10 剂，服法同前。

三诊（2009 年 6 月 26 日）：服药后患者症状明显减轻，自觉胸中清亮，活动后稍感气短，饮食睡眠好，精神体力基本恢复正常，胸闷未再发作。舌质淡，苔薄白，脉缓。查心电图：窦性心律，心率 56 次／分，偶发房性早搏。患者病情向愈，服药 7 剂后服中药制剂大运丸以温阳益气通脉，巩固疗效。

【评析】 邢月朋经过多年临床研究，对于缓慢性心律失常有非常丰富的经验，认为此种心律失常的病机多为心肾阳虚，阳虚寒凝，研制出大运方进行治疗。《黄帝内经·素问》认为"心藏血脉之气"，心气虚，在心则胸闷，气短，怔忡；在脑则头昏晕厥，神疲乏力；在脉可见迟、涩。"迟来一息至唯三，阳不胜阴气血寒"。气虚阳衰，阴寒内生，水湿不化，气滞不达，血不以行，则诸症内生，临床可出现心悸、眩晕、胸闷、气短等症。本虚标实为本证的主要病机，气虚阳衰为本，气滞寒凝为标，治疗以益气温阳、运转气机为法，在益气温阳的基础上重点突出运转气机，使气充阳生，阴寒自消，脉道充盈，气血运行，达到了大气一转、邪气乃散的治疗效果。缓慢心律失常患者在应用中药后可以在短时间内提高心率，疗效维持时间长，明显改善临床症状。大运方中人参、黄芪补气升气治其本；附子、肉桂温阳散寒治其标，使气充阳升；柴胡、升麻引二阳之气左右而升，桔梗载药上行升清气，枳实宽胸理气降痰浊，合用而升清降浊，运转气机；熟地补肾生新，麻黄善发阳气，行于脉道以助行气之功；麦冬、五味子酸甘化阴，留助心阳，以防温热之药使心气耗散；丹参养血活血，以除阳气不充而气滞血瘀之弊。诸药配伍，益气温阳，运转气机，气充阳生，阴寒自散，脉道充盈，气血运行。可谓之：阴阳相得，其气乃行，大气一转，邪气乃散，故名大运方。

（《当代名老中医典型医案集（第二辑）》）

27. 李士懋

案例：寒热并用法治疗胸痹案

任某，男，24 岁。2002 年 9 月 14 日初诊。

阵发性胸痛、胸闷已半年。患者半年前出现阵发性胸痛、胸闷，安静时无任何不适，劳累则胸痛、胸闷短气，面色无华，脉弦濡数，舌尚可，苔白中腻。胸闷痛短气，当属中医胸痹，以其脉弦濡数且苔腻，濡主湿，数主热，弦乃气郁不舒，故诊为湿热蕴阻，气机不舒之寒热错杂证。西医诊断：心脏神经官能症；中医诊断：胸痹，证属寒热错杂。治宜温阳化湿，佐以清热，选方半夏泻心汤加减。

处方：炮附子 12 克，桂枝 10 克，薤白 10 克，炙川乌 10 克，白术 12 克，黄芩 9 克，干姜 6 克，茯苓 15 克，黄连 9 克，细辛 5 克，菖蒲 9 克，半夏 12 克。14 剂，水煎服，每日 1 剂，分 2 次温服。

二诊（2002 年 10 月 5 日）：上方共服 14 剂，胸中痛闷已轻，近因外感，又增咳嗽夜剧。脉弦濡，舌尚可，中苔薄腻，色微褐。复感寒袭肺，治宜宣肺化湿。小青龙汤加减。

处方：麻黄 6 克，桂枝 10 克，白芍 10 克，炙草 6 克，细辛 4 克，半夏 10 克，干姜 6 克，五味子 5 克，炮附子 12 克，茯苓 15 克，白术 10 克，紫菀 12 克。服法同前。共服 11 剂，症除，脉缓，停药。

【评析】 半夏泻心汤，乃寒热并用，健脾化湿，既为湿热，法宜清热化湿，何以重用辛热之品？李士懋认为：因湿乃阴邪，其性黏腻，氤氲难化，湿遏则热伏。治湿热证，即使湿热并重，亦当以化湿为重，清热为次，否则过寒，则湿遏不解，热无以透，则病深不解。治湿之法虽有芳香化湿、淡渗利湿、苦温燥湿、风以胜湿诸法，但莫若加辛热之品，温阳化湿。湿热之证，关键在湿，湿去则热易清。即使湿热并重，辛热之品不忌，毕竟有热，亦当清之，故用芩连，苦以燥湿，寒以清热。芩连配姜附，寒热同用，并行不悖，反事半功倍。二诊，热退湿未已，又感寒袭肺而咳，故予小青龙散寒化饮，肺气宣，咳亦止。

（《当代名老中医典型医案集（第二辑）》）

28. 李英杰

🍅 案例：利胆降逆、清化痰热法治疗胸痹案

梁某，女，62岁。2003年3月13日初诊。

胸中窒闷2个月，加重3天。患者2个月前无明显原因出现发作性胸中窒闷，3天前因进食油腻食物，上述症状加重，同时伴有胃脘胀满，嗳气，虚烦不得眠，腿软无力，下肢水肿。刻下症见：发作性胸中窒闷，伴有胃脘胀满，嗳气，虚烦不得眠，腿软无力。心电图示：①窦性心律；②室性期前收缩；③各导联T波低平。舌质黯红，舌苔黄厚。左寸脉沉细，左关脉弦滑。既往有慢性胆囊炎、反流性食管炎病史。西医诊断：冠状动脉粥样硬化性心脏病（心绞痛，心律失常，室早），慢性胆囊炎，反流性食管炎；中医诊断：胸痹，痞满。此胆胃不和，痰热内生，痰热上扰心神之胸痹、痞满。法当利胆降逆、清化痰热、补气养阴、宁心安神。方拟温胆汤、生脉散、旋复代赭汤加减。

处方：太子参15克，麦冬15克，无味子10克，丹参10克，木香10克，白蔻仁5克，炒白术10克，酸枣仁20克，夜交藤15克，夏枯草15克，旋复花（包煎）10克，代赭石20克（先煎），陈皮10克，清半夏10克，茯苓15克，焦三仙各10克，鸡内金10克，甘草10克。5剂，水煎服，每次煎30分钟，共取汁400毫升，早晚两次温服。忌辛辣油腻、寒凉之品。

二诊（2003年3月18日）：服前方后胸中窒闷及腿肿减轻，仍胃脘痞满，嗳气，嘈杂，睡眠有所改善，但仍夜寐不安。舌质黯，舌苔略黄厚，脉弦细滑。此痰热上扰心神略有缓解。仍下肢浮肿，胃脘痞满，嗳气，嘈杂，夜寐不安，诸症为痰湿内阻、寒热错杂所致。舌质黯为气滞络瘀。病久痰热夹湿伤及脾阳，出现寒热错杂之证，治疗以通为用，以通为补。方选温胆汤、丹参饮、旋复代赭汤、乌贝散、酸枣仁汤合用。

处方：旋复花（包煎）10克，代赭石（先煎）20克，乌贼骨20克，浙贝10克，元胡15克，枳壳10克，陈皮10克，木香10克，砂仁9克，丹参10克，檀香6克，鸡内金10克，蒲公英15克，苏梗10克，白蔻仁5克，酸枣仁20克，夜交藤15克，

干姜 10 克，半夏 10 克，茯苓 15 克，甘草 10 克。7 剂。水煎服，每次煎 30 分钟，共取汁 400 毫升，早晚 2 次温服。忌辛辣油腻、寒凉之品。随访未复发。

【评析】　胆为六腑之一，泻而不藏，胆又为清净之腑，喜温而主和降，失其常则郁而不通，胃气内壅不降，痰热自内而生。痰热上扰心神，心脉阻滞，出现胸中窒闷、虚烦不得眠。胆郁胃失和降，故胃脘胀满、嗳气。纵观舌脉症，患者为胃有积热，胆气不降，气机阻滞，胆气犯胃致胆胃不和，痰热上扰之胸痹、痞满。

初诊患者左寸脉沉细，说明心之气阴两虚，痰热得以上扰心神，阻滞心脉，出现诸多症状。方中夏枯草、旋复花、代赭石、陈皮、清半夏、茯苓、炒白术等利胆降逆、消化痰热；太子参、麦冬、五味子、丹参补气养阴活血；酸枣仁、夜交藤宁心安神。达到标本兼治的目的。

二诊脉弦细滑，心之气阴两虚有所恢复，上方去生脉散。仍有痰湿内阻、寒热错杂之症，加砂仁、丹参、檀香以行气宽中、通畅气血；乌贼骨、浙贝以治胃中嘈杂等症。诸药合用，既清痰热，又养心血，使心血充足，心神得养，心阳得以依附，睡眠自安。

总之，在辨证中把握胆胃不和、痰热扰心这一病理关键，确立利胆降逆、清化痰热、养心安神的治疗大法，并贯穿于疾病始终。组方有如下特点：寒热并用，通补兼施，运用五脏相关理论调理脏腑功能，补其不足，损其有余，从而达到各脏腑功能的协调。

（《当代名老中医典型医案集（第二辑）》）

下　篇

第一章
冠心病病案

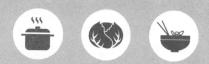

　　冠状动脉粥样硬化性心脏病简称冠心病，是指冠状动脉粥样硬化导致心肌缺血、缺氧而引起的心脏病。以冠状动脉内膜的脂质、复合碳水化合物、血液成分的沉积，平滑肌细胞及胶原纤维增生，伴有坏死及钙化为其基本病理特点。以发作性胸骨后疼痛、心悸、呼吸困难等为主要临床表现。心电图检查是诊断心肌缺血的有效而无创伤的方法，而冠状动脉造影则是显示冠状动脉硬化性病变最有价值的方法。本病多发于40岁以上的中老年人，是临床常见疾病。冠心病一般包括心绞痛、心肌梗死、急性冠脉综合征等几种临床类型。

　　流行病学调查表明，动脉粥样硬化的发病涉及众多因素，其中最主要的三人易患因素是吸烟、高血压和高脂血症。冠状动脉轻度狭窄时（<50%），临床可无心肌缺血的表现，重度狭窄时（>50%～75%）可引起心肌缺血而发生症状。冠状动脉的狭窄或闭塞最常累及左冠状动脉前降支，较少发生于右冠状动脉与左冠状动脉的回旋支。病变可仅限于一支，也可同时有多支受累。

　　中医学与冠心病相对应的病名颇多，如"胸痹""心痛""真心痛""厥心痛""卒心痛""包络痛""肝心痛""胃心痛""心病"等，近年来应用名称逐渐趋于统一，目前比较通用的病名为"胸痹"和"心痛"。目前所说的"心痛"一般是指心绞痛，特别是"真心痛"已成为专指急性心肌梗死的病名。另外，亦有人将冠心病归于"心痹"范畴。"心痹"之名首见于《素问·痹论》："脉痹不已，复感于邪，内舍于心……，心痹者，脉不通，烦则心下鼓，暴上气而喘，嗌干善噫，厥气上则恐。"从其发病来看，心痹是在脉痹的基础之上，"复感于邪，内舍于心"而成，这个发病过程，类似于风湿性心瓣膜病。也有人将"心痹"和

"胸痹"通用，亦有人认为"胸痹"包括"心痹"。

早在《黄帝内经》中就有类似本病的记载。《素问·脏气法时论》曰："心病者，胸中痛，胁支满，胁下痛，膺背肩胛间痛，两臂内痛。"《灵枢·厥病》曰"真心痛，手足青至节，心痛甚，且发夕死，夕发旦死。"张仲景在《金匮要略·胸痹心痛短气病脉证治》对该病有了进一步的描述，指出："胸痹之病，喘息咳唾，胸背痛，短气……""胸痹，胸中气塞，短气……""心痛彻背，背痛彻心"等。《圣济总录》和《类证活人书》有如下记载："包络之痛，痛于两乳中，鸠尾之间，即膻中也。""胸痛者，胸痹痛之类也……，胸膺两乳间刺痛，甚则引背胛或彻背脊……"具体描写了心绞痛的典型部位。

中医认为本病的病因主要有以下几个方面：

（1）心、脾（胃）、肝、肾诸脏亏虚，功能失调是本病发生的根本原因。心主血脉，若心气、心阳亏虚，鼓动运血无力，则心脉失于温煦发为心痛；若心血、心阴亏虚，则心脉失于濡养，亦可发生心痛。脾胃同属中州，主运化、受纳，为气血生化之源，若脾胃亏虚，气血生化乏源，以致心之气血亏虚；若运化失司，水湿聚而成痰，痰浊闭阻心脉而发心痛。肝藏血，属木，主疏泄条达，若肝之阴血亏虚，母病及子，以致心之阴血亏虚；若肝失条达，肝气郁结，以致心血运行滞涩，亦可发为心痛。肾为先天之本，内寄真阴真阳，五脏之阳非此不能生发，五脏之阴非此不能滋养；若肾阳亏虚，不能温煦心阳，以致心阳不振；若肾阴亏虚，不能上滋于心，以致心阴亏虚，皆可发为本病。

（2）感受寒邪、内伤七情、劳力过度、饮食过饱等因素常可诱发本病。若寒邪内袭，损伤心阳，以致心脉凝涩，气血闭塞不通而发为心痛。若内伤七情可使心肝之气郁结，心脉运行不畅而发为心痛。过度的体力劳动或脑力劳动皆可耗伤元气，以致心气亏虚，运血无力，心脉失养而发为心痛。饮食过饱，累伤脾胃，以致脾气阻滞，痰浊内生，闭阻心脉而发为心痛。此外，恣食肥甘，偏嗜咸食，贪逸少劳，烟酒嗜好，亦可增加本病的患病率。

（3）痰浊内生、瘀血内停是本病继发和内生的主要致病因素。二者均由脏腑功能失调、气血津液运行失常而成。痰浊或瘀血一旦形成，即可成为新的致病因素，上犯心胸、闭阻心脉而发为本病。

本病的病机转化主要表现在病邪转化、虚实转化、阴阳转化、脏腑转化四个方面。一般而言，病程短者，多以邪实为主；其病机重点是寒凝、气滞、痰浊、瘀血等病邪痹阻心脉。病程长者，或因寒邪伤阳，或因痰热伤阴，或因正气损伤，邪气留恋，其病机重点每多由实转虚或虚实夹杂。若病变进一步发展，阴阳之间、脏腑之间亦可相互转化，如阴损及阳、阳损及阴、心病及肾、肾病及心等，从而形成阴阳俱衰，心肾同病。

一、心绞痛病案

心绞痛是冠状动脉供血不足，心肌急剧、暂时的缺血与缺氧所引起的临床综合征。在正常情况下，冠状动脉有很大的储备力，正常人剧烈运动、工作量增加时，冠状动脉血流量可增加到平时的 4 ~ 7 倍，使心肌供血相应增加。当冠状动脉粥样硬化而致管腔狭窄或部分分支闭塞时，冠状动脉不能迅速、充分扩张，造成供与求的矛盾，即冠状动脉供氧与心肌需氧之间发生"供不应求"。于是发生一系列的生理生化的改变，引起心绞痛发作。

其特点为阵发性的前胸疼痛或压迫感，多位于胸骨后面，可放射至心前区、左上肢或颈与下颌部，常发生于劳动或情绪激动时，持续几分钟之久，经休息或舌下含化硝酸甘油后往往能迅速消失。本病常发生于 40 岁以上的男性，但少数可在 40 岁甚至 30 岁以下发病；女性则多发生于绝经期前后。

心绞痛的病因绝大多数为冠状动脉粥样硬化，但少数也可由非冠状动脉粥样硬化性疾病所引起，如严重的主动脉瓣狭窄或关闭不全，梅毒性主动脉炎，代谢增高（如甲状腺功能亢进），严重贫血，阵发性心动过速，冠状动脉栓塞、炎症或痉挛等。

心绞痛在中医学中属"胸痹""心痛""厥心痛"范畴。本病的发生与以下因素有关：

（1）年老体衰，心肾不足。年老体衰，或久病肾亏，肾阳不足，不能鼓舞心阳，心阳不振，血脉失于温运，则凝滞不通，发为心痛；肾阳虚不能温煦脾胃而运化无能，以致营血虚少，脉道不充，血行不畅，致心火所养，发为心痛；心肾阳虚，阴寒痰湿上乘阳位，痹阻心脉，亦可发为心痛；肾阴虚不能上济心阴，心阴亏损，血脉不充，血流涩滞，心脉瘀阻，或阴虚火旺，热灼津液为痰，痰热上犯于心等均可发为心痛。老年人心气不足，运血无力，血流不畅，瘀阻心脉，也可发生心痛。

（2）膏粱厚味，损伤脾胃。过食膏粱肥甘厚味损伤脾胃，助湿生痰，热耗津液，导致心脾气化失调；脾胃运化失常，聚湿生痰，阻遏气血，致使气结血凝而发生胸痛。《儒门事亲》说："大膏粱之人……酒食所伤，胸闷痞膈，酢心。"脾胃为气血生化之源，脾胃受损，气血生化乏源，则气血不足，心气不足或阴血衰少，均可致心脉瘀阻而心痛。

（3）七情内伤，气滞血瘀。情志郁结，可导致气机不畅。气为血帅，气滞则血瘀，以致心脉痹阻而发为心痛，如《古今医鉴·心痛》说："心脾痛者，或因身受寒邪……，或因恼怒气滞……，种种不同。"

（4）寒邪侵袭，客于胸位。寒则凝，气不通，血不行，不通则痛，寒邪客于胸阳之位则心痛。

综上所述，在本病的发病过程中，心肾脾之虚是病之本，气滞、血瘀、痰浊、寒凝是病之标。然邪气之生因于脏腑的亏损或功能失调，在疾病的发展演变过程中，阴寒、痰浊等也多因虚而聚。故本病总属标实本虚，虚实夹杂之证。但可有偏于标实，偏于本虚之不同。病邪方面，寒、瘀、痰、气滞往往相互影响，交互为患，但多以某一病邪为主而兼夹其他，临床应加以辨别。

1. 李介鸣　宣痹通阳、活血止痛法治疗冠心病心绞痛案

🍅 **案例一：**

杨某，男性，72岁，干部。1992年3月18日初诊。

主诉：发作性胸闷痛20年，加重1个月。患者1972年因胸闷憋气，心前区闷痛来我院门诊检查，诊为"冠心病"，间断服用扩张血管药物治疗，病情尚稳定。1989年因劳累后心前区闷痛频发，以"冠心病，劳力型心绞痛"收住我院内科病房。给予心痛定、消心痛、氨酰心安等药物口服，病情好转出院。近1个月来，胸闷

憋气加重。左前胸胀闷而痛，服以上药物症状改善不明显而来中医科诊治。现症：心前区闷胀而痛，胸闷憋气，心悸气短，头晕乏力，纳差食呆，形体肥胖，舌质黯、苔白腻，舌体胖、边有齿痕，脉沉细。辨证属胸阳不振、心血瘀阻。治宜宣痹通阳、活血止痛。方拟瓜蒌薤白汤合丹参饮加味。

处方： 瓜蒌 20 克，薤白 12 克，丹参 15 克，檀香 10 克，砂仁 10 克，半夏 10 克，川芎 10 克，红花 10 克，当归 10 克，香附 10 克，川楝子 12 克，元胡 10 克，三七粉 3 克（分冲），7 剂，水煎服。

二诊（1992 年 3 月 15 日）： 服上方 7 剂后，胸闷憋气减轻，心前区闷痛发作次数减少，每周 2 ～ 3 次，头晕夜梦多，舌苔薄略腻，脉细弦。上方加佛手 12 克，去当归。7 剂。

三诊（4 月 1 日）： 服上方 7 剂诸症减轻，偶有心前区闷痛发作，胃脘不适，反酸，舌苔薄白，脉细弦。上方加黄连 9 克。7 剂。

四诊（4 月 8 日）： 服上方 7 剂，头晕减轻，心前区闷痛未作，气压低时惟感胸闷，舌苔薄白，脉细弦。效不更方，上方继服 7 剂。

【评析】 本案患者年老体虚，素体肥胖，其冠心病临证表现以胸闷憋气为主，疼痛以心前区痞满闷胀为特点，是因上焦阳气不足，胸阳不振，阴乘阳位，痰气交结，痹阻心脉，不通则痛。故李介鸣以仲景瓜蒌薤白半夏汤为主加减治疗。其中瓜蒌化痰散结，开胸顺气，专治胸痹伴痰多胸满者。现代药理研究表明瓜蒌有扩张冠状动脉、降低血脂作用；合薤白、半夏宣痹通阳；川芎、红花、当归、元胡、三七活血行瘀止痛；香附、檀香、砂仁、川楝子行气帅血，疏通血脉。全方伍用则通阳散结，豁痰化瘀，俾胸中阳气宣畅布达则清阳盛、浊阴退，痞满闷胀自散矣。

（《李介鸣临证验案精选》）

🍅 **案例二：**

张某，男性，50 岁，干部。1976 年 1 月 6 日初诊。

主诉： 发作性心前区疼痛两年余。患者既往有高血压病史 9 年，平素血压经常在 170/100 mmHg 左右，间断服州复方降压片。近两年来，每遇劳累及情绪波动则出现心前区闷痛，并放射至左肩背，每日发作 10 余次，每次持续时间 3～5 分钟，休息后可自行缓解，曾在某医院内科检查，诊为"高血压，冠心病劳力型心绞痛，心律失常—频发室早。"给予消心痛、潘生丁、硝酸甘油、心得安、复方丹参片等中西药口服，心绞痛发作次数减少，每日发作 3～5 次，但仍感心悸气短，胸闷憋气，头晕心烦易急躁等而前来中医门诊诊治。现症：劳累后心前区闷疼，牵引至肩背，每日发作 3～5 次，持续时间 5～7 分钟，心悸气短、胸闷憋气，头晕目眩，心烦起急。舌质黯、苔薄白，脉弦细而结代。查体：血压 176/104 mmHg，心率 72 次／分，律不齐，早搏 10 次／分。辨证属胸阳不振，心脉痹阻，阴虚肝旺。治宜宣痹通阳，活血化瘀，平肝潜阳。方用瓜蒌薤白汤加味。

处方：瓜蒌 24 克，薤白 10 克，香橼 9 克，丹参 18 克，桂枝 5 克，茯苓 18 克，地龙 9 克，珍珠母（先入）24 克，生龙牡（先入）各 24 克，郁金 9 克，菊花 10 克，7 剂，水煎服。

二诊（1976 年 2 月 3 日）：上方连服 28 剂，头晕目眩基本消失，血压多在 160/90mmHg，心绞痛发作次数减少，每日发作 1～2 次，持续时间 2～3 分钟，疼痛程度减轻，偶感心悸胸闷。舌质黯，苔黄厚腻，脉弦。查体：血压 156/90 mmHg，心率 70 次／分，律不齐，早搏 3～5 次／分，治拟：宣痹通阳，活血化瘀。

处方：薤白 9 克，半夏 9 克，丹参 30 克，赤芍 15 克，桃仁 9 克，红花 9 克，郁金 9 克，菖蒲 9 克，生地 10 克，檀香 9 克，每日 1 剂，水煎服。

三诊（1976 年 3 月 14 日）：上方又服 30 余剂，心绞痛基本控制，自行停服西药，仅服中药。过劳后偶有胸闷气短，纳差食呆，仍有"早搏"，舌淡黯、苔薄白，脉弦细。查体：血压 140/90 mmHg，心率 70 次／分，律不齐，早搏 2～3 次／分。治予更法更方，拟益气养阴，活血化瘀佐以益胃。

处方：炙黄芪 15 克，炙甘草 15 克，生地 12 克，黄精 30 克，仙鹤草 15 克，生山楂 18 克，赤芍 15 克，丹参 24 克，红花 9 克，檀香 9 克，麦芽 9 克，鸡血藤 18 克，每日 1 剂。

　　四诊（1976年4月12日）：上方又服20余剂，心绞痛消失，体力增加，心悸气短减轻，偶有早搏，饮食好转。舌淡苔薄，脉弦细。查体：血压140/90 mmHg，心率：68次／分，律齐。上方去生山楂、红花、檀香，加炒枣仁10克，7剂，巩固疗效。

　　【评析】　李介鸣治疗冠心病，强调首先要辨明标本虚实，因本病多发生于老年人，多因年迈脏腑虚损，阴阳气血失调所致。其病理改变多由于气滞、血瘀、痰浊、寒凝等引起脉络痹阻不通，病为本虚而标实。临证辨清"标本"十分关键。所谓"知标本者，万举万当，不知标本，是为妄行"，而扶正与祛邪为治疗本病的两大法则。一般治本宜补，治标宜通。患者心绞痛发作频繁时当"急则治其标"，多用通法止痛，即"气滞宜调，血瘀宜逐，痰浊宜豁，寒凝宜温"。当病情稳定时"缓则治其本"，多用扶正培本的补法，即气虚者补气，阴虚者滋阴，阳虚者温阳。

　　本案患者初诊时，心绞痛频发，并感心悸气短，胸闷憋气，头晕目眩，舌质黯、苔白腻，脉弦结代，为胸中阳气不足，痰阻气机，心脉闭阻，阴虚肝旺所致。当"急则治其标"，先以通法止其痛，方以瓜蒌薤白汤加味。方中瓜蒌、薤白豁痰泄浊，开胸散结；桂枝振奋心阳；丹参、地龙活血通络止痛；茯苓健脾宁心；珍珠母、生龙牡、菊花平肝潜阳，镇心除烦；香橼、郁金调畅气机是依据"气行则血行""气顺则痰消"之理。待胸阳渐通，心痛渐止，患者表现为心气不足、心阴亏损、心失所养时，缓则治其本，而以黄芪、炙甘草、仙鹤草，补益心气；黄精、生地滋补心阴；生山楂、麦芽健脾消浊；赤芍、红花、丹参、鸡血藤养血活血；檀香芳香行气。共奏益气养阴，调和气血，畅达血脉之效。

（《李介鸣临证验案精选》）

2. 孙允中

🍅 案例：通阳祛痰，理气化瘀法治疗冠心病心绞痛案

　　李某，男，57岁，工人。1964年3月4日初诊。

　　患者于1个月以前，胸闷不舒，胃痛绵绵，泛吐清水，曾按"胃病"及"蛔

虫证"屡治徒劳。近日前胸亦痛，经心电图检查，诊为冠心病心绞痛，服用硝酸甘油片，其痛即缓。今又发作，胸痛如绞，放射左肩及颈，寝食不佳，舌淡，苔白滑，脉沉弦。脾胃虚塞，痰浊壅逆，胸阳不振，气滞血瘀，不通则痛，治以通阳祛痰，理气化瘀。

瓜蒌 25 克，薤白 15 克，姜夏 10 克，枳壳 10 克，丹参 25 克，檀香 7.5 克，砂仁 10 克，3 剂，水煎服。

3月9日二诊：胃痛及泛吐清水大减，进食渐增，夜能安寐，心绞痛与胸闷稍有改善，依原方加减。

瓜蒌 25 克，薤白 15 克，姜夏 15 克，丹参 20 克，檀香 7.5 克，砂仁 10 克，桃仁 10 克，红花 10 克，当归 15 克，川芎 15 克，灵仙 10 克，6 剂，水煎服。

3月19日三诊：绞痛未作，胸闷如前，偶感心悸，余症已除，宗上方出入。

瓜蒌 40 克，薤白 15 克，姜夏 15 克，丹参 20 克，桃仁 7.5 克，红花 7.5 克，当归 15 克，川芎 10 克，灵仙 10 克，桂枝 10 克，6 剂，水煎服。

3月29日四诊：服药3剂，胸闷即去，6剂之后，身安如昔，再以上方斟酌续用，巩固疗效。

【评析】 本例确属《金匮要略》所论之胸痹，其因中阳不振，痰浊不降，气失条达，血失畅通所致，施以瓜蒌薤白半夏汤、丹参饮、桃红饮三方并举，药到病除。

(《孙允中临床经验集》)

3. 郭士魁

案例：芳香温通法治疗梗死后心绞痛案

董某，男，46 岁。患者 1974 年患急性前壁及高侧壁心肌梗死，此后偶有胸骨后疼痛，用硝酸甘油可缓解，同时经常服潘生丁、烟酸肌醇酯、冠心苏合丸等药物治疗。近 1 个月来因生气后心绞痛发作频发，每日 7～8 次，每次持续数分钟至半小时左右，并向肩背及左上肢放射，伴有出汗、头晕、乏力，在门诊治疗效果不明显，于 1978 年 8 月 3 日住院治疗。患者每日心绞痛 3～5 次，持续

5～20分钟，伴胸闷气短，头晕乏力，重则出汗。畏冷，睡眠欠佳，舌质淡，有瘀斑，边有齿痕，苔薄白，脉细缓，心律齐，心率72次／分，血压100/70 mmHg。证属气虚，气滞血瘀，胸痹心痛。治宜益气温通、理气、活血之剂。

处方：党参20克，桂枝12克，丹参18克，川芎15克，赤芍18克，荜茇12克，细辛3克，良姜10克，陈皮20克，香附15克，红花3克。

进上方4剂后，心绞痛发作减少、减轻，每日0～1次，持续0.5～1分钟，精神好转，睡眠改善，但血压仍偏低，为90～100/58～75mmHg，心律整，心率70～80次／分，舌黯有齿痕，脉沉细。上方又服4剂，服药后3天内未发心绞痛。后来因活动量增大，劳累后心绞痛又有发生，1～3次／日，程度较轻，不需用药，可自行缓解，睡眠较差。

9月11日二诊：原方加首乌藤继服。

9月22日三诊：患者近4天来发作过1次胸骨后疼痛，约4～5秒钟，后自行缓解，仍易出汗，睡眠欠佳，舌黯有齿痕，苔薄白，脉沉细，血压100/70 mmHg，仍宗上方去陈皮加生黄芪15克、郁金15克继服。

10月9日四诊：病人半个月来未发作心绞痛，头晕已除，出汗减少，精神明显好转，睡眠改善，舌黯边有齿痕，苔薄白，脉细，心律整，心率80次／分，血压104/70 mmHg，带药出院休养。

【评析】　本例为心肌梗死后心绞痛，伴胸闷气短，头晕乏力，畏冷，舌有瘀斑，苔薄白，脉细，血压偏低。证属阳虚气虚，气滞血瘀，治以益气温阳，用丹参、川芎、赤芍、红花活血化瘀，荜茇、细辛、良姜、陈皮、香附、郁金芳香温通，理气止痛，收到良好效果。

（《杂病证治·郭士魁临床经验选集》）

4. 孟澍江

🍅 **案例：温经散寒，通阳活血，祛瘀理气法治疗冠心病心绞痛案**

张某，女，55岁。1987年11月11日初诊。

患冠心病已5年余，常因受寒或情绪激动而引发；发作时每含硝酸甘油片即在数分钟内缓解。此次因受寒而发，已有三日。诊查：心绞痛呈缩窄痛，或呈明显的压痛，位在胸骨后或左前胸，可反射到左肩左臂；形寒肢冷，脉沉迟，苔白微腻。辨证属气滞血瘀兼痰浊阻于经脉，经络不通，胸阳不振，引起心痛。治宜温经散寒，通阳活血，祛瘀理气。

处方： 全瓜蒌12克，薤白6克，细辛3克，川芎8克，生蒲黄15克，姜黄6克。

二诊： 服前方药5剂，胸痛即获缓解，但自觉胸中有冷气。此胸阳不振也，仍守原方加高良姜3克。

三诊： 前方又服10剂，痛势基本趋于平定，但胃纳仍差，不思饮食，仍属胃阳未复。于是在前方中加山楂12克，大枣5枚。再服药5剂，痛势全消。其后，即使有诱发因素而小有发作，痛势亦较轻微。再嘱其按前方间日服药1剂，服10剂后，病告痊愈。

（《中国现代名中医医案精华（第四卷）》）

【评析】 冠心病心绞痛根据其临床表现，属中医学"胸痹""心痛"范畴。《灵枢·厥病》说："痛如以锥针刺其心"。究其病因多出乎胸阳不振，气滞血瘀。本例心痛常因受寒或情绪激动而诱发，兼有形寒肢冷，脉沉迟，苔白腻，故孟澍江辨为气滞血瘀兼痰浊阻于经脉，经络不通，胸阳不振，发为胸痹心痛。治以温经散寒，通阳活血，祛瘀理气。方中瓜蒌、薤白通阳化痰散结；细辛疏风散寒，辛温走窜通络；川芎行气活血，生蒲黄、姜黄行气滞、活血脉。二诊胸中有冷气，故以高良姜加重散寒止痛之功。三诊加山楂、大枣消食和胃，使胃纳转佳，痛势全消，病告痊愈。

5. 乔保钧

🍅 案例：温阳宣痹，活瘀止痛法治疗高血压心绞痛案

赵某，女，58岁，干部。1982年8月15日初诊。

患者1970年始患高血压，1980年后常感心前区刺痛，每劳累或情绪激动时易发作，含化硝酸甘油可暂时缓解，心电图多次检查均示心肌缺血。近因工作繁忙致病情加重，经服复方丹参片、活心丹、潘生丁等无明显效果。刻诊：心前区

阵发性刺痛，甚则绞痛难忍，放射至肩背，伴胸闷气短，四肢厥冷，汗出如珠。舌紫黯，苔薄白，脉沉微结代。证属胸阳不振，心血痹阻。治宜温阳宣痹、化瘀止痛，予"宣痹止痛散"（自拟经验方）：

红参 50 克，丹参 100 克，川芎 100 克，田三七 100 克，郁金 100 克，沉香 50 克，麻黄 30 克，附子 50 克，细辛 30 克，延胡索 100 克，冰片 30 克，炙甘草 100 克，共为细末，装瓶，密封备用，早晚饭前各服 1 次，温开水送服，每次 1～3 匙。

连服 3 日疼痛渐减，5 日疼痛消失，后将散剂改装成胶囊，每日 6 粒，常年服用，随访 9 年，未见发作。心电图多次复查，均大致正常。

（《乔保钧医案》）

【评析】　患者心前区痛表现为刺痛、绞痛，为瘀血致痛的特点；胸闷气短，四肢厥冷，汗出如珠，为胸阳不振，阳气欲脱的表现。结合舌象、脉象，辨证为胸阳不振，心血痹阻，证属本虚标实，胸阳不振为本，心血痹阻为标。治予自拟经验方"宣痹止痛散"温阳宣痹、活血止痛，方中人参、炙甘草益气强心，扶正固本；丹参、川芎、三七、延胡索活血行气，化瘀止痛；郁金、沉香、冰片芳化痰浊，理气止痛；用麻黄附子细辛汤温通阳气，宣痹止痛，其中麻黄温阳宣肺，利气机，以调血脉；细辛通少阴之阳，化寒凝止痛；附子温命门之火，以消阴翳。此方参崇《伤寒论》"麻黄附子细辛汤"方义，突出"温化""宣通"之特点，融活血化瘀、芳香温通于一炉，具益气固本、缓急止痛之功。散剂服用方便，起效快，适用于急性期疼痛骤发，反复发作者。

6. 朱锡祺

🍅 案例：温通心阳，活血行瘀法治疗心绞痛案

范某，女，33 岁。1961 年 8 月 3 日初诊。

胸闷气急，心前区绞痛，面色㿠白，肢冷臂麻，皮肤瘀斑。苔薄腻，舌尖绛，脉细如丝。心阳不足，阴寒凝聚，气滞血瘀，不通而痛。治当温通心刚，活血行瘀。

桂枝三钱，附子三钱，柴胡二钱，桃仁四钱，红花二钱，赤芍三钱，郁金二钱，香附三钱，枳壳二钱，片姜黄三钱，白芥子二钱。

桂枝入心通阳，以通卫外之阳。附子温阳逐寒，直达少阴而止痛。柴胡疏肝解郁，引诸药以入胸肺之所。桃仁、赤芍、红花均为活血行瘀止痛之品。郁金活血止痛，为血中之气药。香附理气通滞，为气中之血药。枳壳宽中下气，善开胸闷。姜黄止痛，横行肢背。白芥子豁痰利气，走窜经络，气血之流通无阻，疼痛自可缓解。

二诊：1961 年 9 月 16 日。前晚突然气急，心前区绞痛 3 次，呼吸困难，就诊于某医院，注射氨茶碱后更感不舒，头晕呕吐，痛时口不能言。刻下仍然胸前闷痛，气急，左臂麻。脉细无力，苔白边紫。再予通阳活血。

桂枝，附子，干姜，柴胡，桃仁，红花，赤芍，丹参，郁金，王不留行。

绞痛一日三发，故用干姜以助桂附之通阳；丹参功同四物，有祛瘀生新之功；王不留行性行而不留，有走而不守之功，取通而不痛之意。

三诊：1962 年 5 月 5 日。绞痛已未再发，仅觉胸闷隐痛，小溲频数而已。此乃心肾之阳兼衰故也。

桂枝，附子，桃仁，红花，赤芍，丹参，香附，王不留行，泽兰，失笑散，益智仁，保险子。

因心前区仍有隐痛，说明冠状动脉内之瘀滞尚未畅通，故于上方增入泽兰、失笑散等，保险子有镇痛解痉之功，系云南白药中之红丸（每一瓶中有一粒），适用于重伤剧痛时服之，取其行瘀止痛之功。

附注：案中所列次数，除初诊外，余皆为诸诊中选出，非全部诊次。

按：患者于 1959 年患黄疸型肝炎之后，时感呼吸欠利，胸部似有物压。稍持重物，则气促上冲，心绞痛经常发作，常到医院急诊。1960 年 6 月曾住苏州某医院，经心电图检查诊断为"心肌损害"。同年 8 月经上海某医院检查：①心肌损害；②肾下垂；③甲状腺功能亢进。于 1961 年 8 月 3 日至 1963 年 5 月共服药 319 剂。在治疗至 1962 年 2 月时进行心电图复查，各导联 T 波较低平，其他无明显异常，结果为"大致正常心电图"。按本病临床症状符合心绞痛之指征，并经心电图诊断为"心肌损害"。治疗后心绞痛停止发作，并于 1964 年 4 月随访属实。

（《老中医临床经验选编（第一集）》）

【评析】　胸痹心痛病机表现为本虚标实，虚实夹杂，发作期以标实为主，缓解期以本虚为主，针对此特点，其治则应补其不足，泻其有余。本虚宜补，权衡气血阴阳之不足而调之；标实当泻，针对气滞、血瘀、寒凝、痰浊而理气、活血、温通、化痰，尤重活血通络。本例患者因心阳不足，阴寒凝聚，气滞血瘀，不通而痛，故治以温通心阳，活血行瘀，组方取法血府逐瘀汤，并以桂枝、附子温通心阳，逐寒除痹，标本兼治。

7. 赵冠英

案例：宣痹通阳，活血化瘀法治疗冠心病心绞痛案

王某，男，54 岁，1973 年 6 月 25 日初诊。

胸痛、胸闷 1 年余，每在活动或紧张时发作，每次发作约数秒至十余分钟，含服硝酸甘油可缓解。近 3 个月来胸痛胸闷加剧，出现胸骨柄后绞痛，伴大汗淋漓、呼吸困难。曾先后两次住院，诊断为"冠心病心绞痛"。此次又因出现上述症状于 1973 年 6 月 21 日住院。诊查：形体肥胖，神疲懒言，手足不温，动则气短，心悸不宁，夜不安寐。舌质黯淡，舌苔白，脉弦滑。血压 16.0/10.7 kPa（120/80mmHg），心率 70 次 / 分，心律齐，心音弱。心电图检查：Ⅲ、avF 导联 ST 段上抬，avL、V5 导联 ST 段下降、T 波倒置。辨证属胸阳痹阻，心脉瘀滞。治宜宣痹通阳，活血化瘀。

处方：瓜蒌 30 克，桂枝 10 克，赤芍 15 克，红花 12 克，丹参 30 克，党参 12 克，郁金 9 克，元胡 9 克，石菖蒲 15 克，三七粉（分冲）1.5 克，5 剂。

二诊：服上方药 5 剂，胸前痛锐减，大汗已止。但胸闷、肢冷、心悸不寐，舌脉未变。此阳气未复，气血鼓动无力之故，重以温阳通痹之剂，加熟附片 12 克。再进药 10 剂。

三诊：药后心绞痛偶作，手足转温。仍自感神疲乏力，大便偏干。舌质黯，苔薄白，脉细涩。此为心肾阳虚之候。上方再加仙灵脾 8 克、肉从蓉 15 克，连续进药 20 剂。

四诊：体力渐复，大便已调。胸痛未作，仍时有心悸胸闷。舌脉同前。阳气

已复，但血脉未通，加川芎 15 克、炒枣仁 15 克。又进药 20 剂。

五诊： 诸症俱愈，只在活动多时偶有胸闷，心悸减，寐稍差，食纳佳，二便调。舌质黯，苔薄白，脉细涩。拟温阳益气、活血化瘀，佐以养心安神法。

处方： 熟附片 6 克，桂枝 6 克，赤芍 15 克，当归 15 克，川芎 15 克，丹参 15 克，石菖蒲 15 克，党参 12 克，茯苓 15 克，炒枣仁 15 克，麦冬 15 克，百合 15 克，三七粉（分冲）1.5 克。

上方药服用 3 个月，症状消失，心电图大致正常。

（《中国现代名中医医案精华（第六卷）》）

【评析】 胸痹心痛多见虚实夹杂，在发作期虽以标实为主，但常潜藏着本虚；缓解期虽以本虚为主，但亦可兼夹实邪，故治疗上当补中寓通，通中寓补，通补兼施，不可峻补猛攻，当以补正不碍邪、祛邪不伤正为原则，补泻之多少视临床具体情况而定，正如《张氏医通》中所云："但证有虚中夹实，治有补中寓泻，从多从少之治法，贵于临床处裁。"本例病案即是通补结合的典范，其初诊处方及此后的加减便具体体现了补泻多少的变化。

8. 郑荪谋

🍅 案例：温通胸阳，活血祛瘀法治疗梗死后心绞痛案

郑某，男，63 岁，农民，1987 年 3 月 9 日初诊。

患"高血压"已多年，1 年前曾因"心肌梗死"住院治疗。近 2 ~ 3 个月以来，时感胸闷不适，胸前区刺痛，3 月 7 日因胸痛加剧就诊于市某医院，检查心电图等，排除了"心肌梗死"再次发作，提示：陈旧性前间隔心肌梗死；左心室肥厚；慢性冠状动脉供血不足，而转中医治疗。症见胸闷胸痛，时作时休，疼痛时放射至左肩胛及左手臂内侧，善太息，寐可，大便成形，每日行 2 ~ 3 次，小溲正常，舌质黯红，苔黄厚，脉细涩。此属胸阳痹阻，气滞血瘀，治宜温通胸阳，活血祛瘀。

方拟： 京丹参 10 克，桃仁 5 粒，蒌实 18 克，半夏 6 克，川芎 5 克，赤芍 6 克，归尾 5 克，降真香 5 克，薤白 9 克，小桂枝 4 克，炙甘草 5 克，5 剂。

复诊： 1987 年 3 月 13 日，药后胸闷胸痛有所减轻，但未尽除，考虑到患者

久痛入络，故佐以通经活络之地龙干，续服。

药后疼痛逐渐缓解，前后服药20剂，诸症完全消失。

（《当代名医临证精华·冠心病专辑》）

【评析】 本例患者胸闷痛，且向肩臂放射，善太息，舌黯红，苔黄厚，脉细涩，均为胸阳痹阻，气滞血瘀之象。故郑荪谋治以温通胸阳，活血祛瘀。方中瓜蒌、薤白、半夏温通胸阳，豁痰泄浊，加桂枝温助心阳。丹参、桃仁、川芎、赤芍、归尾活血祛瘀，降香化瘀理气止痛。复诊又考虑久病入络，故加地龙活络通经。针对病机，遣方用药，获得良效。

9. 周鸣岐

案例：温通心阳，活血通络法治疗冠心病心绞痛案

赵某，45岁，干部，1977年6月初诊。

患者5年前因阵发性心前区痛，经某医院诊为慢性冠状动脉供血不足，室性早搏，服硝酸甘油可缓解。近半年来，阵发性心前区疼痛加重，胸闷憋气，心悸气短，头晕耳聋，胃纳不佳，倦怠乏力，腰膝酸软，严重时可见面色苍白，四肢厥冷，甚至昏厥，形体消瘦，面容少华，舌质红有瘀斑，苔淡白，脉沉细短结代。血压94/56mmHg，胆固醇350mg%，甘油三酯375mg%。心电图示：Ⅱ、Ⅲ、avF、V_3–V_5T波呈先负后正双向，窦性心律，频发性室早多呈间传性，慢性冠状动脉供血不足。证属心阳不振，心脉闭阻。治宜温助心阳，宣通脉络。

方拟：瓜蒌25克，薤白15克，桂枝10克，人参10克，寸冬15克，元胡10克，丹参25克，五味子10克，制附子10克，炙甘草10克。

心绞痛重时配服冠心苏合丸，芳香温通以止痛。连服12剂后，胸闷、心区痛改善，心悸气短好转，仍头晕耳聋耳鸣，腰酸腿软，纳呆乏力，脉沉细结代，舌质红，苔白腻，属气阴两虚，再以补肾益气，健脾养心，活血通络为治。

方拟：巴戟天200克，炒杜仲150克，杞果400克，党参200克，女贞子200克，黄芪200克，山萸肉200克，五味子150克，寸冬200克，白术200克，仙灵脾200克，丹参850克，当归500克，茜草300克，红花150克，川芎50克，三七

199

250 克，丁香 50 克。

上方枸果、杜仲、巴戟天、山萸肉、党参、五味子、三七、红花、当归，丹参用酒浸泡，余药水煎浓缩与浸泡液混合，每服 30 毫升，每日 2 次（因病人外出学习，服汤剂不便，故改此法）。服药后月余病情显著好转。于 1978 年 6 月 9 日复诊，近年来心区痛未再发作，心悸气短消失，且体力大增，食欲增进，每日步行上下班，脉沉缓，舌苔正常。血压升至 140/80mmHg，胆固醇 210mg%，甘油三酯为 228mg%。心电图示：Ⅱ、Ⅲ、avF、V_3–V_5T 导联波仍呈先负后正双向，但较前两次负向变浅，频发性室早消失。

（《当代名医临证精华·冠心病专辑》）

【评析】 此案胸痹伴面色苍白，四肢厥冷，心悸气短，舌有瘀斑，脉沉细短结代，故周鸣岐辨为心阳不振、心脉闭阻之证，治以温助心阳，宣通脉络。方中瓜蒌、薤白通阳化痰，桂枝、附子温助心刚，人参、麦冬、五味子益气养阴，元胡、丹参活血化瘀。胸痛症状改善后，仍头晕耳聋耳鸣，腰酸腿软，纳呆乏力，脾肾不足之象益彰，故补益脾肾，活血通络。巴戟天、杜仲、仙灵脾温补肾阳，枸杞、女贞子滋补肝肾之阴，山萸肉既可补肾阳又可补肾阴。党参、黄芪、白术健脾养心，麦冬、五味子补益心阴，丹参、当归、茜草、红花、川芎、三七活血化瘀，丁香温肾助阳。此乃补益加活血之剂，故病人服后体力大增，食欲增进，生化指标及心电图也大为好转。

10. 贲子明

🍅 案例：温通胸阳，化痰通脉法治疗冠心病心绞痛案

王某，男，56 岁。1981 年 11 月 20 日初诊。

阵发性心绞痛 3 年。曾在市某医院诊为冠心病、高血压、动脉硬化症。近日心痛频发，胸闷气短，头冷汗出，用硝酸甘油片未能缓解。诊查：病体肥胖，面色苍白，精神萎靡。舌质黯淡有瘀斑，苔白滑，脉濡缓而结代。血压 25.3/16.0 kPa（190/120 mmHg），胆固醇 7.28 mmol/L，心电图提示为窦性心动过缓、冠状动脉供血不足、不完全右束支传导阻滞。胸透：左心一、二弓增大。眼底检查：

有动脉硬化改变。两医诊断为：①心绞痛；②高血压性心脏病；③动脉硬化症。辨证属痰浊瘀滞，胸阳痹阻。治宜温通胸阳，化痰通脉。

处方：瓜蒌 50 克，薤白 15 克，半夏 15 克，桂枝 10 克，丹参 30 克，川芎 15 克，枳壳 15 克，橘红 25 克，6 剂，水煎服。

二诊：药后心痛次数减少，胸闷气短亦减轻。效不更方，继服上方药。

三诊：连续服药 1 个月，心痛气短消失，精神转佳。脉沉细。心电图复查正常。

（《中国现代名中医医案精华（第六卷）》）

【评析】 本例患者胸部闷痛，形体肥胖，舌黯淡有瘀斑，苔白滑，脉濡缓而结代；理化检查示胆固醇增高，心电图有供血不足表现，眼底有动脉硬化，根据辨病辨证原则属痰瘀同病，胸阳痹阻之胸痹。《证因脉治》曰"胸痹之因……痰凝血滞……"但在治疗中贲子明并未采取单纯的化痰活血治疗，而是以温通为法，使寒痰得温则化，凝血得温则行，有事半功倍之理。方中瓜蒌、薤白、桂枝以温通胸阳；半夏、橘红以化痰降浊；丹参、川芎活血化瘀以通心脉；枳壳理气；诸药合之，使痰浊得化，胸阳温通，胸痹自愈。

11. 董德懋

案例：温脾化痰，通痹活络法治疗冠心病案

李某，男，56 岁，1979 年 12 月 8 日初诊。

患者胸闷头晕 10 年。经某医院心电图检查，诊为"冠心病，后壁供血不良"，住院用活血化瘀法治疗效果不显，在家休息已 2 年。刻诊：胸闷头晕，纳呆食少，恶心，近几月来下肢酸痛，怯冷感凉，近火盖被亦无减轻，苔薄白，脉弦滑。证属寒痰阻滞，痹阻经络。治以温脾化痰，通痹活络。

方药：桂枝 10 克，白术 10 克，云茯苓 15 克，生甘草 5 克，姜半夏 10 克，竹茹 10 克，陈皮 10 克，枳实 10 克，全瓜蒌 10 克，薤白 10 克，葛根 10 克，桑枝 30 克。

服药 10 剂后，头晕、胸闷、恶心均减，下肢凉感略轻，脉弦滑，苔白舌润，前方再进。后以上方出入，增加党参 10 克，干姜 3 克，淡附片 3 克，每服 10 余

剂，服至 1980 年 3 月，复查心电图未见异常。患者已全天上班。

【评析】 胸痛系指以胸部或心前区疼痛为主的证候，主要与心肺有关。临床以阴寒、痰浊、瘀血痹阻胸阳所致者居多。包括历代医籍所载之胸痹、心痛、真心痛、厥心痛等。本案确诊为"冠心病、后壁供血不良"，曾用活血化瘀药物而未效。董德懋详审证情判定为寒痰阻滞，痹阻经络，改用温脾化痰、通痹活络为法，药证相符，续进并加附子、干姜、党参以加强温脾阳、祛湿痰之功，并用葛根升清阳，桑枝活络通痹，始获良效。本案之治，思路新颖，方药别开生面。

12. 董建华

案例：祛寒宣痹法治疗心绞痛案

王某，62 岁，女，1987 年 6 月 8 日初诊。

心痛逾年，反复不已。昨日气候阴冷，外出迎寒，致绞痛又作，达 8 次，每次持续数秒至 5 分钟，痛时全身颤抖，胸闷憋气，有两次心痛彻背，冷汗出。舌黯苔薄白，脉细小紧。证属寒邪凝滞，心脉不通。治当祛寒宣痹。

处方：桂枝 6 克，薤白 10 克，干姜 3 克，丹参 10 克，三七粉（冲）3 克，川芎 10 克，金铃子 10 克，元胡 6 克，旋复花（包）10 克，广郁金 10 克，葛根 10 克，6 剂。

服上药 1 剂后，心痛始缓；6 剂后，心痛大愈。乃于方中去干姜，入全瓜蒌 15 克。继服 20 余剂，随访 3 个月，未见心痛发作。惟有时仍感胸闷不舒，乃嘱其注意保健，预防为主。

【评析】 关于疼痛，《素问·举痛论》曰："经脉流行不止，环周不休。寒气入经而稽迟，泣而不行。客于脉外则血少，客于脉中则气不通，故猝然而痛。"用于本例寒邪凝滞，心脉不通的胸痹心痛颇为适合。心为阳中之太阳，胸中之阳犹如"离照当空"。如若心阳不振，外加寒邪入侵，两寒相合，心脉不得温通，故猝然而痛。治当祛寒宣痹。方中桂枝、薤白、干姜温通心阳散寒，丹参、

三七、川芎、元胡、郁金、葛根活血化瘀，理气止痛，金铃子行气止痛，旋复花降气化痰，又有活血通络之功。使心阳温、阴寒散、瘀血祛、心脉通，故取得良好效果。

13. 高辉远

🍅 案例一：通阳宣痹，温经散寒法治疗冠心病心绞痛案

陈某，男，57 岁，工人。1991 年 11 月 26 日初诊。

患冠心病心绞痛 2 年，每因劳累或阴雨天时，胸骨后闷痛，痛引肩背，心中痞塞，气憋乏力，纳少。舌质黯淡，苔薄白腻，脉沉弦滑。辨证为痰湿阻滞，胸阳不振。治拟通阳宣痹，理气化浊。药用瓜蒌 15 克，薤白 10 克，法夏 10 克，枳壳 10 克，桂枝 8 克，茯苓 10 克，菖蒲 10 克，陈皮 8 克，香附 10 克，建曲 10 克。服 6 剂药后，精神转好，胸膺憋闷减轻，心绞痛偶发。守方加延胡索 10 克，又连服 20 剂，胸闷、心痛消失。

【评析】 本例是因痰湿壅遏，阻塞胸阳，致使血行不畅而发病。高辉远用《金匮要略》瓜蒌薤白半夏汤、枳实薤白桂枝汤化裁，以通阳宣痹，温经散寒，加茯苓、菖蒲燥湿化痰，养心安神，兼以香附、陈皮、延胡索理气止痛。全方相合，使胸阳宣通，痰湿消除，则气机调畅，胸痛短气自愈。半年后随访，情况良好。

（《高辉远临证验案精选》）

🍅 案例二：温阳通痹化痰法治疗冠心病心绞痛案

梁某，女，59 岁。1992 年 10 月 19 日初诊。

罹患冠心病心绞痛 1 年余，长年口服潘生丁、阿司匹林等药物，效果一般。近 2 周来，因气候骤变心前区疼痛复发，每日均发作 5 ~ 7 次，胸痛彻背，并放散至左肩后背，心慌气短，面色苍白，畏寒肢冷，纳差脘闷，睡眠欠佳。观体形较丰，舌质黯淡，舌苔薄白，脉沉细，证属胸阳不振、寒凝气滞、心脉痹阻之候，治拟温阳通痹，以瓜蒌薤白桂枝汤加味主之。

药用： 瓜蒌 10 克，薤白 10 克，枳实 6 克，降香 5 克，桂枝 10 克，炮附子 8 克，

厚朴6克，丹参10克，延胡索10克，炙甘草5克。每日1剂，水煎分2次服。

6剂药后心前区疼痛、畏寒肢冷大减，胸闷气短、心悸等症好转。但仍纳差脘闷，少寐多梦，舌质淡，苔白稍腻，脉小滑。拟原方合温胆汤化裁治之。

药用：瓜蒌10克，薤白10克，法半夏10克，枳实6克，竹茹5克，茯苓10克，陈皮8克，桂枝8克，丹参15克，炙甘草5克。

连进12剂，诸症大缓，仅有天气变化时还有发作，轻度胸闷心悸，守上方去枳实，加菖蒲10克，远志10克，建曲10克。又投10余剂，病情逐渐稳定。

【评析】　本案胸痹乃胸阳不振而致。高辉远首用温阳通痹法，方选瓜蒌薤白桂枝汤化裁。方中瓜蒌开胸散结，薤白辛温通阳、豁痰下气；附子、桂枝、甘草温阳通痹；丹参、延胡索化瘀止痛；枳实、降香、厚朴下气理中。合而用之，使心阳宣通，寒凝得除，血脉通畅，胸痹缓解。再诊时与温胆汤合方化裁，药进10剂后，胸阳复振，则痰湿去，气机畅，则心痛诸症皆除。

（《高辉远临证验案精选》）

14. 黄一峯

🍅**案例：温通上焦清阳，疏理膈间痰气法治疗冠心病心绞痛案**

周某，男，63岁。

患者自1969年11月起，经常胸闷作痛，甚则放射至左肩背，经上海某医院检查，确诊为"冠心病""动脉硬化"。患者病情严重时，每天心绞痛达4次之多。刻诊：胸闷气短，胸痛甚剧，心痛时心率每分钟120次，血压高达230／120mmHg，舌白根黄腻，脉弦滑。此由胸阳不展、痰气郁阻、胸痹而痛。拟予温通上焦清阳，疏理膈间痰气。

全瓜蒌15克，薤白头9克，制半夏9克，生紫菀6克，白芍12克，吴萸1.5克，龙胆草1.5克，陈皮6克，枳壳6克，白檀香3克，茯苓9克，桂花子9克，7剂。

上药服后，胸痛大减，因胃纳不香，乃于原方中加省头草9克，丹参12克，砂仁1.5克。续服10剂，胃纳转振，胸痛消失，心跳恢复正常。即守此方，连服2个月，恢复工作1年后才退休。

【评析】 该病例胸痛彻背，为痰气互痹之证。脉弦，脘痞，肝气横逆，胃失和降，故用瓜蒌、薤白宣痹通阳，白芍、吴萸、龙胆草、檀香、桂花子抑肝和胃，紫菀、半夏、陈皮、枳壳、茯苓开泄肺气而化痰浊。自始至终，基本未用补法，盖祛邪即所以安正是也。

（《黄一峯医案医话集》）

15. 姜春华

🍅 案例：宣痹通阳，散寒化浊法治疗冠心病心绞痛案

史某，女，44 岁。

冠心病心绞痛发作频繁，胸痛彻背，痛自肩臂内侧放射至指端，右胸有蚁行感，常感胸闷、心悸，痰多，气短，纳差，形寒，肢冷，畏寒重，苔白，舌胖湿润，脉弦滑，以附片加枳实薤白桂枝汤与苓桂术甘汤加减。

附片 9 克，桂枝 6 克，枳实 9 克，厚朴 9 克，全瓜蒌 15 克，薤白 9 克，茯苓 9 克，白术 6 克，丹参 30 克，桑枝 30 克，甘草 6 克。

7 剂药后胸闷、心痛及痰饮均减少，但仍畏寒。上方加干姜 5 克，党参、黄芪各 12 克。续服 2 个月，心绞痛未发作，复查心电图未见异常。

【评析】 心肾阳衰，寒痰停滞，胸刚痹阻，经脉不通而致心绞痛。本案中用附、桂、参、芪温阳益气，合枳实、瓜蒌、薤白通胸阳，合苓桂术甘汤温化痰饮，则离照当空，阴霾自散。丹参 30 克化瘀通心脉，桑枝通痹活络，附子与干姜甘草相配为四逆汤，回阳救逆。

（《古今名医临证金鉴·胸痹心痛卷》）

16. 焦树德

🍅 案例一：助阳开痹，化痰活血法治疗冠心病心绞痛案

步某，男，50 岁，干部，1978 年 5 月 18 日初诊。

素有高血压，经常服用罗布麻片，血压控制在 17.3/12.0 kPa 左右。近两三年来胸闷，胸背隐痛，心前区有时发生针刺样疼痛，有时出现耳鸣，二便正常，

舌苔薄黄，脉象沉滑、左寸小。心电图检查有左心肌供血不足表现，诊为冠状动脉硬化性心脏病、心绞痛。患者胸闷心痛为血脉闭阻之象，脉沉滑知内有痰浊，四诊合参诊为痰血阻滞，心阳不振所致之心痹。治宜助阳开痹，化痰活瘀。

处方： 瓜蒌30克，薤白9克，半夏9克，化橘红9克，茯苓12克，檀香6克（后下），红花9克，丹参15克，五灵脂12克，蒲黄9克，远志9克，磁石30克（先煎），蝉衣6克，水煎服，6剂。

二诊（5月25日）： 药后胸闷、心痛均未发生。已停服西药降压剂，血压能保持正常。舌苔白微黄，脉象沉滑，重按有力。上方加泽泻9克。6剂。

三诊（6月1日）： 已无自觉症状。停服降压药已2周，血压一直稳定，15.7/10.4 kPa。舌苔薄白，脉象沉滑而带和缓之象。偶尔有耳鸣，已很轻微。病已基本痊愈，嘱再配丸药服用，以善后。该丸药方为：

瓜蒌120壳，薤白45克，半夏36克，檀香30克，丹参60克，红花36克，蒲黄36克，五灵脂60克，化橘红45克，灵磁石120克，蝉衣24克，泽泻39克，何首乌75克，远志39克，枳实39克，茯苓60克，地骨皮75克，降香30克，赤芍39克，焦三仙75克，珍珠母90克，苏合香24克，麝香（另研入）1.5克。

共为细末，炼蜜为丸，每丸重9克，每服1丸，每日2次，温开水送服。另用白人参粉、三七粉各30克，混合均匀，每次服0.6克，每日2次。服完汤剂，只服丸药。

追访（1978年8月）： 无症状，正常工作。血压、心电图均正常。

（《焦树德临床经验辑要》）

【评析】 患者心前区针刺样疼痛，为瘀血致痛的特点，胸闷、脉象沉滑为痰浊壅盛的表现，痰浊、瘀血闭阻血脉，心阳不展而发为心痹，故辨证为痰瘀闭阻，心阳不展。急则治标，给予瓜蒌薤白半夏汤加橘红、茯苓宽胸化痰开痹，失笑散加红花、丹参活血祛瘀通络。因有高血压病史，时有耳鸣，故给予磁石重镇潜阳，蝉衣疏散肝经之热。诸药合用，痰化瘀除，心阳复展，故胸闷、心痛消失。二诊时因脉象仍沉滑，重按有力，故加用泽泻以加强利湿化痰的作用。三诊时病已基本痊愈，故仍按原方意配丸药服用以善后。同时服用人参粉、三七粉以补益心气，扶助正气，缓治其本。可见准确辨证是治疗的关键，同时应分清标本缓急，急则治标，缓则治本。

🍅 案例二：宽胸助阳，宣气通脉法治疗冠心病心绞痛案

辛某，男，41 岁，1962 年 9 月 24 日初诊。

患者近 1 年半以来，胸部闷痛，心前区有压抑感，有时两下肢浮肿。睡眠不稳，易惊醒，登高时则目眩，有时怔忡，二便正常。经某医院确诊为冠状动脉硬化性心脏病、心绞痛。虽经几家医院治疗，但症状不减轻，心电图不能恢复正常，故来我院求治。观其面色不泽、晦黯，精神欠佳，舌苔垢厚微黄，根部更厚。脉象略数。血压 120/85mmHg（16/11.3kPa）。

辨证： 胸为阳气升发之域，心居胸中，心阳不振，气血流行失畅，则生疼痛。心气不宣，则压抑发闷。心血失荣，则易惊、怔忡。四诊合参，诊为心痹、怔忡，虚中夹实之证。治宜宽胸助阳，宣气通脉。

处方： 全瓜蒌 12 克，葱白 9 克，炒枳壳 9 克，桂枝 3 克，厚朴 5 克，朱远志 5 克，菖蒲 3 克，茯苓 10 克，焦神曲 9 克，酸枣仁 9 克，广木香 1.5 克，3 剂。

二诊（9 月 30 日）： 药后症状无变化，再详细辨证，认为舌苔垢厚，睡眠不稳，脉略数而滑，据《黄帝内经》"胃不和则卧不安"宜加重和胃降气、活血安神之品。改方如下：

瓜蒌皮 12 克，炒枳壳 9 克，清半夏 6 克，北秫米 9 克，白蒺藜 9 克，白芍 8 克，朱远志 9 克，酸枣仁 12 克（生熟各半），藿香梗 9 克，菖蒲 3 克，制乳没各 3 克，沉香末 1.2 克（分冲），5 剂。

三诊（10 月 5 日）： 药后胸闷减轻，睡眠转佳，仍有易惊心悸，余都减轻。舌上黄苔较前化薄，脉象略数。再加减上方：

瓜蒌皮 12 克，当归身 5 克，炒枳壳 9 克，炒枳实 6 克，清半夏 7.5 克，北秫米 9 克，生熟枣仁各 9 克，藿香梗 9 克，白蒺藜 9 克，白芍 12 克，青龙齿 12 克（先煎），朱远志 6 克，沉香末 1.5 克，5 剂。

四诊（11 月 9 日）： 携药回家乡服 10 余剂，胸闷基本消失，工作劳累时，

每日发生心绞痛数次，工作轻时偶发 1 次，休息时不痛。自此又加服苏合香丸半丸，每日 2 次。

心绞痛次数明显减少，太劳累时才有发生。睡眠安稳，大便略干，食欲尚差。舌苔仍黄且厚，脉象细数。心电图也有好转。上方去当归身、白芍、半夏、远志，加丹参 9 克，薤白 6 克，天竺黄 6 克，黄芩 9 壳，赤芍 12 克，菖蒲 3 克。6 剂，有效可继服 6 剂。另投苏合香丸 6 丸，需要时服半丸或 1 丸。

第 1 次追访（1963 年 7 月 13 日）：胸闷、心前区压抑感均已消失，心绞痛也未发生，故未再服药。精神转佳，面色润泽，气力增加，与初诊时比判若两人。心电图正常，胆固醇亦正常。

第 2 次追访（1966 年 3 月 23 日）：近三年来，心绞痛未再发作，中药已三年不服用了，多次做心电图均正常。

（《焦树德临床经验辑要》）

【评析】 本例病症初诊辨证为心阳不振，气血流行失畅，治以宽胸助阳，宣气通脉，但服药后症状无改善。二诊时又详细辨证，根据舌苔垢厚，睡眠不稳、易惊醒，脉略数而滑，认为是胃气不和，痰热上扰所致。《素问·逆调论》："胃不和则卧不安"，《张氏医通·不得卧》："脉数滑有力不得眠者，中有宿食痰火，此为胃不和则卧不安也。"故加用清半夏、秫米、藿梗、沉香、白芍、枣仁等和胃降气、养血安神之品。三诊、四诊时病情已明显减轻，胸闷基本消失，心绞痛次数明显减少，太劳累时才有发生，睡眠安稳。但大便略干，食欲尚差，舌苔仍黄且厚，脉象细数，说明有痰热之象，故加用天竺黄、黄芩、菖蒲清热化痰。

17. 刘志明

🍅 案例一：通阳宣痹，心胃同治法治疗冠心病心绞痛案

周某，女，56 岁，干部。

因反复发作心前区绞痛 4 年，近 1 个月加重，于 1991 年 7 月 20 日初诊。患者近 4 年来因劳累或情绪改变反复出现心前区绞痛。每次发作历时 3 ～ 5 分钟，放射至背部及左前臂，休息及含服硝酸甘油片可缓解。曾多次作心电图检查示 T

波改变，诊断为冠心病。近 1 个月来，上述症状频发，每日至少发作 3 ～ 4 次，同时伴头晕、气短、心中痞塞欲死等症状。经多方医治，心绞痛不能完全控制，故就诊于中医。诊查：血压 16/12kPa，重病容，面色稍白，四肢欠温，舌质淡有齿痕，苔薄白，脉弦细。辨证为心阳虚，胃不和，遂致气机不畅，血脉瘀阻。当通阳宣痹，心胃同治。瓜蒌薤白半夏汤合橘枳姜汤化裁。

瓜蒌 15 克，薤白 12 克，半夏 12 克，枳壳 9 克，党参 15 克，生姜 5 克，橘皮 12 克，桂枝 9 克，厚朴 9 克，茯苓 12 克，水煎服。

二诊：服药 7 剂后，心绞痛发作次数明显减少，症状也明显减轻，舌苔薄白，脉弦细。再投原方 15 剂。

三诊：心绞痛基本消除，欲死之症及头晕、气短、心中痞塞感完全消失，精神、食欲也明显好转。为巩固疗效，守原方再进 15 剂，病痊愈。

（《古今名医临证金鉴·胸痹心痛卷》）

【评析】　本例患者面色白，四肢欠温，舌淡有齿痕，苔薄白，脉弦细，刘志明辨为心阳虚之胸痹。正如《金匮要略》胸痹篇所云，阳气虚于上，痰湿等阴邪乘虚干扰而成病。本例为阳气虚，胃不和，气机不畅，血脉瘀阻。故治以通阳宣痹，心胃同治，用瓜蒌薤白半夏汤合橘枳姜汤加减。方中瓜蒌、薤白、半夏通阳豁痰开结，党参、桂枝温补心之阳气，陈皮理气燥湿化痰，茯苓健脾利湿，厚朴、枳壳行气散结。经过治疗，病获痊愈。《灵枢·五味》说："心病者，宜食……薤"。清代王璞庄云："瓜蒌最清胸中之热，平人服之，能使心气内洞。"吴仪洛说："瓜蒌薤白白酒汤，此上焦膻中药也。"故刘志明在临床中常用瓜蒌薤白半夏、瓜蒌薤白白酒等方以通阳宣痹化浊。本例患者合并有脾胃症状，采用心胃同治法合用橘枳姜汤。

🍅 案例二：益气通阳、化浊安神法治疗胸痹案

贾某，女，60 岁。2008 年 11 月 4 日初诊。

胸闷、憋气反复发作 10 年。患者近 10 年来，胸闷、憋气反复发作，伴头痛、头晕，偶有胸痛，双下肢凹陷性水肿，乏力，易汗出，纳差，眠差，二便正常。

舌质淡红偏黯，苔薄白稍腻，脉沉细偏滑。两医诊断：冠心病，心绞痛；中医诊断：胸痹心痛。证属气虚血瘀，痰浊内阻，治宜益气通阳，化痰安神。拟方四君子汤合瓜蒌薤白半夏汤加减。

处方：党参15克，白术15克，茯苓15克，炙甘草6克，制首乌15克，瓜蒌12克，薤白9克，半夏9克，炒三仙各10克，防风15克，柏子仁30克，石菖蒲12克，酸枣仁30克，延胡索12克，白芷15克，当归15克，14剂，水煎服，每日1剂。

二诊（2008年11月25日）：患者服药14剂后，胸闷、憋气、乏力、汗出好转，仍有头晕，伴轻度头痛，舌脉同前。四君子汤、瓜蒌薤白半夏汤合半夏白术天麻汤加减。

处方：瓜蒌15克，薤白12克，半夏9克，丹参15克，党参15克，白术15克，茯苓15克，甘草6克，酸枣仁30克，郁金10克，川楝子9克，当归15克，柴胡12克，延胡索9克，天麻12克，14剂，水煎服，每日1剂。

三诊（2008年12月9日）：患者诸症明显好转，近期汗出偏多，余无明显不适。舌淡红，苔薄白，脉沉弦。四君子汤、瓜蒌薤白半夏汤合玉屏风散加减。

处方：瓜蒌15克，薤白12克，半夏9克，丹参15克，党参15克，白术15克，茯苓15克，炙甘草6克，酸枣仁30克，当归15克，柴胡12克，延胡索9克，天麻12克，防风15克，藿香10克，14剂，水煎服，每日1剂。

四诊（2008年12月23日）：患者诉诸症同前，汗出减少，近期略有咳痰，稍感胸闷，余无明显不适。舌淡红，苔薄黄，脉沉细偏弦。二陈汤、瓜蒌薤白半夏汤合生脉散加减。

处方：瓜蒌15克，薤白12克，半夏9克，丹参30克，杏仁9克，生黄芪30克，茯苓15克，炙甘草6克，陈皮9克，太子参20克，麦冬10克，五味子10克，浙贝母10克，14剂，水煎服，每日1剂。

五诊（2000年1月6日）：患者咳痰减少，余无明显不适。舌淡红，苔薄黄，脉沉细。瓜蒌薤白半夏汤加减。

处方：制首乌15克，桑椹15克，桑寄生12克，杏仁9克，瓜蒌12克，薤白 12 克，半夏 9 克，茯苓 15 克，太子参 15 克，田三七 6 克，枳壳 10 克，水煎服，每日 1 剂，连服 14 天。

六诊（2009 年 1 月 21 日）：患者诉近期无明显不适，治疗同五诊。

【评析】　本案乃气虚血瘀、痰浊内阻之胸痹证，《金匮要略》云："阳微阴弦，即胸痹而痛"，故治以益气通阳，化浊安神，方药以四君子汤、瓜蒌薤白半夏汤合半夏白术大麻汤为主。方中瓜蒌宽胸理气，薤白通阳散结，半夏辛开散结以化痰消痞，三药相配，以治胸痹之证：配以丹参、当归、枣仁活血养血安神；党参、白术、茯苓健脾化痰，以防痰浊滋生；郁金、川楝子理气，气顺则痰液不生；柴胡散邪，延胡索止痛；天麻养肝以定眩：甘草调中。三诊酌加防风、藿香以疏风散邪、化湿浊，痰湿除，则血脉通，痹痛可解。四诊方药以二陈汤、瓜蒌薤白半夏汤合生脉散加减为主，乃考虑痰浊为先，"急则治标"，故以化痰为主，方中陈皮理气健脾，土实则痰无以生；太子参补益脾气，辅以化痰；浙贝润燥化痰；麦冬滋养胃阴；五味子敛阴于内。诸药相配，燥湿却不伤阴，理气而不伤正也。五诊痰湿已化，故立法以通阳为主，故方药以瓜蒌薤白半夏汤加减为主，配伍首乌、桑椹、桑寄生滋肾以通心火，下源充，则上源得补；杏仁下气，枳壳理气，共为调畅气机之功；三七活血。六诊病情平稳，症状明显改善，可见方药合理，故续以前方，继以益气通阳为法治疗之。分析全案，胸痹一证，治以通阳为主，辅以祛邪，或化痰，或祛瘀。

（《当代名老中医典型医案集（第二辑）》）

18. 陆芷青

🍅 **案例：益气通阳，活血舒痹法治疗冠心病心绞痛案**

张某，女，51 岁。1982 年 12 月 30 日初诊。

患者胸闷痛反复发作 1 年余。近半个月来自感心胸憋闷作痛，甚则肢冷汗出，伴心悸气短。心电图提示 ST-T 改变，冠状动脉供血不足。西医拟诊"冠心病，心绞痛"。诊查：面色淡白无华，声低气怯，唇舌淡紫，舌下瘀紫苔白，脉沉细涩。辨证属心阳不振，寒凝血瘀，心脉痹阻。治宜益气通阳，活血舒痹。

处方： 瓜蒌皮9克，薤白9克，丹参30克，降香5克，炙黄芪30克，潞党参30克，淡附片5克，红花9克，桂枝5克，白芍6克，7剂。

二诊： 1983年1月12日。药后胸闷痛显著减轻。头痛，舌淡红苔白，脉沉细。拟原法出入。原方去淡附片、白芍，加赤芍9克，枸杞子9克，茯苓12克，炙甘草6克，14剂。

三诊： 1983年1月26日。药后胸闷痛消失，头痛亦瘥。心电图检查恢复正常。舌淡红，苔白脉沉细。拟益气活血，宽胸舒痹。

处方： 炙黄芪30克，潞党参30克，丹参30克，川芎9克，赤芍9克，桂枝5克，红花9克，降香3克，麦冬15克，五味子6克，青龙齿15克（先煎），瓜蒌皮9克，薤白5克，14剂。

（《中国现代名中医医案精华（第四卷）》）

【评析】 本例胸痹见面色淡白，唇舌淡紫，声低气怯，肢冷汗出，心悸气短，陆芷青认为是心阳不振、寒凝血瘀之象。故治以益气通阳，活血疏痹。遂拟大剂参、芪加淡附片、桂枝、薤白益气通阳，丹参、红花、降香加桂枝温经活血通络，瓜蒌、薤白宽胸散结宣痹，佐白芍养阴制附、桂之辛燥。二诊舌质淡红，有头痛，故去辛热之附片，加赤芍活血化瘀，枸杞子补肝肾，炙甘草益心气、利血气，与桂枝同用以辛甘化阳。三诊益气活血、宽胸舒痹顾护其本，续除阴邪。方中黄芪、党参益气，麦冬、五味子养阴，桂枝温助心阳，瓜蒌、薤白宣痹通阳散结，丹参、川芎、赤芍、红花、降香活血化瘀，青龙齿镇惊安神。经过治疗，诸症悉除。

19. 蒲辅周

 案例：通阳宣痹，调和肝胃法治疗冠心病心绞痛案

苏某，女，36岁，1964年4月29日初诊。

患者1958年因心前区阵发性剧烈绞痛住某医院检查，诊为心绞痛，经治疗未效。1959年回国后渐觉腰部绞痛继起，向下放射，小便检查有红细胞，肾盂造影未发现结石，1962年初即住某医院，渐致不能起床。1963年初右胁下绞痛，化验检查谷丙转氨酶400U，并经各种检查确诊为：①心绞痛；②慢性胆道炎，胆绞痛；③慢性肾盂肾炎，肾绞痛。刻诊：心前区阵发性绞痛，发作频繁，每日5～7次，胸痛彻背，牵引肩背及上腹掣痛，胸感发憋气短，指甲发青，略有咳嗽，疼剧时有大汗出。据述前不久汗出浸湿之内衣拧出半盆汗液约2000毫升，右胁下绞痛及肾绞痛亦经常伴随而作，或单行发作性疼痛，有时恶心，口苦，大便偏干燥，睡眠亦差，形体尚胖，面色苍白，腹不满，卧床不能下地活动已年余，经用各种方法治疗均未见效，病情反日渐加剧而于1964年4月29日请蒲老会诊。脉象寸尺沉弱，右关动数，左关弦细，舌质略淡，后根苔薄秽腻，月经尚不大差。据病程已久，肝胃失调，心脾不和，阳气不宣，宗气阻滞，以致胸痹绞痛走窜，属胸痹，先宜通阳宣闭，降逆和中。

处方：全瓜蒌（打）六钱，薤白三钱，枳实（炒）一钱，法半夏二钱，柴胡一钱，降香一钱，3剂，每剂煎2次共取160毫升，分两次温服。

1964年5月11日二诊：药后心绞痛次数减少，大发作仅两次，一般发于饭后，疼痛程度减轻，服药当天很少发作，停药则发作尚频。胆绞痛发作一次，饮食稍增，大便每日1次，脉象寸尺沉细，右关弦缓，左关弦细，舌正红，苔秽腻略减。宜理心气，和胆胃。

处方：茯苓三钱，法半夏二钱，广陈皮一钱，枳实八分，竹茹一钱，九节菖蒲一钱，远志一钱，白芥子（炒）一钱五分，高良姜一钱，川楝子（炮焦）二枚，麦芽二钱，3剂，隔日1剂。

1964年5月19日三诊：服药后心绞痛很少发作，食油腻物或牛奶后易诱发，右胁下疼痛阵发如前，伴有恶心，上肢及下肢经常起紫斑，大便已不干，精神更见好转，脉象左脉渐缓和，右沉细涩，舌正红，腻苔再减，宜原方佐以行滞和络之品。

处方：茯苓三钱，法半夏二钱，广陈皮一钱，枳实（炒）八分，九节菖蒲一钱，远志（炒）一钱，白芥子（炒）一钱五分，川楝子（炮焦）二钱，川芎八分，桃仁一钱，血竭五分，血琥珀五分，焦山楂一钱五分，麦芽二钱，6剂。

1964年6月22日四诊：精神更见好转，能下床活动如散步等，前天进行肝穿刺，病理变化属迁延性肝炎。现觉胃不舒，反酸嘈杂，口酸，呕吐一次，大小便正常，出汗较少。脉象两寸尺沉细，右关沉弱，左关弦细涩，舌质正常无苔，由肝胃不调，心气未和，治宜调肝胃，降逆气佐以养血。

处方：党参一钱五分，茯神二钱，小麦（炒）三钱，当归二钱，白芍二钱，熟地二钱，狗脊（炮）一钱，法半夏一钱五分，代赭石三钱，干姜四分，黄连五分，琥珀五分，沉香三分，第一煎煎 1 小时，取 150 毫升，分 3 次服。

1964 年 9 月 3 日来我院门诊：出院已 1 个多月，住北戴河休养，心绞痛仅犯过 3 次，每次疼痛时间较短，疼痛程度亦轻，但仍彻背和向右手臂放射，伴有憋闷感，走路气短头晕，不发时已能稍微活动和散步。右胁下绞痛未发，有时腹胀及胃脘疼痛，心情依然很悲观，时时欲哭，睡眠不好，脉象沉细微弦涩，舌质正中心微有秽苔。脏腑失调，五气不和已久，但病情逐渐好转，宜续调肝胆，滋心脾。

处方：炙甘草一钱五分，杭白芍三钱，小麦（炒）四钱，大枣（劈）四枚，茯苓三钱，枣仁三钱，香橼皮一钱，高良姜一钱，焦山楂二钱，麦芽二钱，血琥珀五分，冲服，7 剂，隔日 1 剂。

1964 年 10 月 23 日再诊：上方随证加减 3 次，症情趋向稳定，心绞痛很少发作，饮食亦好转，惟少腹有时发凉，脉沉细，舌正红无苔，续宜强心气，养肝脾以资巩固。

处方：黄芪二钱，党参一钱，白术一钱，茯苓二钱，炙甘草一钱，当归一钱五分，白芍一钱，熟地二钱，五味子八分，远志（炒）二钱，陈皮七分，肉桂（后下）二分，7 剂。

慢火浓煎 2 次，共取 300 毫升，加蜜一匙，分两天 4 次服，最后改用丸剂，朝服养荣丸 1 丸，晚服左归丸 1 丸。至同年 11 月底症情更为好转，食欲增加，精神大振，睡眠亦佳，体力增强，活动已不气短，诸痛皆平稳，脉缓有力，舌正红无苔。欲回新疆工作，遂嘱续服养荣丸每日 1 丸，以善其后。

【评析】 本例现代医学确诊为：①心绞痛；②慢性胆道炎、胆绞痛；③迁延性肝炎；④慢性肾盂肾炎、肾绞痛等症。并长期住院卧床，病情极为复杂。蒲老根据中医审证求因，不外是六淫之邪，由表入里，未能及时透邪外出，以致附着脏腑，或内伤七情以致机体功能紊乱，或两者相合为病。患者病程已 6 年，脉寸尺沉弱，体质已虚，而见症皆实，如胸痛彻背，背痛彻心，胸感憋闷，指甲发青，恶心，大便干，脉右关动数、左关弦细，知其气机闭塞，胸中阳气不宣，急则治标，遂以瓜蒌薤白半夏汤加柴胡、枳实、降香通阳宣闭，调和肝胃。服后疼痛次数及程度皆大减，但停药则发作仍频且甚，脉右关由动数转弦缓，此胸中阳子渐通，气机初启，而心气不足，胆胃未和，故易十味温胆汤加减，益心气，和胆胃，再加高良姜温阳散寒，川楝子降逆清胆，麦芽和胃疏肝，又因上下肢有紫斑加川芎、桃仁、血竭行瘀和络。至五诊精神好转，已能下床活动，但其胃尚不舒，反酸嘈杂或呕吐，改用法半夏、干姜、黄连、代赭石、沉香调肝胃，降逆气。用党参、茯苓、小麦、当归、白芍、熟地益心气，养肝血，于是患者病情进一步稳定而出院休养。然而仍见心情悲观，时时欲哭，睡眠欠佳，故用芍药甘草汤合甘麦大枣汤加味，滋补心肝，健脾和胃。终则改服人参养荣丸，后加服左归丸，心、肾、肝、脾并调，补其不足以资巩固。从而精神、睡眠皆佳，饮食、二便正常，而恢复工作。

（《蒲辅周医案》）

20. 任应秋

🍅 案例：温阳补虚，散寒通痹法治疗心绞痛案

王某，男，54 岁。1974 年 7 月 15 日初诊。

患者于 7 月 1 日起突觉胸骨及心前区闷胀，并伴压榨性疼痛。面色苍白，冷汗时出。经某医院检查，诊为心绞痛，住院治疗 10 天，绞痛发作愈来愈频繁，医生嘱服中药，特来诊治。诊查：肢体怠惰，脉沉细而弦，时或间歇，舌质胖嫩无苔，手足厥冷，绞痛时必出冷汗，汗出则寒栗不禁，心悸难安，气短身乏。此为阳气衰竭，心失温煦。治宜温补心阳，用《金匮要略》人参汤加味主之。

处方：白人参 15 克，炙甘草 15 克，干姜 9 克，炒白术 15 克，川附片 9 克，五灵脂 9 克，山楂 9 克，乳香 3 克，降香 9 克。

药煎成去渣，冲入米醋 1 匙，趁热服。

二诊: 7 月 19 日。上方药连服 3 剂，绞痛未发。面色较红润，表情亦很活跃，与 4 天前相比判若两人。自诉除胸闷、身乏外，无其他异常。脉虽仍沉细，但已无间歇。舌质淡。食欲仍差，两手已不凉，惟两膝以下尚有冷感。心阳已渐恢复，脾肾之阳犹待温补。守方出入续进。

处方: 白人参 15 克，炙甘草 15 克，干姜 9 克，炒白术 15 克，川附片 9 克，肉桂 3 克，全当归 9 克，山楂 9 克，陈皮 6 克，赤芍 12 克。

嘱其浓煎连服 10 剂。10 剂药服完后，心绞痛痊愈。

(《中国现代名中医医案精华（第三卷）》)

【评析】 此处用人参汤意不在温补脾阳而重在心阳，然患者已现手足厥冷，绞痛时必出冷汗，汗出则寒栗不禁，单此数味温阳之力显然不足，故取四逆汤之意加"回阳救逆第一品药"大辛大热之附子，入心脾肾经，温阳祛寒救逆。五灵脂、山楂、乳香、降香活血化瘀、行气止痛。二诊心阳已渐恢复，脾肾之阳犹待温补，故加肉桂增强补火助阳，温经通脉之功。附子走而不守，"救阴中之阳"；肉桂守而不走，"救阳中之阳"。二者相须共奏温补诸阳之功。患者二诊疼痛大减，故减轻活血化瘀、行气止痛之力，且患者食欲仍差，故去无灵脂、乳香等口感差、碍食欲之品，加陈皮健脾理气。

21. 奚凤霖

🍅 **案例：通阳逐饮，温中开痹法治疗冠心病心绞痛案**

章某，男，58 岁。胸闷，咳喘多痰已 10 余年。近 3 年来戒除香烟后症状明显减轻，冬时易发。半年来胸部时发闷窒作痛，连及两胁，甚则牵引背部，胃脘痞胀，欲作嗳气，心泛欲呕，多涎，舌质淡胖，苔白腻浊，脉沉紧而滑。肺部透视及胃部钡餐摄片，均未见异常，心电图提示 T 波改变。诊断：冠心病、心绞痛。此由胸阳痹阻，胃阳不足，阴寒饮邪弥漫胸膈，胃脘气机郁滞使然，诊为胸痹，心胃同病。治以通阳逐饮，温中开痹。

处方: 枳实 15 克，薤白头 30 克，桂枝 15 克，瓜蒌实 15 克，厚朴 5 克，生姜 5 克，半夏 10 克，茯苓 15 克，开心果 15 克。

复诊： 药进 5 剂，胸背胁痛约减其半，逆气胸闷脘痞稍有减轻，原方续进 5 剂，惟瓜蒌实加量为每剂 30 克。

三诊： 症状基本消失，本方制小其剂，用其半量，再服 10 剂。

诸症平复。后一年未见痛闷。心电图复查：大致正常。

（《当代名医临证精华·冠心病专辑》）

【评析】　本案患者胸闷、咳喘多痰 10 余年，已有宿痰停饮留滞心胸，而冬时易发则是寒邪引动痰饮而发病。该患者素体阳虚而痰饮内停，痰饮阻遏心胸，胸阳不展，则胸闷时发；遇寒邪侵犯，寒邪引动痰饮，上犯心胸，则胸部时发闷窒作痛，连及两胁，甚则牵引背部，胃脘痞胀，并出现气逆上冲、欲作嗳气、心泛欲呕等症状，实为心胃同病，治宜通阳开结，泻满降逆，心胃同治。方选桂枝生姜枳实汤合用枳实薤白桂枝汤，重用枳实消痞除满，加用半夏、茯苓、开心果，以加强散寒化饮，温中消痞之力。此患者为胸阳痹阻，阴寒饮邪弥漫胸膈之胸痹重证，故开始用药偏重，待症状基本消失，用半量以善其终。

22. 赵锡武

案例一：通阳宣痹，补中和胃法治疗冠心病心绞痛案

李某，女，63 岁。

患者心前区疼痛 24 年，每日痛 3 次，每次 4～5 分钟，含硝酸甘油后缓解。心电图示：慢性冠状动脉硬化、供血不足。某医院诊断为冠心病，服用潘生丁、长效硝酸甘油，仍有心绞痛频繁发作，就诊时胸闷发憋，心慌气短，头晕头痛，大便不调。心率 88 次／分，律齐，血压 120/80mmHg，脉沉细，苔薄。中医辨证为心阳不振，浊气下降，脉络痹阻，宜通阳宣痹，佐补中助阳为法，仿瓜蒌薤白半夏汤、人参汤、茯苓杏仁甘草汤化裁。

处方： 瓜蒌 30 克，薤白 12 克，半夏 12 克，炙甘草 10 克，白术 10 克，党参 15 克，桂枝 10 克，干姜 10 克，云茯苓 15 克，杏仁 10 克，枳壳 10 克，橘皮 12 克。

服 14 剂后，心绞痛发作减为每天 1 次，胸闷心慌气憋已减，大便自调，但疲乏，心率 78 次／分，律齐，脉细苔白，仍以通阳宣痹、和胃降逆为法，按上方递减。

服药二日后，心绞痛每周仅发作 1 ~ 2 次，不需服用硝酸甘油，胸闷气短已减，余症同前。脉弦细苔白，心电图示 V_4-V_6 导联 ST 段上升 0.05mV，V_5-V_6 导联 T 波由倒置转为双向。后再佐补气之品，以补为通。上方加生黄芪 20 克，再服 1 月余，精神转佳，心绞痛仅偶发，其他症状不明显，心电图 V_5-V_6 导联 ST 段已回升剑基线，V_5-V_6 导联 T 波双向，以上方加当归 10 克以善其后。

【评析】 本例胸痹，心阳不振，胃气不和，先采用通阳宣痹、温中和胃之法，以通阳散结的瓜蒌薤白半夏汤为主。因兼有心悸、气短、便不调等症，故佐宣肺化饮的茯苓杏仁甘草汤和补中助阳的人参汤等方。后以胸中气塞气短的标实症状突出，又以瓜蒌薤白半夏汤为主，佐以和胃化饮的橘枳姜汤。最后以胸痛疲乏等症采用心胃同治，佐补气之品，使病情好转。本病本虚标实，但赵锡武始终以瓜蒌薤白半夏汤为主，根据不同证候，佐以不同方药，收到行补法不使其壅塞，施通法而不损其正气的疗效。

（《著名中医学家的学术经验·赵锡武》）

案例二：通阳宣痹，心胃同治法治疗冠心病心绞痛案

李某，女，57 岁，干部。

冠心病心绞痛 5 ~ 6 年，心前区疼痛每日 2 ~ 3 次，伴胸闷气短，心中痞塞，疲乏，脉弦细，舌苔白边有齿痕。此系胸痹之病，乃心阳虚，胃不和遂致气机不畅，血脉瘀阻，拟通阳宣痹，心胃同治，仿瓜蒌薤白半夏汤合橘枳姜汤化裁。

处方： 瓜蒌 30 克，薤白 12 克，半夏 15 克，枳壳 10 克，橘皮 15 克，生姜 6 克，党参 30 克，生黄芪 30 克，桂枝 12 克，香附 12 克。

服上方 2 月余后，心前区痛偶发，胸闷气憋减轻，脉弦细，苔薄。心电图 V_4-V_6 导联 T 波由倒置转低平或双向，V_4-V_6 导联 ST 段由下降 0.1mV 同升至 0.05mV。

（《当代名医临证精华·冠心病专辑》）

【评析】 本例冠心病心绞痛，证见心前区疼痛，胸闷气短，疲乏，脉弦细，为心阳虚之表现，然其心中痞塞，为水气痰饮致胃气不和，中焦气机不畅。心胃

同病故采用通阳宣痹、心胃同治之法，瓜蒌薤白半夏汤通阳泄浊，加黄芪、党参补心益气，配桂枝温助心阳。胃气不和，故合橘枳姜汤治疗，调理脾胃之气机，加香附疏肝理气。两方相配，心胃同治，通阳宣痹，和胃理气，取得良好效果。

23. 曹惕寅

🍅 案例：清热化痰，行气和络法治疗心绞痛案

吴某，男，49 岁，1960 年 7 月 31 日初诊。

患者近 3 个月来，心绞痛频作。发时延及左臂，甚则汗流脊背，心悸胸闷，头晕眼花，便艰溲少，脉弦。痰浊蒙蔽，气火冲逆。法当化痰浊，清气火。

处方：瓜蒌皮 12 克，白杏仁 12 克，连翘心 10 克，竹沥夏 10 克，枳壳 4.5 克，竹茹 10 克，石决明 30 克。

药后一昼夜，心绞痛未发。仅在 8 月 1 日晚 11 时许，稍有痛感，但较前减轻，并无汗流脊背等现象。

8 月 2 日二诊：心绞痛稍定，但仍易发作，头晕目眩，心跳胸闷，便通溲少，脉弦。病经 3 月余，体弱病杂，气火易于冲逆，痰浊每多壅滞。法当宣肺化痰，平肝降火，行气止痛。

瓜蒌皮 12 克，白杏仁 12 克，连翘心 10 克，竹沥夏 10 克，枳壳 4.5 克，竹茹 10 克，煅石决明 30 克，杭菊 6 克，丝瓜络 10 克（乳没各 4.5 克同拌），通草 3 克，鲜荷梗 30 克。

8 月 7 日三诊：迭进宣肺化痰、平肝降火、行气止痛之剂，心绞痛已释。惟胸次尚嫌不畅，泄热豁痰以清心，平肝宣肺以和络。

瓜蒌实（打、姜汁炒）15 克，薤白头（酒浸去苗）4.5 克，竹沥夏 10 克，白杏仁 12 克，枳壳 4.5 克，郁金 3 克，煅石决明 30 克，杭甘菊 6 克，煨天麻 2.4 克，黑山栀 10 克，淡黄芩 4.5 克，通草 3 克，丝瓜络 10 克（乳没各 4.5 克同拌），鲜竹沥（冲服）30 克。

此证乃因于肝肺之厥气冲逆，肺气窒，则痰浊壅滞，阻遏胸中之清阳；肝火旺，则营液受灼，顿使气血淤塞胞络；头晕目花，为郁火上逆；便艰溲少，为津

少气滞。谋肺气之肃降，图肝火之清泄，求痰浊之疏化，为不易之法。俾痰化热泄，气机通畅，心绞痛亦随之而释。

（《当代名医临证精华·冠心病专辑》）

【评析】 本案为心肝火旺，痰气交结，胸中气机滞塞之证。曹惕寅认为心绞痛之发作，皆由厥气逆冲，猝然而发。本案肝经之郁火上冲，肺气窒塞，气火交并，窜扰于心，发为心病。在治疗上，曹惕寅认为"万病惟求一通"是治病宗旨，应以疏导心经厥逆之气为重，治以清泄心肝之郁火、疏导壅滞之痰气为法。在用药上，因心居膈上，属上焦，曹惕寅谨遵"治上焦如羽"的古训，用药轻灵，取其轻可去实之意，多用宣肺理气，疏肝解郁之品。气机调畅，痰得疏化，瘀凝得解，心脉通而心痛止。

24. 田乃庚

案例一：泻肝清热，利湿化瘀法治疗冠心病心绞痛案

吕某，女，52 岁，1985 年 4 月 14 日就诊。

患冠心病心绞痛 3 个月，在当地医院检查心电图提示：冠状动脉供血不足。曾服用心痛定、潘生丁及活血化瘀中药，效果不显，就诊时仍有胸痛阵作，胸中憋闷，每日发 3～5 次，每次持续 3～5 分钟，伴心烦易怒，多梦易醒，口苦目眩。带下黄稠秽臭，少腹压痛，大便秘结、小便黄赤。舌红苔黄腻，脉弦滑数。证属肝经湿热瘀滞心脉，治以泻肝清热，利湿化瘀，方用龙胆泻肝汤加减：

龙胆草 12 克，焦山栀 10 克，炒黄芩 10 克，柴胡 12 克，车前子 9 克，生地 10 克，泽泻 10 克，木通 6 克，当归 6 克，丹参 20 克，甘草 6 克。

服药 5 剂后，带下减少，胸痛明显减轻，便通眠安，继服 5 剂胸痛消失。

（《当代名医临证精华·冠心病专辑》）

【评析】 患者心烦易怒，口苦目眩，显然是肝经实热。带下黄稠秽臭、少腹压痛、大便秘结、小便黄赤乃湿热下注所致，舌脉也是典型的肝经湿热之象。母病及子，肝经湿热之邪扰动心神，瘀滞心脉，而见心烦胸中憋闷，阵阵痛作。治以龙胆泻肝汤加减，泻肝清热，利湿化瘀。龙胆泻肝汤原方活血化瘀之力偏弱，

故加丹参一味活血化瘀兼以安神。

🍅 案例二：清化痰热，行血通脉法治疗冠心病心绞痛案

王某，男，50 岁，1982 年初诊。

患冠心病心绞痛 2 年，在当地治疗不愈，近 1 个月加重，前来就诊。诊时主症见胸中窒闷，胸痛阵作，伴呕恶口苦，纳呆眠差，舌黯红，苔黄腻，此胆热内扰，心脉失和，治以清化痰热，行血通脉，方用温胆汤加减：

陈皮 12 克，半夏 12 克，茯苓 12 克，枳壳 10 克，竹茹 10 克，瓜蒌 15 克，菖蒲 10 克，郁金 10 克，丹参 15 克，甘草 3 克。

服药 5 剂后，胸闷胸痛减轻，仍感口苦心烦，上方加黄连 6 克，莲子心 9 克，服 20 余剂，心绞痛停止发作，诸症亦愈。

（《当代名医临证精华·冠心病专辑》）

【评析】　田乃庚在冠心病心绞痛的治疗过程中，既重视心脏本身气血阴阳的病理变化，注意其本虚标实的发病特点，又重视其他脏腑功能失调对心绞痛发病的影响。本例患者心绞痛的发作是因为胆火上逆，夹痰热扰神阻脉所致，所以治疗上又与常见的心绞痛治疗有所不同，是从胆论治，以清胆泄热化痰为主，辅以行血通脉。方中半夏燥湿化痰，降逆和胃，竹茹清胆和胃，止呕除烦；枳实、陈皮理气化痰，使气顺则痰消；茯苓健脾利湿，俾湿去而痰不生，瓜蒌、菖蒲宽胸豁痰，郁金、丹参行气活血，甘草益脾和中，调和诸药。

25. 邓铁涛

🍅 案例一：补气健脾除痰兼予养肝法治疗冠心病心绞痛案

陈某，男，58 岁，工程师。1975 年 10 月 19 日入院。

患者于 18 年前发现高血压。4 年前开始每于饱餐、劳累、情绪激动时突出现心前区压榨样疼痛，舌下含服硝酸甘油片能迅速缓解。自发现高血压后，胆固醇持续增高（288 ～ 400mg/dL）。检查：血压 150/90mmHg，心律规则，$A_2 > P_2$。舌淡嫩稍黯，苔薄白，脉弦细。胸透：主动脉屈曲延长，左心缘向左下

延伸，略有扩大。心电图：运动前为正常心电图；二级梯双倍运动试验明显阳性。胆固醇 330 mg/dL。诊断为冠心病、心绞痛伴高脂血症，辨证属胸痹、阳虚兼痰浊闭阻型。治宜补气健脾除痰兼予养肝。以四君子汤合温胆汤加减。

处方：党参 15 克，白术 9 克，茯苓 12 克，甘草 4.5 克，法夏 9 克，竹茹 9 克，枳实 4.5 克，草决明 30 克，桑寄生 20 克，何首乌 30 克。

病者住院共 80 天，仅发作 1 次心前区压榨样疼痛，经服失笑散后缓解。出院前复查：心电图二级梯双倍运动试验阳生。胆固醇 200 mg/dL。病者自觉症状明显改善，于 1976 年 4 月 16 日出院。出院后一直坚持门诊治疗，服温胆汤加味制成的丸剂，并坚持适当体育锻炼，追踪 7 个月，病情一直稳定。

（《当代名老中医临证精华（第一册）》）

【评析】 张仲景在《金匮要略·胸痹心痛短气病》开篇即曰："大脉当取太过不及，阳微阴弦，即胸痹而痛，所以然者，责其极虚也。今阳虚知在上焦，胸痹、心痛者，以其阴弦故也。"提出"阳微阴弦"是胸痹的病机关键，多为本虚标实，虚实相兼，本为上焦阳气虚，实为阴寒、痰浊、瘀血之邪乘虚上乘阳位，痹阻胸阳。本案证属阳气虚衰，痰浊痹阻，心前区压榨性疼痛是痰浊痹阻、血行不畅所致，舌淡嫩稍黯，苔白，脉弦均是阳虚痰浊之象。此证之病位虽在心胸，实则牵连肝脾，盖脾为生痰之源，肝主疏泄，调畅气机，并调节脾胃的运化功能，若痰湿不去则病将始终难除。其病多于郁怒者，因郁怒伤肝，肝郁克脾也；多发于劳累者，因劳则耗气，脾虚不运也；多发于寒冷夜半者，因寒则中阳受损，脾不行水也；多发于过饱者，因过饱则肠胃乃伤，脾不健运也。故本案以补气健脾除痰兼予养肝为法，拟四君子汤合温胆汤加减。方药合拍，疗效甚佳，后改丸剂以出院调护。

🍅 案例二：益气活血化瘀，健脾祛痰法治疗冠心病案

马某，女，78 岁。2006 年 3 月 1 日初诊。

患者因反复发作性胸闷痛 30 余年，加重 1 天来诊。患者 30 年前于劳累后出现胸闷、心慌、心前区有压榨样疼痛，经休息后可自行缓解，每次发作时间小于

15分钟，无头痛、晕厥等症，当时未予心电图等检查，亦未作特殊治疗。1970年曾在某医院诊断为"冠心病"，予潘生丁、丹参滴丸等药物治疗后病情缓解出院。1999年因心前区疼痛发作频繁在某医院行冠状动脉造影示右冠状动脉近中段不规则狭窄约85%，行PTCA+STENT术后胸痛症状缓解。患者于2004年因劳累、活动后再发心前区隐痛，伴头晕入住某医院行冠状动脉造影示回旋支近中段在分出钝缘支后可见99%重度狭窄，右冠未见狭窄，血流正常，颈动脉造影术显示左椎动脉完全闭塞，右颈外动脉80%～90%弥漫性狭窄。在回旋支、右椎动脉放置支架后病情恢复良好，胸闷心前区疼痛未再发作。昨晚患者在家阅读报纸时自觉心慌胸闷，心前区疼痛，伴出汗，无向左臂放射感，内服倍他乐克、硝酸甘油后症状稍有缓解，今为求进一步系统诊疗收入我科。有高血压病史30余年，平素血压波动在145～175/75～100mmHg，近来服用倍他乐克（6.25mg，bid）、络活喜（10mg，qd）等降压药物，血压控制情况一般。否认有糖尿病、肾病等病史，否认有肝炎、结核等传染病史，否认有外伤史。

初诊：活动时仍有胸部胀闷感，休息时无特殊不适，无心前区压榨感，无口干口苦，睡眠一般，大小便正常，双下肢无水肿。查其面色少华，精神疲倦，形体偏胖，双下肢无水肿。舌淡舌体胖大，苔白腻。脉弦滑。检阅实验室报告为：心脏彩超：EF: 70%，心脏符合轻度高血压改变，考虑左侧椎动脉狭窄改变。

邓铁涛认为此为气虚痰瘀阻络，治以益气活血化瘀，健脾祛痰，以下两方服用。

方一：姜竹茹10克，枳壳6克，橘红6克，法半夏10克，党参25克，五爪龙30克，田七片10克，云苓15克，白术15克，炙甘草6克，当归头12克，怀山60克，7剂。水煎服，每日1剂。

方二：红参10克，陈皮1克，炖服，7剂。水煎服，每日1剂。

复诊：患者服药2剂后，精神较前明显好转，心悸较前缓解。舌淡舌体胖大，苔白腻。脉弦偏涩。邓铁涛认为继续以益气活血化瘀、健脾祛痰为法，并加强活血功效，在前方基础上加大当归头用量，以下两方服用。

方一：姜竹茹10克，枳壳6克，橘红6克，法半夏10克，党参25克，五爪龙30克，田七片10克，云苓15克，白术15克，炙甘草6克，当归头15克，怀山 60 克，7 剂。水煎服，每日 1 剂。

方二：红参 10 克，陈皮 1 克，炖服，7 剂。水煎服，每日 1 剂。

【评析】　邓铁涛认为冠心病由于人体正气内虚，加上劳逸不当，恣食膏粱厚味，或七情内伤，以致痰瘀痹阻心络而成。提出冠心病痛机为本虚标实，痰瘀相关。本虚主要为心阴心阳虚，标实主要为痰瘀。因心属火，阳中之阳，故阳气虚是主要方面。结合岭南土卑地薄，气候潮湿，脾士易受困而聚湿生痰。故邓铁涛认为南方冠心病人以气虚痰浊为多见。治疗上主张益气除痰祛瘀，喜用温胆汤加参（党参）。对于 PTCA+STENT 术后的患者，预防再狭窄是个难题。邓铁涛认为通过介入可以立即缓和心脉瘀阻，但是本虚仍很明显。气虚血滞，易再成瘀。故对于此患者重视益气扶正，用红参大补元气。

（《当代名老中医典型医案集·内科分册（上册）》）

案例三：益气活血法治疗冠心病案

叶某，女，65 岁。2006 年 3 月 12 日初诊。

患者因反复胸闷、心慌 23 年，加重 2 周入院。患者 1983 年开始出现胸闷、心慌，多在劳累或天气变冷时出现，有时休息时也出现，无胸痛、气促、汗出等，每次持续时间 15 分钟至两个小时不等，含服硝酸甘油、速效救心丸等可缓解。曾在多家医院门诊治疗，多次查心电图提示"心肌劳损"或"正常"，诊断为"冠心病"。1999 年 8 月在某医院查心脏 ECT（静态＋运动）示：前壁、前间壁局部血供轻度降低；动态心电图示：V_5 导联出现 3 次 ST 段水平型下移 0.13 ～ 0.14mm 伴 T 波低平，每次持续 3 ～ 15 分钟。2000 年在某医院行冠脉造影示正常。此后胸闷、心慌症状鲜有发作。两周前胸闷、心慌再次发作，且较前加重，发作频繁，于 12 日凌晨来我院急诊，给予静滴丹参针后症状稍缓解，拟"胸闷查因：冠心病？"收入我科进一步治疗。

初诊：面色㿠白，出汗多，肢体发冷，乏力，胸闷痛，痛有定处。查体：舌质淡黯，有瘀点，舌苔薄白，左脉细，右脉细滑。诊为：胸痹（气虚血瘀证）。年老体衰，脏腑精气亏虚，正气渐衰，气为血之帅，心主血脉，心气不足则行血无力，血行迟滞成瘀，胸脉痹阻，发为"胸痹"，故见胸闷。治法：益气活血。方拟补中益气汤合血府逐瘀汤加减。

处方： 五爪龙 30 克，党参 15 克，白术 10 克，陈皮 5 克，炙甘草 10 克，当归 10 克，升麻 5 克，柴胡 5 克，桃仁 10 克，红花 10 克，枳壳 10 克，牛膝 10 克。水煎服，每日 1 剂。

复诊： 服药 7 剂，精神好转，胸闷痛消失。改桃仁、红花为田七片 10 克，嘱可长期服用。

【评析】 患者气虚较重，予补中益气汤加强补气之力。痛有定处，为血瘀之象，故合血府逐瘀汤治之。

（《当代名老中医典型医案集·内科分册（上册）》）

案例四：益气化痰活血法治疗冠心病案

李某，男，64 岁。2006 年 3 月 12 日初诊。

因胸闷 2 天入院，患者 2 天前活动后（走路时）出现胸闷不适，无明显胸痛，无肩背放射痛，持续 10 分钟左右，休息或服用丹参片后缓解。但行走、活动时胸闷加重，遂至某医院就诊，查心电图示：Ⅱ、Ⅲ、avF 小 q 波，Ⅲ导联 T′波倒置，右束支传导阻滞，肌钙蛋白弱阳性。考虑急性冠脉综合征，予静滴丹冬针、极化液等治疗，症状稍缓解，并建议住院治疗，患者拒绝。于 12 日到我院急诊就诊，查心电图示完全右束支传导阻滞。请心脏中心绿色通道医师会诊，考虑为急性冠状动脉综合征，以"急性冠脉综合征"收入我科进一步治疗。入院诊断：中医：胸痹（气虚痰瘀）；西医：冠心病，不稳定型心绞痛，心功能Ⅰ级，血脂异常。

初诊： 面色㿠白，神疲倦怠，乏力，胸闷不适，纳眠可，二便调。邓铁涛认为劳累过度，病位在心，与脾胃相关，病机为气虚痰瘀，证属本虚标实。此为气虚痰瘀证，治以益气化痰活血。方拟温胆汤加减治之。

处方： 法夏 15 克，云苓 15 克，橘红 6 克，枳壳 6 克，甘草 6 克，竹茹 10 克，当归 10 克，川芎 15 克，鸡血藤 20 克，石菖蒲 15 克，胆星 9 克，党参 25 克，7 剂。水煎服，每日 1 剂。

复诊：服上方 7 剂后，患者精神好转，无胸闷痛再发。

【评析】 早在《黄帝内经》便认识到胸闷痛以"脉不通"为标，而气虚为本。对于标实，因痰瘀相关，故当同时给予祛痰活血之治法；本虚则予党参、云苓等以益气健脾。脾为枢，脾气健运则痰瘀自除。

（《当代名老中医典型医案集·内科分册（上册）》）

26. 张琪

🍅 案例一：化痰和胃理气法治疗冠心病心绞痛案

李某，47 岁，素有心前区憋闷，心电图示冠状动脉供血不足，数天前无明显诱因突发心前区压榨样疼痛，连及胃脘，攻冲欲吐，含硝酸甘油片稍缓解，但夜间发作频繁，发作时即上冲欲吐，舌黯红、苔白腻，脉弛缓。辨证为痰浊犯胃、胃气上冲，治以化痰和胃理气。

处方：半夏 15 克，陈皮 15 克，茯苓 20 克，甘草 10 克，竹茹 15 克，枳实 15 克，菖蒲 15 克，郁金 15 克，寸冬 15 克，五味子 10 克。

水煎日二次服，服药 7 剂，心痛未发作，仅时有胸中不适，继服前方。又服 11 剂，胸中不适亦除，心电图示冠状动脉供血不全明显改善，随访病情稳定。

（《张琪临证经验萃要》）

【评析】 本案患者心绞痛发作时连及胃脘，攻冲欲吐，为痰浊犯胃，心胃同病之证。故张琪治以温胆汤加味。温胆汤化痰理气和胃，寸冬、五味子敛养气阴，菖蒲、郁金开窍通络。标本同治，治标为主，故痰饮得化，胃气得和，病情缓解。

🍅 案例二：温阳利水，活血化瘀法治疗冠心病案

李某，男，73 岁，2000 年 10 月 27 日初诊。

病人平素嗜酒，喜食肥甘，有冠心病病史 30 年，逐年发作，持续加重，发展为心衰。本次因情志刺激而复发，西医常规治疗无效，求治于中医。自觉胸闷、心悸、气短，不能平卧，尿少，一昼夜仅 350 毫升。查体：口唇、颜面发绀，肝大有压痛，位于右锁骨中线 5cm，质地硬，心率 115 次 / 分，双下肢水肿明显，

按之没指。舌红紫而有瘀点瘀斑、苔白厚腻，脉沉伏。心脏彩超示：冠心病，全心衰竭。心电监护显示前壁广泛心肌缺血。化验同报：HDL（高密度脂蛋白）0.54mmol/L；LDL（低密度脂蛋白）4.27mmol/L；TG（甘油三酯）2.69mmol/L；TC（胆固醇）6.58mmol/L。

西医诊断： 冠心病，心衰二度。

中医诊断： 胸痹，心水。

辨证为心阳虚衰，水气凌心，血脉瘀阻，痰浊阻滞。

药用： 附子（先煎）20克，白术25克，赤芍25克，茯苓25克，泽泻25克，葶苈子25克，白茅根50克，红花20克，当归30克，怀牛膝25克，猪苓25克，丹参20克，大黄10克，郁李仁15克，黑丑15克，白丑15克，胆南星15克，全瓜蒌30克，大枣10枚。水煎，每日1剂，早晚温服。

服药7剂，心悸气短明显减轻，夜间可平卧，口唇、爪甲、颜面发绀明显减轻，尿量增加，一昼夜650毫升，双下肢水肿消退明显，舌紫有瘀点瘀斑，苔白，脉沉。

前方去二丑，加车前子20克，五加皮20克。

又服35剂，水肿完全消失，体力明显增加，活动后仍觉心悸气短，偶有发绀，舌质紫而少苔，有瘀点瘀斑，脉沉弦。化验：HDL 0.76mmol/L；LDL 3.75mmol/L；TG 2.14mmol/L；TC（胆固醇）5.04mmol/L。再服35剂，状态已如常人，好转出院，随访年余，状态稳定。

【评析】　张琪通过大量临床观察发现，痰浊与血瘀交互为患是当代冠心痛的又一大特点。对于心血管病来讲，临床求治于中医的心脏病患者，多为西医治疗无明显效果的疑难病人，其中很大一部分中医辨证为"痰瘀交阻"，这时候再应用西药扩血管、抗凝血，大多效果欠佳。发挥中医特色，痰瘀并治，豁痰开瘀，在此时就尤为重要。

"痰瘀交阻"的主要辨证要点为，病人一般形体偏胖，病程较长，精神倦怠或萎靡，自觉周身酸重不适，头目晕沉，记忆力减退，面色滞黯或晦黯，心前区疼痛发作以闷痛为主，舌体胖大，边缘有齿痕，舌色紫黯，舌苔白厚腻或黄厚腻。

若痰浊瘀而化热，则可出现口渴喜冷饮、心烦、小便黄赤、大便秘结、心前区灼痛、舌色红紫等一系列热邪为患的症状。若病人宿体阳虚，痰从寒化，则可以出现畏寒肢冷、纳呆便溏、小便清长、心前区冷痛等寒邪阻滞的症状。临床根据病人具体情况，痰浊瘀血二者孰轻孰重，或二者并重，来决定治疗上豁痰开瘀的用药比例。

（《国医大师验案精粹·内科篇》）

27. 吴德兴

案例：宣肺调气，通阳祛痰，益气化瘀，通利止痛法治疗冠心病心绞痛案

蔡某，男，56 岁，1992 年 3 月 6 日初诊。

患冠心病 5 年，心痛、胸闷反复出现，需含服消心痛方能缓解。近半个月心痛频发，痛甚汗出，前医迭投宽胸止痛、活血化瘀之品，心痛不愈。吴德兴会诊见心痛持续不减，痛引胸背，伴心悸不宁，气短乏力，烦躁不安，腹胀嗳气，大便不通，舌黯红、苔白腻，脉弦滑而结。查心电图：频发室性早搏，心肌缺血。辨病为真心痛，证属肺气壅滞，痰瘀互结，阳微脉痹。治拟宣肺调气，通阳祛痰，益气化瘀，通利止痛。

处方：葛根 30 克，桔梗 15 克，细辛 3 克，桂枝 15 克，全瓜蒌 15 克，皂角刺 15 克，姜黄 15 克，代赭石 30 克，九香虫 8 克，大黄 15 克，黄芪 30 克，益母草 30 克。

每日 1 剂，分 2 次口服。服药 2 剂后，心痛缓解，胸闷腹胀减轻，大便已通。守上方，大黄用量改为 6 克，连服 15 剂后，心痛消失，复查心电图，心肌缺血改善，频发室性早搏消失。随证加减治疗 1 个月，除偶有胸闷不适外，未发生心绞痛。为巩固疗效，用上方研末制蜜丸，每次 6 克，每日 2 次，半年后随访，心痛未见复发。

（《古今名医临证金鉴·胸痹心痛卷》）

【评析】 本例吴德兴根据患者临床症状，辨为肺气壅滞，痰瘀互结，阳微脉痹之真心痛。心痛虽然病位在心，但与肺之阳气的关系甚为密切，肺之阳气虚可致胸中阳微，阳气滞则心阳不通，心脉瘀涩。故吴德兴仍从肺论治，治以宣肺

调气，通阳祛痰，益气化瘀止痛。方中桔梗宣肺化痰、调节气机，细辛辛温走窜，温通血脉，桂枝温助心阳，全瓜蒌、皂刺化痰宽胸散结，代赭石平肝重镇降逆，黄芪补益心气，九香虫温阳理气止痛，姜黄、益母草活血化瘀，大黄泻下通便，有利于肺气的宣降。经过治疗心电图示心肌缺血改善，后改蜜丸以图缓求。

28. 颜正华

🍅 **案例：宽胸涤痰，活血化瘀，通脉止痛，兼以益气法治疗冠心病心绞痛案**

花某，男，44 岁，干部。1992 年 1 月 27 日初诊。

既往体健，1990 年八九月间因工作劳累着急，突发胸闷气短，心前区痛。随即住院治疗，诊为冠状动脉狭窄，心肌缺血，心绞痛。经中西医治疗诸症基本消失而出院。近日复发，见心前区隐痛，向左腋下放射，胸闷气短，乏力，微咳有痰，口干，纳食及二便正常。两肺呼吸音正常，心率 80 次／分，律整。舌体胖质黯，有瘀斑，苔白腻，脉细滑。无药物过敏史。证属痰瘀互结，痹阻心脉，兼以气虚。治以宽胸涤痰，活血化瘀，通脉止痛，兼以益气。

药用：全瓜蒌 30 克，薤白 12 克，法半夏 10 克，陈皮 6 克，茯苓 15 克，郁金 12 克，川芎 10 克，红花 10 克，赤芍 15 克，丹参 30 克，降香 6 克，太子参 15 克。

7 剂，每日 1 剂水煎服。宜多食青菜，忌油腻和暴食，戒烟酒，畅情志，慎房事，勿过劳。

二诊：诸症若失，惟见背沉气短，舌苔转薄，原方去陈皮加元胡 10 克（打碎），去太子参加生芪 12 克，续进 7 剂。

三诊：惟觉乏力，心前区时有不适，原方生芪增至 20 克，续进 7 剂。

四诊：惟觉乏力，余症基本消失，原方再增生芪至 24 克，并去半夏加五灵脂 12 克（包），连进 10 余剂，诸症悉除。

1 个月后因着急又发胸闷气短，但无疼痛。仍以上方加减进剂，共进 10 余剂，诸症豁然而失。嘱其谨守宜忌，适当锻炼并口服愈风宁心片，以巩固疗效。随访半年心前区疼痛未发。

（《颜正华临证验案精选》）

【评析】 本患者证见胸闷气短，心前区痛，为中医胸痹之证。微咳有痰，舌体胖质黯，有瘀斑，苔白腻。辨证属痰瘀互结，痹阻心脉之证。气短乏力，为兼有气虚之表现。故颜正华以瓜蒌、薤白、半夏、陈皮、茯苓等宽胸涤痰，川芎、红花、丹参、赤芍、郁金、降香等活血化瘀，涤痰祛瘀，进行治疗。初诊以其兼有气虚，故用太子参益气。二三诊痰浊减轻，瘀血仍在，故去陈皮加元胡，半夏易为五灵脂，以加强化瘀止痛之效。并将太子参易为生芪，以加强补气之力，且能加强行血之能，使气旺则血行，活血而不伤正。

29. 胡希恕

🍅 案例：化痰通阳，祛瘀通脉法治疗冠心病心绞痛案

安某，女，74岁。1965年6月14日初诊。

患者患心绞痛1年多，常胸前剧痛，每发作则不能平卧，呼吸困难，经常服用硝酸甘油、氨茶碱等，大汗出，口干不思饮，大便干，舌苔白厚，脉弦细。证属痰饮阻胸，瘀血阻络，治以化痰通阳，祛瘀通脉，予瓜蒌薤白半夏汤加味：

瓜蒌一两半，薤白九钱，半夏二两半，白酒二两，桂枝三钱，枳实三钱，桃仁三钱，陈皮一两，白芍四钱。

结果： 上药服3剂，痛减，但小劳则发心前区痛。上方加茯苓四钱，继服6剂，胸痛时作时休，仍以上方加减，服1个月后，胸痛不再发作。

（《中国百年百名临床家丛书·胡希恕》）

【评析】 《金匮要略·胸痹心痛短气病》第一条提出："夫脉当取太过不及，阳微阴弦即胸痹而痛，所以然者，责其极虚也。今阳虚知在上焦，所以胸痹心痛者，以其阴弦故也。"就是说上焦阳虚，下焦阴寒饮盛，寒饮上逆，故使胸痹而心痛也。中医早已认识到这一病因病理，也进一步说明冠心病胸痹以邪实多见。本例胡希恕辩为痰饮瘀血阻胸，治疗用祛痰活血之法。胡希恕如此解释瓜蒌薤白半夏汤：瓜蒌开胸逐痰止嗽，薤白散结止痛，合以为方，故治胸痹痛而喘息咳唾者。煎以白酒，更使药力畅行无阻也。而用大量半夏，是因饮逆较甚之故。由此例可看出，祛除痰饮是治疗冠心病的重要方法。治疗冠心病多以祛邪为主，

这是胡希恕治疗该病的特点。

30. 刘渡舟

🍅 **案例：宣痹通阳，豁痰通络止痛法治疗冠心病心绞痛案**

杨某，女，70 岁。1994 年 1 月 31 日初诊。

患者于两个月前因冠心病大面积心肌梗死入某医院抢救。出院后，因气候突变，寒流袭来，又感胸部闷胀，气短，心前区隐隐作痛，两胁亦持痛不休，左手臂胀麻。伴有咳吐白黏痰，腹胀，大便干燥等症。患者精神紧张，夜寐易发惊悸。视其舌苔白腻，脉来沉弦而滑。脉症合参，辨为胸阳痹阻，痰浊凝聚，心胸脉络不通则痛。治宜宣痹通阳，豁痰通络止痛。

疏方：糖瓜蒌 30 克（先煎），薤白 6 克，半夏 15 克，旋复花 10 克，红花 10 克，茜草 10 克，桂枝 10 克，丹参 20 克，郁金 10 克，木香 10 克，紫降香 10 克。

服 5 剂后，胸满、胸痛大为缓解，咳痰减少，夜睡已能成寐。又续服 5 剂，诸症皆安。

【评析】　胸痹一证，与西医学所谓的"冠心病"比较类似，《金匮要略》将本证病因病机概括为"阳微阴弦"四字。"阳微"，即寸脉来微，主胸中阳气不足；"阴弦"，指尺脉见弦，主在下痰浊水邪反盛。《辨脉法》云："阳脉不足，阴往乘之。"故胸阳不振，反使下焦之阴邪乘虚犯上，使心脉痹阻，气血不通。《素问·调经论》曰："寒气积于胸中而不泻，不泻则温气去，寒独留则血凝泣，凝则脉不通。"因此，导致了胸痹心痛的证候发生。至于两胁疼痛之原委，亦属胸痹胁逆气冲之类。本证的治疗用温通胸阳，化痰宣痹，佐以疏肝理气通络之法。以瓜蒌薤白半夏汤、旋复花汤及颠倒木金散三方相合。用瓜蒌薤白半夏汤通阳开痹，宣化痰浊之邪；旋复花汤活血通络止痛，斡旋胸胁之气；颠倒木金散则专以疏肝理气，而行气血之滞为特长也。

（《刘渡舟临证验案精选》）

31. 刘树农

🍅 **案例：化痰泄浊，宣痹通阳法治疗冠心病心绞痛案**

黄某，男，60岁，1979年2月25日初诊。

患者既往有冠心病病史，近来心绞痛频作，痛时冷汗淋漓，面色苍白，含硝酸甘油3片始可缓解。心电图ST段呈缺血型压低。舌淡苔白滑，脉弦缓而劲。曾辨为气滞血阻"心痹"之证。用疏利气机、活血化瘀之法，症状未得减轻，虽静坐心绞痛也发作，服硝酸甘油不能缓解，必须注射罂粟碱。西医建议作"搭桥"手术，患者不愿，乃邀中医会诊。主诉口苦溲黄，头眩耳鸣，指尖麻木。苔薄腻，脉滑有力，痰热夹湿之象显见，仿温胆汤加碱：

制半夏6克，陈皮6克，茯苓9克，陈胆星6克，瓜蒌皮9克，银花19克，丹参15克，淮小麦30克，郁金6克，竹茹6克。

二诊：1979年2月29日。药后心绞痛未发。活动时尚觉胸闷隐痛，但未用西药。近来大便秘结，腰酸，溲频而数。湿热有下趋之势，拟予因势利导，上方佐以淡渗利湿之品：

制半夏6克，陈皮6克，茯苓9克，陈胆星6克，天竺黄6克，丹参15克，粉萆薢15克，金银花9克，柏子仁9克，瓜蒌皮仁各9克。

三诊：1979年3月6日。昨日体检，活动量骤增，心绞痛又发作，疼痛见于胸骨后，经休息及含药片后缓解。苔腻如前，再以温胆汤加味：

茯苓15克，陈皮6克，枳实3克，竹茹6克，丹参15克，陈胆星3克，全瓜蒌9克，薤白6克，失笑散（包煎）2克，清气化痰九（包煎）9克。

嗣后上方连续服用半个月，心绞痛症状大减，仅于活动后稍有发作。仍守原方治疗，除感冒时暂予疏解外邪之剂。治疗两个多月后作心电图复查，ST段已回复到基线，病情稳定。

【评析】 《金匮要略·胸痹心痛短气病脉证治》说："胸痹之病，喘息咳唾，胸背痛，短气。"尤在泾注云："阳痹之处，必有痰浊阻其间。"明·王肯堂《证治准绳》曰："郁痰积于心包胃口，而致惊悸、怔忡者有之。"可知痰浊痹阻心阳，可造成惊悸、怔忡，胸背痛。明·郑效倩《医述》曰："胸所蕴者，氤氲之气，此处宜空不宜实，空者，阳气宣也，实者，阴气著也。氤氲之气，一经拂郁而营弗能从，则若痰若痴若气若饮，皆刺而痛之之具也，治法有升有降有导有泄之不同，总不若此之开郁顺气，能宣发诸阳而使之开也。"故治疗痰浊痹阻心阳之病人，用温胆汤加减，既可化痰浊，又可通阳痹；导痰泄浊于外，使清阳上升而头晕除，待胸阳宣发而痹痛减。

（《刘树农医论选》）

32. 潘澄濂

🍅 **案例：宣痹化痰，理气和胃法治疗冠心病心绞痛案**

上官某，男，46 岁，干部。

胸痹作痛，心悸善惊，恶闻食臭，纳差，舌苔白厚而腻，边有齿痕，脉象弦滑，偶见歇止。经西医诊断为冠心病心绞痛，证属痰浊阻滞，气机失调。

薤白、姜半夏、酸枣仁、香附各 9 克，瓜蒌皮、猪茯苓各 12 克，远志 4.5 克，丹参 15 克，枳壳 6 克，生山楂肉 30 克。

经服上方加减 1 个半月后，痰浊消除，痹痛减轻，胃纳转佳，舌苔转为薄净，但心悸善惊仍有发作，改用养心汤加丹参、龙牡等，调理 3 个多月后缓解。

【评析】　本例胸痹证，因痰浊内阻、胃气失和、浊气上逆所致，宜用瓜蒌皮、薤白、姜半夏通阳宣痹，香附、枳壳、山楂理气和胃，丹参、远志、茯苓宁心安神，达到痰浊消除，胸阳通畅。后因心悸一证，改用养心镇惊之法收到良效。

（《潘澄濂医论集》）

33. 史道生

🍅 **案例：通阳泄浊，化痰降逆法治疗冠心病心绞痛案**

贾某，男，60 岁。1975 年 9 月 10 日初诊。

1975 年 4 月 13 日患者在某医院诊断为冠心病，心绞痛。1975 年 5 月 1 日心电图诊断：慢性冠状动脉供血不足（Ⅰ、avF 导联 T 波倒置，V_4-V_6 导联 T 波双向）。患者素日喜进肥甘，嗜好烟酒，心区闷胀，隐痛频繁，呼吸不畅，微喘痰滞，难以仰卧，倦怠无力，纳呆，脘腹满胀，夜寐不安，颜面浮热。诊查：苔白根腻，脉缓寸尺无力，血压偏低（120～92/70～44mmHg）。辨证属痰湿内阻。治宜通阳泄浊，化痰降逆。

处方： 全瓜蒌 30 克，薤白克，丹参 30 克，桑白皮 12 克，生苡仁 30 克，茵陈 18 克，半夏 10 克，旋复花（布包）6 克，松香 10 克，生甘草 6 克。

二诊： 9 月 24 日。服上方药 12 剂后食欲、睡眠好转，但胸闷痰滞、心前区隐痛无明显减轻。上方去桑白皮，加青皮 9 克，橘叶 9 克，苦桔梗 12 克，琥珀粉 2 克（分 2 次冲服），继续服用。

三诊： 10 月 8 日。服上方药 12 剂，心前区闷胀隐痛缓解，气喘痰滞减轻，夜可平卧，胃纳、夜寐好转。苔薄白，根腻已除，脉缓，寸尺较以前有力。上方去生苡仁，再加牡蛎 30 克，炒枳壳 9 克继续服用。

四诊： 10 月 22 日。服上方药 12 剂，心前区滞胀作痛完全消失，其他脉症明显好转。1975 年 10 月 11 日心电图诊断：正常范围心电图。患者四诊后已出院参加工作。

（《中国现代名中医医案精华（第一卷）》）

【评析】 患者平日恣食肥甘厚味，嗜食烟酒，日久损伤脾胃，聚湿成痰，痰湿内蕴，浊气上泛心胸，清阳不展，气机不畅，心脉痹阻，痰浊久留，痰瘀交阻，脉道不通，终致心绞痛发作。痰浊干肺，阻遏气道，气机不利，肃降失常，则呼吸不畅，微喘痰滞，依息难卧。故以瓜蒌薤白半夏汤通阳散结，祛痰宽胸，薏苡仁、茵陈除湿化浊，桑白皮、旋复花降气平喘，化痰消痞，松香活血止痛（松香所含松香酸酐、松香酸为有毒成分，对胃肠道、呼吸道黏膜有强烈刺激性，还可引起皮肤过敏反应，内服应从小剂量开始），生甘草缓急止痛，调和诸药。二诊胸闷痰滞、心前区隐痛无明显减轻，故加大理气祛痰化瘀之力。同时据现代药理，青皮尚有显著升压作用，正可兼调患者血压。

34. 王鸿士

🍅 **案例：通阳开结，活血行气，育阴清热法治疗冠心病心绞痛案**

齐某，男，50 岁。1972 年 5 月 8 日初诊。

患者发作性心痛 1 年余，左侧胸膺疼痛牵及后背，脘堵胸闷，血压 140/90mmHg，心电图明显异常，经某医院诊断为"冠心病心绞痛"。既往有胃溃疡多年。苔白根厚，脉象弦滑。辨证属气滞血瘀，阴虚肝热，胸阳不振。治宜通阳开结，活血行气，育阴清热。

方药：珍珠母 30 克，瓜蒌 30 克，薤白 9 克，半夏 9 克，丹参 15 克，鸡血藤 30 克，酒芩 9 克，降香 6 克，旱莲草 12 克，桑寄生 25 克。

二诊：服上方 10 剂后痛减，胸闷背痛亦均见轻。口干，夜寐不实。拟上方加麦冬 12 克，石斛 12 克，苦丁茶 12 克。

三诊：进上方 10 剂后左胸膺痛发作稀少，心电图复查已好转，一周余仅犯胸痛一次。因故饮食不当，脘痛不适，纳呆眠差，肠鸣，舌苔黄白，脉弦细滑。方药如下：

瓜蒌 30 克，薤白 9 克，半夏 9 克，桂心 3 克，丹参 15 克，砂仁 5 克，黄连 5 克，党参 9 克，檀香 5 克，川朴 6 克，鸡血藤 30 克，琥珀 1 克（分冲）。

四诊：服上方 15 剂后胸膺疼痛未作，胃脘不适，纳食不甘。复查心电图示已恢复正常。舌苔白，脉弦细滑。

瓜蒌 30 克，薤白 9 克，半夏 9 克，茯苓 12 克，焦术 9 克，木香 6 克，檀香 3 克，丹参 15 克，砂仁 5 克，鸡血藤 30 克，姜朴 9 克，当归 9 克，佩兰 9 克，焦谷芽 15 克，焦稻芽 15 克，三七面（分冲）1 克。

此后按前方进退，坚持治疗，病情比较稳定。1972 年 10 月 11 日复诊，心电图示基本正常，左胸膺疼痛未作已两月余，仅有胃肠不和之证，后经调治渐愈。

（《北京市老中医经验选编》）

【评析】　本案患者以痰浊阻遏心阳为主，痰浊闭阻，则气血运行不畅，久之遂成气滞血瘀。同时该患者还有阴虚肝热之象，故王鸿士以瓜蒌薤白半夏汤为主方，又加用行气活血及补肝阴清肝热之品，治以通阳开结，活血行气，育阴清热。后因患者出现明显胃脘不适之候，故又随证加减和胃之品，终获痊愈。此案亦体现了心胃同治法在治疗冠心病心绞痛中的应用，代表方剂丹参饮（《时方歌括》：丹参、檀香、砂仁）贯穿二诊、四诊之中，调气行瘀，化湿畅中，"治心胃诸痛"。

35. 赵绍琴

🍅 案例一：疏调气机，活血通络法治疗梗死后心绞痛案

李某，男，56岁，1992年12月2日初诊。

自1992年8月开始，患者胸前区憋闷疼痛经常发作。西医以其心电图有改变诊断为心肌梗死。中药、西药从未中断，闻赵绍琴之名，特来求治。现仍胸闷疼痛不舒，心悸气短，头晕体倦，心烦急躁，梦多失眠，面色无华，舌红少苔，脉濡缓。血压180/120mmHg。证属气机不畅，心血瘀阻。治宜疏调气机，活血通络。

藿香10克，佩兰10克，蝉衣6克，僵蚕10克，片姜黄6克，大黄1克，竹茹6克，炒枳壳6克，赤芍10克，丹参10克，川楝子6克。

服药7剂，胸闷渐舒，头晕减轻，余症好转，血压120/90mmHg。但见口干而渴，心悸气短。改用益气养阴，活血通脉法。

药用：蝉衣6克，僵蚕10克，片姜黄6克，沙参10克，麦冬10克，五味子10克，炙甘草10克，丹参10克，赤芍10克，杏仁10克，焦三仙各10克，香附10克。

服药20余剂，精神转佳，心情舒畅，胸痛未作，血压稳定，心电图复查：大致正常心电图。又以此方加减服药月余，未再复发。

（《赵绍琴临证验案精选》）

【评析】 冠心病之心绞痛或心肌梗死，属于中医学"胸痹""真心痛"的范畴。其根本病机为气机不畅，心血瘀阻。故赵绍琴治以疏调气机，活血通络。方中藿香、佩兰芳香化湿宽胸，蝉衣、僵蚕、姜黄、大黄四味为升降散，调气机

之升降。配竹茹清热化痰，枳壳宽中行气，川楝子疏肝理气，赤芍、丹参活血化瘀。后症状减轻，但口干渴、心悸气短为气阴亏之象，故用益气养阴，活血通络法以善后。由上可见赵绍琴在胸痹的治疗上非常重视疏调气机。

🍅 **案例二：发表解郁，化湿活血法治疗梗死后心绞痛案**

蒋某，男，48岁，1989年10月8日初诊。

患者自1987年8月患心肌梗死，经医院抢救后病情缓解。仍遗留下胸痛时作，中脘满闷，不思饮食，乏力头晕等症。观其舌质红苔黄腻厚，脉濡缓、时有结代，血压偏高。证属湿浊不化，气机阻滞，升降失常。治宜宣郁化湿、疏调升降，佐以活血通络方法。

药用： 荆芥6克，防风6克，蝉衣6克，片姜黄6克，旋复花10克，代赭石10克，半夏10克，薤白10克，瓜蒌30克，佩兰10克，杏仁10克，焦三仙各10克。

嘱其改变一直以卧床休息为主的习惯，每日早晚走路锻炼各1至2小时，饮食宜清淡。服药7剂，心情舒畅，胸痛未作，头晕乏力减轻，胸脘胀满见舒，食欲好转，舌红苔白，脉滑数。湿郁渐化，仍以前法进退。

药用： 荆芥6克，防风6克，蝉衣6克，僵蚕10克，片姜黄6克，赤芍10克，丹参10克，大腹皮10克，槟榔10克，香附10克，焦三仙各10克，水红花子10克。

服上方2周，饮食二便正常，精神振作，未见其他不适。改为益气养阴方法。

药用： 荆芥6克，防风6克，沙参10克，麦冬10克，炙甘草10克，丹参10克，赤芍10克，香附10克，郁金10克，焦三仙各10克，炒槐花10克，水红花子10克。

1个月后，去医院复查心电图大致正常，血压正常。并能参加一些体育活动。

（《赵绍琴临证验案精选》）

【评析】 本例为心肌梗死后胸痛未愈，赵绍琴根据脉、舌、色、症辨为湿阻气机、升降失常之证，先以宣郁化湿为治，兼以活血通络为法。荆芥、防风发表解郁，蝉衣、僵蚕疏散郁热，片姜黄活血行气，几味药合用，宗升降散之意，调气之升降，意在宣郁化湿。配大腹皮、槟榔、焦三仙、水红花子消食导滞，有助于脾胃气滞之升降，香附疏肝理气。赤芍、丹参活血化瘀。后根据病情改用益气养阴之法，仍用荆芥、防风发散，沙参、麦冬养阴生津，丹参、赤芍、郁金活血化瘀，香附疏肝理气，焦三仙、水红花子消食导滞。经治疗病情明显好转。

36. 高咏江

🍅 案例：疏肝解郁，通脉止痛法治疗冠心病心绞痛案

钱某，女，54岁，1973年3月4日初诊。

患者3个月前因邻里纠纷，心情郁闷而突发心痛欲厥，急送县医院，被诊断为"冠心病心绞痛"。此后稍有情绪波动，即觉心前区疼痛，连及两胁胀痛，平时胸闷不畅，叹息则舒。诊舌黯红苔薄白，脉弦。辨证为心痛证（气滞型），遂用逍遥散加减，冲服"通脉散"。

处方：柴胡7克，当归10克，白芍10克，茯苓10克，绿梅花10克，制香附10克，郁金10克，佛手10克，合欢皮10克。

每日1剂水煎，分2次服，每服冲吞"通脉散"6克。用此汤散调治月余，患者心情开朗，心绞痛未再发作。

【评析】 本类病人心绞痛，每因情志不遂而发作。临床表现为心痛连胁，胸闷叹息，脉弦或沉弦等肝郁气滞证。正如《素问·藏气法时论》所云："心病者，胸中痛，胁支满，胁下痛。"清·陈士铎亦云"肝旺则心亦旺"（《石室秘录》）说明心与肝在生理病理上有密切联系。高咏江认为，肝气通则心气和，肝气郁则心气滞，血脉阻而发为心痛之证。临床每用逍遥散加减煎汤，冲服"通脉散"为治。二方合奏疏肝解郁，通脉止痛之功。

（《古今名医临证金鉴·胸痹心痛卷》）

37. 高濯风

🍅 案例一：行气益气，活血宣痹法治疗冠心病心绞痛案

甄某，男，61岁，1992年4月28日初诊。

患者胸痛时作已3年，长期服用扩冠药，病情尚平稳。近因情绪波动，胸闷

痹痛发作频繁，且持续时间延长，伴两胁胀满，舌质黯、苔白滑，脉象沉弦。心电图示：下壁心肌缺血。证系气滞血瘀，拟行气活血宣痹法。处方：血府逐瘀汤减生地，加丹参30克，降香10克，薤白10克。

　　1周后来诊，胸痛减轻，胁胀已止，时有心悸，脉转沉缓，改用益气活血方。处方：西洋参5克，杏仁10克，红花9克，再服7剂。药后胸痛已不再发作，偶有胸闷，无明显心悸气短，脉沉缓，复查心电图较前明显改善，原方继服，月余而瘥。

（《古今名医临证金鉴·胸痹心痛卷》）

　　【评析】　中医有"年过四十，阴气自半"之说，认为胸痹的发生以正虚为本。心气不足，鼓舞无力，血行不畅，心脉瘀滞，发为胸痹心痛，气虚血瘀为其主要病机。故高濯风先用血府逐瘀汤化其标，后以益气活血剂固其本，体现了轻重缓急，标本兼治的原则。

🍅 案例二：行气活血宣痹法治疗冠心病心绞痛案

　　张某，男，59岁。1991年10月14日初诊。

　　主诉发作性胸闷胸痛半个月。两天前因情绪波动，突感胸闷、心前区剧痛，并向左肩部放射，持续30分钟左右、并伴大汗、恶心等症。诊为冠心病，劳累型心绞痛。给口服扩冠药，症状及心电图均无明显改善。配合中药治疗。心电图示："窦性心律，Ⅱ、Ⅲ、avF导联T波低平，$V_4 - V_6$导联T波倒置，偶发房性早搏、室性早搏。"舌质黯，苔薄白，脉沉弦。辨证属胸痹（气滞血瘀证）。治宜行气活血宣痹。处方：血府逐瘀汤加减。

　　柴胡9克，肉桂6克，当归10克，赤芍10克，丹参30克，桃仁10克，甘草3克，红花9克，桔梗9克，三七粉（冲服）1.5克，怀牛膝10克，枳壳10克，降香10克。

　　二诊：1991年10月21日。胸闷、胸痛已止。心电图示心肌缺血明显改善。舌质黯，苔薄白，脉沉弦。

　　三诊：1991年11月4日。胸痛未见发作，病情稳定。改用益气活血剂以固其本。处方：生脉饮合冠心Ⅱ号加减。

太子参20克，黄芪15克，当归10克，川芎10克，丹参30克，三七粉（冲服）1.5克，降香10克，赤芍10克，薤白10克，甘草3克。

服药1个月，自觉精力渐增，心悸气短已除，胸闷痛未作。病情日渐巩固。复查心电图：①窦性心律；②大致正常心电图。恢复正常工作。

（《古今名医临证金鉴·胸痹心痛卷》）

【评析】　本例先有心肾气虚，复因情志刺激，导致气滞心血瘀阻。按急则治标原则，先拟行气活血宣痹为法，待实去大半、胸痛缓解，又遵《黄帝内经》"缓则治其本"的原则，复投益气活血之剂，待其元气恢复，血瘀自然尽去。

38. 路志正

🍅 案例一：疏肝理气，通络止痛法治疗冠心病心绞痛案

徐某，女，40岁，已婚，个体户。1989年9月29日初诊。

主诉发作性右胸胁疼痛半年。开始因情绪波动诱发，经中医治疗而愈。平素性格急躁，从事个体经营，工作紧张，常遇事不遂。1天前无明显诱因胸胁作痛持续30分钟，伴胸闷喜太息，心悸烦乱，急躁易怒，少寐多梦，头晕恶心，纳差便调，舌淡红苔薄白，脉弦小滑。心电图示：ST段、T波缺血性改变。中医诊断：肝心痛。西医诊断：冠心病心绞痛。辨证属肝郁气逆冲心。治宜疏肝理气，通络止痛。

处方：柴胡12克，白芍10克，枳壳（炒）10克，甘草6克，旋复花（包）12克，红花9克，川楝子10克，醋元胡12克，郁金10克，远志6克，夜交藤12克。

服药3剂，胸胁痛减，至第7剂心悸眠差、头晕恶心等症消失，但着急烦劳后胸胁疼痛偶作。继守方加减服药6周，心胁疼痛消失，心电图复查大致正常，临床痊愈。

（《古今名医临证金鉴·胸痹心痛卷》）

【评析】　本例冠心病心绞痛痛在右胸胁。胸胁为肝经所过，其疼痛且因情绪波动诱发，平素性格急躁，伴胸闷喜太息，心烦易怒，俱为肝郁所致。七情过

极，气机逆乱，肝胆疏泄失常，进而影响到心，致心脉不畅，甚则心脉挛急，从而引发心痛。故本例路志正辨证为肝郁气逆冲心，治以疏肝理气，通络止痛。方中四逆散疏肝理气解郁，旋复花、红花、元胡、郁金活血通络止痛，川楝子行气止痛，远志、夜交藤安神。经过治疗胸胁痛减，后守方直至临床痊愈。本例患者年龄较轻，考虑其心绞痛发作主要为冠状动脉的痉挛所致，现代药理研究表明，中药理气药对血管平滑肌的痉挛有很好的解痉作用，故路志正在本例中应用理气药能收到良好的治疗效果，所以冠心病的治疗并非只局限于祛痰活血。

🍅 案例二：益气通阳，疏肝利胆法治疗冠心病心绞痛案

马某，女，43 岁，干部。

胸闷气短 5 年，心前区发作性疼痛 1 年。患者于 5 年前，因姐姐病逝，过度悲伤，开始出现心悸胸憋，严重失眠。性格逐渐抑郁沉闷，多疑善感，常急躁焦虑，每于情志刺激或月经前后病情加重。1 年前开始出现发作性心胸刺痛或抽痛，放射至后背及左肩臂，痛发时伴心悸汗出，手足冷麻，惊恐紧张，肢体颤抖，每日发作 1～2 次，每于情志刺激、劳累及夜间睡眠时发作。平时伴有胸闷喜太息，胁腹胀满，胃有振水声，恶心嗳气，大便不畅，眩晕心悸，失眠多梦，神疲乏力，面青怕冷，舌淡黯苔白润，脉沉弦。心电图：前侧壁 ST 段、T 波缺血性改变。中医诊断：肝心痛。两医诊断：冠心病心绞痛。辨证属心肝（胆）阳虚，气滞饮逆。治宜益气通阳，疏肝利胆。

处方：柴胡 12 克，黄芩 10 克，半夏 10 克，桂枝 9 克，赤白芍各 10 克，川芎 9 克，五味子 6 克，茯苓 15 克。

守方治疗 1 个半月，心绞痛发作明显减少，1 周偶尔发作 1 次，精神体力转佳，胸闷胁胀嗳气、眩晕心悸诸症减轻或消失，心电图 ST 段、T 波稍有改善，但未达正常，病情好转而出院调养。

（《古今名医临证金鉴·胸痹心痛卷》）

【评析】　《灵枢·厥病》曰："厥心痛，色苍苍如死状，终日不得太息，肝心痛也。"本例冠心病心绞痛发作多与情志有关，且患者伴有抑郁沉闷，多疑

善感，惊恐紧张，肢体颤抖，为肝经病象，故路志正辨为肝心痛。患者手足冷麻，面青怕冷，脉沉弦为心肝（胆）阳虚之象，胸闷喜太息、胁腹胀满，胃有振水音，恶心嗳气为肝胃气滞，胃中水饮上逆之象。故治以益气温阳，疏肝利水。方中柴胡疏肝理气，黄芩清少阳之热，半夏和胃降逆止呕，桂枝温助心阳，赤白芍养肝活血，川芎活血化瘀，五味子养阴，茯苓健脾利水。经过治疗诸症消失，心电图改善，病情好转。悲则气消，恐则气下，惊则气乱，神魂无主，筋脉失司，可致心脉挛急；疏泄不利，亦致血滞心脉。

🍅 案例三：疏利肝胆，和解少阳，化痰祛瘀，宽胸理气法治疗冠心病案

何某，男，56 岁。2003 年 9 月 12 日初诊。

阵发性心前区憋闷样疼痛 1 年余，加重 2 个月。患者 2002 年 6 月初，在饮酒较多后发作心前区憋闷疼痛，伴左上臂内侧反射痛，在某医院确诊为"缺血性心脏病，不稳定型心绞痛"，经住院治疗半个月后心绞痛缓解出院。2002 年 7 月中旬始，常在凌晨 5 点时反复发作心绞痛，持续 10 ~ 20 分钟，坐起含服"速效救心丸"或"硝酸甘油片"可缓解。偶因剧烈运动或情绪激动而发作。后经多家医院查心电图、彩超，并行冠状动脉造影等检查，确诊为"缺血性心脏病，不稳定型心绞痛"。屡用中西药物治疗，病情始终未能有效控制。近两个月来，因家务烦扰，心情不佳，而发作增多，且每于凌晨 5 点时发作，程度加重。虽经住院月余，静脉点滴和口服消心痛、心痛定、丹参滴丸及中药瓜蒌薤白半夏汤、冠心 2 号方等药，终未见减，拟急行冠脉支架植入术，但因患者惧怕手术而拒绝。现症：阵发性心前区憋闷样疼痛，并伴胸胁胀满，郁闷不舒，善太息，头昏沉，心烦热，夜眠差，口干苦，饮水不多，纳谷欠馨，二便尚调，形体肥胖；舌黯略红，苔薄白微腻；脉弦细滑。诊其为：肝胆郁滞，少阳经枢不利，痰瘀痹阻胸痹（缺血性心脏病，不稳定型心绞痛）。治法：疏利肝胆，和解少阳，化痰祛瘀，宽胸理气。方拟小柴胡汤合瓜蒌薤白半夏汤加减。

处方：柴胡 12 克，黄芩 10 克，人参 10 克，半夏 15 克，菖蒲 10 克，郁金 15 克，全瓜蒌 25 克，薤白 10 克，水蛭 10 克，川芎 8 克，丹参 15 克，炙甘草 10 克，

生姜 5 片，大枣 3 枚。7 剂，水煎 2 次，取汁去滓，再合煎 10 分钟，分早、中、晚 3 次服。

并嘱适当运动，保持心情舒畅，禁酒酪、膏粱厚味之品。因过多输液有聚湿酿痰阻络之嫌，建议停输。

二诊（2003 年 9 月 20 日）： 药后发作次数明显减少，程度也较前为轻。查：舌脉同前。上方去丹参，加鸡血藤 20 克，再进 14 剂。药后诸症消失。查纠心电图大致正常。上方略有变化，2 日 1 剂，再进 10 剂，以巩固疗效。

随访 1 年病未复发。

【评析】 患者形体肥胖，多坐少动，喜食烟酒肥甘，痰湿内蕴，阻痹经脉，血行不畅，故发胸痹心痛；复因情志抑郁，肝气郁滞，故见胸胁胀满，喜太息；肝旺克脾，故食纳欠佳；气滞则湿阻瘀停，因而病情渐渐加重；本病多发于凌晨少阳之时，且"休作有时"，再加上患者口苦，头晕，胸胁胀满，故方选小柴胡汤和解少阳，疏利肝胆；瓜蒌薤白半夏汤，宽胸理气涤痰，加菖蒲、郁金、水蛭、川芎、丹参以增化痰祛瘀之力。紧扣病机，审时度势，权衡达变，遵古而不泥于古，巧用经方，虽病势急重，终获良效。

（《当代名老中医典型医案集·内科分册（上册）》）

案例四：益气健脾，通阳宣痹法治疗冠心病案

某患者，男，54 岁。

胸闷、气短 5 年余。2001 年出现胸闷，气短，心悸，左腋下连及左肩胛骨隐痛，畏寒，四肢不温，乏力，易感冒，晨起口苦，口干，肝区隐痛，食后胃胀，嗜睡，夜尿次数 3 ~ 4 次，大便日 1 行，质稀，小便淋漓不尽。舌质淡、舌苔薄白，脉象细。既往史：患脂肪肝 10 年，前列腺炎 5 年，慢性结肠炎 20 年。血压：130/100mmHg。西医诊断为冠心病。中医诊断为胸痹。证属脾气亏虚，胸阳不展。治以益气健脾，通阳宣痹。

方药： 五指毛桃（五爪龙）20 克，西洋参 10 克，生白术 15 克，厚朴花 12 克，瓜蒌 20 克，薤白 8 克，葶苈子 15 克，茯苓 30 克，石菖蒲 12 克，郁金 12 克，

当归12克，川芎9克，炒山楂12克，炒神曲12克，炒麦芽12克，炒枳实15克，杏仁9克，薏苡仁20克，炙甘草8克，生姜2片。

服药14剂后，诸症减轻，以上方为基础，随证增损，经治2个月，诸症日见减轻。

【评析】 路志正从脾入手治疗胸痹，认真揣测不离中医基础之理：脾胃为后天之本，气血生化之源，脾虚在胸痹的发病中起着重要作用。其一，脾气亏虚则运化失常，代谢紊乱，水湿停聚，郁久成痰，而致痰湿郁阻脉络。其二，脾气亏虚，生化乏源，导致气血亏虚，脉络不充。其三，脾气亏虚，卫外不固，易受外邪入侵，更伤脾胃，内外合邪。其四，湿性黏滞，湿邪积聚，日久生瘀，瘀阻经络，致气血运行不畅，痰瘀互结，阻痹心脏之脉络，致使胸闷疼痛，甚则昏厥，反复发作，缠绵难愈。其五，痰湿互结，常遇寒则猖，寒性凝滞，血行迟缓，甚则凝滞不通，加之久病，中焦气虚，推动血气无力则血流不畅，日久成瘀，痰湿、瘀血夹之气虚，导致虚、瘀互结，本虚标实。所以胸痹之病，通络化瘀为治标，健脾和胃为治本。

（《国医大师验案精粹·内科篇》）

39. 施今墨

案例：行气活血，强心养阴法治疗心绞痛案

此为同忆医案。1960年6月，余在北戴河，康某亦在其地疗养，请亲诊治。常感心区发闷而痛，气短心悸，行动即气促而喘，食欲欠佳，大便不畅。曾于3个月前心痛大发作两次。诊脉乍大乍小，并时见间歇。病属气血失调，流行不畅，络脉阻抑，发为绞痛。拟以行气活血镇痛治之。

处方： 紫丹参25克，川桂枝5克，薤白头10克，代赭石（旋复花6克同布包）15克，北柴胡5克，川郁金10克，梭罗子10克，杭白芍10克，苦桔梗5克，紫苏梗5克，白檀香5克，炒枳壳5克，当归尾6克，陈香橼10克，绵黄芪12克，炙甘草6克。

服药2剂仍觉心区疼痛不适，每于下午二时及夜间即发，似有规律，并有左手指麻木。夜间发作，影响睡眠，服安眠药始能入睡。又服2剂后，药效渐显，

疼痛有所减轻，心悸气短亦见改善，饮食渐增，精神较前为好。再处方如下：

薤白头6克，川芎5克，全瓜蒌25克，代赭石（旋复花10克同布包）15克，白檀香5克，紫丹参25克，香附米10克，北柴胡5克，紫苏梗5克，杭白芍12克，川桂枝5克，苦桔梗5克，青橘叶10克，两党参12克，炒枳壳6克，柏子仁10克，炙甘草6克。

患者服前方，症状逐渐减轻，连服数剂，因客居招待所，服汤剂诸多不便，又以症状既见好转，健康日臻恢复，海滨散步，游览风景而气促心痛并未发作，改立丸方常服。

处方： 紫丹参120克，柏子仁60克，红人参30克，云茯神60克，卧蛋草60克，干石斛60克，龙眼肉60克，仙鹤草60克，寸麦冬30克，当归身30克，五味子30克，山萸肉60克，陈阿胶60克，大生地60克，熟枣仁60克，炙甘草30克，田三七60克。

共研细末，蜜丸重6克，每日早、午、晚各服1丸，白开水送下。

此方服百日，患者避暑归京，仍继续服用，直至国庆节时，药始用完。百日间心绞痛从未发作，胸闷、心悸亦渐消失，但诊脉仍有间歇，遂将前方加用炒远志30克，川芎30克，杭白芍60克，鹿角胶60克配丸药，又服百日左右，症状全除，体力健旺。1961年再遇患者，据云已将此方传至家乡，又治愈心绞痛病多人。所用汤剂重在行气活血，丸方偏于强心养阴，使心脏气血流畅，机能恢复，心绞痛遂不发作。此例疗效甚显，兹记之，待进一步研究分析。

（《施今墨临床经验集》）

【评析】　本案患者，胸闷而痛，脉乍大乍小，时有间歇，施今墨辨为气阻血瘀，施以行气活血止痛之法，在一派行气活血药中加用黄芪、党参、柏子仁、炙甘草以补心养心。后心痛止，微感活动后气促，施今墨又以强心养阴立法，佐以活血化瘀，改用丸药以图缓补，患者症状消失，体力健旺，获得奇效。

40. 颜德馨

🍅 案例一：行气活血法治疗冠心病心绞痛案

苏某，女，48 岁。

既往有冠心病史数年，胸闷、心绞痛反复发作，彻夜不寐，舌淡苔薄而紫，脉沉。气滞血瘀，脉道不畅，拟方：柴胡、川芎、枳壳、当归、桃仁、红花、桔梗、生地、甘草、牛膝、赤芍。4 剂后心绞痛未作，夜寐欠酣，脉弦细结代，舌紫苔薄。气滞血瘀，心肾失交，再取前方加琥珀粉，临睡时吞，4 剂后能入睡 6 ～ 7 个小时，心痛消失。

（《颜德馨诊治疑难病秘笈》）

【评析】　本案患者患心绞痛日久，久病入络，故颜德馨以行气活血立法，投以血府逐瘀汤 4 剂后心痛止，又 4 剂心痛消失。本案为典型的急则治其标之法。行气活血法是治疗冠心病的有效措施，在理论与实践中均积累了丰富的经验，有促进血行，扩冠止痛之功。

🍅 案例二：益气化瘀，养心安神法治疗冠心病案

朱某某，男，66 岁，退休工人。

1972 年曾患急性后壁心肌梗死，以后常感心悸、胸闷、胸痛、心前区不适，长期服用西药罔效，于 1985 年 1 月来诊。主诉心悸气短，怔忡少寐，胸痞作痛，近感肢末发麻。舌红中裂苔薄，脉弦细。为高年气阴两虚，心脉瘀阻，神失所养。拟益气化瘀，养心安神为治。

处方：葛根 9 克，决明子 30 克，丹参 15 克，降香 2.4 克，太子参 9 克，黄芪 15 克，赤芍 9 克，炙远志 6 克，琥珀末（吞）1.5 克，菖蒲 4.5 克，茯神 9 克。7 剂。

复诊：近日心悸怔忡见安，精神亦振，脉弦细，舌苔薄腻，气阴虽有来复之象，瘀血阻络，气机不畅，取前法更进一筹。

处方：葛根 9 克，石菖蒲 6 克，丹参 15 克，琥珀末（吞）1.5 克，太子参、

赤芍各 9 克，降香 15 克，决明子 30 克，川芎 10 克，茯苓 10 克，黄芪 15 克，炙远志 9 克。19 剂。

药后症情缓解，赴香港旅游归来，病态若失。

【评析】 本案陈旧性心肌梗死、冠心痛，缠绵十余年，心气不足，营血亏损。严用和的《济生方》云："夫怔忡者，心血不足。"颜德馨认为，"心营两虚，瘀阻脉络，若纯用参芪益气补中，可致气愈滞，血愈壅；纯用活血化瘀则气愈耗，血愈亏。"方中以通为补，通补兼施。用治冠心病、心肌梗死、心绞痛，每能缓解症状，恢复心肌功能，可资临床参考。

🍅 案例三：益气活血法治疗冠心病案

周某某，男，68 岁。

患冠心病心绞痛、心肌梗死。胸闷心痛，痛彻项背，入夜频发，甚则日发 10 余次，反复住院，遍用中西药，旋复旋愈，脉沉细，舌紫苔薄。此乃心气不足，血行无力。证属气虚挟瘀之胸痹证。治当益气活血，处方以益心汤加减。

黄芪、党参、丹参各 15 克，葛根、川芎、赤芍各 9 克，山楂、决明子各 30 克，菖蒲 4.5 克，降香 3 克，参三七粉、血竭粉（另吞）各 1.5 克。

服药 1 周，胸闷已除，痛势亦缓，上方加入参粉 1.5 克吞服，1 周后，心绞痛未发，病情好转，原方去参三七粉、血竭粉，续服 3 个月而停药。随访 5 年，病情稳定。

【评析】 颜德馨利用益气活血治胸痹。气能行血，血能载气，气盛则血流滑疾，百脉调达，若病久脏气受伐，气弱则血流迟缓，运行涩滞，乃至瘀血，正如王清任所谓："元气既虚，必不能达于血管，血管无气，必停留而瘀。"治宜益气与活血合用，以益气扶本，活血逐瘀。补阳还五汤即为益气活血法的典范方剂，方中重用黄芪大补元气，以助血运，配以大队活血药，相辅相成，以达到"气通血活，何患不除"的治疗效果。用于中风、水肿、遗尿、冠心病、肾结石等属气虚血瘀者，多获良效。临床仿其意，自拟益心汤（黄芪、党参、葛根、川芎、山楂、降香、丹参、石菖蒲、决明子），功效益气养心、活血止痛，主治年老或久病，气分已虚而兼有瘀血的冠心病心绞痛者，疗效颇佳。

🍅 案例四：温阳益气法治疗冠心病案

吴某，女，65岁。

既往有冠心病心绞痛十余年，胸闷心痛，痛势彻背，近日症情加剧，日发十余次，并见气促心悸，神疲恶寒，时汗自出，大便溏而不畅。迭投活血祛瘀之法，症状仍见反复，舌紫苔薄，脉沉细。证属阳不足，血行无力，脉络阻滞，心脉不通。治当温阳益气。附子汤加味。

熟附子6克，党参10克，白术10克，茯苓10克，葛根10克，丹参12克，赤芍12克，甘草3克，参三七粉（吞服）15克，血竭粉（吞服）1.5克。每日两次，7剂。

二诊： 药后颇能安受，胸闷已除，心痛亦缓，上方去参三七粉、血竭粉，继进。连服3个月停药，随访1年，病情稳定。

【评析】 本例一派心胸之阳不展之候，活血祛瘀之品虽能畅通血脉，但亦易耗阳气，遂致心阳愈虚，故心痛难愈也。初诊以附子汤温经散寒，益气活血，用附子者即是以辛热驱下焦之阴而复上焦之阳，补天浴日。加参三七粉、血竭粉以冀其速效，二诊即去此二药，为随证转之故。

颜德馨主张急性发作，温阳运气。温运阳气是颜德馨治疗冠心病属阳气虚，寒盛而制定的治疗大法，对王好古《阴证略例》中治疗心肾阳虚，阴邪内闭用大剂辛温扶阳药以鼓动心阳，抑阴邪上乘之说十分推崇。《金匮要略·胸痹心痛短气病脉证治》云："夫脉当取太过不及，阳微阴弦，即胸痹而痛，所以然者，责其极虚也。今阳虚知在上焦，所以胸痹心痛者，以其阴弦故也。"仲景明确指出，病因是上焦阳虚，由于心是阳中之太阳，位于胸中，上焦阳虚就必然是心阳衰微，功能减弱，直接影响血液循环，致血脉不畅。《素问·痹论》也指出："心痹者，脉不通。"不通则痛，故出现胸痹心痛症状，机体的营养需水谷精微来输布，靠心阳的鼓动来流通，心阳不足必然形成浊阴不化，五脏六腑代谢异常，日久脉管渐显病理改变，故中医认为，"气不足便是寒"，心阳微弱，胸中必寒，正如《素问·调经论》所说："血气者，喜温而恶寒，寒则泣不能流。"基于以上理论，可以认为心阳虚，血不足，脉不通，胸中冷为冠心痛的主要病理所在，阳虚阴凝是冠心病的主要病机。颜德馨经验，专事解凝，仅能取效于一时，必须以温运阳气为主。因此，温运心肾之阳即为冠心痛急性发作，不论是心绞痛还是心肌梗死时的主要治疗法则。张仲景《伤寒论》中通脉四逆汤、附子汤、桂枝附子汤等方均为温运心阳之剂。其中用人参、附子培元气以壮心阳，干姜散其寒，茯苓以利阴阳，桂枝、甘草辛甘化阳，取其温和血脉，是方全赖附子大力，以拨乱反正，犹如日丽当空，群阴消散。还有万年青、茶树根有振奋心气，提高心率之功，也常加入处方中。关于解凝之剂，颜德馨独到经验为参三七粉、血竭粉各 1.5 克和匀吞服，治心绞痛速效。也即"气通血活，何患不除"之义。急性发作时芳香开窍之剂有速效止痛之功，也属温法范畴。颜德馨习以六神丸 10 粒含服或云南白药保险子两粒吞服，有立竿见影之功，均可供临床运用。

🍅 案例五：益气活血法治疗冠心病案

罗某，女，55 岁，2004 年 10 月 13 日初诊。

患者胸闷 1 个月余。既往有冠心病病史，曾行冠状动脉球囊扩张术加支架植入术。诊见：胸闷，疲乏无力，上腹胀，纳差，嗳气，恶心，口干，大便结，舌淡黯有瘀斑、苔薄白，脉细缓。查体：心率 56 次／分，心律齐，心尖部可闻及收缩期杂音。BP 17/100kPa。

西医诊断： 冠心病；冠状动脉球囊扩张术加支架植入术后。

中医诊断： 胸痹。

证属气虚血瘀。治以益气活血法，方以益心汤加减。

处方： 黄芪、决明子各 30 克，麦冬、党参、生地黄、葛根各 15 克，川芎、当归、降香、苍术各 9 克，砂仁（后下）、甘草各 6 克，水蛭 4 克。7 剂，每日 1 剂，水煎服。

10 月 18 日二诊： 服药后胸闷缓解，精神稍好转，腹胀减，仍觉食欲差，嗳气，恶心，疲倦，舌淡，苔白腻，脉细。治宜醒脾化痰。处方：五爪龙 30 克，藿香、佩兰、白芍、葛根、苍术各 15 克，川芎、降香各 9 克，紫苏梗 12 克，砂仁（后下）、木香（后下）、甘草各 6 克，胆南星 12 克。7 剂，每日 1 剂，水煎服。

药后诸症均除。

【评析】 患者年老气血不足，脏腑失养，故见脏气虚衰，瘀血内阻之病证。病机为心气不足，瘀阻心脉。故治以益气活血法，一诊以党参、黄芪补益中气以助心气，气行则血活，善调气机是颜教授用药特色；葛根升清阳；川芎活血行气；降香、决明子降浊气；水蛭、当归活血通脉，水蛭具破瘀血、散积聚、通经脉、利水道之功，散瘀之力尤强，故用于通心脉之瘀痹；患者尚有口干、便结、脉细等阴液不足之征，加生地黄、麦冬滋养阴液，配砂仁醒脾理气，苍术化浊，以制滋润药而不腻。二诊辨证以气虚痰瘀为主，故去麦冬、生地黄、水蛭等滋阴及破血之品，加藿香、佩兰芳香醒脾，胆南星清热化痰。诸药合用，奏益气化痰，活血通络之功，故收效颇佳。

（《国医大师验案精粹·内科篇》）

41. 周次清

案例：理气活血法治疗心绞痛案

陈某，女，53岁。1991年3月3日初诊。

患者有心绞痛史3年，常因心情激动而诱发。近1个月因与子女吵闹而胸痛发作。发作时胸闷，胸中如窒，胸痛波及左肩背酸胀，继则汗出，头晕乏力。每日发作两二次，每次持续3～7分钟。发作时自测脉率减慢，口服速效救心丸有效，但不能控制复发。平素常胸胁胀满，有时失眠。诊查：老年女性，一般情况可。心脏听诊心音低钝，无杂音。1991年3月2日（发作缓解半小时后）心电图示：Ⅱ、Ⅲ、avF导联T波平直，ST段下移约0.07mV。舌青，脉弦。辨证属胸痛（肝郁气滞血瘀）。治宜理气活血。

处方： 枳壳12克，防风9克，葛根30克，桔梗9克，细辛3克，川芎6克，炒枣仁18克，甘草6克，水煎服6剂。

二诊： 1991年3月9日。初服上方3剂时发作次数明显减少，疼痛程度亦轻，服后3剂时似觉效果不显，仍有时胸闷胸痛，大便干。前方改川芎9克，加当归9克，丹参15克，瓜蒌18克，水煎服6剂。

三诊：服药期间，胸痛只发作一次，大便转畅，自觉精神振作。继服上方6剂。

四诊：1991年3月28日，胸痛未再发作，复查心电图：Ⅱ、Ⅲ、avF导联ST段略下移。

（《中国现代名中医医案精华（第四卷）》）

【评析】　本案患者由情志因素诱发，辨为肝郁气滞证。气行则血行，气止则血止，气有一息之不运，则血有一息之不行。患者血瘀征象均已出现，单以理气之品可解一时之气郁，却难行死血，瘀血作为新的致病因素又会加重气郁，令气血瘀滞之证顽固难除。故于气药中合调血活血之品，理气调血方可令气血运行通畅，而病亦向愈。病案的处方中用到了细辛3克来治疗胸痹疼痛，本品可通窍止痛，通利血脉，可用于胸阳被阻、心脉不通之胸闷疼痛。如《备急千金要方》细辛散，其与桂心、瓜蒌、枳实等同用，治疗"胸痹连背痛，短气"者。临床应用每有效验。

42. 沙星垣

案例：温阳活血，化瘀止痛法治疗冠心病心绞痛案

孙某，男，42岁，某医院外科医师

1年前在外科手术后突感胸前区一阵疼痛，约5分钟自行缓解，嗣后半个月内发作两次，经心电图检查诊断为冠心病、心绞痛，发作时用硝酸甘油口含得缓，但未能阻止发作，虽经休息、住院亦然，乃改用中药。患者胸痛发作不定，痛作肢端不温，舌苔薄白，尖绛刺有紫点，脉来沉细。辨证为胸痹血瘀证。

处方：桂枝10克，柴胡10克，当归尾10克，桃仁10克，红花5克，干姜6克，川芎10克，赤芍10克，延胡索10克，郁金10克，木香5克，甘草3克。

服5剂后胸痛减轻，15剂后即未发作，乃去桂枝、干姜、延胡索。加丹参10克，生地10克，茯苓10克等调理3个月，心电图正常，予以养阴和络、化瘀活血之方出院继服，1年后随访，病未复发，恢复工作。

（《当代名医临证精华·冠心病专辑》）

【评析】　沙星垣通常将冠心病分为痰浊和血瘀两型进行辨治。由于痰饮留

积于上焦，阳气不得展布，升降枢机不利，症以胸闷、短气不续为主者，辨为痰浊型。由于阳气虚衰，以致血瘀凝阻经络，或因寒邪而至脉络挛急，以致血行受阻、不通而痛者，辨为血瘀型。血瘀型以胸前区疼痛为主症，多数发作不定，轻重缓急不一。舌苔或白或黄，而舌尖必见绛紫或青紫，舌之边尖与底部有斑点是其特征。本例患者病症符合上述特点，沙星垣将之辨证为胸痹血瘀证，施以温阳化瘀汤加减。此方以桃红四物汤为主方去地黄加柴胡、延胡索、郁金、木香行气活血止痛，桂枝、干姜温经通脉，甘草调和诸药。

43. 崔文彬

🍅 案例：活血化瘀，通络止痛法治疗心绞痛案

魏某，女，55 岁。1972 年 2 月 15 日初诊。

患者因连续持重物并情绪紧张，而心慌、气短、乏力、出汗、胸骨后阵发性疼痛彻背，时有左肩臂痛。急至某医院就诊。查心电图为心肌缺血样改变，血压 180/120mmHg，血脂增高。经治疗时好时犯，常有心前区疼痛发作。舌质黯滞，两侧青紫，脉象沉弦涩。辨证乃实中夹虚，气滞血瘀，闭阻脉络所致。治宜活血化瘀，通络止痛。

方药： 当归尾 12 克，紫丹参 12 克，川芎 10 克，赤芍药 10 克，血竭 10 克，红花 10 克，元胡 10 克，炙香附 10 克，台乌药 10 克，炒枳壳 10 克，石菖蒲 10 克，细辛 3 克，汉三七粉（分 3 次冲服）10 克。

引用生麦芽 30 克，生山楂片 30 克，红糖 30 克。

2 月 22 日二诊： 上方服 5 剂，疼痛大减，但仍胸闷胀，心慌气短消失，血压 140/90 mmHg，小便正常，大便秘结，脉见缓和，继宗前法出入。

方药： 紫丹参 12 克，当归尾 12 克，川芎 10 克，赤芍药 10 克，南红花 10 克，桃仁泥 10 克，血竭 10 克，炒枳壳 10 克，远志 10 克，炙香附 12 克，元胡 10 克，川军 6 克，台乌药 10 克，汉三七粉（分 3 次冲服）10 克。

2 月 28 日三诊： 自述心前区及胸背疼痛未发，血压同上，大便已正常，现头晕，夜寐不安。依上方加镇静安神之品。

方药： 紫丹参 12 克，当归尾 12 克，川芎 10 克，赤芍 10 克，南红花 10 克，煅龙牡各 24 克，血竭 10 克，炒枳壳 10 克，远志 10 克，炒枣仁 15 克，炙香附 12 克，元胡 10 克，台乌药 10 克，汉三七粉（分 3 次冲服）10 克。

3 月 6 日四诊：连进活血和络祛瘀之剂，尚觉合度，胸膺疼痛未发，血压亦降至正常（130/80mmHg），自觉全身轻松，惟大便又稍干，脉见沉缓。复用益气养心，活血和络法。

方药： 潞党参 15 克，当归尾 12 克，紫丹参 12 克，川芎 10 克，赤芍药 10 克，远志 12 克，炒枣仁 15 克，煅龙牡各 24 克，炒枳壳 10 克，炙香附 12 克，元胡 10 克，肉苁蓉 24 克，乌药 10 克，红花 10 克，炙甘草 6 克。

3 月 12 日五诊：诸症俱悉，痛未再发，经复查心电图及血脂均正常，嘱其停服汤剂，改服丸散以巩固疗效。

方药： 紫丹参 30 克，广郁金 24 克，广木香 20 克，川芎 24 克，南红花 30 克，当归尾 30 克，赤芍药 24 克，延胡索 30 克，炒枳壳 24 克，桃仁 20 克，土鳖虫 24 克，远志肉 24 克，炙香附 24 克，炮山甲 24 克，汉三七粉 30 克，煅乳没各 24 克，炙甘草 20 克。

以上药共研为细面，炼蜜为丸，重 10 克，早晚各服 1 丸。

【评析】　胸乃位于上焦，内居心肺二脏，心主血脉，肺主治节。二者相互协调，则气血得以正常运行。若任何原因引起心肺气虚，胸阳痹阻，心血不畅，气滞血瘀及痰湿凝络均可导致胸痹的发生。然胸痹一证，亦有虚实标本，阴阳气血之辨。大凡看法，气滞血瘀，痰湿凝络者属实；气血不足，阴阳亏损者属虚。但临证每多虚实互见，本虚标实之证，病情错综复杂，务须用心体会，方能辩证无误，药证相符。如是案除胸膺疼痛，舌见紫瘀、脉现涩象等气滞血瘀、络脉失于流通之候外，更见心悸气促、乏力汗出等心气不足之证，可谓实中夹虚，虚实互见，本虚标实之证。故立法处方，先以总则治其标，施与"血府逐瘀汤"加减，和血通络以祛其邪，然后亦以益气养心、和血络为依归，标本同治，则能稳中取效。

（《崔文彬临证所得》）

44. 李培生

案例一：活血化瘀，行气止痛法治疗冠心病心绞痛案

余某，男，52岁，干部。1992年4月18日初诊。

患者胸闷心痛反复发作2年，复发加重半年。患者素嗜烟酒。1990年6月因劳累诱发心痛，当时服用三七片、丹参片可缓解。1991年9月回江西老家探亲，因旅途劳累，复加烟酒过度，以致心痛频发，再服前药无效。1991年10月至省某医院诊治。经心电图、超声心电图、心脏摄片等检查，诊断为"冠心病心绞痛（劳力型）"，住院10天，予服硝酸甘油、心痛定等西药，稍有好转，但移时复发。现症：心前区痛，痛如针刺，胸部憋闷，每天发作4～5次，每次持续时间长则1～2分钟，短则数秒，发作时用硝酸甘油方可缓解；心神不宁，睡眠不安；舌质红苔薄白，脉弦细。证属心脉瘀阻，气机郁滞，拟以活血化瘀，行气止痛为治。

处方： 丹参15克，赤芍15克，制乳没各6克，当归10克，元胡10克，合欢皮10克，茯神20克，橘皮络各10克，炒蒌皮15克，薤白10克。

上方一剂分三服，禁烟酒辛辣等物，停用硝酸甘油。

二诊： 服药8剂，心痛发作次数减少至每天1～2次，疼痛时间亦缩短，睡眠尚可，舌脉同前。是血脉瘀阻，病难速去。上方适量加入活血化瘀之品。

处方： 丹参15克，赤白芍各15克，制乳没各6克，炒蒲黄10克，炒灵脂10克，当归10克，茯神18克，炒蒌皮10克，制香附10克，薤白10克，橘皮络各10克，炒山楂10克。

连服10剂，心痛缓解，偶有发作，症状亦轻。继以宽胸理气、养血和血之法调治而愈，复查心电图亦告正常。

（《中国名老中医药专家学术经验集》）

【评析】 若素体阳虚，阴乘阳位；或过食肥甘厚味，痰湿内蕴，上犯胸位，气机失畅；或情态失调，气郁日久，血行滞涩；或劳伤元气，气虚不能运血，血气瘀滞；或感受寒邪，寒性凝滞，痹阻心脉等，均可导致气血瘀滞而为病。本案患者胸部刺痛、憋闷，李培生辨为气滞血瘀，采用活血化瘀、宽胸理气、行气止

痛为治，病情逐步缓解，心电图恢复正常。实验证明，活血化瘀药物具有改善冠脉循环和微循环、保护心肌缺血、缩小梗死面积、减轻病变程度、保护心肌结构、促进修复、增强纤溶酶活性、防治动脉硬化、增强耐缺氧能力和体力，以及调节免疫机能等多方面的作用，是治疗冠心病、心绞痛、心肌梗死的重要方法。

🍅 案例二：行气宣痹，活血化瘀法治疗冠心病心绞痛案

曾某，男，45 岁。2005 年 9 月 24 日初诊。

胸前区疼痛间断发作 3 年余，加重 4 个月。患者 3 年前无明显诱因出现胸前区疼痛，休息后缓解，劳累后加重，情绪激动后易发，一直未予治疗。2005 年 5 月发作频繁，休息后或者自服"丹参片"仍不能缓解。某医院诊断为：冠心病，不稳定型心绞痛。心电图示：窦性心律；心肌缺血，建议进一步检查。现症：胸部闷痛，有针刺感，后背时有隐痛，劳累后疼痛明显，纳可，夜寐尚安，大小便可。查其：舌质黯，苔薄黄；脉弦。诊其为：气滞血瘀胸痹（冠心病，不稳定型心绞痛）。治法：行气宣痹，活血化瘀。

处方：丹参 15 克，炒瓜蒌皮 10 克，茯神 15 克，麦芽 15 克，苏梗 10 克，杏仁 8 克，陈皮络各 8 克，制香附 8 克，炒山楂 10 克。10 剂，水煎服，每日 1 剂。

二诊：服药后，胸痛明显好转，尚有胸闷，劳累后疼痛亦减轻。遂以调畅气机、宽胸理气活血为主，在原方基础上，去杏仁，加炒枳壳、砂仁，加大行气力度。服药 20 剂后，胸闷消失。为巩固疗效，再服 30 剂，复查心电图已正常。

【评析】　气为血之帅，血为气之母。本案患者因气行不畅，血行无力，瘀血内阻，胸阳痹阻，故有胸部闷痛、针刺感，后背时有隐痛的表现。紧扣病机，用苏梗、陈皮络、制香附行气解郁；杏仁开宣肺气；丹参、炒山楂、茯神、麦芽活血化瘀、养心安神；炒瓜蒌皮宣痹通阳。全方共奏行气宣痹，活血化瘀之功。

🍅 案例三：振奋心阳，宣痹通络法治疗冠心病案

邱某，女，64 岁。1994 年 3 月 25 日初诊。

阵发性胸闷心痛、心悸伴畏寒 4 个月。患者 1993 年 12 月因天气变化，自觉

胸闷，心痛心悸，畏寒。服用地奥心血康、复方丹参片等，稍有缓解，但移时又发。1994年2月病发加重，经某大医院诊治，心脏摄片、心电图、静息心肌显像等检查，诊为：冠心病，心功能不全。用强心、扩管、对症等治疗，无显著好转，自动出院转中医诊治。前医或温通心阳，或活血化瘀，或养心益气，均无明显效果。既往有过敏性哮喘、慢性肾盂肾炎、慢性咽炎等病史，时有发作。现症：胸闷心痛，心悸短气，发作欲死，夜间尤甚，一日发作数次，身体怕冷，阳春三月竟着冬装，肢体乏力，纳食减退，大便干燥，小便不利，咽喉疼痛。查其：舌质黯红，边有瘀点，舌苔黄而略腻；脉细弦。诊其为：胸阳不振胸痹（冠心病，心功能不全）。治法：宣痹通阳，行气活血，理气宽胸。方拟瓜蒌薤白白酒汤加减。

处方：炒瓜蒌皮15克，薤白10克，延胡索15克，太子参15克，火麻仁15克，炒山楂15克，炒二芽各15克，桃仁10克，制香附10克，丹参20克，茯神20克，金银花20克。6剂，水煎服，每日1剂。

二诊：服药后，胸闷心痛明显好转，精神振奋，纳食增进，大便通畅，已着春装，步行来诊，惟咽部稍感干燥。查：舌质黯红，苔薄黄；脉细弦。治法：宣痹通阳，行气和血，健运脾胃，佐以清利咽喉。

处方：炒瓜蒌皮15克，薤白10克，太子参15克，芦根15克，炒山楂15克，炒二芽各15克，桃仁10克，陈皮10克，制香附10克，青果10克，丹参30克，茯神30克。5剂，水煎服，每日1剂。

三诊：胸闷、心痛、心悸消失，惟夜间易醒。后以宣痹通阳，养心安神之品调治而愈。

【评析】 素体阳虚，胸阳不振或心气不足，复因寒邪侵袭，阻碍胸阳，心脉痹阻，以致胸痹心痛发作。此证多见于现代医学冠心痛心绞痛患者。《素问·调经论》曰："寒气积于胸中而不泻，不泻则温气去，寒独留，则血凝泣，凝则脉不通。"故患者常易在气候突变，特别是受寒时卒然发作。治以振奋心阳，宣痹通络。药用瓜蒌皮、薤白、法夏、桂枝、甘草、当归、桃仁、丹参、赤芍、香附等。对于胸阳闭阻或心阳不足之证，一般不主张滥用桂枝、附子等辛燥之品，即便用之亦不过3～5日，用后即停；或于温阳药中掺入益阴之品，以调节阴阳，阴中求阳，阳中求阴，防止阴阳互损。本案以瓜蒌薤白白酒汤加减，并结合经验用方，取得了良好疗效。

🍅 **案例四：益气养阴，活血通络，宁心安神法治疗冠心病案**

余某，男，74 岁。1989 年 11 月 2 日初诊。

胸闷心悸反复发作 1 年，复发加重 1 个月。患者 1988 年因劳累过度，又遇情绪恼怒，病发胸闷心痛，心悸短气，到武汉某医院诊治。心电图示：ST 段改变，心肌供血不足；眼底检查示：眼底动脉硬化。诊为：冠心病。予服硝酸甘油片、消心痛、心痛定、脉通、复方丹参片等，心痛缓解。但情绪激动或劳作时心痛又发，如此辗转 1 年。现症：胸闷不适，心痛隐隐，时有刺痛，时作时止，心悸短气，睡眠多梦。舌质红，苔薄黄，脉细数。诊为：心气不足，阴液耗损胸痹（冠心病）。治法：益气养阴，活血通络，宁心安神。方拟生脉散加减。

处方： 太子参 15 克，炒瓜蒌皮 15 克，山楂炭 15 克，麦冬 10 克，五味子 10 克，当归 10 克，桃仁 10 克，制香附 10 克，橘络 10 克，郁金 10 克，丹参 30 克，茯神 30 克，枣仁 20 克，红枣 6 克。5 剂，水煎服，每日 1 剂。

二诊： 服药后，胸闷心痛好转，精神渐振，惟睡眠欠佳，时发头昏。查：面色少华；舌红，苔薄黄；脉细略数。心病日久，心气阴两虚，肾阴亦亏，故有头昏等症。治法：滋养肝肾，清利头目。

处方： 太子参 15 克，赤白芍各 15 克，女贞子 15 克，旱莲草 15 克，夏枯草 15 克，野菊花 15 克，炒山楂 15 克，麦冬 10 克，五味子 10 克，桃仁 10 克，橘络 10 克，制香附 10 克，炒柏子仁 10 克，茯神 30 克，丹参 30 克。10 剂。

服药后，胸闷心痛消失，头昏得除，睡亦安稳，唯有时心烦。查舌红，苔薄黄；脉细弦略数。继以养心安神，清热除烦之剂调治而愈。随访两年未见发作。

【评析】 气阴两虚是胸痹心痛的常见病机。究其原因，或禀赋不足，素体虚弱，邪热犯心，心阴耗伤；或思虑过度，积劳虚损，耗伤气阴。本案患者即因劳累过度，耗伤气阴，气有亏损，运血无力，从而出现心脉痹阻的表现。故用太子参、麦冬、五味子益气养阴；山楂炭、当归、桃仁、丹参活血化瘀；制香附、橘络、郁金行气解郁；茯神、枣仁、红枣养心安神；炒瓜蒌皮宣痹通阳。复诊时患者又诉睡眠欠佳，时发头昏，心气阴两虚的同时，肾阴亦亏，故在原方基础上酌加滋养肝肾、清利头目之品，从而使疾病向愈，药到病除。

（《当代名老中医典型医案集·内科分册（上册）》）

45. 邹云翔

● 案例：补肺气，开心气，养心神，舒郁豁痰法治疗冠心病心绞痛案

郦某，男，50岁，干部，1961年3月3日初诊。

患者于1951年起，患有阵发性心动过速，工作紧张或劳累之后则发作较频。1959年至1960年间，心动过速时，出现胸闷、心前区疼痛感，甚则手足厥冷，口唇发绀，每次发作时间由起初半小时，逐渐延长至2小时以上。1956年起血压偏高（在160/120mmHg上下）。在某医院作心电图、血脂等检查，诊断为：①冠状动脉粥样硬化性心脏病，心绞痛。②高血压。③肥大性脊椎炎。心绞痛时初予硝酸盐类药物可以缓解，然经常反复使用后，疗效减弱。中药亦无明显疗效。近1周来，心绞痛频发，难以控制，特请邹老诊治。当时心前区绞痛频发，胸闷气短，夜寐不佳，便艰不畅，四肢发麻作冷，头部亦时觉麻，脉来弦滑而数，右部较甚，舌苔色白。肺气不敛，心血耗亏，是病之本；湿痰内蕴，气郁不宣，乃病之标。病历多年，症情复杂，方拟补肺气，开心气，养心神，舒郁豁痰，标本兼治，以观动静。

炙黄芪9克，红人参9克，南沙参12克，白蒺藜9克，旋复花（包煎）6克，海蛤粉（包煎）6克，炙紫菀6克，川贝母（杵）15克，紫苏子9克，竹沥半夏5克，合欢皮30克，炙远志6克，左牡蛎（先煎）30克，茯苓神各12克，熟枣仁（杵）12克，枸杞子12克，制附片1.5克，炙甘草5克。

投上方后，约20分钟，胸中觉有气体沸腾，似痛非痛，再过20分钟，觉有气体向下，少腹隐痛，大便畅通一次。当夜睡眠达四五个小时，短气胸闷大减，心绞痛未作，纳谷亦增。连续服用20剂，心痛、胸闷、气短等症消失，头部和四肢麻感亦显著好转。后以原方10倍量，益以核桃肉、补骨脂、鹿角胶、炼蜜

与冰糖作膏剂，以巩固疗效。1963 年 12 月 19 日心绞痛复发，亦用上法而缓解。

（《邹云翔医案选》）

【评析】 患者心肺两虚，气虚不得疏布津液，聚为痰湿，阻于胸中，气机升降出入失常，故见胸闷、气短。痰湿痹阻，气血瘀滞，脉道不通，不通则痛而见心前区疼痛。邹云翔认为肺气不敛，心血耗亏，是病之本，湿痰内蕴，气郁不宣，乃病之标。当治以补肺气，开心气，养心神，舒郁豁痰，标本兼治。方用黄芪、人参、沙参补心肺气，蒺藜破瘀宣结，旋复花通络消痰，紫菀、贝母、半夏、苏子、蛤粉开郁化痰，降气散结。枸杞子补精气，且利大小肠。牡蛎、茯神、远志、枣仁、合欢皮合用以安神，附子辛散温通、走而不守，通行十二经脉，以解四肢逆冷。甘草益气缓中，调和诸药。

46. 曹建生

🍅 案例一：益气活血法治疗冠心病心绞痛案

张某，男，68 岁。

胸闷气促，心前区阵痛，病史已两年余。患者两年前在劳累过度后，突然出现左侧前胸部剧烈疼痛，汗出气短，即到当地医院急诊，经心电图检查为心肌缺血性改变，经治疗后疼痛缓解。此后近 2 年来不断发作。每在劳累及情志改变后即发生前胸部疼痛，全身乏力，伴有心跳、心慌、气闷等，近来更加频繁。心电图提示：心肌呈缺血性改变。诊断：胸痹，气虚血瘀（冠心病心绞痛）。

处方： 黄芪 20 克，黄精 20 克，当归 15 克，赤芍 15 克，红花 10 克，水蛭 6 克，元胡 15 克，檀香 15 克，三七粉 3 克，甘草 3 克。

上方连服 26 剂，疼痛逐渐减轻而最终停止。近 1 年来随访未再发作，多次复查心电图均无异常。

（《当代名医临证精华·冠心病专辑》）

【评析】 冠心病心绞痛多见于年老体衰之人，患者多有胸部痛有定处、遇劳而发、心悸气短等症，大多数医家认为其病机为本虚标实。本虚即气虚，标实即血瘀，心气虚运血无力，血滞心脉。血瘀是气虚的结果，气虚是血瘀的原因，二者为因果关系。近10年来中医证的实验研究的开展也为气虚血瘀致病论提供了一定的客观依据。在治疗上曹建生谨守病机，通补兼施，寓补气于化瘀之中，使治法臻于完善。方中黄芪、黄精、党参意在补益心气，勃发心气运血之力，以解血滞经脉、留而不行之阻。再伍用活血化瘀之品，使心气布而瘀滞活，经脉通而血运复，此无一不是"补""通"之效。使用活血化瘀之法，以达到积滞去而正气自伸，即以通为补，然以通为补其来也渐，其力也薄，对于胸痹这样的急病重病，恐难奏其效。除参芪类补气之品不足以当此重任。益气活血之法，增活血化瘀以通为补之不足，其妙处而在于此。其中水蛭行血化瘀之力较强且有小毒，许多人望而生畏。其使用之得当，尚属安全。水蛭行血破瘀之力专，三七在脉内则行血，在脉外则止血，行止兼顾，二者为伍，可免除出血之虞。

🍅 案例二：益气活血补肾法治疗冠心病心绞痛案

李某，男，48岁

患心痛病已1年余，因经常骑自行车上班，每遇上坡时疼痛发作，下车休息每能自行缓解。因此近1年来不能骑车。伴有呼吸喘满，动则喘甚，口唇紫黯，汗出，腰痛，腰膝酸软，畏寒肢冷，小便频数而清长，尿后遗沥不尽。患者面色㿠白，精神不振，血压138/90mmHg。心脏听诊节律整齐，二尖瓣区有Ⅱ级收缩期杂音，肺（一）。肝脾未触及。心电图提示心肌供血不足。脉沉细而涩。舌质淡紫，苔薄白。诊断：胸痹，气虚血瘀兼肾虚（冠心病心绞痛发作）。

处方：黄芪20克，黄精20克，当归15克，赤芍15克，丹参15克，三七粉3克，红花10克，菟丝子30克，仙灵脾15克，檀香15克，甘草3克。

上方共服20余剂，疼痛缓解，手足变温，现已能骑自行车上班。上坡时不再发生胸部疼痛，小便余沥消失。

（《当代名医临证精华·冠心病专辑》）

【评析】 本案胸痛而喘，伴腰痛、腰膝酸软、小便清长余沥，病位在心、肾。心气不足，心阴亏损，必将进一步耗伤肾之阳气。肾为先天之本，水火之宅，内藏真阴，又寄元阳，为生命的原动力，为气之根。肾阳寓于肾阴之中，温养五脏六腑。心气之虚，必然消耗肾之阳气，致使肾阳衰惫。所以气虚以心气虚为本，肾气虚为根。冠心病多发于 40 岁以上，该病的发生与肾虚有着必然的联系，故曹建生在应用补气药的同时，亦不忽视补肾药的应用，把握"孤阴不生，孤阳不长"的补肾原则，强调阴阳互补，不可过于偏颇，如非到阴寒之征特别明显，大辛大热桂附之品不宜应用，因温补肾阳太过，易使龙雷之火升腾为害，耗伤阴津。故补肾常用菟丝子 30 克，仙灵脾 15 克等。菟丝子能补肾养肝，温脾助胃，但补而不峻，温而不燥，故人肾经虚可以补，实可以利，寒可以温，热可以凉，湿可以燥，燥可以润。非若黄柏、知母寒而不温，有泻肾经之气；非若肉桂、益智辛热而不凉，有动肾气之燥；非若苁蓉、锁阳甘咸而滞气，有生肾经之湿。淫羊藿味辛，性温，不独温肾壮阳，并能通行经络，此二味纳入方中，甚为妥贴。

🍅 案例三：益气活血，增液敛阴法治疗冠心病心绞痛案

翟某，男，63 岁。

患者心前区疼痛闷气，气短已 3 年，近半年来脉不齐，严重时竟在睡眠中闷气致醒，坐起后片刻才能继续入睡。近 2 年来每遇生气即出现前胸部疼痛，其痛如针刺刀割，难以忍受，并有大量汗出，经含化硝酸甘油片后缓解。近 6 个月出现脉律不整，心电图检查诊断为心肌缺血、供血不足和室性早搏，应用西药治疗无效。诊见：面色㿠白，气促较甚，口唇发紫，皮肤汗出潮湿，血压 160/90mmHg，无浮肿。心律不齐，有Ⅱ级收缩期杂音，脉沉细无力、稍迟而结。舌质淡红有瘀斑，苔白。诊断：胸痹（冠心病心绞痛），气虚血瘀。

方药： 黄芪 30 克，红参 6 克，黄精 20 克，当归 15 克，赤芍 15 克，红花 10 克，水蛭 6 克，檀香 20 克，降香 15 克，元胡 1 5 克，三七粉 3 克。

上方服 12 剂后疼痛闷气均缓解，脉律尚无变化，服药后感口干渴，小便少，大便干。即于上方去降香加麦冬 20 克，五味子 10 克，炙甘草 6 克以滋阴敛气，调整脉律。

三诊： 上方连服 25 剂后，口已不干渴，胸痛已止，脉律整齐。随访 1 年余无变化。

（《当代名医临证精华·冠心痛专辑》）

【评析】 本案亦属本虚标实之胸痹，本虚为气虚，标实为血瘀。前胸部疼痛如刀割针刺，痛有定处，唇紫舌黯，俱为血行瘀滞之征；而面色㿠白，气促，汗出，脉迟缓无力且时有一止者为气虚之象。疼痛是本病的常见症状，频频剧痛常预示若心肌缺血缺氧，甚至可达到心肌梗死的程度。此时，根据急则治其标的原则，通用止痛药以济急，可选用开郁豁痰、温中散寒、降气止痛、活血化瘀之品。但芳香行气活瘀之药，走而不守，行窜力强，短暂投之，取一时之效则可，连续用之，则耗伤气血阴津，多不可为，此时加入寸冬、五味子以固护心阴。五味子，五味咸备，而酸独胜，而酸敛生沣，保固元气，入肺有生津济元之益，入肾有固精养髓之功；或亡阴亡阳，神散脉脱，五味子能奏其全效。合麦冬生津益血，配人参乃取生脉之宜。经验证明，投入该品则心肌缺血易于恢复，心电图改善得以提前，临证用之，其妙自得。

47. 傅宗翰

🍅 案例：益气活血法治疗冠心病心绞痛案

朱某，女，57 岁。1983 年 8 月 30 初诊。

患者曾确诊为"冠心病、缺血性心绞痛"，住院治疗好转，出院未几，心痛复作，痛在胸膺之左，牵及同侧肩胛，或稍劳即作，或一日数发，持续时间虽不长，但痛势颇重，伴有肢冷心慌。平时常感胸闷，活动登楼则气短，偶有心悸，寐短不实，头昏疲乏指麻，有时午后低热，曾用过西药潘生丁、ATP、消心痛、硝酸甘油片及复方丹参片等均不能控制其发作。苔薄，舌边有浅齿痕，脉形细涩。宜从气虚血涩论治。

处方：党参12克，黄芪15克，炙甘草5克，当归10克，川芎6克，五灵脂6克，蒲黄5克，赤芍8克，红花6克，降香4克，肉桂3克，5剂。

二诊：9 月 13 日。久患冠心病，以不典型心绞痛频发为苦，脉突无力，虽然古有"痛无补法"之训，毕竟久病气虚，气不催血，也可形成心痛，当循此立法。其下午低热者，元气虚颓、浮而为热也，原方加白术5克，枫斗3克，5剂。

三诊：9 月 27 日。用保元汤进治后，心痛逐渐消失，午后微觉肌热，以往有长期低热史，舌体略胖边有浅齿印，脉虚软。不囿于"痛无补法"之说，爰以甘温为主治之。

处方：党参 12 克，黄芪 15 克，炙甘草 5 克，当归 10 克，赤白芍各 5 克，生姜 2 片，大枣 4 枚，菖蒲 5 克，桂枝 5 克，瓜蒌皮 5 克，5 剂。

药后心痛先缓，随访 1 年，诸症消失。

（《中国现代名中医医案精华（第一卷）》）

【评析】　本例病人为心肌梗死患者，心肌梗死在中医属"真心痛"范畴，其病机为心脉痹阻不通，不通则痛。本例真心痛为心气虚衰，运血无力所致。"气为血之帅"，故补心气有助于血液的运行。治当补气活血。初诊方中参、芪、草补益心气，盖气充则血行。当归、川芎、赤芍活血养血，蒲黄、五灵脂、降香、红花化瘀止痛，肉桂温运鼓动血行。三诊有低热，脉虚软，以甘温主治。方中参、芪、草补益心气，桂枝温助心阳，当归、赤白芍活血养血，菖蒲开窍化湿宁神，瓜蒌皮清热化痰，宽中散结。经过治疗，诸症消失。

48. 吴光烈

🍅 案例：益气通脉法治疗冠心病心绞痛案

陈某，男，65 岁。1994 年 5 月 20 日初诊。

患者胸闷、刺痛反复发作已 5 年余，曾在某医院检查，心电图提示：冠状动脉供血不足。诊断为冠心病心绞痛。多次服用中药汤剂及西药治疗，效果不明显。胸闷、刺痛发作时，需含化硝酸甘油片才能缓解。1 周来因劳累、情绪不畅，胸闷刺痛加重，发作次数频繁，伴心悸气短，纳食减少，心烦不寐。查心电图提示：V_1、V_2、V_3 导联 ST 段水平下移 $0.075 \sim 0.12 \text{mV}$，$V_1$、$V_2$、$V_3$ 导联 T 波倒置，V_4、V_5、V_6 导联 T 波低平。符合冠心病恶化型劳累性心绞痛。观其舌黯淡，边有瘀斑，苔白腻，脉沉细而结代。辨证属气虚血瘀、痰浊阻胸。治宜益气通脉为法。方用益气通脉汤加减：

黄芪 30 克，党参 15 克，川芎 12 克，丹参 15 克，桂枝 9 克，红花 6 克，石菖蒲 15 克，郁金 9 克，威灵仙 15 克，酸枣仁 15 克，远志 6 克，内金 9 克。

水煎服。服药 3 剂，胸闷痛明显改善，复查心电图：V_1、V_2、V_3 导联 ST 段水平下移 $\leqslant$ 0.05mV，V_1、V_2、V_3 导联 T 波低平，V_4、V_5、V_6 导联 T 波直立。药已中病，仍守上方服 20 剂后，诸症悉除。心电图恢复正常。为巩固疗效，嘱继续守方治疗 1 个月，两天服 1 剂。随访半年，病情稳定，工作正常。

【评析】 冠心病心绞痛属中医"胸痹""心痛"等范畴。其发生与寒邪内侵，情志失调，饮食不节，年老体虚有关。其病机有虚实两方面，虚为心脾肝肾亏虚，功能失调；实为寒凝、气滞、血瘀、痰阻痹遏胸阳，阻滞心脉。吴光烈根据临床体会，认为本病发生的根本原因是正气虚，病理关键是气滞血瘀，痰浊阻胸，心脉不畅。故治疗应从益气通阳，活血化瘀，化痰降浊，理气宽胸入手。益气为治本，活血降浊行气为治标，标本兼治，攻补同施。方中用黄芪补气，为益气升阳之要药，合党参益气补心健脾，以达扶正固本作用；当归养血活血、补血生新；川芎、红花、丹参活血祛瘀，生血通络；郁金、石菖蒲开窍解郁，行气逐痰，通阳散结；威灵仙宣通五脏，行十二经，消痰破积；桂枝能壮心阳，通利血脉；炙甘草既可补气，又可调和诸药。诸药合用，使心气足，血脉充，瘀血除，胸痹得愈矣。

（《吴光烈临床经验集》）

49. 陈道隆

案例：柔肝养阴，补摄心气法治疗心绞痛案

施某，男，55 岁。

阵发性胸闷、胸痛 4 个月。患者于 1972 年 5 月开始发生阵发性胸闷，同年 7 月开始发生阵发性心前区刺痛，一般在夜间发作，白天疲劳或饱食时也易发作，每次发作约数秒至 4 ～ 5 分钟，放射至胸背部，含硝酸甘油片能缓解。过去有高血压病史。1972 年 8 月作心电图检查示：窦性心动过速，双倍运动试验可疑阳性。血清胆固醇 286mg / dL。某医院诊断为冠状动脉粥样硬化性心脏病。连续给服潘生丁等，效果不显，胸痛发作日益增剧，每天半夜均发生心前区剧痛，日间心悸气急，头昏心烦，脉搏持续在 100 次 / 分以上。

初诊：1972 年 9 月 10 日。六脉俱弦细而数，舌边尖红，苔薄。素体阴亏阳亢，心气不足，气聚血滞，络道失和。胸脘痞闷，疼痛彻背，头昏心烦，手心灼热，面带浮火之象。理气疏瘀切忌过分香燥，柔肝滋阴力避腻滞窒塞。既须柔养，又当和络为要。

鲜金斛（撕开先煎）30 克，北沙参 15 克，炙黑甘草 3 克，杭白芍 9 克，五灵脂 9 克，乳香 3 克，拌炒丝瓜络 9 克，桃仁 4.5 克，甘松 3 克，白蒺藜 9 克，盐水炒怀牛膝 12 克，玫瑰花曲 9 克，沉香曲（包）9 克，3 剂。

二诊：9 月 12 日。脉弦不若前之绷急，数势较缓，舌边尖红绛已淡。阴亏之体，肝肾不足，心气内竭未复，气聚血滞未疏，络道尚未浚和。胸痛虽瘥，脘闷尚作，间或头昏，手心灼热已减，戴阳之象渐平。续宜柔肝滋阴，和畅络隧为治。

鲜金斛（撕开先煎）30 克，北沙参 18 克，炙黑甘草 3 克，杭白芍 9 克，羚羊角粉（另吞）0.3 克，双钩藤（后下）12 克，五灵脂 9 克，乳香 3 克，拌炒丝瓜络 9 克，桃仁 4.5 克，甘松 3 克，玫瑰花曲 9 克，沉香曲（包）9 克，盐水炒怀牛膝 12 克，荷叶边 12 克，4 剂。

三诊：9 月 15 日。脉弦已缓，数势已平，舌尖微红。肝肾两亏，阴分失于涵养，心气尚未充复。气血凝滞较为疏通，胸痛已畅，而脘闷尚作，头昏已减，戴阳之象已瘥。再当柔养和畅为治。

鲜金斛（撕开先煎）30 克，北沙参 18 克，破麦冬 12 克，炙黑甘草 3 克，杭白芍 9 克，珍珠母（先煎）30 克，琥珀粉（另吞）1.8 克，双钩藤（后下）12 克，五灵脂 9 克，乳香 3 克，拌炒丝瓜络 9 克，桃仁 4.5 克，柏子仁 9 克，沉香曲（包）9 克。

四诊：9 月 20 日。秋分即届，地气上升，燥令外刑，体虚者未能适应。心气难以舒展，胸脘痞闷，未见痛象。头时昏弦，寐不实酣。脉来濡缓而细数，论脉阳有下潜之象。舌尖红亦淡。今当以柔和舒畅为治。

鲜金斛（撕开先煎）30 克，北沙参 24 克，炙黑甘草 3 克，杭白芍 9 克，泡远志 6 克，饭蒸菖蒲 2.5 克，片姜黄 9 克，五灵脂 9 克，乳香 3 克，拌炒丝瓜络 9 克，桃仁 4.5 克，降香屑 3 克，沉香曲（包）9 克，朱灯心 1.5 克，5 剂。

七诊：10月10日。脉两手数势已平，重按冲和。舌尖红已淡，并较津润。诸恙次第摒退。再当柔肝畅气，养心疏瘀为治。

鲜金斛（撕开先煎）30克、北沙参24克，炙黑甘草4.5克，杭白芍9克，羚羊角粉（吞）0.6克，双钩藤（后下）12克，广郁金（生打）6克，片姜黄9克，泡远志6克，干菖蒲3克，紫丹参12克，降香屑3克，乳香3克，拌炒丝瓜络9克，桃仁9克，黄花菜18克，7剂。

九诊：10月28日。脉来两手已渐平和，趋于坦途，气血已有协调之机。胃阴已复，心阴得育，虚火自潜，则面庞浮红之状渐退。舌尖红绛已淡。所以治冠心病非仅于温煦心阳已足胜事，而固心阴亦是一法。心痛既瘥，胸次亦旷若离空。脉症两参，是臻调理之途。再当养心阴、摄心阳、柔肝疏气和血斯可耳。

鲜金斛（撕开先煎）30克，北沙参24克，米炒麦冬9克，五味子14克，清炙草4.5克，杭白芍9克，紫丹参9克，降香屑3克，浮小麦18克，八月札9克，广郁金（生打）6克，合欢皮18克，玫瑰花5朵，7剂。

十诊：11月4日。浮阳已敛，心营已能涵养。气机和煦，血无凝滞。诸恙已能从险化夷。脉两手仅现软弱，是病去正衰之兆，亦脉证相符之候。今拟养心阴，摄心阳，进一步治之，聊为九仞之助。

霍山石斛（另煎冲服）3克，北沙参24克，米炒麦冬12克，五味子2.5克，清炙草4.5克，杭白芍9克，紫丹参9克，泡远志6克，柏子仁9克，炒枣仁（研）12克，浮小麦18克，合欢皮18克，玫瑰花5朵，10剂。

十一诊：12月3日。六部脉已平稳，有力而有神。心营已渐涵养，心气已渐煦复。离照当空，阴霾自散。津充液濡，洒陈脏腑。舌质滋润，诸恙获退。冬令封藏，正可进补。

潞党参9克，砂仁3克，拌捣大熟地18克，破麦冬12克，川石斛18克，清炙草4.5克，杭白芍9克，紫丹参9克，泡远志6克，朱茯苓12克，柏子仁12克，浮小麦18克，甘枸杞9克，怀山药12克，陈广皮6克，7剂。

（《古今名医临证金鉴·胸痹心痛卷》）

【评析】　对于胸痹心痛的治疗，人们往往考虑到痰浊、瘀血多见，临床上也确实如此。活血化瘀治疗胸痹心痛临床确有一定疗效，不失为治疗这类病症的一个重要途径。但切不可忽视辨证施治，一味地活血化瘀。胸痹心痛的基本病机是本虚标实，其瘀血的形成，多由于正气亏损，气虚阳虚或气阴两虚而致。本案病人素体阴亏，出现阴虚阳亢之征象，所以陈道隆在治疗该例病人时从整体观念出发，辨证施治，采用柔肝养阴、补摄心阳为主，疏气和血为辅的治疗原则，取得了较好的效果。陈道隆认为，本例的胸痛发作，不仅由于瘀血阻滞，而更主要的是由于阴虚阳亢，气机阻遏所引起。只有调整脏腑机能的阴阳失调，并舒展气机的郁闭，才能加强祛瘀药物的作用，达到活血祛瘀、解除胸痛的目的。本例整个治疗过程的处方用药，辨证地选用了鲜金斛、北沙参、麦冬、白芍、炙黑甘草等既能柔养肝阴，又不腻滞窒塞，及五灵脂、乳香、丝瓜络、片姜黄、甘松、玫瑰花、沉香曲等既能疏气和血，又不助火耗液的药物，并在疾病的不同阶段，有所侧重地使用柔、疏、和、养等治法，妥善处理主症与变症、兼症的关系，故能使疾病得以化险为夷。

50. 刘惠民

🍅 **案例一：养阴和血，豁痰行瘀开窍，通经活络除痹法治疗冠心病心绞痛案**

陈某，男，37 岁，1961 年 2 月 21 日初诊。

患者几年来常感心前区闷痛不适，时轻时重，经医院检查诊断为冠心病、心绞痛。近年来发作较频，疼痛较前加剧，时觉心前区隐痛不适，有时左下肢也疼痛，口干而苦。诊见面色黯红，舌质红，苔白，脉沉细涩。证属脾肾阴虚，心血不足，瘀血痰浊阻闭经络。治宜养阴和血，豁痰行瘀开窍，通经活络除痹。

处方：炒枣仁 18 克，柏子仁 9 克，黄精 9 克，半夏 9 克，枸杞子 9 克，豆豉 9 克，石斛 9 克，天花粉 9 克，橘络 9 克，薤白 9 克，元胡 12 克，千年健 9 克，白芍 9 克，合欢皮 9 克，石菖蒲 9 克，麦门冬 15 克，全瓜蒌 12 克，水煎两遍，分两次温服。

西洋参 1.8 克，琥珀 0.6 克，共为细粉，分两次冲服。

3 月 9 日二诊：服药 6 剂，口干、胸闷、心前区痛、腿痛等症状均较前减轻，近日口角糜烂，舌尖红，苔白，上唇起小水疱一簇，脉同前。原方加山栀 12 克，水煎服，煎服法同前。

1961年3月27日三诊： 服药6剂，口角糜烂及口唇疱疹均消，胸前闷痛已除，腿痛已减轻，但走路略多仍感疼痛。舌苔正常，脉沉细。原方去山栀，加鸡血藤12克，当归9克，虎骨胶5克，丹参9克，水煎服。煎服法同前。

另宗前法配丸药一料服用。

处方： 炒枣仁37克，山栀31克，石斛37克，柏子仁62克，黄精37克，枸杞子42克，麦门冬31克，天门冬31克，淡豆豉37克，红花24克，橘络31克，千年健31克，半夏24克，薤白24克，当归37克，虎骨胶37克，冬虫夏草31克，白术37克，茯神31克，菟丝子37克，白豆蔻24克，西洋参31克，琥珀18克，三七粉31克，炙乳香31克，炙没药31克，银耳37克，十大功劳叶37克，血竭31克，冰片1.2克，细辛1.5克，上药共细粉，用豨莶草62克，鸡血藤93克，丹参93克，桑椹124克，煎水，取浓汁，与药粉共打小丸。每次6克，每日3次，饮后服。

6月24日四诊： 服汤药数十剂及丸药两料后，心前区痛未再发作，腿痛亦愈。舌脉已正常。嘱继服丸药，以资巩固。

（《当代名医临证精华·冠心病专辑》）

【评析】　本例患者刘惠民辨为脾肾阴虚、心血不足、瘀血痰浊阻闭经络之胸痹，故治以养阴和血，豁痰行瘀开窍，通经活络。虽辨为脾肾阴虚，但患者年龄较轻，肾阴虚表现不严重，在治疗中以滋补中上焦之阴为主，故一诊方中选石斛、天花粉、麦门冬、白芍养阴，炒枣仁、柏子仁养心安神，黄精健脾益气，枸杞子补肝肾，瓜蒌、薤白通阳化痰散结，橘络行气化痰，元胡活血行气止痛，合欢皮、石菖蒲、琥珀安神，千年健通经络、止痹痛。后出现口角糜烂，为脾阴虚，脾经有热之故，加山栀清热泻火。三诊走路仍痛，故以鸡血藤行血补血、舒筋活络，当归补血活血，虎骨胶壮筋骨。后用前法配成小丸服用，以巩固疗效。

案例二：补肾养心，活血通络法治疗冠心病心绞痛案

王某，男，53岁，1974年1月3日初诊。

患者 1960 年发现血压偏高，一般持续在 140 ／ 90mmHg 左右。1962 年查体发现动脉硬化。1963 年心电图检查诊断为慢性冠状动脉供血不足。1964 年 4 月曾因突然胸闷、憋气、心前区痛，诊断为心绞痛，住院治疗 3 个月，此后病情稳定。1973 年 12 月初至 12 月底，曾因劳累后发作 2 次。每次发作均较突然，胸闷，憋气，胸窝疼痛难忍，经吸氧或服硝酸甘油后，逐渐缓解。目前仍有胸闷、气短，心窝部不适，心跳较快，饭后脘腹闷胀不适，烦躁，失眠。诊见舌质红，苔薄白，脉沉涩略数。证属心肾阳虚，气血瘀滞。治宜补肾养心，活血通络，佐以行气健脾。

处方：何首乌 15 克，山药 24 克，杜仲 12 克，桑寄生 12 克，当归 12 克，白芍 12 克，生熟地各 9 克，薤白 12 克，瓜蒌 15 克，远志 12 克，橘络 9 克，大腹皮 12 克，麦门冬 9 克，白术 15 克，煨草果 12 克，炒酸枣仁 30 克，水煎两遍，分两次温服。

三七粉 2.4 克，川贝 3 克，朱砂 0.6 克，琥珀 2.4 克，共研细粉，分两次冲服。

三七粉 31 克，冬虫夏草 24 克，红花 31 克，川芎 18 克，当归 18 克，薤白 18 克，橘络 15 克，上药共捣粗末，用白酒 1 斤，浸泡两周，过滤，药酒加冰糖 90 克，溶化，再加水 250 毫升稀释即成。每次服 5 毫升，每日两次。

1 月 11 日二诊：服药 6 剂，胸闷、憋气大减，心前区疼痛未发，心跳较前减慢，入晚仍觉腹胀，睡眠不宁，血压较前有波动，为 160/100mmHg。舌苔白，脉沉细，数象已减。原汤药方加枸杞子 15 克，夏枯草 15 克，厚朴 12 克水煎服，煎法同前。

11 月 19 日三诊：药后心率已恢复正常，腹胀已减轻，入晚仍偶觉胸闷，心口处阵发性灼热，血压 150/100mmHg，舌苔白，脉沉细。原方去何首乌、厚朴，加山栀 9 克，珍珠母 37 克，黄精 12 克，菟丝子 31 克，水煎服。煎服法同前。

1975 年 2 月 20 日随访：诊后服汤药 10 余剂，配服药酒，胸闷、心前区痛、憋气等症状大有减轻，精神睡眠均好。目前仍在继续服药中。

（《当代名医临证精华·冠心痛专辑》）

【评析】　本例刘惠民诊为心肾阳虚、气滞血瘀之胸痹心痛证，认为患者年越五旬，病程既久，肾之阴阳亦衰，下焦之火不能上煦胸中，心阳不足。患者多次发生胸闷，气不得续，为心肾阳虚，胸中气机鼓舞无力，心脉瘀阻。故治以补肾养心，活血通络，佐以行气健脾。方中何首乌、桑寄生、杜仲、熟地补肾，瓜蒌、薤白通阳化痰开结，橘络行气化痰，生地、麦冬养阴，山药、白术健脾，远志、枣仁、朱砂、琥珀安神，当归、红花、三七活血化瘀，大腹皮行气导滞，草果燥湿散寒。经过治疗仍有腹胀、血压波动，故以枸杞子补益肝肾，夏枯草清肝火，厚朴行气除胀。后心口灼热，故加山栀清热泻火，珍珠母平肝潜阳，黄精补益脾气，菟丝子补肾固精。经过治疗诸症减轻。

51. 顾兆农

🍅 案例：调阴阳，和气血，养心安神法治疗冠心病心绞痛案

朱某，男，66 岁。

罹患"冠心病、陈旧性心肌梗死、心绞痛"已 6 年，曾反复住院治疗。初始常规用药，效果堪称满意。半年来，阵发性胸痛发作次数明显增多，病情愈感加重，先后采取多种治疗措施，收效均不理想。患者无奈，1 月余前改弦寄望于中医。某医先施"瓜蒌薤白半夏汤"加味，继改投"冠心Ⅱ号方"进退，最后又以"复方丹参片"及"冠心苏合丸"联用，无一有效。遂介绍转诊于顾老。

初诊：1983 年 7 月 9 日。年迈体弱，面色清癯，间断胸痛六载，近期病发仍频，精神刺激、情绪波动、气候变化等均可诱致病作，每日病发五六次乃至十多次，每次长者一两分钟，短者瞬间即失。每当胸骨后隐痛乍起，旋即胸部闷窒，咽如物阻，心中悸动，短气不继，时或面苍冷汗，时或四末欠温。素常头晕失眠，常觉腰酸乏力，至夜手足心热，晨起咽燥舌干，口淡无味，纳谷不馨，小溲频数色白，大便溏干不定。舌色淡，尖微红，苔薄白，脉虚细兼代。此乃脏腑阴阳失调，心君气血不和。法当调阴阳，和气血，养心安神。

云茯神 15 克，淡附子 6 克，川黄连 6 克，广郁金 12 克，奎沉香 6 克，远志肉 12 克，广陈皮 12 克，紫丹参 30 克，合欢花 12 克，甘草 6 克，生姜 1 片，灯心 1.5 克。

六诊：7 月 20 日。服上方 10 剂后，心胸舒畅，精神稍好，因服药有效，故数诊均施原方，现共进 10 剂，病情明显减轻。昨日胸痛仅发两次，其胸闷气憋、

心悸短气均很轻微。但 3 天来大便较稀，动辄汗出，汗后身冷，手足欠温。舌淡苔薄白，脉虚细兼代。病患经治显有转机，但心气不振，布达无力，上方增味继服。

云茯神 15 克，淡附子 6 克，川黄连 6 克，广郁金 12 克，奎沉香 6 克，远志肉 12 克，广陈皮 12 克，紫丹参 30 克，合欢花 12 克，甘草 6 克，浮小麦 30 克，生姜 1 片，灯心 1.5 克，红参（另煎）6 克。

九诊： 7 月 27 日。进上药 6 剂后，病情大减，4 天来胸痛未发，汗出身冷完全消失，进食增多，夜睡安稳，二便调，精神见好，除午后时感手心发热，晨起偶觉口苦咽干外，别无任何不适。舌淡苔薄白，脉虚细兼代。病患初愈，气阴尚虚，施剂补益调理，以善其后。

云茯神 12 克，党参 10 克，辽沙参 15 克，五味子 10 克，紫丹参 24 克，怀山药 20 克，粉葛根 20 克，炒枣仁 15 克，合欢花 10 克，炙甘草 6 克，灯心 1.5 克。

【评析】 胸痹者，胸中痹着不痛也。"痹着"之因，乃由胸中阳气不布，阴寒内盛；"不通"之果，必致胸中闷塞疼痛，经时不愈。此正如《金匮要略》所谓"阳微阴弦，即胸痹而痛"是也。今人对胸痹认识，虽亦强调上述古论，且对其精义颇多阐发，但具体谈病论治，并不拘泥于前贤之说。如新论"胸痹一证，多系本虚标实"的观点，在目前临床上就备受推崇。鉴于对其病机认识的发展，痹证在择药医治上，亦不宜固守其"通阳"一法，如有用温补或滋阴扶正者，先补后攻或同时正邪兼顾者，而其治所以各不相同，乃系因病情见症各异耳。

（《顾兆农医案选》）

52. 李裕蕃

🍅 **案例：温下清上，潜阳通痹法治冠心病案**

袁某，女，50 岁。1988 年 1 月 15 日初诊。近两年来患者经常心悸气短、胸闷不适，心前区阵阵憋痛，夜寐多梦，时有眩晕，急躁易怒，面部烘热，躯体发胖，绝经已 2 年。诊查：血压 21.3/12.8kPa（160/96mmHg）。心电图示冠状动脉供血不足。舌胖色晦，苔薄白，脉弦细。辨证属冲任虚损，阴虚阳亢，心脉痹阻。治宜调补冲任，温下清上，潜阳通痹。

处方： 仙茅 10 克，仙灵脾 10 克，巴戟天 10 克，知母 10 克，黄柏 15 克，瓜蒌 15 克，薤白 15 克，丹参 20 克，玄参 15 克，赤芍 10 克，元胡 10 克，桑寄生 20 克，草决明 20 克，焦山楂 15 克。

二诊： 上方药服用 7 剂，胸闷气短减轻，仍感五心烦热。上方去焦山楂、玄参、赤芍，加女贞子 10 克，旱莲草 10 克，生山栀 10 克，7 剂。

三诊： 诸症减轻。宗上方加减，服药 40 剂，诸症悉平。复查血压 18.7/12.0kPa（140/90mmHg），心电图示正常。

（《中国现代名中医医案精华·第五卷》）

【评析】 按现代医学观点，绝经后妇女由于雌激素分泌量的减少，而失去了对心脏的保护作用，冠心病的发病率随之有大幅度升高。中医理论认为年过七七，肾气衰，冲任虚，故阴虚阳亢，心脉痹阻。故李裕蕃施以调补冲任，温下清上，潜阳通痹。方中仙茅、仙灵脾、巴戟天温补肾阳，桑寄生补益肝肾，知母、黄柏滋阴降火，玄参养阴清热，草决明清泻肝火，瓜蒌、薤白通阳宣痹、化痰散结，丹参、赤芍、山楂活血化瘀。二诊仍感五心烦热，故加女贞子、旱莲草补肝肾阴，山栀清热除烦。三诊诸症减，加减治疗后诸症悉平，取得良好效果。

53. 王荫清

案例：滋肾调肝，益气养心安神法治疗冠心病心绞痛案

马某，男，48 岁。1988 年 5 月 12 日初诊。患者胸闷隐痛 1 年余，未经检查医治。1987 年 11 月突发心肌梗死，经住院治疗 4 个月，病情缓解稳定而出院。近 1 个月来频发心绞痛，头晕，气短，心烦难寐，时有彻夜不眠，心情不安，心绞痛时每含硝酸甘油可缓解，但不能根除，用中药治疗，效果不显。诊查：形体肥胖，面色晦滞不华。舌质红，苔净，脉象沉细弦。辨证属肝肾阳亏，心肝失养，脉络闭阻。治宜滋肾调肝，益气养心安神。

处方： 党参 15 克，麦冬 15 克，五味子 9 克，枣仁 15 克，知母 15 克，茯神 15 克，川芎 9 克，丹参 15 克，檀香 16 克，甘草 6 克。

二诊： 1988 年 5 月 15 日。服上方药 3 剂后，睡眠好转，头晕、气短、心烦减轻，

仍胸痛，舌脉同前，守原方增强药力。

处方： 党参 15 克，五味子 9 克，麦冬 15 克，枣仁 15 克，何首乌 15 克，川芎 9 克，山萸肉 10 克，丹参 20 克，檀香 9 克，黄精 10 克，茯神 15 克。

三诊： 1988 年 5 月 21 日。服上方药 6 剂。近 1 周来胸痛减轻，睡眠好，头晕、心悸、气短减轻。舌质红，无苔，脉象沉细。守原方出入。

处方： 党参 15 克，麦冬 15 克，五味子 9 克，丹参 20 克，檀香 9 克，甘草 6 克，山萸肉 10 克，首乌 15 克，枸杞子 15 克，黄精 20 克，川芎 9 克，茯神 15 克。

四诊： 1988 年 5 月 27 日。心脏功能较稳定，睡眠好，胸痛渐止。仍守上方去茯神、川芎，加沙苑子、石菖蒲、柏子仁等出入继服药 30 剂，胸痛已止，头晕、心悸、气短等症悉除。改制丸药徐服，巩固疗效。

处方： 红参 60 克，丹参 60 克，麦冬 30 克，五味子 30 克，山萸肉 60 克，何首乌 60 克，枸杞子 60 克，黄精 60 克，沙苑子 60 克，当归 30 克，川芎 30 克，生熟地各 30 克，白芍 60 克，阿胶 60 克，桂圆肉 60 克，柏子仁 60 克，枣仁 60 克，行菖蒲 30 克，远志 30 克，茯神 60 克，炙甘草 30 克。

共研为细末，炼蜜为丸，每丸重 10 克，早晚各服 1 丸，温开水送服。服用丸药 1 年余（共配制 4 料），心绞痛迄未发作，随访 2 年余，健康良好，已恢复工作。

（《中国现代名中医医案精华（第六卷）》）

【评析】 患者心肝肾三脏同病，阴血亏虚，心脉清窍失养，脉络痹阻而致心痛头晕，心烦难寐。故以生脉散、酸枣仁汤、丹参饮三方化裁滋肾调肝活血，益气养心安神。俟病情稳定后，改制丸剂，仍以滋肾养肝，益气和血安神为法缓缓图之。本病案治疗的特点在于注重各脏之间的相关性，心、肝、肾三脏同调，补中寓通，使补正而不碍邪。

54. 邢子亨

案例：滋阴养心，补肾敛汗法治疗冠心病心绞痛案

赵某，男，50 岁，干部。1975 年 5 月 6 日初诊。

1975年2月，患者发现背部憋痛，有烧灼感，呈阵发性，每次发作5～6分钟，自行缓解。延至同年3月，病情加剧，发作时间长达10分钟左右，大汗淋漓，坐卧不安，烦躁呕吐，胸背憋痛，某医院按胃部疾患处理无效，诊为陈旧性下壁心肌梗死。4月2日病情加重，气短，耳鸣，觉身两侧、腰及下肢有热气自上而下流动，全身烧灼，发作30分钟不解，4月4日急诊住院。4月10日下午突然发生心房纤颤，心率108次/分或130次/分不等，服地高辛控制，停用后心率又加快，严重心律不齐。心电图示房性早搏未下传，窦房阻滞，窦性停搏。西医诊为心绞痛，陈旧性后壁心肌梗死，阵发性心房纤颤。患者已入院1个月，上述症状仍存在，精神、食欲均不好，兼有心悸，自汗，脉不整，胸部憋闷不适，舌绛而涩，舌体稍胖，苔白，脉促。

病症分析：本例是心肾俱虚，心经热结，影响心脏气血不足，功能失调。因之心气虚衰而纤颤。心血不足、脉络阻涩而心痛。少阴经热结故觉其循行部位有热流，全身有烧灼感。肾虚水火不得相济则心经之热气下行。故拟滋阴养心、补肾敛汗之剂。

方药：当归12克，茯神15克，炒枣仁18克，龙骨15克，莲子心9克，辽沙参12克，太子参12克，女贞子12克，麦冬12克，五味子9克，丹参12克，生芪24克，牡蛎24克，炙甘草6克，浮小麦24克。

方解：当归、茯神、枣仁、龙骨补心安神，沙参、太子参、麦冬、五味子、女贞子、莲子心补肺肾、清心火，丹参养血活血，生芪、炙甘草、牡蛎、浮小麦固气养阴敛汗。

5月9日二诊：出汗已少，心悸亦轻，心房纤颤未发。再以前方加山萸肉12克。

5月13日二诊：心律渐齐，自汗已止，食欲增进，精神好转，惟在活动后偶发心房纤颤，较前亦轻减。再以前方加减继服。

方药：当归12克，茯神15克，炒枣仁18克，龙骨15克，牡蛎18克，枸杞子15克，山萸肉12克，辽沙参12克，麦冬12克，无味子6克，丹参12克，炙甘草6克，琥珀（冲服）6克。

方解：当归、丹参养血活血，枣仁、龙骨、茯神、琥珀、牡蛎镇静安神以养心，枸杞子、山萸肉、五味子补肾，沙参、麦冬补肺阴。使金水相生，心肾相交，心得所养，气血疏通，脉络无阻，结热自除。

5月19日四诊： 服药后，经络中之热流感消除，心房纤颤、心绞痛再无发作，睡眠好，纳食增，诸症皆除。惟身体尚虚，携方出院继服。

（《邢子亨医案》）

【评析】　肾阴亏虚于下，心火独亢于上，水火不能相济，是本案患者病机关键之所在，而心火炎上，耗气伤阴，又出现气阴两伤之象，邢子亨针对病机采取补肾养心、清心火、益气养阴敛汗的治法，同时亦不忘通补兼施，加入少量活血之品，终获良效。

55. 薛伯寿

🍅 案例：益气生津，养阴清热法治疗冠心病心绞痛案

夏某，男，55岁，外科医师。

身体平素尚好，高烧1周余，化验检查为肺炎，先用青霉素，后用氨基苄青霉素等，体温渐降。高热后第11天夜晚，因胸闷被憋醒，胸骨后绞痛。急诊示：心电图显示心肌缺血性改变，Ⅱ、Ⅲ、avF导联ST段降低，avF导联T波低平双向，收住某院。西药用低分子右旋糖酐、心得宁、谷维素等，同时服中药活血化瘀之剂，以冠心Ⅱ方加减。治疗十余日，心绞痛仍频作，患者精神较紧张，病后一直日夜汗多，衣服、被褥常汗湿，每日需换1～3次。饮食之时，头面汗下直流，体温略高，37.3℃左右。请薛老前往会诊，按其脉细数，观其舌质红苔剥少津，察其神微烦。沉思乃为热病之后，气阴耗伤，汗为心之液，余热多汗，影响心脏，拟益气生津，养阴清热，方用竹叶石膏汤合甘麦大枣汤加味：

竹叶6克，生石膏30克，沙参9克，麦冬9克，全瓜蒌15克，玉竹6克，粳米9克，甘草6克，浮小麦15克，郁金4.5克，大枣4枚。

药后汗出日见显著减少，低热随之而除，服5剂药后，只有微汗出，睡眠亦安，饮食增加，胸闷心绞痛再未发作，后用生脉散加味调理，心电图恢复正常而出院。

【评析】　此患者肺炎后，首次犯心绞痛，因其汗异常之多，又伴低烧，而

认为有自主神经功能失调。中医辨证求本，乃病后余热，正气已伤，用竹叶石膏汤生津清热，合甘麦大枣补益心脾而缓肝之急，一举两得，故能应手取效。

（《医话医论萃要》）

56. 张伯臾

🍅 **案例：调补阴阳法治疗冠心病心绞痛案**

徐某，男，74 岁。1985 年 2 月 28 日初诊。

主诉有冠心病心绞痛史 10 年。近日胸痛动辄发作，面浮跗肿，气促。面红升火时作，并自觉胸中有气上冲咽喉，四肢欠温，口不渴。诊见舌红润，苔薄腻、中光剥，脉细。辨证属心脏气阳不足，病久剐损及阴。治拟阴阳同调。

处方：熟附片（先煎）6 克，炙生地 15 克，炙甘草 9 克，炒党参 15 克，生黄芪 20 克，全当归 9 克，麦门冬 12 克，丹参 15 克，交泰丸（分吞）3 克，生山楂 15 克，紫石英（先煎）20 克，7 剂。

二诊：3 月 7 日。升火减，面浮跗肿亦瘥。行走稍促时仍有胸闷胸痛发作，然程度已减轻。脉虚细，舌尖偏红，苔薄中剥。仍守前法出入。

前方去交泰丸，加小川连 3 克，肉桂 1.5 克，生蒲黄（包）12 克。7 剂。

【评析】　本例胸痹表现为阴阳并损，故张伯臾用阴阳同调之法，并合用紫石英、交泰丸以引火归源。二诊时，虑其舌尖偏红，心火偏亢，故去交泰丸，改用黄连 3 克，肉桂 1.5 克，增加清心降火之力。老年冠心病患者多见气阳衰弱，临床可见心衰表现，张伯臾善用附子温振心肾阳气。附子有强心利尿之功，凡遇气阳衰弱、水湿潴留者（或暂无水湿潴留），皆可用附子以温阳利水。即使有阳损及阴，或兼心火，或兼肝阳，皆不必畏惧。逢有上述兼症时，张伯臾常以附子合生熟地、麦门冬，或合川连、山栀，或合石决明、羚羊角、夏枯草等，以阴阳并调，寒热合方，或升降同用。此法实为仿仲景大黄附子汤、附子泻心汤、肾气丸之意也。

（《中国现代名中医医案精华（第二卷）》）

57. 陈树森

🍅 **案例：活血化瘀，滋肾平肝法治疗冠心病心绞痛案**

黄某，男，56 岁。1973 年 2 月 24 日入院。心慌 11 年，阵发性心前区闷痛 5 年，加重 1 周。患者 1962 年始有心慌，呈阵发性，以工作较累时为明显，检查心电图无异常发现，未予治疗。1968 年起心慌频繁，且有心前区疼痛、发闷，每次持续 1 ~ 15 分钟，自行缓解，有时服 "复方硝酸甘油" 有效，检查心电图 avL、V_1、V_2、V_3、V_4、V_5 导联 T 波均低平。诊为冠心病心绞痛。1968 年、1969 年、1970 年、1971 年 4 次住院，均缓解出院。以往有气管炎、高血压及十二指肠球部溃疡史，现尚稳定。近来心前区闷痛发作频繁而入院。查体：血压 150/82mmHg，脉搏 80 次 / 分，呼吸 18 次 / 分，两胸部叩诊有过度反响，右肺底偶尔闻及少许啰音，右颈动脉、主动脉瓣有杂音，二尖瓣听诊区可闻及收缩期吹风样 I 级杂音，心律齐，心率 80 次 / 分，余无阳性体征发现。心电图示：慢性冠状动脉供血不足，不完全性右束支传导阻滞。

1973 年 2 月 28 日初诊：心前区时刺痛，有时闷痛，每于劳累后发作，3 ~ 5 分钟缓解，头晕耳鸣，有时心慌。舌质黯红苔薄，脉左弦右缓。辨证属瘀浊阻滞，心脉失宣，肾阴不足，肝阳偏盛。治宜活血化瘀以通心脉，滋补肾阴以平肝阳。

处方：丹参 15 克，赤芍 10 克，广郁金 10 克，红花 10 克，葛根 15 克，野菊花 15 克，钩藤（后下）15 克，枸杞子 12 克，桑寄生 15 克。

1973 年 3 月 28 日二诊：心前区闷痛、头晕均减，血压稳定，140/86mmHg，心电图示心肌供血情况较前有进步。脉弦较缓。原方有效，去钩藤、菊花，加川芎 10 克，玄胡 10 克。

1973 年 4 月 18 日三诊：近来血压稳定，头晕耳鸣已减，眠差梦多，心前区时仍闷痛。舌质黯红，苔簿，脉微弦。此肝阳虽平，根本未固，血瘀未行，心脉不畅耳。再予益气养心，活血化瘀以通脉络。

处方：黄芪 15 克，黄精 15 克，葛根 30 克，丹参 15 克，赤芍 15 克，海藻 15 克，元胡 10 克，麦冬 15 克，广郁金 15 克，石菖蒲 15 克，制首乌 15 克。

病情时有进退，以本方加减连服 6 个月，病情稳定出院。

（《陈树森医疗经验集粹》）

【评析】 冠状动脉粥样硬化性心脏病（简称冠心病）、古称"胸痹""心痛"，为老年人常见心脏病。为本虚标实之证，其发病与心、肾、肝、脾诸脏之盛衰有关，可在心气、心阳、心血、心阴不足或肝、肾、脾失调的基础上，兼有血瘀、气滞、痰浊、寒凝等病变。本案为心血瘀阻，心阳失宣，肾阴不足，肝阳偏盛。心前区时刺痛，有时闷痛，每于劳累后发作，心慌，为气血瘀滞，胸阳不展之证；头晕耳鸣，为肝肾阴亏，肝阳上亢所致；舌质黯红，脉左弦右缓，为血行瘀滞之象。故以活血化瘀、益气养心、滋肾平肝为法，丹参、赤芍、郁金、红花活血散瘀，葛根升阳通清窍，野菊花、勾藤清肝潜阳，枸杞子、桑寄生补益肝肾。方药中的，后随证加减而获效。

58. 沈济苍

🍅 案例：益气养阴，理气活血法治疗冠心病心绞痛案

李某，女，73 岁。以往有慢性肝炎史，所以经常食欲不振，体力不支。最近 4 年，心胸部时时刺痛，并伴有胸闷心悸。血压常突然升高（最高达 230/130mmHg），很不稳定。经某医院心电图检查，诊为冠状动脉硬化性心脏病引起的心绞痛，经多方治疗，未见好转，曾服中药冠心苏合丸，亦无效果。

初诊： 1976 年 5 月 7 日。胸痹心痛，已历 4 年。自诉咽干口燥，渴不欲饮，心里憋得慌。按其脉结代，察其舌光剥干裂，以手扪之，舌面毫无津液。此病重点在于气阴两伤，高年体弱，精神萎靡，恢复气血津液，为目前当务之急，气血津液得复，才有好转希望，先拟生脉散益气养阴，略佐行血理气之品。

沙党参各三钱，麦冬三钱，五味子一钱半，紫丹参五钱，郁金三钱，肥玉竹五钱，川石斛三钱，川楝子三钱，槐米三钱，桑寄生五钱，生山楂三钱，生麦芽五钱。

二诊： 5 月 21 日。舌光剥干裂者，已略见湿润，脉结代，心动悸，虽减未痊，心胸部仅有刺痛感，偶有头晕目糊。此种胸闷心痛，系血行不畅所致。拟炙甘草汤去温燥药，加活血药。

炙甘草三钱，党参五钱，生地八钱，麦冬三钱，麻仁三钱，枸杞子三钱，肥玉竹五钱，川石斛三钱，紫丹参五钱，郁金三钱，桑寄生五钱，生蒲黄（包）四钱，五灵脂（包）四钱。

三诊：6月21日。舌面露出薄苔，舌质亦较滋润，气血津液有恢复之机。心痛未再作，测其血压亦趋正常（150/90mmHg），但劳累或情绪不佳时尚有胸闷，两腿有抽筋现象，脉虚软。高年气阴两伤，气郁容易化火，应注意避免诱发因素。

党参五钱，生地五钱，麦冬三钱，麻仁三钱，肥玉竹五钱，生苡仁一两，紫丹参五钱，郁金三钱，失笑散（包）四钱，参三七（分两次吞）六分。

【评析】 《素问·痹论》曰"心痹者脉不通"。由于心血瘀阻，不通则痛，所以多数病例可用丹参饮、桃红四物汤、失笑散等活血祛瘀的方药来奏效。《金匮要略》胸痹与心痛并称，它突出了痰浊蒙闭的一面，用桂枝、薤白、瓜蒌等药通阳宣痹，开痰散结，对舌苔厚腻的病例似较合适。《太平惠和剂局方》苏合香丸善治卒心痛，冠心苏合丸也有相当疗效，但此等药偏于香燥，似乎都不是久服长用之品。本例胸痹心痛，表现为严重的气阴两伤，舌质光剥干裂，毫无津液，若投香燥之剂，更易伤阴劫津，自以慎用为宜。炙甘草汤治脉结代、心动悸，具有益气滋阴、通阳复脉的功效，但用以治胸痹心痛，应去阿胶，因阿胶是凝血药，对胸痹心痛不利。本例去姜、桂不用，也是防止伤阴的意思。

（《老中医临床经验选编》）

59. 杨书章

🍅 案例：滋阴潜阳，活血通络法治疗冠心病心绞痛案

吴某，男，56岁。1975年5月8日初诊。

主诉发病近5个月。始发为胸闷，近而心前区痛，一般在夜间发作，昼间疲劳或饱食亦易发作，痛时引肩背。经某医院诊断为冠心病、心绞痛。心烦，头眩晕，夜寐不宁，睡眠中常因憋气而致醒。诊见面带浮火之象，舌边尖红，苔薄，脉弦数。辨证属素体阴虚，肝阳上亢，手厥阴心包络之脉瘀滞，血流不畅，心失所养之厥心痛。治宜滋阴潜阳，活血通络。

处方：丝瓜25克，当归15克，生地15克，石斛15克，丹参20克，女贞子10克，红花15克，桃仁15克，沉香5克，钩藤15克。

水煎2次温服，5剂。

二诊：5月13日。药后肩背痛稍瘥，眩晕减轻，心前区痛和胸闷依然。戴阳之象渐平，气血瘀滞未疏，舌边尖红转淡，脉弦不若前之绷急，数势较缓。继宜滋阴潜阳、和畅脉络。

处方：丝瓜25克，钩藤15克，红花15克，乳香15克，沉香5克，石斛15克，丹参20克，茯苓15克，女贞子10克，生地15克，桃仁15克。

水煎2次温服，5剂。

三诊：5月18日。药后气血瘀滞较前疏畅，心痛渐减，脘闷尚作，脉弦已缓，数势已平，肝肾阴虚，心气仍未充复。再拟滋养肝肾、和畅脉络。守前方加减。

处方：丝瓜25克，女贞子10克，钩藤15克，生地15克，红花15克，桃仁15克，元胡15克，当归15克，石斛15克，丹参20克，瓜蒌25克。

水煎2次温服，7剂。

四诊：5月25日。服药1周后，诊其脉已趋平和，气血亦有协调之机，手厥阴脉疏畅。心阴得育，虚阳自潜，诸症悉平。再进养心阴、摄心阳、理气和络之剂，以事巩固。

处方：丹参25克，党参20克，茯苓15克，麦冬15克，荷叶10克，半夏10克，钩藤15克，当归15克，生地15克，石斛15克，红花15克，远志16克。

水煎2次温服，7剂。

服药1周后，六脉和缓有神，心气煦复，病获痊愈。

【评析】 厥心痛之症，乃足厥阴肝阴虚，阴虚阳亢上逆，乘手厥阴心包络，致包络之脉瘀浊，血流不畅，滞塞不通，心失濡养，不通则痛，而厥心痛作矣。心阳不振，瘀浊阻滞心络而心胸急剧作痛。手厥阴心包络之脉，起于心胸，循行于左肩背，络于左手中小指，故痛时引及左肩背而肢麻。本例主因为素体阴虚，肝阳上亢，脉络失和，血流不畅，故始终以滋阴潜阳为主，活血通络为辅，收到良好的效果。二、三诊之后，气血瘀滞较前舒畅，而肝肾阴虚显露，心气仍未充复，再拟滋养肝肾、和畅脉络。药后阴虚得复，虚阳得潜，心阴得育，气血亦有协调之机。善后养心阴，摄心阳，理气和络，获得良效。

（《中国现代名中医医案精华（第三卷）》）

60. 袁家玑

🍅 案例：益气滋阴，宣痹化痰通络法治疗冠心病心绞痛案

金某，男，60 岁，干部，1979 年 7 月 8 日初诊。

因心绞痛剧烈发作，住某医院治疗，诊断为冠心病、心肌梗死，经抢救，症状缓解出院。但心绞痛时有发作，脉来间歇，血压波动，时有增高，胸闷气憋，久延不愈。医院诊断为冠心病，陈旧性心肌梗死。现常感头晕耳鸣，眠差梦多，心慌心烦，烦躁不安，腰腿酸软，舌质红，边有瘀点，苔薄黄，脉弦细而有间歇。宜益气滋阴，宣痹化痰通络，方拟：

决明子 24 克，生地 15 克，茯苓 18 克，枸杞子 10 克，菊花 10 克，丹皮 8 克，薤白 9 克，红花 6 克，瓜蒌壳 12 克，川芎 10 克，丹参 18 克，法夏 10 克，广木香 7 克，怀牛膝 15 克，炙甘草 10 克，太子参 15 克，三七粉早晚各吞 1 克。

服 10 剂后，上述症状及心绞痛明显减轻，尚时有心慌，脉结代，上方炙甘草逐渐增至 24 克，服药 18 剂后，心慌心悸止，结代脉明显减轻。后续用本方，略有增省，调治数十剂，诸症缓解，血压稳定，配以丸方，常服久服以巩固疗效。

（《当代名医临证精华·冠心病专辑》）

【评析】　本例为梗死后心绞痛且血压高的病人，辨证为气阴两虚，兼阴虚阳亢、痰瘀交结不解，为虚实夹杂之证。治当通补兼施，采用益气养阴、宣痹化痰通络之法。袁家玑采用瓜蒌薤白半夏汤与杞菊地黄丸合方加减。以太子参益气，杞菊地黄丸滋阴，决明子平肝，瓜蒌薤白半夏汤化痰宣痹，川芎、红花、丹参、怀牛膝等活血通络。诸症缓解，血压稳定后变为丸剂，以求缓图。

61. 张赞臣

🍅 **案例：柔肝养心，活血通络法治疗心绞痛案**

张某，男，55岁，干部。1972年3月16日初诊。患者既往有心绞痛及高血压病史。感胸部闷塞绞痛，两目模糊，胃呆纳少。脉弦，舌黄浊腻。先予柔肝养心，活血通络为法。

全瓜蒌（切）六钱，薤白头三钱，白芍三钱，紫丹参三钱，当归三钱，桃仁三钱，远志肉三钱，木瓜三钱，络石藤三钱，茯苓神各三钱，潼蒺藜三钱，珠儿参四钱，广郁金三钱，延胡索一钱半，熟女贞三钱，炙甘草一钱，五味子八分，炒枳壳一钱半。

二诊： 10月8日。上方共服100多剂后，胃纳渐增，食亦知味，胸闷塞已瘥，目模糊稍清。诊脉较前和缓，重按尚有弦意。舌苔浊腻已化，中黄舌尖边绛红。再从原意出入继治。

白芍三钱，潼沙苑三钱，白蒺藜三钱，稽豆衣三钱，远志肉二钱，茯苓神各三钱，珠儿参三钱，墨旱莲三钱，熟女贞三钱，天麦冬各三钱，紫丹参三钱，五味子八分，炙甘草一钱，焦白术三钱，制黄精三钱，广郁金三钱，炒枳壳一钱半。

三诊： 10月31日。服上药3剂后，血压渐趋稳定，胸膺闷塞已舒，目糊转清。惟饭后尚感心前区轻微绞痛。脉弦滑转缓，舌质淡，边有齿痕，苔薄腻。体征虽有改善，但心气运行不畅。再予前方出入治之。

白芍三钱，潼沙苑三钱，全瓜蒌（切）六钱，薤白头三钱，紫丹参三钱，当归三钱，木瓜三钱，络石藤三钱，珠儿参四钱，延胡索一钱半，茯苓神各三钱，广郁金三钱，远志肉一钱半，制首乌三钱，佛手片一钱，炙甘草一钱。

上方10剂为1疗程，停药5天再服，依此连服三四个疗程后，改用膏方：

黄芪一两五钱，党参二两，珠儿参二两，白芍二两，潼沙苑一两五钱，甘杞子二两，紫丹参一两五钱，当归一两五钱，熟地黄三两，天麦冬各一两五钱，熟女贞二两，炒枳壳一两，木瓜一两五钱，络石藤一两五钱，九节菖蒲五钱，红花五钱，陈皮一两，焦楂肉一两五钱，红枣五两，龟甲胶三两，陈阿胶三两（同龟甲胶炖烊，收胶时和入），冰糖八两（收膏时入）。

将上药先用清水浸渍一宵，宽水煎 3 次，过滤去渣存汁，慢火浓缩，徐徐收膏，俟膏将成时，再加入龟板胶、阿胶和冰糖等，搅匀，以滴水成珠为度。每日早晚各取一匙，开水调服。如遇感冒、胃呆等暂停服用。

注：患者来信称，服药两年来，身体日臻健康，每天步行 2000 米，已无不适。

按：本例为气阻心脉、心营失运、肝肾阴虚之候，故治用养心和营，益阴通络之剂。药后纳增，胸闷减，两目视物较清晰，继以原方出入，注重益阴养心，后改用膏方益其气血，调其偏胜，以期心营和，气阴得复，康复可待。

【评析】　"心痹着，脉不通"，而就临床所见，本病多见本虚标实，故《金匮要略》说："阳微阴弦，即胸痹而痛，所以然者，责其极虚也。今阳虚知在上焦，所以胸痹、心痛者，以其阴弦故也。"阳微乃阳虚之谓，阴弦乃阴盛之意。因此阳虚，则阴乘阳位而成胸痹。据此治当扶正祛邪，但在临床上尚须权衡病之轻重缓急，治疗或先祛邪，或先扶正，或补中寓运，或通中寓补。本例胸痹之证治，可见一斑。张赞臣认为治疗胸痹一证，就是临床症状消失，心电图提示有所改善，也应当坚持服用膏方一段时间，方能巩固。此系屡试有效的方法，每见一些患者，因怕麻烦不能坚持复查及服药，虽能取效一时，每因劳累复发，徒增痛苦，诚可叹惜。

（《张赞臣临床经验选编》）

62. 祝谌予

🍅 案例一：温阳育阴，化瘀止痛，平肝通络法治疗冠心病心绞痛案

王某，女性，58 岁，退休工人。1992 年 9 月 4 日初诊。

主诉高血压伴心前区发作性疼痛 7 年。患者于 1985 年发现血压增高，口服复方降压、心痛定等血压可维持在 19 ～ 21/12 ～ 13kPa。数月后出现心前区发作性疼痛，外院查心电图示心肌缺血，诊断为冠心病。近 5 年来，心绞痛发作频繁，每日数次，口服心痛定、消心痛，或舌下含化硝酸甘油亦无显效。

现症： 发作性心前区疼痛，放射及后背，伴胸闷憋气，心慌失眠。后背畏冷，双手发麻，腰痛膝软，口干不思饮，大便偏干。血压 20/12kPa，舌黯红，脉沉弦，

脉律不整。辨证属阴阳两虚，心血瘀阻，肝阳上亢。治宜温阳育阴，化瘀止痛，平肝通络，方用生脉散加味。

处方：党参 10 克，麦冬 10 克，五味子 10 克，柏子仁 10 克，桂枝 10 克，葛根 10 克，丹参 30 克，菖蒲 10 克，郁金 10 克，羌活 10 克，菊花 10 克，木香 10 克，生山楂 15 克，钩藤 15 克，桑寄生 20 克。14 剂。

药后心绞痛明显减轻，后背不畏冷，血压基本正常。仍有胸闷、心慌，脉律不整。守方加川芎 10 克，赤芍 15 克，再服 14 剂。同时以上方配制蜜丸续服。

1992 年 11 月 20 日随诊：心前区疼痛未大发作，偶有脉律不齐，饮食、睡眠二便均佳。嘱守方加红花 30 克再配丸药 1 料以资巩固。半年后随访，病告痊愈。

（《祝谌予临证验案精选》）

【评析】　冠心病心绞痛属中医胸痹、心痛范畴。心主血脉，有赖于心气推动和心血充盈，若心气不足则无力推动血行，血脉瘀滞，见胸闷憋气、胸前彻背；心气虚，心血亏，心神失养故心慌不眠，心脉失养故脉律不整；后背畏冷为阳虚表现。本证为阴损及阳，阴阳两虚，兼有心血瘀阻和肝阳上亢之证。故治疗宜温阳育阴，化瘀止痛，平肝通络，方用生脉散加味。生脉散补益心之气阴，桂枝、羌活温通心阳，宣通气机。菖蒲开窍豁痰宁神，郁金活血行气、凉血清心。羌活能通太阳经与督脉之阳而治心痛彻背；菊花能平肝明目，《日华子本草》载其能"利血脉，治四肢游风，心烦，胸膈壅塞"，西药经现代药理研究均有扩冠作用。桑寄生补益肝肾，钩藤清热平肝，两者有很好的降压作用。通过治疗，心脏阴阳得调，阴气得复，心阳宣通，肝阳得平，心脉畅通，故而心痛、肝阳上亢等症悉除。

案例二：活血通脉，养心止痛法治疗冠心病心绞痛案

赵某，女性，70 岁，退休工人。1992 年 2 月 28 日初诊。

主诉冠心病 8 年，心前区疼痛 2 个月。患者确诊为冠心病 8 年，经常有心绞痛发作。1991 年冬季以来，心前区疼痛每日均发，曾住外院内科 1 个月，予消心痛、心痛定等口服西药治疗仍未缓解，因而来诊。

现症：心痛彻背，每日均发，劳累或活动后尤甚。伴胸闷憋气，后脊燥热，

口干苦，纳差腹胀，呃逆反酸，心悸多梦，大便干燥。舌质黯红，舌下络脉青紫怒张，脉沉弦。辨证属心脉瘀阻，气阴两虚，胸阳不振。治宜活血通脉，宣痹止痛。方用自拟葛红汤加减。

处方： 葛根 15 克，红花 10 克，川芎 10 克，当归 15 克，赤芍 15 克，丹参 30 克，菖蒲 10 克，郁金 10 克，羌活 10 克，菊花 10 克，全瓜蒌 20 克，薤白 10 克，柏子仁 10 克。每日 1 剂，水煎服。

3 月 13 日二诊： 药后心绞痛程度及发作次数明显减轻，夜能安卧，大便通畅，消心痛由每日 3 片减至每日 1 片。仍感胸闷腹胀，心悸憋气，后脊燥热。守方加木香 10 克继服。

4 月 24 日三诊： 未再心绞痛，胸闷、燥热均消失，停服消心痛。晨起活动后心慌、气短。舌黯红，脉弦细。此心脉瘀阻暂畅而气阴仍亏之象，仍守原法掺入益气养阴之药。

处方： 党参 10 克，麦冬 10 克，五味子 10 克，柏子仁 10 克，葛根 15 克，丹参 30 克，菖蒲 10 克，郁金 10 克，羌活 10 克，菊花 10 克，木香 10 克，陈皮 10 克，桔梗 10 克，枳壳 10 克。水煎服。

6 月 12 日四诊： 病情稳定，能操持一般家务，但过劳后仍有轻度心前区疼痛，乏力。守方去木香、陈皮、桔梗、枳壳，加生黄芪 20 克，枣仁 15 克，生山楂 15 克。再服 1 个月，诸症告愈，原方加当归、川芎、全瓜蒌、薤白、木香等配制蜜丸常服，以竟全功。

（《祝谌予临证验案精选》）

【评析】　胸痹心痛为本虚标实之证。本证心之气阴两虚为本，心脉痰浊痹阻为标。然初诊病势较急，心痛彻背且每日均发，故祝谌予宗急则治其标的原则，用自拟葛红汤加减以活血化瘀止痛。方中葛根化瘀通络，升津润筋；红花、川芎、当归、赤芍、丹参等皆能活血化瘀；羌活、菊花通督脉，宣通气机；瓜蒌、薤白通阳散结，宣痹止痛；柏子仁养心安神。且方中葛根、川芎、丹参、羌活、菊花经药理研究，均具有扩张冠状动脉，改善心肌供血的作用。三诊疼痛已消失，惟活动后心慌、气短，故当缓则治其本，原方掺入益气养阴之生脉散，并加木香、陈皮、桔梗、枳壳调理胸中气机。四诊病情稳定，为防理气之属香燥耗散，故去之；加入生黄芪、枣仁益气养心安神。可见祝谌予在活血化瘀的同时，顾护人体正气，以免犯虚虚之戒。

🍅 案例三：益气养阴，活血通脉法治疗冠心病心绞痛案

张某，女性，61岁。1992年7月3日初诊。

主诉心前区疼痛半年，加重2周。患者于1990年10月因患急性下壁心肌梗死住本院内科病房，经抢救治疗3周后病情好转而出院。嗣后长期服用心痛定、消心痛、氨酰心安等药，病情稳定。1991年11月突发心绞痛，含硝酸甘油可缓解，但停药则发，遂于1992年4月6日再次住院。冠状动脉造影显示左冠状动脉第二支段狭窄85%，右冠状动脉第三支段狭窄80%～85%，同时检查血糖>200mg%，确诊为糖尿病。心脏外科欲为其行冠状动脉搭桥手术，被本人及家属拒绝，经内科保守治疗症状好转于6月4日出院。但2周来心绞痛又频繁发作。

现症： 心区闷痛彻背，每日发作3～4次，每次持续10分钟左右，伴憋气汗出，心悸怔忡，四末不温，口干思饮，大便干燥。每日需用扩冠喷雾剂以止痛。舌黯红，舌下脉络瘀张，脉弦滑。辨证属气阴两虚，心血瘀阻。治宜益气养阴，活血通脉。方宗生脉散合葛红汤加减。

处方： 党参10克，麦冬10克，五味子10克，柏子仁10克，葛根10克，红花10克，丹参30克，赤芍15克，菖蒲10克，郁金10克，羌活10克，菊花10克。每日1剂，水煎服。

治疗经过： 服药14剂，胸闷憋气消失，心悸怔忡好转，心痛次数减少，仍乏力、口干，心痛放射至左肩背。舌黯红，脉弦滑。拟降糖对药方合葛红汤治之。

处方： 生黄芪30克，苍术10克，元参30克，丹参30克，葛根15克，当归10克，川芎10克，赤芍15克，木香10克，菖蒲10克，郁金10克，羌活10克，菊花10克，水煎服。

服药10剂，心绞痛明显减轻，已停用扩冠喷雾剂。胸闷心慌消失，仍腹胀，大便干燥，嘱守方再服10剂，同时用上方加沙参、麦冬、五味子、红花、生山楂、

肉苁蓉、制首乌等配成蜜丸常服，以资巩固。

（《祝谌予临证验案精选》）

【评析】 本案心绞痛发作频繁，胸闷憋气，心悸怔忡，舌质黯红，舌下络脉瘀张，显系心脉瘀阻之重证，但究其病机仍为本虚标实之证，其本为气阴两虚，故祝谌予标本兼顾，以益气养阴、活血通脉之法治之，用生脉散合葛红汤加减，同时可防单用活血化瘀药物对气阴的耗伤。二诊经治疗症状好转，然仍有乏力、口干，虑及患者有消渴之证，故用降糖对药方合葛红汤加减。后加用沙参、麦冬、五味子等养阴，红花、生山楂活血散瘀，肉苁蓉、制首乌补肾润肠，配成蜜丸常服，以巩固疗效。

63. 李玉奇

🍅 案例：通阳益气宣痹法治疗冠心病案

赵某，男，60 岁，1984 年 4 月 20 日初诊。

患者左前胸发闷，伴心悸、气短、倦怠乏力，尤以下肢为甚。病已月余，经外院确诊为"冠心病"（隐匿型），心电图示 ST 段压低和 T 波改变，伴间歇性房性和室性早搏。查舌体胖，舌质淡，有齿痕，苔白腻，脉沉细而缓，间歇结代，素体阳虚，阳气不运，胸阳痹阻。拟通阳益气宣痹法：

羊藿叶 15 克，瓜蒌皮 20 克，丹参 15 克，附子 5 克，薤白 10 克，当归 20 克，肉桂 10 克，降香 10 克，川芎 10 克，苦参 10 克，寸冬 15 克，枸杞子 15 克。

连服 30 剂，左心前区闷感始明显好转，余症同前。此为痼疾久病，继守原方加减，连续调治近 3 个月有余，病情逐日好转，复查心电图房早、室早消失，ST 段及 T 波缺血性改变均有显著改善，于同年 12 月恢复工作。

1987 年 2 月病又复发，症状酷似 1984 年 4 月发病时的症状，仍以前方为主调治。服 10 余剂后，病情虽有好转，但进展不理想，为助其回阳之功，将方药改为酒浸，每日 3 次，每次 5 毫升，1987 年 4 月随诊时，病情已显著好转，心电图 ST 段、T 波有显著改善。

（《当代名医临证精华·冠心病专辑》）

【评析】 本例病人与上一例病人一样是阳虚为本，相比之下症状稍轻，尚未出现四肢厥冷，阳虚程度不似前者之重，无需大剂温阳之品以回阳救逆，故本方温阳之品较上方在量上有所减轻。仍以瓜蒌、薤白宽胸通阳。阳虚日久，阳气不运，胸阳痹阻，必致气血运行迟滞乃至瘀阻，故以川芎、降香、当归、丹参行气活血，化瘀止痛。据现代药理研究，苦参具有抗心律失常作用，尚有增加冠脉流量、保护心肌缺血及降脂的作用，故成为现在冠心病治疗中的常用药。麦冬甘，微寒，制温阳药物辛燥之性，配枸杞子养阴以俾阳气生化无穷。患者素体阳虚，病情日久，已为痼疾久疴，治疗需缓缓图之，此时在以温阳药物为主的同时加用少量滋阴之品，"阴中求阳"，实为治疗阳气虚衰之大法。正如《景岳全书·新方八阵》中云："善补阳者，必与阴中求刚，则阳得阴助而生化无穷。"患者3年之后病情复发，给以原方效果不显，后改为酒浸，药物方发挥作用，由此可悟出仲师当初载瓜蒌薤白白酒汤用白酒七升的深意。可惜今人多不属于此，常使灵药未得其用即穿肠而过，空走轮回。在日常遣方用药中，在坚信辨证论治准确的同时，深思效不应药的原因，灵活用药。

64. 王任之

案例：宁心通阳法治疗冠心病案

曾某，女。1982年7月13日初诊。

患者既往有冠心病，近来颇觉胸闷气短，有时头晕心悸，脉沉弦。姑以宁心通阳为治。

制灵磁石（先煎）18克，干地黄12克，肥玉竹10克，北五味子3克，薤白6克，全瓜蒌9克，佛手柑3克，甘松6克，何首乌12克，桑寄生10克，生山楂10克，葛根30克。

（《王任之医案》）

【评析】 女性之冠心病多发于绝经期后，同时多伴有一些肾之阴阳失和的临床表现，王任之用地黄滋补肝肾之阴，灵磁石潜亢阳宁心神，玉竹、五味子滋补心阴；瓜蒌、薤白通阳宣痹；佛手、甘松温通气机。根据现代药理研究首乌、桑寄生、生山楂、葛根可降脂扩冠，以方测病，病人可能存在高脂血症。

65. 张泽生

案例：通阳泄浊，行气散结法治疗冠心病案

史某，男，55 岁。1965 年 10 月 11 日初诊。

病经十余载，常苦胸闷、头昏、少寐，在当地服药千余剂，疗效不著，来宁求治。自觉胸次痞闷，有窒塞感，呼吸不畅，腹部隐痛。大便日二三行，质软，夜寐不酣。西医检查为冠状动脉硬化、神经衰弱。舌苔薄，脉细滑。辨证属浊阴上乘，清阳被蒙。治宜通阳泄浊，行气散结。

处方：全瓜蒌 15 克，干薤白 10 克，太子参 15 克，桂枝 3 克，半夏 10 克，陈皮 6 克，广郁金 10 克，白蒺藜 12 克，潞党参 15 克。

二诊：1965 年 10 月 17 日。上药服 5 剂后胸膺痞闷减轻，头昏已瘥，惟夜寐欠安。患者喜甚，要求续服原方并加重剂量。

原方去白蒺藜，加远志 10 克。

【评析】　脾弱之质，大便常溏，饮食不归正化，痰湿内生，浊阴上乘，清阳被蒙，是以头昏头重。阴踞阳位，气机痞塞，以致胸膺痞闷，痰浊内阻，阴阳平秘失常，故夜寐不安。痰浊阻滞，肺气失宣，故呼吸不畅。治以通阳泄浊、辛开苦降、滑利气机。方用瓜蒌祛痰开胸，薤白通阳散结行气，桂枝通阳化气，半夏、陈皮化痰和中，党参健脾益气，郁金行气宽胸。气行痰化，胸阳得展而胸痹自解。

（《中国现代名中医医案精华（第四卷）》）

66. 万友生

【评析】　益气养阴，宣痹化痰法治疗冠心病案

邢某，男，45 岁。1972 年 10 月 28 日初诊。患者既往患冠心病，近日剧作，住入某地区医院抢救，疗效不显。适余因公出差到该地，应邀会诊。胸闷气短，心悸脉促，时自汗出，咳痰带血，咽喉口舌干渴，不思食，腹胀，有时恶心吐水，大便不通，舌苔黄而干。投以生脉散加味：

朝白参 10 克，五味子 5 克，麦冬 10 克，瓜蒌实 30 克，薤白 15 克，川贝母

（末冲）10克，云苓15克，谷芽30克，浮小麦15克。

二诊： 10月29日。胸闷气短、心悸脉促明显改善，痰血、咽喉口舌干渴渐除，精神见好，腹胀亦减，时有矢气，胃纳渐开。但仍时自汗出，守上方加重浮小麦为30克，五味子为10克，再加生龙牡各30克。

三诊： 10月30日。病情继续好转，诸症渐除，惟自汗仍较多，守上方加生黄芪15克继进而安。

（《万友生医案选》）

【评析】 病人"胸闷气短，心悸脉促，时自汗出，咳痰带血"是心脏气液虚甚，故用生脉散（人参、麦冬、五味子）加浮小麦敛补心脏气液以防脱为主，瓜蒌、薤白以开胸痹，茯苓、谷芽和胃，川贝清化痰热以止血。二、三诊继加重益气敛阴之品而收功。该案提示冠心病重症需注意防厥脱之变。

67. 张镜人

🍅 案例一：养心调营而化痰湿法治疗冠心病案

俞某，男，67岁。1991年10月16日初诊。

主诉胸闷心悸多年。有高血压、冠心病，心律失常史已多年，1991年3月因心肌梗死住某医院，同年9月出院。现仍感心悸，胸闷，喉间有痰，夜寐少安。舌苔黄腻，边有瘀点，脉细弦。辨证属高年心血不足，心气失宣，痰湿中阻。诊断：陈旧性心肌梗死，胸痹。治宜养心调营而化痰湿。

处方： 孩儿参12克，丹参15克，炒白术9克，炒白芍9克，水炙甘草3克，制半夏9克，炒陈皮6克，炙远志3克，生香附9克，广郁金9克，炒枣仁9克，生蒲黄（包煎）9克，佛手片5克，制黄精9克，象贝母9克，香谷芽12克，14剂。

二诊： 11月1日。心悸胸闷减轻，喉间痰少，不耐劳累，夜卧少安，脉细缓，苔薄腻，上法出入。上方去象贝母，加夜交藤30克。

守法加减服药后胸闷心悸渐平，病情较长时间一直稳定。

【评析】 冠心病属中医真心痛、厥心痛、心痹等范畴。"胸痹"之称，来自《金匮要略》，"阳微阴弦"是其特征，阳微者胸阳不振，阴弦者阴邪偏盛，为本虚标实之病。本虚者泛指心气不足，心阳不振，心胸失宣；标实者，内蕴痰湿、瘀血、寒邪水饮等，本案宗其意而广用之。

（《中华名中医治病囊秘·张镜人卷》）

🍅 案例二：养心理气，佐以安神法治疗冠心病案

杨某，男，56 岁。1991 年 6 月 3 日初诊。

主诉心悸、心前区疼痛加重 2 周。数月前心前区压榨样疼痛，在当地医院拟诊"冠心病、急性心肌梗死"住院治疗后症状缓解。此次 2 周前发热，寒战，咳嗽，心悸加重。X 线检查提示右下肺炎。目前经用抗生素治疗热退咳减，X 线复查右下肺炎亦有吸收。但胸闷心悸较明显，心前区疼痛，动辄气粗，夜寐少安，已用抗心律紊乱等药物，效果尚不满意，乃请会诊。舌质红，苔少，脉细弦而结。心电图示：陈旧性下壁心肌梗死，心律失常，频发室性早搏。体检闻及早搏每分钟 10 余次。诊断：冠心病，陈旧性心肌梗死，心律失常（室性早搏），右下肺炎（吸收期），胸痹。治宜养心理气，佐以安神。

处方：丹参 15 克，孩儿参 9 克，川石斛 9 克，赤白芍各 9 克，水炙甘草 3 克，生香附 9 克，广郁金 9 克，砂仁（后下）1.5 克，水炙远志 3 克，茺蔚子 9 克，生蒲黄（包煎）9 克，炙元胡 9 克，淮小麦 30 克，夜交藤 30 克，茯神 9 克，苦参片 5 克，香谷芽 12 克，炒六曲 9 克，7 剂。

二诊：6 月 10 日。心前区疼痛已见减轻，夜寐略安，口干，脉细、时见结象，舌苔薄中有裂纹。前法续进。上方去川石斛、茺蔚子、淮小麦。加炒枣仁 5 克，南沙参 9 克，苦参改为 9 克，14 剂。

药后胸闷心悸明显好转。早搏约每分钟 3 次，一般情况较好，出院继续随访治疗。

【评析】 心肺同居膈上，属上焦。今心肌梗死，复感外邪，正是叶天士所说"温邪上受，首先犯肺"而形成心肺同病，舌质红苔少，乃热邪伤津之象，故选加清润之品，以顾两全。

（《中华名中医治病囊秘·张镜人卷》）

68. 周天心

🍅 **案例：健中益气，升阳通脉法治疗冠心病案**

雷某，男，52岁，干部。1976年1月2日初诊。

主诉心跳，气短，怕冷，时间较长（约五六年），经省某医院多次检查，确诊为"冠心病"。经治疗时轻时重，近几天来心跳、气短、全身无力等症状较严重，影响上班，故来诊治。多在早上头晕头痛，多梦或彻夜不眠，精神疲乏，口干不欲饮，大便或溏或涩。形瘦，面色苍黄，唇舌淡，苔光白，脉沉迟。血压经常在100/60 mmHg。

依据上述症状，认为乃久病失治，或在病期过用苦寒药攻伐脾胃，中焦清阳不振，寒凝气滞，气血循行不畅所致。古人云："胃得谷则昌，失谷则亡。"脾全赖肾之真阳温煦，完成饮食的腐熟吸收，统摄血液维持人体生命活动。脾胃阳虚，清阳不振，寒凝气滞，血统失调，而形成以上诸症。治宜健中益气，升阳通脉。方用苓桂术甘汤合生脉散、当归补血汤加味：

茯苓12克，桂枝10克，白术12克，炙甘草10克，红参15克，麦冬10克，五味子9克，生黄芪30克，当归身15克，远志10克，生姜9克，陈皮10克。

取3剂，煎汤顿服。

二诊： 药服完后，心跳、气短、食欲、头晕等明显好转。因病久，中阳虚衰所致的气血两虚证，务求缓治方能除根。治疗仍将原方中的生姜更为干姜6克，再加炒枣仁（捣碎）15克，春砂子6克。取6剂。先每天1剂连服3剂，停6～7天，继服后3剂。

三诊： 6剂药服完后，精神好，已能上班工作。但从精神、面容等察看，病情确实向痊愈的方向发展，为了防止反复，故将原方桂枝更为桂圆，共取4剂，研为极细末，炼蜜为丸，每丸重12克，每服1丸，每日服2次。

1976年5月随访，自丸药服完后，其饮食、睡眠、精神一切恢复正常。

（《当代名老中医临证精萃》）

【评析】 本案患者心跳，气短，怕冷，精神疲乏，口干不欲饮，大便或溏或涩，形瘦，面色苍黄，唇舌淡，苔光白，脉沉迟等均为中焦清阳不振，脾失健运，湿邪上凌心肺，寒凝气滞，气血循行不畅之表现。故周天心采用健中益气、升阳通脉之法，以苓桂术甘汤合生脉散、当归补血汤加味。苓桂术甘汤温运中阳以治本，生脉散、当归补血汤补气养血，以行瘀滞；生姜温中焦之阳，陈皮理气健脾、燥湿化痰，远志宁心安神。二诊生姜更为干姜，增强温阳散寒之力。加炒枣仁以养心安神，砂仁醒脾化湿，行气且能温中。诸药共奏温阳益气补血之效，使气血充足，阴阳平秘，病自痊愈。

69. 刘越

🍅 案例一：养心补肾，活血化瘀通痹，祛痰法治疗冠心病案

某男，50岁。1985年10月5日初诊。患者既往有冠心病、高血压、慢性胆囊炎、肺气肿史。心电图检查结果示：ST段正常、心电轴右偏（+1°），心电图大致正常，不完全左束支传导阻滞。胆囊造影：囊皮增厚。胸骨后及心前区整日疼痛不止。舌胖嫩、苔少，脉沉滑。证属胸痹，血瘀，痰湿，肾阳虚。治以养心补肾，活血化瘀通痹，祛痰。

半夏10克，茯苓10克，陈皮5克，甘草5克，当归10克，丹皮5克，川芎5克，丹参15克，红花5克，杜仲20克，桑寄生30克，3剂，每日1剂水煎2次分服。另：三七粉、人参粉各30克，共为粉，每次1克，每日3次水送服。

二诊：1985年10月14日。近日血压稳定：120/90mmHg，胸骨后闷痛，两胁胀，睡眠多梦，前方加瓜蒌30克，薤白5克，枳壳5克，3剂再服。

三诊：1985年10月17日。昨日晚饭进食稍多，夜间心前区疼痛发作，宜适当控制饮食，前方3剂再服。

四诊：1985年10月21日。胸骨后及心前区无疼痛，但活动稍剧烈，仍有不适感，口渴引饮，处方如下：

杜仲20克，桑寄生30克，丹皮10克，川芎5克，丹参15克，当归10克，红花10克，天花粉15克，半夏10克，茯苓10克，陈皮5克，甘草5克，3剂，每日1剂水煎2次分服。另：三七粉、人参粉各30克共为粉，每次1克，每日

3次水送服。

五诊：1985年10月24日。每天下午心慌，前方加白芍5克，3剂再服。

六诊：1985年10月28日。每天下午3点胸骨后及心前区疼痛微发作，短时即止，现可走路3000米无疼痛发作，有时心慌，口渴，睡眠不实、少时即醒。舌淡红润，脉两关弦。处方如下：

杜仲20克，桑寄生30克，丹皮10克，川芎5克，丹参15克，当归10克，红花10克，天花粉15克，半夏10克，茯苓10克，陈皮5克，甘草5克，白芍5克，3剂，每日1剂水煎2次分服。另：三七粉、人参粉各30克，共为散，同前法服。

（《刘越医案医论集》）

【评析】 患者胸痹心痛，舌胖嫩脉沉滑，属痰湿瘀血肾虚，刘越治予二陈汤化痰，丹参、川芎、当归、红花、丹皮活血化瘀，杜仲、桑寄生补肾。二诊病人胸闷痛不减，乃痰浊痹阻胸阳，气机不通故也，加用瓜蒌、薤白、枳壳豁痰通阳，理气宣痹止痛，症状缓解之后继用补肾化痰活血之剂巩固。另外刘越认为冠心病气虚血瘀者多，治多益气化瘀，喜用人参、三七粉冲服益气活血治其本。

🍅 案例二：补益气血，活血化瘀法治疗冠心病案

某男，45岁。1976年8月初诊。

患者诊为冠心病，心前区不适，心慌心悸，胸骨后疼痛、有闷重感，气短，易烦，自汗盗汗，每于受寒、劳累及情志不适时加重，病已数年。体丰，舌红胖大、舌下静脉紫黯、舌边有齿痕、舌面有纵裂、苔薄白。脉沉细濡结代、左寸尺沉弱。证属气血虚，瘀阻心络。治以补益气血，活血化瘀：

黄芪15克，当归12克，郁金15克，川芎6克，丹皮9克，丹参9克，生山楂9克，党参12克，白术12克，黄精24克，甘草15克。6剂，每日1剂水煎2次分服。

二诊：1976年8月24日。患者自述：服药后1小时，感左胸内心脏前肌表处有"凉"和"热"感交互发生，先凉后热，心脏感到舒适异常，胸骨后疼痛亦即消失，胸部轻松如释重负。舌色转为红淡，脉和缓有力、无结代。治用前方断

续服用，观察 4 年，治后虽遇风寒或劳累、情绪波动等，病亦未再发。

（《刘越医案医论集》）

【评析】 此证属胸痹，为阴血不足，阳气不用。痹乃闭塞之意，不限于肌肉筋骨，凡脏腑之闭塞，皆可为痹。可由情志、饮食、劳逸所伤；或年迈而心脾气血两亏，气血郁滞，或脾虚痰湿而成；或阳虚而血瘀，阳气受于胸中以布气息，阳虚阴乘阻其通络，每于风寒或胃中气机不畅，或中气不振，病即加重。此患者胸痛隐隐而闷重，乃胸阳不振，气虚血瘀。治以调补气血阴阳之盛衰，佐行气活血通痹。痹证遇寒则急，得温则舒，故治宜温通。黄芪、当归、党参、白术、黄精补益气血，川芎、丹皮、丹参、郁金、生山药行气活血通痹。患者自述：以前服药，每有山萸肉，即于服后完胸骨后有紧缩感，且疼痛加重，可知此证之不宜于酸收涩敛。刘越治冠心病，胸痹属胸阳不振、气虚血瘀者多，治多益气佐化瘀，并振奋心阳。

🍅 案例三：益气通阳，化瘀通痹法治疗冠心病案

某男，62 岁。1985 年 10 月 14 日初诊。患者有冠心病史 7 年。现心前区闷重，气短、活动时尤甚，乏力嗜睡，易感冒，自汗，大便溏。舌红厚干、苔少，脉弦迟。证属胸痹、气血虚。治以益气通阳，化瘀通痹：

黄芪 30 克，当归 10 克，白芍 10 克，丹皮 5 克，白术 5 克，防风 10 克，桂枝 5 克，川芎 5 克，红花 5 克，甘草 5 克，天花粉 15 克，3 剂。每日 1 剂，水煎 2 次分服。

二诊：1985 年 10 月 25 日。症状减轻，处方如下：

三七粉、人参粉等量为粉，每次服 0.5 克，每日 2 次水送服。

（《刘越医案医论集》）

【评析】 刘越认为"凡脏腑之闭塞，皆可为痹"。患者由于年迈心脾气（阳）血两亏，气虚血瘀，故发胸痹。黄芪、当归益气生血（当归补血汤）；黄芪合桂枝、芍药、甘草益气通阳缓急（仿黄芪桂枝无物汤意）；黄芪合白术、防风益气祛风，预防感冒（玉屏风散）；川芎、红花、丹皮活血通痹：天花粉养阴润燥并

防止诸药之辛燥。二诊病情减轻，改用人参、三七研粉冲服，益气化瘀而收功。

70. 赵恩俭

🍅 案例：益气温阳化瘀法治疗冠心病心绞痛案

孟某，男，66 岁。1991 年 9 月 4 日初诊。

患冠心病 5 年，近 3 个月病情加重，心前区痛如针刺，牵及后背，日发十余次，疼痛难忍，含服硝酸甘油、速效救心丸均无济于事，饮食、睡眠欠佳，大便略干。诊查：血压 18.7/13.3kPa（140/100mmHg），面色萎黄不泽，痛苦面容，舌质淡红，苔薄黄，脉弦紧。心电图：avF、V$_5$ 导联 T 波倒置。辨证为气虚血瘀。治宜益气温阳化瘀。

处方： 瓜蒌 15 克，薤白 10 克，半夏 10 克，桃仁 10 克，丹参 20 克，红花 10 克，川芎 10 克，降香 10 克，郁金 10 克，元胡 10 克，火麻仁 30 克，7 剂。

二诊： 心绞痛次数不减，但疼痛的程度减轻，便燥，脉舌同前。前方加乌贼骨 10 克，熟大黄 10 克，黄芪 20 克，细辛 3 克，吴茱萸 3 克，7 剂。

三诊： 每日心绞痛五六次，程度大减，大便已调，睡眠仍欠佳，脉弦细，舌质淡，苔薄白。上方加远志 20 克，五灵脂 10 克，7 剂。

四诊： 每日心绞痛一两次，程度轻，持续时间短；睡眠佳；脉弦细，稍有力；舌质淡红，苔薄白。原方又进 7 剂，疼痛基本消失。

复查心电图已恢复正常，血压 17.3/12.0kPa（130/90mmHg）。

（《中国现代名中医医案精华（第四卷）》）

【评析】　气虚血瘀为老年心绞痛常见证型之一。初诊以益气温阳化瘀为法正对其证，然方中没有益气之品，而以宽胸化瘀行气为主，所以二诊之时虽疼痛减轻，但心绞痛次数不减。加用黄芪之后，每日心绞痛五六次，程度大减。由此可见血瘀之证并非仅以活血化瘀之品便可解决。本证的血瘀是因气虚不能推动血液运行所致，活血化瘀乃至佐以行气之品，仅能解一时之痛，惟有补其气以恢复其推动作刚，辅以行气之品，令"气行则血行"，再配合化瘀之品方可使气血畅通而痛止。

71. 言庚孚

🍅 案例：温阳化饮，祛瘀止痛法治疗冠心病案

沈某，女，40 岁，工人。1974 年 9 月 24 日初诊。饮停胸中，胸闷胀满，心悸易惊，瘀阻心阳，左胁刺痛，上引肩背，甚则汗出淋漓，面色苍白，病延两年，日趋严重，频频发作，生活不能自理，脉来滑数且促，舌质紫黯，苔薄白，法当温阳化饮，祛瘀止痛。

云茯苓 12 克，川桂木 10 克，炒白术 10 克，生甘草 6 克，紫丹参 12 克，白檀香 6 克，缩砂仁 6 克，生牡蛎 12 克。

上方进服 15 剂，病情稳定，生活能自理。忽然家中被盗，心情不畅，一夜未寐，次晨病发，但较前轻，脉结，舌质淡红，苔薄白，原方加藿香 10 克，香附 10 克，以芳香化浊、调和气血而安，并嘱：如有复发，按方服之。4 年后随访，病家喜曰：基本康复，虽有欲发之势，但不需服药。心电图检查，已恢复正常（治前在本院多次作心电图检查均有冠状动脉供血不全）。

（《言庚孚医疗经验集》）

【评析】 本案患者饮瘀共患，当饮瘀共治。言庚孚以《金匮要略》苓桂术甘汤温阳化饮，合丹参饮祛瘀止痛，两方合用，饮瘀同除，诸症缓解。值得注意的一点是用牡蛎以镇惊止悸，并取得了良好效果。患者后因情志变化，病情略有反复，情志不畅易致气血失和，故言庚孚少佐芳香化浊、调和气血之品，终获痊愈。言庚孚主张病因不同，治法各异，重在辨证，此案可见一斑。

72. 李济仁

🍅 案例：理气解郁，开胸通络法治疗冠心病案

高某，女，53 岁，1986 年 9 月 5 日就诊。胸闷胸痛已 1 月余，心电图示基本正常，但二级梯运动试验发现"ST 段压低，T 波平坦及 Q 波低电压"，提示心肌缺血，诊为"冠心病"。近因情志不畅，致病情加重，心胸痞塞不舒，心悸气短，伴嗳气频频，胁肋窜痛，纳谷乏味，更衣不畅，舌质黯红、苔薄白，脉弦。病由气机

郁滞，络脉不通所致。治以理气解郁，开胸通络。方用基本方加味。

药用：当归15克，潞党参15克，紫丹参15克，麦冬12克，郁金12克，川芎10克，香附10克，五味子10克，枳壳10克，枳实10克，黄芪20克。

药服5剂，胸闷减轻，嗳气好转，惟胃呆神倦，大便尚秘，乃中宫通降之机未和。守方增全瓜蒌10克，生山楂12克，以理气宽中。上方服5剂后，诸症状均缓和，又连进10剂，病已近愈，复查心电图正常。随访2年，未见病发。

（《古今名医临证金鉴·胸痹心痛案》）

【评析】 胸阳不振可由情志、寒邪所伤而引起，本例即为气机郁滞，络脉不通所致的胸痹心痛。其情志不畅、嗳气频频、胁肋窜痛为肝气郁滞之表现，故在治疗上李济仁采用理气解郁、开胸通络之法，自拟归芎参芪麦味汤加味。方中黄芪、党参、麦冬、五味子益气养阴，当归、丹参、郁金、川芎活血行气止痛，香附疏肝理气，枳壳、枳实行气除痞开胸。经过治疗胸闷、嗳气减轻，惟纳呆、便秘，故用全瓜蒌润肠通便，生山楂消食化积。全方切中病机，加减灵活，故收效甚著。

73. 李敬之

🍅 **案例：理气活血通络法治疗冠心病案**

王某，女，52岁。1979年7月2日初诊。患者胸闷，心痛，多汗，性急易怒，有冠心病病史。舌黯苔白，脉弦结。心电图检查：T波 V_5 导联偏低。辨证属气滞血瘀，经络受阻。治宜理气活血通络。

方药：全瓜蒌30克，南薤白20克，川楝子12克，苦杏仁9克，紫苏梗9克，紫苏子9克，醋香附9克，延胡索3克，煅牡蛎15克，浮小麦30克，三七面（冲服）3克。

每日1剂，服药2个月后，症状逐渐减轻，于1979年12月10日复查心电图：T波 V_5 导联显著恢复。

（《北京市老中医经验选编（第二集）》）

【评析】 本案综合脉症，四诊合参，属"胸痹"范畴，证属气滞血瘀、经络受阻。患者年过半百，"年过四十而阴气自半"，兼有旧病，正气渐亏。气虚日久，气主行血功能失职，血行瘀滞，阻塞脉络，又患者平素性急易怒，怒则易伤肝，肝主疏泄，调畅气机的功能受影响，气机受阻又因之加重，终成气滞血瘀、经络受阻之证。气血瘀滞，营血不能荣养心脉，不通则痛，不荣亦痛，故胸闷、心痛；汗为心之液，心气亏虚，不能敛液，则见多汗；气机不畅故性急易怒；舌黯，脉弦结均是气血瘀滞，经脉不通之象；当标本兼治，患者现发作胸闷、心痛，急则治标，治以理气活血通络为法，方选全瓜蒌、南薤白、紫苏梗、紫苏子、苦杏仁以宽胸理气，延胡索、三七面以活血行气止痛，川楝子、醋香附以疏肝理气，煅牡蛎、浮小麦以固表敛汗。服药 2 个月后，病情渐减，此时当以扶本为主，亦"正气内守，病安从之"之意。

74. 印会河

案例：行气活血法治疗冠心病案

蒋某，男，48 岁。患左胸痹痛已 4 ～ 5 年，经某医院确诊为冠心病、冠状动脉供血不足，多次检查心电图异常，唇舌青黯，面色黯黑，心烦眠少，脉律不整，半休、全休已达 3 年，长期口干饮少，大便不畅。经诊为心络瘀阻，故投旋复花汤加味：

旋复花 15 克，茜草 9 克，红花 9 克，青葱管 15 克，瓜蒌仁 12 克，丹参 15 克，赤芍 15 克，川芎 9 克，降香 9 克。

服 5 剂，左胸痛胀减轻，续用上方达 3 月余，症状基本消退，乃改用原方制成丸药善后，服 1 年余，心电图基本正常，现已上全班，3 ～ 4 年未见复发。

【评析】 本例为心络瘀阻，气血不畅，出现心痛。心脉瘀滞，胸阳不振，则胸部堵闷。手少阴心经行于心中，出腋下沿上肢内侧缘行至手，故疼痛牵引肩臂。方用旋复花、青葱管开胸逐痹，茜草、红花、丹参、赤芍、川芎、降香行气活血，瓜蒌仁除痰开痹，共奏良效。

（《中医内科新编》）

75. 何任

案例：养阴益气，通阳宣痹化痰法治疗冠心病案

毛某，53岁。 1975年8月3日初诊。时有胸闷室塞，头眩，周身大汗，心电图示冠状动脉供血不足，目䀮，既往有前列腺炎，脉数，苔数咽干。

生地黄12克，炙甘草9克，麻仁6克，北沙参9克，川桂枝5克，炮姜1.5克，焦枣仁12克，麦冬9克，瓜蒌皮6克，薤白9克，丹参12克。7剂。

1975年8月24日复诊：药后室闷见松舒，胃部亦舒适，宜原方意续服。

原方加西党参9克，柏子仁6克。7剂。

（《何任临床经验辑要》）

【评析】 本例病机为气阴两虚，痰浊阻滞。气虚则津液不布，聚而为痰，痰阻气机，胸阳不展，故胸闷室塞。痰浊蒙蔽清窍，则头眩；气虚，卫表不固，则周身大汗；阴虚内热，咽部失养，故咽干、脉数。何任采用复脉汤合瓜蒌薤白汤两方加减运用，益气养阴、通阳宣痹化痰，通补兼施，标本兼治。方中炙甘草温补心气；桂枝、炮姜振奋心阳；沙参、麦冬、生地、麻仁滋阴养血；丹参活血通脉；枣仁宁心安神；瓜蒌皮宽胸涤痰；薤白通阳宣痹、下气散结。药后痰化痹开，气机通畅，故胸中室闷减轻，胃部亦感舒适。复诊在原方基础上加党参、柏子仁增强益气宁心的作用。

76. 黄文东

案例：宣痹通阳，行气活血法治疗冠心病案

高某，女，42岁，工人。1975年5月3日初诊。

近1个月来时常心悸胸闷胸痛，痛时牵及左肩背，两下肢发冷，甚则疼痛。有子宫肌瘤，每次月经量多，大便干结。经某医院心电图提示心肌损害，做运动试验阳性，诊断为"冠心病"，舌苔薄，脉细弦。胸阳不振，血液循环不畅，脉络痹阻，兼有气血亏耗之象。治拟宣痹通阳为主，用瓜蒌薤白白酒汤加减：

全瓜蒌15克，薤白头3.5克，郁金9克，当归9克，赤芍12克，丹参9克，

党参9克，陈皮9克，木香9克，6剂。

二诊：5月10日，服药后胸闷胸痛减轻，本次月经量略少，胃纳佳，大便转润，再予前法，原方加续断9克，6剂。

三诊：胸闷不舒，太息，易心悸，下肢冷如浸水中。苔薄腻，脉细，再守原意，增强通阳活血之力。

全瓜蒌15克，薤白头3.6克，丹参9克，郁金9克，降香6克，党参9克，当归9克，桂枝3.5克，赤芍15克，6剂。

四诊：5月24日，胸闷心悸已减，肢冷亦明显减轻，嗳气较多，再守原意，前方加旋复花梗9克，6剂。

五诊：5月31日，胸闷心悸续见减轻，近来背部酸痛转向下肢，不能安眠，再予前法出入。

党参9克，当归9克，赤芍12克，郁金9克，桂枝4.5克，全瓜蒌12克，薤白头3.5克，降香3.5克，梗通6克，威灵仙12克，6剂。

六诊：6月7日，胸闷心悸、下肢阴冷酸痛均已减轻，夜寐安，舌质偏红，再予前法，原方6剂。

【评析】　本例由于胸阳不宣，气机痹阻，故见胸痛、胸闷，太息暖气，阳气不能温运于四末，寒邪侵袭，故下肢阴冷酸痛，心血不足则心悸不宁，并且见血液循环不畅之征。《医门法律》说："胸痹总因阳虚，故阴得乘之。"方用瓜蒌、薤白辛温通阳为主。三诊时患者述及下肢冷如浸水中，黄文东认为须加桂枝温通经脉以散阴寒，四诊时下肢阴冷明显减轻。配合陈皮、郁金、木香理气解郁，当归、赤芍、丹参、降香养血活血，调气止痛。当归、丹参兼能调经。党参益气补中，起着推动作用，药能中病，胸中阳气得运，气血得以通畅，阴寒渐渐消散，诸症明显减轻。

（《黄文东医案》）

77. 王海滨

🍅 案例：宣阳通痹，行气化瘀法治疗冠心病案

赵某，男，48岁，干部。

心前区疼痛9年，近3个月加重。9年前因情志不遂，自觉胸膈痞满不舒，嗳气，曾服舒肝丸等，初服有效，日久效果不显，病情逐渐加重，经常出现心前区痛，发作逐渐频繁，一日达3～5次之多。胸痛彻背，恶心欲吐，经某医院诊为"冠心病"，住院治疗3个月，症状缓解，但每因劳累，或心情不悦，或精神紧张时发作，近3个月有加重趋势。舌紫黯，边有瘀斑，脉沉涩而弦。辨证属心血不足，胸阳不振，气血痹阻，为本虚标实之候。治宜宣阳通痹，行气化瘀。方药：瓜蒌薤白半夏汤化裁。

处方： 瓜蒌20克，薤白15克，枳实10克，半夏10克，槐花30克，葛根15克，佛手15克，沉香10克。

二诊： 服上药4剂，心前区疼痛减轻，余症同前，有时睡眠不佳。前方加枣仁15克，麦冬15克。

三诊： 连服6剂，心前区疼痛次数显著减少，疼痛程度减轻，发作时间亦短。仍自觉气短，舌红，脉沉涩细小。心阴心阳两虚，治宜阴阳并调，拟炙甘草汤化裁。

处方： 炙甘草20克，桂枝15克，红参15克，麦冬15克，五味子10克，丹参20克，干姜10克，柏子仁20克。

四诊： 服上方20余剂，诸症消失，后嘱服大干补心丹善后。7年后随访，体力增加，心电图正常。

【评析】　本例胸痹为胸阳不振，气血痹阻。王海滨运用温通胸阳法，方用瓜蒌薤白半夏汤振奋胸阳，加槐花、葛根扩充冠脉，改善血运，加佛手、沉香行气化瘀，俾胸阳得宣，气行瘀化，则疼痛自解。后用炙甘草汤，阴阳并调，以恢复心脏的功能。

胸痹日久，不但胸阳不振，心阴亦在暗耗，出现阴阳两虚的局面。此时治疗不可偏执一端，必须寒热并用，阴阳并调。炙甘草汤补阴阳、调气血，对胸痹后

期阴阳两虚者用之，常收到较好效果。

（《王海滨医案选》）

78. 吴少怀

🍅 **案例一：宣痹通阳，行气散结，和胃化痰法治疗冠心病心绞痛案**

毕某，女，48 岁，干部，1966 年 3 月 10 日初诊。

患者自 1958 年患高血压及冠状动脉供血不足，现左胸前常痛彻引肩背部，夜眠不宁，心烦气逆，纳食恶心脘胀，面目浮肿，精神不振。经绝 1 年，形体肥胖，血压 186/100mmHg。舌苔薄白微腻，脉右沉细小滑，左沉小弱。辨证属阳虚痰壅，阻滞气机，清刚不展，胸际失旷。治宜宣痹通阳，行气散结，和胃化痰，拟瓜蒌薤白合枳桔二陈汤加减。

方药： 瓜蒌 9 克，薤白 4.5 克，半夏 9 克，茯苓 9 克，枳实 4.5 克，桔梗 4.5 克，香附 9 克，远志 4.5 克，柏子仁 9 克，丹参 9 克，陈皮 4.5 克。水煎服。

3 月 17 日二诊： 服药 6 剂，胸背痛减，肩肘常感麻木，脘胀未除。睡眠仍不佳，饮食一般，大便偏干，血压已降至 140/80mmHg。舌苔淡黄，脉同前。气机未畅，胸阳不宣，按上方去柏子仁、丹参，加片姜黄 4.5 克，山楂 9 克。水煎服。

3 月 21 日三诊： 服药 3 剂，血压稳定，遇阴天则两肩背沉重，夜眠好，胸腔已畅，舌苔薄白，脉沉细缓弱，按初诊方去桔梗、丹参、陈皮，加桂枝 1 克。水煎服。

4 月 1 日四诊： 服药 6 剂，胸痛大减，夜已能眠，身仍乏力，大便干，饮食可，血压降至 142/80mmHg。舌苔淡润，脉沉缓。按三诊方加当归 6 克。水煎服。

（《吴少怀医案》）

【评析】 患者素体肥胖，多阳虚痰湿。由于阳虚湿郁，痰壅气机，痹阻胸阳而发胸痹。故吴少怀治予瓜蒌薤白合枳桔二陈汤宣痹通阳，和胃化痰，佐香附行气解郁，远志、柏子仁安神宁志，丹参养血通络。二、三诊加片姜黄、小量桂枝通阳散结以复上焦之阳。本案患者血压偏高，但吴少怀审其胸阳不展，非桂枝不通，不受桂枝升压之戒，巧于配伍，用后血压稳定且取卓效。

案例二：宣痹通阳，逐饮降逆法治疗冠心病案

孙某，男，40 岁，干部，1964 年 6 月 24 日初诊。

患者久感胸闷气短，咳逆，心痛彻背，心悸少眠，夜醒汗出，纳食不香，身倦乏力，大便正常。胸透示左心室向左扩大，心电图显示冠状动脉供血不足。舌苔白滑质赤，脉弦滑。辨证属饮停胸膈，胸际失旷，心绪烦扰，心营暗耗。先宣痹通阳，逐饮降逆，再议其他，拟瓜蒌薤白汤加减。

方药： 瓜蒌 9 克，薤白 4.5 克，半夏 9 克，茯苓 9 克，桔梗 4.5 克，生甘草 3 克，陈皮 4.5 克，枳壳 4.5 克。水煎服。

6 月 26 日二诊： 服药 3 剂，胸闷痛减，身感轻松，夜间醒后汗出，咽痒呛咳无痰，其他尚好，舌苔薄白，脉沉缓细滑。按上方去枳壳，加小麦 15 克，大枣 7 枚，炒杏仁 6 克。水煎服。

7 月 3 日三诊： 服药 6 剂，症状减轻，胸部渐舒，寐醒自汗大减，饮食尚好，惟天热头晕痛，苔脉无变化。按二诊方加麦冬 9 克，丹参 9 克，菊花 6 克，水煎服。

7 月 11 日四诊： 服药 6 剂，胸已不痛，脘部亦适，夜寐转好，二便佳，舌苔薄白，脉左沉缓滑，右沉细缓。按三诊方去茯苓、杏仁，水煎服（间日 1 剂）。

（《吴少怀医案》）

【评析】 本例患者主症虽为胸痹，但有饮停胸膈之胸闷、短气咳逆之证，并兼见心液不足之心悸少眠、汗出，故先以瓜蒌薤白汤合枳桔二陈汤宣痹通阳，逐饮降逆而止痛；二诊药后痛减，汗为心之液，再合甘麦大枣汤养血安神止汗，加杏仁化饮止咳；三诊胸阳得展，心液不足，又逢天阳偏旺，加丹参滋养心液，菊花清暑宣上。

案例三：宣痹通阳，开胸散结，化痰和胃法治疗冠心病案

乔某，女，32 岁，工人，1966 年 4 月 14 日初诊。

患者左胸闷痛，彻引后背，腰腹亦痛，心烦易怒，痞塞嗳气，纳谷不香，口黏欲呕，夜眠多梦，大便两日一次，小便可，月经提前，历时 4 日。1965 年得病后曾在某医院检查诊断为心律不齐，胃下垂 6 厘米。舌苔薄白质红，脉沉细，

两关小数。辨证属肝胃不和，升降失调，痰气上逆，胸阳不宣。治宜宣痹通阳，开胸散结，化痰和胃，仿瓜蒌薤白半夏汤加减。

方药： 瓜蒌 9 克，薤白 4.5 克，半夏 9 克，炒枳实 4.5 克，桔梗 4.5 克，青皮 3 克，香附 9 克，生姜 3 片，生甘草 3 克。水煎服。

4 月 18 日二诊： 服药 3 剂，胸痛已瘥，胃纳转佳，二便正常，尚有胸闷痞塞，后背作痛，食后嗳气脘胁作痛，舌苔薄白，质淡，脉无变化。按初诊方加苏梗 4.5 克，炒山药 9 克。水煎服。

4 月 23 日三诊： 服药 3 剂，胸痛彻背渐平，胸闷痞塞亦少，食仍嗳气，脘胁胀痛，二便调，舌苔薄白，质淡，脉沉细缓，药后胸阳已展，胃气未和。改拟平胃二陈汤加味调胃健脾，和中降逆。

方药： 生白术 9 克，川朴 4.5 克，陈皮 4.5 克，半夏 9 克，茯苓 9 克，枳实 4.5 克，生甘草 3 克，川楝子 4.5 克，香附 9 克，生姜 3 片。水煎服。

服药 6 剂，渐平。

（《吴少怀医案》）

【评析】 　患者肝胃不和、升降火调为本，痰气上逆、胸阳不宣为标，急则治其标，先以瓜蒌、薤白、半夏、生姜化痰散结，宣痹通阳，枳实、桔梗、青皮、香附顺气降逆；俟其胸阳已展，饮结已开，再以平胃二陈温胃健脾，和胃降逆，培补其本，巩固疗效。

从以上三案可以看出，吴少怀治疗胸痹诚如喻嘉言《医门法律》中指出"胸痹者阳气不用，阴气上逆之候也，然有微甚之不同，微者但通其不足之阳于上焦，甚者必驱其厥逆之阴于下焦。仲景通胸中之阳以薤白、白酒或瓜蒌、半夏、桂枝、枳实、厚朴、干姜、白术、人参、甘草、茯苓、杏仁、陈皮，选用对症 3 ~ 4 味即成一方，不但苦寒尽摒，即清凉不入。盖以阳通阳，阴药不得予也。"吴少怀喜用瓜蒌、薤白通阳，陈皮、半夏、茯苓化痰，枳壳、桔梗一升一降，疏调气机，而且用药味少量小，但疗效显著，足见其审证精细，立法严谨，用药精当。吴少怀在世时系山东名医，一剂中药仅数十克，却门庭若市，现今"漫天撒网捕鱼"者能不汗颜？

79. 金梦贤

🍅 案例一：温阳活血，养心通脉法治疗冠心病案

冠某，男，48岁，工人。

1979年患冠心病，常因晕倒而住院治疗，虽经几次抢救脱险，出院后仍不断发作，来我院治疗。自诉近几个月断续发生几次晕倒，皆因心情不舒所致，查心电图不正常。经医院诊断为冠状动脉供血不全。现仍是头晕，憋气，胸痛，心悸，四肢厥逆，形寒，食欲不佳，腰酸腿软，失眠多梦，心烦多虑，急躁易怒。诊脉沉细无力，舌苔薄白质淡，诊为肝气郁滞，心肾不交，拟活血定心汤加当归四逆汤化裁：

白参10克，寸冬10克，五味子10克，杭芍10克，桂枝10克，细辛10克，红花10克，桃仁10克，桔梗10克，柴胡6克，牛膝6克，瓜蒌10克，薤白10克。

二诊： 自觉精神好转，肢体温和，饮食增加，胸痛减轻，睡眠较稳。连续门诊，守方略事加减。治疗两月余，症状消失，心电图无异常变化，恢复工作。近两年心脏情况一直很好。

（《当代名医临证精华·冠心病专辑》）

【评析】　本案属肝气郁滞，血行不畅，阳气郁痹，心肾不交之胸痹。肝气郁滞故烦而多虑，急躁易怒，且常因心情不舒诱发。气机郁滞，血行不畅，清阳不升，则头晕，憋气，胸痛，心悸。阳气闭郁，不能温煦肌表，故四肢厥逆，形寒。腰酸腿软，失眠多梦，为心肾不交之征。本案病情较为复杂，属心肾不交，肝气郁滞，由于疏泄之功减弱，肾阳不足，心阳痹阻，当以行气活血，温通经脉，交通心肾为法。故拟在活血定心汤的基础上加用当归四逆，以补血回阳，尤其以细辛10克与桂枝同用，借辛散之功，以兴奋心肾之阳，起到温经止痛的作用。虽辛散之力较强而有五味子、当归、杭芍相互佐使，有散有收，不致耗伤心阴。气行血活，经脉得通，心肾相交，则胸痹得除。本案虽为胸痹，但牵连心、肝、肾三脏，由此可见中医治病求本，整体调治的观点。

🍅 案例二：养心平肝，化痰通阳法治疗冠心病案

李某，男，54 岁，1982 年 9 月初诊。

患者胸闷憋气，心前区疼痛放射到左臂和后背，经常头晕耳鸣，食后欲呕，喜安静恶嘈杂，下肢无力，行路如踩棉花，血压 180/110mmHg，心电图示心肌缺血，诊为冠心病、高血压。治疗 2 月余，无明显效果，请服中药。脉诊弦滑有力，舌苔白腻，舌质淡，体质肥胖，但精神抑郁，诊为心虚肝旺，痰浊蒙蔽清阳，拟活血定心，酌加镇肝化痰之品：

白参 10 克，寸冬 10 克，五味子 10 克，红花 10 克，桃仁 10 克，钩藤 10 克，羚羊角 0.6 克，桔梗 10 克，瓜蒌 10 克，薤白 10 克，半夏 10 克，元胡 10 克，云苓 10 克，黄芩 10 克，菊花 15 克，天花粉 12 克，赭石 12 克，当归 10 克，牛膝 10 克，甘草 6 克。

连服 3 剂，血压渐渐平稳，为 170/105mmHg，胸痛憋气大减，二诊在原方的基础上加石决明 15 克，菖蒲 10 克，郁金 10 克，服后更觉头目清爽，精神愉快，连续治疗 8 次，历经 2 个月后，症状消失。用丸方巩固治疗。

天花粉 20 克，赭石 30 克，磁石 30 克，黄芩 20 克，钩藤 30 克，菊花 30 克，石决明 30 克，羚羊角 4.5 克，全虫 10 克，白参 30 克，五味子 15 克，寸冬 15 克，红花 15 克，桃仁 15 克，桔梗 15 克，瓜蒌 15 克，薤白 15 克，云苓 20 克，半夏 15 克，菖蒲 15 克，郁金 15 克，生地 20 克，酒糊小丸如梧桐子大，每服 10 克，每日 2 次，白开水送下。

（《当代名医临证精华·冠心病专辑》）

【评析】　本案患者体质肥胖乃心虚肝旺，湿痰作祟，以镇肝化痰为主。故用代赭旋复二陈之类，以镇肝降逆化痰，但也不忽视生脉和逐瘀之法，二法互辅，相得益彰。且方中隐含仲景瓜蒌薤白半夏之意，《金匮要略·胸痹心痛病脉证治》有云："胸痹不卧，心痛彻背者，瓜蒌薤白半夏汤主之。"仲景拟此方是针对胸痹痰浊较甚而设，用于本案颇为合节。痰浊壅盛，浊邪害清，故经常头晕耳鸣，二诊时加菖蒲、郁金亦取菖蒲郁金汤之意，药到症消，头目清爽，精神愉悦。本案收效甚佳，细思密察，当对肥胖体质，肝阳痰浊，痹阻胸阳之胸痹诊治有所领会。

80. 李斯炽

案例一：补气运脾，养心开痹法治疗厥心痛案

王某，男，56 岁，干部。1973 年 3 月 22 日初诊。

患者年轻时即有神经衰弱症状，加之素嗜酒烟，故睡眠一直不好，1964 年又患肝炎，消化功能迄今未恢复，常自觉五脏均有病变。最近由于忧郁劳累，先觉胃部疼痛，随即牵涉至心前区及背部疼痛，胸闷腹胀，时欲呕恶，下半身发麻、足软无力，行走困难，小便微黄，经西医诊断为冠状动脉硬化性心脏病。曾针刺足三里，除腹胀稍减，睡眠稍好外，余症未见改善。诊得脉缓而弱，舌质淡红，上有微黄腻苔。

《灵枢·厥病》谓："厥心痛，腹胀胸满，心尤痛甚，胃心痛也。"究其病因，当为久患肝病克制脾胃，使脾胃气虚、运化无力，故见胸闷，食少，腹胀，欲呕，舌淡，脉弱，小便微黄，苔微黄腻等脾虚胃滞症状。劳累则气耗，忧郁则气滞，劳累忧郁使脾胃愈虚愈滞而发为胃病，胃络通心，胃气不降则上逆冲心。其早年即患神经衰弱，睡眠一直不好，心阴已属不足，心脉本已失养，再加劳累忧郁及胃气冲逆，致使心脉不畅，故心痛猝然而发。心阳不宣则累及胸背，不但使心痛彻背，而且更加重了胸闷症状。脾胃气虚更兼心脉不畅，使下肢气血供应不足而发为两足麻软，行走无力等症。综合诸症，本例应以脾虚胃滞为主，又兼心阴不足，胸阳失旷之证。治当补气运脾，兼以养心开痹，故用太子参、白术、茯苓、甘草、黄精以补心脾之气；用法夏、厚朴、香附，以运脾行气；加柏子仁、丹参、天花粉、怀山药以养心益胃，加瓜壳、薤白以通阳开痹，处方如下：

太子参 12 克，白术 9 克，茯苓 12 克，法夏 9 克，厚朴 9 克，瓜壳 9 克，柏子仁 12 克，薤白 6 克，香附 9 克，花粉 9 克，丹参 9 克，黄精 12 克，怀山药 15 克，甘草 3 克，4 剂。

3 月 25 日：服上方后，心痛大减，余症亦有改善，自感心情舒畅，知饥欲食。昨日因爽口多食韭菜水饺，食后腹胀加重，黎明前即排出酸臭稀便，温度38℃，手心发热，舌苔黄腻，脉象濡数，此脾虚伤食、湿热蕴结之征，用楂曲平

胃散加清热除湿药物并兼顾气阴。

苏条参9克，丹参9克，苍术9克，厚朴9克，陈皮9克，焦山楂9克，冬瓜仁12克，神曲9克，茯苓9克，藿香9克，枯芩9克，天花粉12克，甘草3克，3剂。

4月6日：服上方3剂后，伤食腹泻即解，又转服3月22日处方数剂，自觉诸症又有减退，心前区只微有隐痛，仍脉弱舌淡，微有腻苔，考虑其久病脾虚胃滞，气阴两损，宜丸药缓缓调理。

太子参30克，白术24克，当归30克，熟地24克，川芎15克，白芍30克，玉竹30克，黄精30克，厚朴30克，陈皮18克，天花粉30克，郁金24克，瓜壳30克，神曲30克，莲米30克，谷芽30克，怀山药30克，丹参30克，甘草9克，菟丝子30克，淫羊藿30克，巴戟天24克，酸枣仁30克，刺蒺藜30克。

上药共研细末，炼蜜为丸，每丸重6克，每日早中晚用温开水冲服1丸。

10月18日：丸方继服半年，因去他地疗养未曾更方，近来已觉周身有力，走路轻快，能步行2500多米，心痛一直未发，只在过于劳累后，觉胸部不适，心前区时有轻微刺痛感。饮食二便一直正常，腹已不胀，虚汗症状早已停止，睡眠仍然不好，脉转浮大，舌质红净，中有裂纹。看来阳气已转旺盛，脾胃已趋正常，心阴尚不充盈，此属早年耗损阴分，当以补养心阴为治。

玉竹12克，茯神9克，柏子仁12克，丹参12克，牡蛎12克，百合15克，朱麦冬9克，甘草3克，夜交藤15克，知母9克，4剂。

上方续服多剂，2个月后来诊，心痛胸闷失眠等症均告消失，已准备返回北京工作。

（《李斯炽医案》）

【评析】　李斯炽认为本案当诊为厥心痛。分析病因细致、全面，病机把握准确，显示了李斯炽深厚的中医辨证功底。在治疗中更是处方精当、选药灵活，一诊处方隐含四君子、瓜蒌薤白半夏汤之旨，以补气养心、通阳开痹。二诊时病情减轻，但已出现变化，舌苔黄腻，脉象濡数，为脾虚伤食、湿热蕴结之证，故用楂曲平胃散加清热除湿药物并兼顾气阴。扭转突变后，即正本清源，拟益气养阴、补脾和胃之丸剂，以缓缓调治。李斯炽用方灵活，随证变治，标本兼收，功力可窥一斑。

案例二：两补心脏气阴，安神镇静，兼顾肾脏法治疗冠心病案

林某，男，43岁。1976年2月13日初诊。

自诉3年前即患心痛症，经西医检查确诊为冠状动脉粥样硬化性心脏病，长期未作治疗。最近检查血脂355mg%；胆固醇281mg%；β脂蛋白1130mg%，又诊断为高脂血症等，并认为心肌缺氧缺血。现见心痛彻背，胸闷气短，头昏头晕，心累心跳，烦躁失眠，周身乏力，食少腰痛，膝以下肿。其人体态肥胖，脉象细弱，两尺尤弱，舌体胖嫩，质红少苔。

据脉症分析：舌体胖嫩，脉弱，气短，食少，乏力，为阳气不足之证。舌质红少苦，烦躁失眠，脉细，又为阴血衰少之候。气血不充则头昏头晕。心阴亏损，则心累心跳。心阳不宣则胸闷，心痛彻背。其腰膝以下肿，两尺脉尤弱，为久病伤肾所致。故治宜两补心脏气阴，安神镇静，兼顾肾脏为法。补心丹颇为对症。

党参三钱，柏子仁三钱，炒枣仁三钱，天冬三钱，生地三钱，朱寸冬三钱，五味子二钱，当归三钱，丹参四钱，远志肉二钱，玄参三钱，茯神三钱，甘草一钱。

2月20日二诊：服上方4剂后，心痛胸闷大减，近几日睡眠安稳，能睡10小时左右，饮食有增，但仍乏味。心累、头昏、腰痛、水肿等症仍在。最近又感眼胀，两尺脉依旧沉弱。此心脏初步得养，阳气稍得开豁，但心肾气阴仍属不足。拟心肾两补法，用生脉散合六味地黄丸加味：

生地三钱，丹皮三钱，茯神三钱，怀山药四钱，山萸肉三钱，党参三钱，丹参四钱，牡蛎四钱，五味子二钱，朱麦冬三钱，桑寄生四钱，炙甘草一钱。

3月10日三诊：上方续服多剂，近来未觉心痛，腰痛好转，水肿渐消，精神转佳，睡眠好，每餐能进200克左右，但食后胃中微感饱胀。最近觉喉中堵气，胸闷，性急，头微昏，眼微胀，有时仍有心累现象，脉象细涩。是心肾虽得调养，但肝气又有郁滞，于上方中稍加疏通之品：

太子参三钱，五味子二钱，朱寸冬三钱，怀山药四钱，全瓜蒌七钱，薤白二钱，丹参四钱，百合四钱，茯苓三钱，刺蒺藜四钱，牡蛎四钱，甘草一钱，4剂。

3月17日四诊：服上方后诸症均有好转，胸闷、胃胀、喉间堵气消失。自觉心情舒畅，脉象亦稍转有力，睡眠始终安稳，心痛一直未发。但尚微觉心累，头晕，腰痛，眼胀。仍本两补心肾气阴之法：

党参三钱，麦冬三钱，五味子二钱，当归三钱，白芍四钱，茯苓三钱，菟丝子四钱，泽泻三钱，怀山药四钱，丹皮三钱，丹参四钱，炙甘草一钱。

4月21日五诊：上方续服12剂，诸症若失。最近因攀爬2000米的高山进行锻炼，又微觉心累，并再次出现足微肿，眼微胀，鼻中轻微出血。再本原方意加茅根以止鼻衄：

太子参三钱，五味子二钱，朱麦冬五钱，泽泻三钱，车前仁三钱，茅根四钱，牛膝三钱，怀山药四钱，枣皮三钱，茯苓三钱，丹皮三钱，续断三钱。

上方续服多剂，已无明显症状。6月14日到医院复查心电图，运动试验阴性，心率85次／分，随访1年多未见复发。

（《李斯炽医案》）

【评析】　李斯炽通过证候分析辨本案患者为久病耗损、气阴两伤之证，故治疗上以两补心脏气阴，安神镇静，兼顾肾脏为法。方选《摄生秘剖》之天王补心丹，生地滋阴养血，天冬、寸冬滋阴清热，酸枣仁、柏子仁养心安神，当归补血润燥，党参补气，使气旺则阴血自生，且又有宁心益智之功；五味子益气敛阴，以助补气生阴之功；茯神、远志养心安神，又可交通心肾；玄参滋阴降火，以制虚火上炎；丹参清心活血，使补而不滞；甘草补气并调和诸药。方药中的，病情缓解。二诊拟心肾两补之法，用生脉散合六味地黄丸化裁。其后出现肝气郁滞之象，即随证治之，辅以疏肝之品。患者调摄不适，出现脚肿、鼻衄之症，即予以泽泻、车前子、茅根，此有运用中药趋向之妙，尤其是茅根，既可止血，又能利尿，其药性趋下，正合病势。统观全程，李斯炽基本用意在于气血双调，心肾两补，实乃正本清源之举，方中肯綮，并随证加减，遣药灵活，故收效甚佳。

案例三：调补阴阳，通阳开痹法治疗冠心病案

李某，男，51岁。

患者平时觉心中苦闷不舒，背部有发紧感，常令人用力捶打，借以缓和痛苦。长期患心痛，气候环境、生活起居及思想情绪稍有不适，均能引起心痛，痛甚则昏倒。精神萎靡，视力减退，用脑则头晕，睡眠欠佳，脉来极缓，血压140/90mmHg。曾经西医诊断为冠心病。精神萎靡、脉来迟缓，知为阳气不足；肝失所养则视力减退；心气虚则心神不敛而致失眠；心阳不宣发为心痛；气虚则留气结于胸中而发为胸中苦闷不舒；背为阳，阳气不足气机不畅，故背部有发紧感；用力捶打以助其阳气运行，故痛苦得以缓解。应以补气通阳开痹为主，用党参、甘草以补气，枸杞子以补肝明目，茯神、龙骨以补心安神，山萸肉、菟丝子以补肾培元。再本《金匮要略》治胸痹方意，用法半夏、瓜蒌、薤白、桂木、广皮、厚朴以通阳开痹。"血为气之母"，故再加当归、白芍补阴血以生阳气。

处方：党参9克，茯神9克，龙骨9克，山萸肉9克，菟丝子9克，枸杞9克，白芍9克，当归9克，法半夏9克，全瓜蒌9克，薤白6克，桂木6克，广陈皮6克，厚朴6克，甘草3克。

二诊：服前方10剂，诸症即减缓，历时月余胸痹心痛未见复发，其他症状也有显著好转，但脉气尚不充实，至数不甚明晰，总由营气尚未恢复。仍按前法处理，加重充实营气，调养血脉。

党参9克，天冬9克，枣仁9克，柏子仁9克，龙骨9克，丹参9克，白芍9克，当归9克，生地9克，菟丝子9克，薤白9克，茯神15克，牡蛎15克，五味子3克，甘草3克。

三诊：连进10剂，诸症继续减退，胸痹心痛已基本告愈，眠食均佳。但脉象转见弦数，验舌无苔，心阳虽渐复而肾阴液又嫌不足，再以柔肝养肾兼宣通心阳之法，作丸药1料，进行调理。

党参9克，甘草9克，丹参15克，柏子仁15克，龙骨15克，山萸肉15克，菟丝子15克，怀山药30克，金钗石斛30克，女贞子30克，炙首乌30克，牡蛎30克，玄参30克，白芍24克，天冬18克，茯苓18克，丹皮12克，泽泻12克。

上药共研细末，炼蜜为丸，每丸重6克，每日早晚各服1丸。

（《李斯炽医案》）

【评析】 李斯炽认为本案患者久病耗损，阴阳俱亏为本，并以阳气虚为甚，胸阳痹阻为标，故治以调补阴阳之法，兼以通阳开痹。方用党参、甘草、当归、白芍、枸杞子、茯神、山萸肉、菟丝子以调补阴阳，再本《金匮要略》治胸痹方意，用法半夏、瓜蒌、薤白、桂木、广陈皮、厚朴以通阳开痹。方药中的，胸阳舒展，痹阻得开，故胸痹心痛之症历久未发，此为治标得法，而本虚尚未恢复，脉气不充，故加重充实营气、调养血脉之品。症情益减，后予柔肝养肾兼宣通之法，并丸药缓图，以收全功。本病为本虚标实之证，治疗上处理好本虚与标实的关系甚为重要。

案例四：育阴潜阳除湿法治疗冠心病案

马某，男，70 岁，退休干部。1978 年 4 月 22 日初诊。

患者长期以来，自觉心前区憋闷疼痛，好似有物压抑，并有头晕、耳鸣、盗汗、下肢浮肿等症。曾经西医检查，确诊为高血压及冠状动脉粥样硬化性心脏病。服用西药无效，乃改服中药活血化痰开痹药物，服用 2 个月以后，心痛、憋闷、压抑感觉症状虽有所减轻，但其他症状则有加重。目前更出现头部昏胀疼痛、视物昏花、面赤口酸、体困乏力等症，诊得舌质红而略黯，苔白滑，脉浮弦。

按此病原有头晕、耳鸣、盗汗、脉象浮弦等症，显系肝肾阴亏之象，肾阴亏耗则不能上济心阴，肝阴不足则不能濡润心脉。其下肢浮肿、舌苔白滑应为水湿停滞之征，心脉本已失养，复加水湿停滞，故有心前区憋闷疼痛，似有物压感觉。此病本应以养阴柔筋为主，反服活血化痰开痹药物，冀图以通为快，不知通药多辛温香窜，最易耗阴，阴愈耗则阳愈亢，故前症未已，反而更加头部昏胀疼痛、视物昏花、面部烘热等症。肝在味为酸，肝经阳热上冲，故口带酸味，肝在体为筋，筋脉失养，复兼湿滞，故体困乏力。综合以上分析，治法宜从育阴柔筋为主，兼以潜阳除湿缓缓调治，本病虽属心痛，但治疗则应从肝肾入手。故用女贞子、旱莲草、白芍、枸杞子、制首乌等，养肝育肾而柔筋；用菊花、钩藤、牡蛎、龙骨等平肝填肾以潜阳；加牛膝、冬瓜仁、茯苓导湿邪；加竹茹以杜肝风夹痰之弊。处方如下：

女贞子 12 克，旱莲草 12 克，白芍 12 克，枸杞子 10 克，制首乌 15 克，菊花 10 克，钩藤 12 克，牡蛎 12 克，龙骨 12 克，牛膝 10 克，冬瓜仁 12 克，竹茹 12 克，云茯苓 10 克，4 剂。

5 月 19 日二诊：服上方 4 剂后，心痛缓解，诸症亦稍有好转。但仍觉头晕、胸闷，下肢浮肿。更医以热痰论治，予黄连温胆汤加味，前症又有反复，心前区闷痛加剧，头晕目眩，口苦烘热，下肢浮肿，舌质红，苔白滑，左脉弦硬，右脉弦细。此再一次验证辛温苦燥之品不甚相宜。仍按前法，并注意育阴勿腻，除湿勿燥，行气勿耗。

女贞子 15 克，旱莲草 16 克，刺蒺藜 12 克，白芍 12 克，牡蛎 15 克，钩藤 16 克，代赭石 12 克，石决明 10 克，菊花 10 克，冬瓜仁 15 克，大花粉 12 克，枸杞子 10 克，牛膝 10 克，瓜壳 12 克，4 剂。

5 月 30 日三诊：续服上方 10 剂后，已无心痛症状，只时而感心胸闷胀不适，头已不痛，昏晕亦减，双下肢仅有轻度浮肿。面部潮红、盗汗、眼花、口酸等症仍在，还出现记忆力差，惊惕肉瞤，足跟麻木疼痛等症。仍按前法加入养育心阴之品。

菊花 15 克，枸杞子 12 克，白芍 12 克，菟丝子 12 克，山药 12 克，泽泻 10 克，茯苓 10 克，丹皮 10 克，刺蒺藜 12 克，牛膝 10 克，牡蛎 12 克，珍珠母 12 克，丹参 10 克。

7 月 11 日四诊：服上方 10 剂后，诸症缓解，乃停药观察，1 个多月来，心痛一直未发。近来又觉头晕，耳鸣，眼花，时而胸闷不舒，心烦，足后跟疼痛，饮食二便均属正常，口腻，舌红苔腻，脉细。此肝肾阴虚之证未除，湿遏有化热之象。仍以养育肝肾，除湿通络为治。

菊花 10 克，白芍 10 克，菟丝子 10 克，泽泻 10 克，茯苓 12 克，丹皮 12 克，刺蒺藜 10 克，牛膝 10 克，藿香 10 克，天花粉 10 克，冬瓜仁 15 克，牡蛎 15 克，桑枝 30 克，4 剂。

上方意加减，续服多剂，7 月底停药。1979 年初，因它病来诊，自诉半年多来心痛一直未发，心情颇为舒畅。

（《李斯炽医案（第二辑）》）

【评析】　本案李斯炽病理分析条缕分明，环环相扣，治疗紧紧抓住病人阴虚阳亢兼夹湿滞之病机，病虽属心痛，而以养育肝肾，除湿通络收效。以上 4 案李斯炽从错综复杂的病情中，擅于抓住病机，精于辨证，用药根据标本缓急悉在胸中，其扎实的理论功底，丰富的临床经验，无愧于一代名医。

81. 沈炎南

🍅 **案例：益心气健脾胃，佐以行气血，消食滞，平肝柔肝法治疗冠心病案**

周某，女，47 岁，干部。1983 年 3 月 10 日初诊。

自诉 3 年前自觉心悸，心慌，心中常有抽掣样感，稍事活动则气促，胸闷痛。至本市某医院检查，血脂偏高，血压偏高，诊为"冠心病"，一直服中西药治疗。1983 年以来症状加重，时见左前胸阵发性刺痛，并放射到左肩部。查：血清甘油三酯 190mg%，血清总胆固醇 315mg%，血清 β 脂蛋白 586mg%，血压 154/94mmHg。诊见形体肥胖，面色红润，舌淡红而胖，边有齿印，苔薄白滑，脉细涩。中医诊断：胸痹。证以心脾气虚为本，气郁、血滞、食滞为标，兼有肝阳上亢之象，宜通补兼施。拟益心气健脾胃为主，佐以行气血，消食滞，平肝柔肝。以五味异功散合生脉散加味。

处方： 党参 15 克，茯苓 15 克，白术 9 克，白芍 9 克，麦冬 9 克，陈皮 6 克，五味子 6 克，佛手 12 克，郁金 12 克，草决明 12 克，山楂 12 克，甘草 6 克。

每日 1 剂，水煎服。同时服复方丹参片，每日 3 次，每次 3 片。以上方为主，加减进退三月有余，胸痛消失，精神转佳，自觉症状大为减轻。复查血脂：血清甘油三酯 90mg%，血清总胆固醇 220mg%，血清 β 脂蛋白 362mg%，血压 140/90 mmHg。嘱继续服药调治。

（《当代名医临证精华·冠心病专辑》）

【评析】　《金匮要略》有云："大脉当取太过不及，阳微阴弦，即胸痹而痛，所以然者，责其极虚也。"此处极虚所指为何，历来认识多有不同。沈炎南认为此虚应当指宗气而言。气为阳，故上焦阳虚当是指胸中宗气而言，宗气不足以行呼吸，故见气促短气；无力推行营血，则血行瘀滞。气血不通则胸痹而痛。

此例患者脾气虚弱，宗气生化乏源，故见稍活动即气促、胸闷；宗气不足，不能助心行血则血行瘀滞，正如《灵枢·刺节真邪》所云："宗气不下，脉中之血，凝而留止。"血行迟滞，不通而痛。心中悸动，乃心气虚所致，故治以益心气健脾胃为主，佐以除气郁、血滞、食滞。

82. 沈仲理

🍅 案例：调剂阴阳，平肝宁心法治疗冠心病案

吕某，男，54 岁，退休工人。1976 年 10 月 9 日初诊。

冠心病起于 1974 年，曾严重发作，心胸疼痛彻背，背痛彻心，自觉有心动歇止现象。近日胸中隐痛不适，头痛延及后脑，牵强不利，舌苔糙白，脉弦劲。为心阴不足，心火偏亢，引动肝阳上升。治宜育阴宁心，平肝潜阳，佐入和络之品。

南沙参四钱，麦冬四钱，玉竹五钱，茶树根一两，土牛膝五钱，丹参四钱，全瓜蒌（切）一两，葛根四钱，茵陈五钱，生楂肉四钱，陈胆星二钱，石菖蒲三钱，朱灯心一钱，7 剂。

二诊：10 月 16 日。心痛彻背，背痛彻心，昨伴有心动歇止之象，气升作恶，头巅胀痛，服药后痛势见稀，舌苔糙白转为薄黄，舌质红，脉弦滑，心阴心阳失调，清旷失展，引动肝阳上升。治宜调剂阴阳，平肝宁心法。

太子参三钱，丹参三钱，玉竹五钱，茶树根一两，土牛膝五钱，桂枝钱半，全瓜蒌（切）五钱，生葛根四钱，罗布麻叶五钱，生白芍四钱，降香二钱，炙甘草三钱，石菖蒲三钱，7 剂。

三诊：10 月 30 日。心痛彻背之象见平，头胀泛恶亦减，但有时感觉气升至肩胸不适，苔薄，舌质红，脉弦滑。为心阴心阳两亏，易于引动肝阳上炎。再拟调剂阴阳，清心平肝法。

太子参三钱，丹参三钱，玉竹五钱，茶树根一两，土牛膝五钱，桂枝一钱，麦冬三钱，毛冬青一两，生葛根四钱，生白芍四钱，炙甘草二钱，罗布麻叶五钱，石菖蒲三钱，7 剂。

四诊：11 月 5 日。采用调理心阴心阳之剂，心痛彻背已见平静，胸宇亦觉舒畅，

苔薄黄，舌质淡红，脉弦滑。为素体阴虚，心肝之火易亢。再拟养阴宁心，巩固疗效。

太子参三钱，丹参三钱，玉竹无钱，茶树根一两，土牛膝三钱，桂枝一钱，麦冬二钱，毛冬青五钱，生白芍四钱，降香钱半，炙甘草二钱，罗布麻叶五钱，7剂。

【评析】　冠心病心绞痛，属于中医学"心痛""真心痛""胸痹"的范畴，临床上常表现为"正虚邪实"。本病发作有热痛、寒痛之区别。热痛者，多见心胸灼热感，面红升火，苔黄，舌质红，脉弦数；寒痛者，多见胸痹阵痛，面色苍白，虚汗，肢冷，苔淡白，脉迟缓。重症心脏衰弱者，无论属寒属热均可见结代脉象。

本例患者系冠心病心绞痛，寒热夹杂，故处方除常用的活血化瘀药外，加入养心阴的玉竹、麦冬，通心阳的桂枝和理气止痛的降香、全瓜蒌、菖蒲，以及治疗冠心病有效之中草药如茶树根、毛冬青、葛根、山楂等药，以调整心阴心阳，缓解心痛。沈仲理认为，心绞痛在治疗后固然可以获得一段时间的好转，但患者往往容易复发，故必须向其说明坚持治疗的重要意义。

（《老中医临床经验选编（第一集）》）

83. 许玉山

案例：益气养血，调补阴阳法治疗冠心病案

王某，男，58岁，干部。

患者6年前某医院确诊为冠心病，胸左侧疼痛，痛甚彻背，发作频繁，每逢劳累则胸憋气短、头晕耳鸣，食少倦怠，腰酸软乏力，怔忡，心悸不寐，舌质紫黯，脉结细弱。分析：气血两亏，血流不畅，故见怔忡、心跳气短；阴血不足，则头眩晕耳鸣不寐；心阳虚衰，则胸憋痛；食少倦怠、腰酸疲乏、脉细弱结，均为阴阳两虚之候。辨证属阴阳两虚，气血亏损。治宜益气养血，调补阴阳。

方药：党参12克，麦冬12克，桂枝8克，五味子9克，当归12克，炮附子6克，丹参12克，薤白10克，元胡12克，白芍12克，川芎8克，枳壳10克，炙甘草8克。

方解：方中党参、附子、薤白、桂枝辛温温中通阳，麦冬、五味子、炙甘草

养阴补三焦之虚，枳壳、元胡理气活血止痛，当归、川芎、白芍、丹参养血行血补血。此方能使气血双补，血脉通行，通阳行血而不伤正。

二诊：服上方5剂，胸痛减轻，但睡眠不宁，大便干，偶觉胸中心跳，脉有歇止，食少倦怠。再拟养心安神，宽胸和胃之剂治之。

当归12克，麦冬20克，瓜蒌20克，西洋参6克，炒枣仁12克，龙齿12克，丹参12克，焦三仙各12克，五味子9克，炙甘草6克。

三诊：服上药3剂，胸痛已止，睡眠好转，食欲增加，大便通畅，再予前方2剂，巩固疗效。后随访1年，病情稳定。

（《许玉山医案》）

【评析】 本案患者属病久阴阳两虚、气血亏损之证，治疗应予调补阴阳，益气养血之剂。许玉山在此基础上，又加用行气活血药，使补而不滞，气血自复，血脉自通，诸症缓解。二诊患者症状改善，仍睡眠不宁，大便干，食少倦怠。复以养心安神、宽胸和胃之剂，改善患者睡眠及食欲，使脾胃恢复健运，气血阴阳生化有源，精神清爽，正气得复，病邪自去。世医临证多不注重患者精神及纳眠的调理，实不知此细小方面常关乎疾病的转归。许玉山深谙治久心痛之道，通补兼用，阴阳平调，终使"阴平阳秘，精神乃治"。

84. 王渭川

🍅 案例：滋养肝肾，活血通络化瘀法治疗冠心病案

贺某，女，55岁，教师。1973年12月21日初诊。

患者心悸怔忡，胸胁闷胀，气短，心前区及胸骨后刺痛难受。眩晕，食欲差，失眠。已绝经，无白带。关节痛，下肢浮肿，胆固醇高，血压180/110mmHg，有真心痛病史。经某医院诊断为"冠心病"。舌尖红，舌质绛，无苔，脉弦数。辨证属肝肾阴虚，经络瘀滞，兼风夹湿。治宜滋养肝肾，活血通络化瘀。处方：天麻钩藤饮、一贯煎合血府逐瘀汤加减。

红参9克，生地24克，钩藤12克，大麻9克，蜈蚣2条，乌梢蛇9克，鸡血藤18克，全蝎9克，炒北五味子12克，苦参24克，山楂9克，鸡内金9克，

女贞子24克，旱莲草24克，山萸肉12克，淡海藻9克，淡昆布9克，臭牡丹60克，葛根9克，夜交藤60克，琥珀末6克。

每周6剂，连服2周。

二诊： 1974年1月3日。心悸渐平，已不觉气短。胸痛减轻，饮食睡眠均较好。血压下降至160/80mmHg，关节痛已减。但仍多梦，胃部隐痛。舌质转淡，苔薄白，脉微弦。守前法继进。前方去红参、全蝎、臭牡丹、昆布、海藻。加川贝9克，薤白12克，九香虫9克，炒五灵脂12克，炒蒲黄9克，沙参34克，桃仁9克。

每周6剂，连服4周。

三诊： 1974年2月5日。诸症悉解，精力渐恢复。早晨起床仍略觉气紧，洗脸后即消失。腰部尚有胀痛感。再查心电图，结果为：双倍二级阶梯运动试验阴性。舌、脉基本正常。治宜补气益肾佐以祛风。

处方： 潞党参24克，生黄芪60克，杜仲9克，续断24克，蜈蚣2条，乌梢蛇9克，女贞子24克，旱莲草24克，砂仁3克，蔻仁3克，炒北五味子12克，山萸肉12克，鸡内金9克，山楂9克。

嘱常服。

疗效： 患者服药1个月后，感觉诸症悉解，精力如常，自动停药。2个月后，带家属来治病，说已完全恢复正常。

【评析】　笔者认为冠心病既无全部实证，也无全部虚证。从动脉硬化、高血压、胸部心绞痛（真心痛）来看，似为实证，但心悸气短又属虚证。所以必须准确辨证。本病例属肝肾阴虚、心阴虚，使心阳不足而导致"心肌梗阻"。心开窍于舌，本病例初期舌质红绛，正说明心阴不足。方中红参、生地、川贝母、山萸肉既营养心阴，又起强心作用。桃仁、蜈蚣、乌梢蛇舒筋通络，佐蒲黄以化瘀，山楂降血脂，薤白、五灵脂止胸痛，鸡血藤、苦参调节心气，葛根防止脑供血不足。其余配伍诸药，不一一赘述。

（《王渭川临床经验选》）

85. 邢锡波

🍅 **案例一：滋补肝肾，活血化瘀法治疗冠心病案**

吕某，男，40岁，军人。

患者1周来心悸气短，头晕失眠，胸闷疼痛，站立不稳，自汗，不思饮食，某医院确诊为冠心病。脉弦数，每息3～5至而有间歇，脉力忽大忽小，不规则。舌质红，两侧有紫蓝色斑块。证属肝肾阴虚，心血瘀阻。治宜滋补肝肾，活血化瘀。

处方：玉竹30克，麦冬、元参、钩藤各24克，丹参18克，何首乌、甘草各15克，川芎、桃仁、红花、乳香各9克，人参3克，琥珀、血竭各0.9克，朱砂0.6克，麝香0.09克（后5味研面冲服）。

二诊：连服5剂，心悸气短好转，胸痛减轻，食欲好转。脉10至仍有1～2次不整。左胸仍堵闷，有压缩感，偶隐痛。手凉，自汗，脉细软不数，是阴气渐复，心阳较弱，原方加黄芪、鹿茸补心肾之阳。

处方：玉竹、麦冬各39克，黄芪、元参、何首乌各24克，甘草15克，枳壳12克，川芎、乳香、蒲黄各9克，沉香6克，人参3克，鹿茸、朱砂各0.6克，琥珀、血竭各0.9克，麝香、苏合香各0.12克（后7味研面冲服）。

三诊：连服10剂，心悸气短不显，胸闷隐痛消失，轻微活动无异常感觉。夜能安眠，脉数有力，20至偶有间歇。舌淡红，紫蓝斑消退。

处方：玉竹30克，何首乌24克，女贞子、丹参、元参各18克，川芎12克，五味子、乳香、甘草各9克，人参、血竭各0.9克，朱砂0.6克，麝香0.12克（后4味研面冲服）。

又服30余剂，症状消失，脉弦虚不整。活动亦不觉心悸气短，上方配成丸剂，经常服用，半年后恢复工作，未再复发。

（《邢锡波医案选》）

【评析】 本案患者以肝肾阴亏、心血瘀阻为其主证，同时伴有心阳不足的表现。邢锡波首先给予大量滋阴之药，辅以活血化瘀剂，以养阴生沣，兼以行血分之瘀滞，待阴气渐复，又加黄芪、鹿茸益气养血，壮元阳，固表止汗，诸症好转。邢锡波汤散结合的用药方式独具特色，值得借鉴，既为患者节省了费用，又使药力精专，直逼病所。

🍅 案例二：育阴助阳，化瘀通络法治疗冠心病案

吕某，男，39 岁，干部。

患者心悸、气短、胸闷、左胸隐痛，已 1 年余。心烦失眠，稍动心惕惕然，苦不自持。某医院捡查：眼底动脉硬化，心电图 ST 段下降，诊为冠心病。脉弦虚，3 ～ 5 至即现间歇。舌质红燥少津，边缘有瘀斑。证属心阳不振，气滞血瘀。治宜育阴助阳，化瘀通络。

处方： 玉竹、女贞子各 24 克，何首乌、丹参各 15 克，川芎、白术、乳香、胆南星、甘草各 9 克，人参 1.8 克，朱砂、血竭各 0.9 克，苏合香 0.3 克（后 4 味研面冲服）。

二诊： 连服 5 剂，心悸气短、胸痛减轻。脉象调匀，脉细数，间歇脉 20 至现 1 ～ 2 次。左胸堵闷，肢冷自汗，是心阴渐复，心阳不振。宜养心扶阳，活血止痛法。

处方： 麦冬 30 克，何首乌、丹参各 24 克，玉竹、黄芪各 18 克，甘草 15 克，川芎 12 克，蒲黄、木香、乳香各 9 克，人参 2.4 克，血竭 0.9 克，苏合香 0.3 克（后 3 味研面冲服）。

三诊： 连服 1 周，胸满痛消失，心悸气短不显，夜能安睡，食欲增加，身觉有力，活动稍多，胸觉堵闷，脉弦虚不整，舌尖红无苔，是心阳已振，心阴不足，宜育阴养心活血法。

处方： 女贞子、麦冬、玉竹各 24 克，丹参 18 克，元参、何首乌各 15 克，炙甘草、五味子、川芎、乳香、木香各 9 克，人参、琥珀各 1.5 克，朱砂 0.6 克，冰片 0.18 克（后 4 味研面冲服）。

连服 2 周，诸症消失，后改为丸剂服 3 个月，复查心电图示运动试验阴性。

（《邢锡波医案选》）

【评析】　本案患者肝肾阴虚，阴血不足，心阳不振，气滞血瘀，血瘀闭阻

心络，故邢锡波采用大量滋明之品，合行气祛瘀药，以育阴助阳，化瘀通络。本病治疗过程中，补阳后又显阴虚征象，又以滋阴药调节，逐渐使阴阳平衡。邢锡波始终辅以川芎、丹参等以养血活血，使补而不滞，活血而不伤正气。

🍅 案例三：育阴养心，活血通络止痛法治疗冠心病案

关某，男，43 岁，干部。

患者素有高血压病史，有时自感胸闷气短，心悸失眠，左胸隐痛或刺痛，胸痛渐剧，发作时痛如刀刺，难以忍受，面色苍白，虚汗淋漓。脉虚数，脉律不整，舌尖红，苔薄黄。心电图诊断为冠状动脉供血不全。证属心阴虚损，心气衰微，血运不畅，心荣不足。治宜益阴养心，活血通络止痛。

处方： 麦冬 30 克，玉竹 24 克，何首乌 24 克，女贞子 24 克，钩藤 24 克，当归尾 18 克，五味子 15 克，甘草 15 克，川芎 10 克，五灵脂 10 克，蒲黄 10 克，胆南星 10 克。送服养心定痛散：

乳香 1.5 克，人参 1.2 克，盔沉香 1.2 克，朱砂 1 克，鹿茸 0.5 克，苏合香 0.15 克，麝香 0.12 克，冰片 0.12 克（上 8 味共为细面，药汁送服）。

连服 3 剂后，夜能入寐，胸宽松畅，心悸气短减轻，精神清爽，食欲增加，左胸部由剧痛转为隐痛，脉虚数略有不整，是心气渐复，血运通畅之候。原方继服 1 周。因劳累胸部堵闷又作，呼吸不畅，连夜不能入睡，脉虚大并有间歇。是心阴不足，虚阳妄动之象。以前方加麦冬 30 克，磁石 12 克，人参改为 3 克。连服 2 周，诸症消失，胸痛未作，胸觉舒畅，一般活动无心悸气短，脉象虚弱，律整。后以育阴养心、活血通络药配成丸剂常服，半年后恢复工作。

（《邢锡波医案集》）

【评析】 邢锡波认为胸痹的发生，多因真阴损伤过甚，致元神调节功能障碍，机体阴阳平衡失调。人体之真阴，除涵育元神、调节阴阳外，尚能濡润血脉。如真阴耗伤，血脉不能濡润，则易导致动脉硬化。本案由于真阴损伤致心血供奉不足，故邢锡波以育阴养心为主，辅以活血通络安神之治，以畅达血运，潜镇心阳，使心脏有补益修复机会，收效甚佳。

🍅 **案例四：育阴扶阳，养心活血，安神止痛法治疗冠心病案**

吴某，男，50 岁，工人。素有神经衰弱，失眠，心悸气短。近因工作繁忙，食欲减少，眩晕疲惫，心悸气短加重，动则心感惕惕不安，左胸钝痛，有时剧痛，于工作中突然昏仆于地，急送医院抢救。经全面检查诊断为冠状动脉供血不全。查面色苍白，血压 90/70mmHg。脉沉细不整，脉律 3 ~ 5 至不等，时现结代。舌质淡，边缘有齿痕，苔白腻。证属真阴损伤，心阳耗损。治宜育阴扶阳，养心活血，安神止痛。

处方：玉竹 30 克，何首乌 24 克，黄芪 24 克，丹参 24 克，五味子 12 克，甘草 12 克，川芎 10 克，炒白术 10 克，乳香 10 克，木香 10 克，人参 3 克，盏沉香 1 克，朱砂 1 克，鹿茸 0.6 克，血竭 0.6 克，苏合香 0.3 克，麝香 0.12 克（后 7 味同研冲服）。

连服 3 剂，心悸、气短、胸闷均减轻，夜能入寐，精神好转，身觉有力，食欲渐展。惟胸钝痛变为隐痛。脉象细数不整，4 ~ 5 至仍有强弱不等、间歇不调现象。是心气未充、心血不畅之象，仍宜育阴补气、养心活血，通络止痛。

处方：黄芪 30 克，何首乌 24 克，丹参 24 克，玉竹 24 克，元参 18 克，甘草 18 克，五味子 10 克，川芎 10 克，人参 2.4 克，血竭 1 克，朱砂 1 克，鹿茸 0.6 克，麝香 0.15 克。共研细面，药汁送服。另每日服养心定痛丹 1 次。

乳香 1.2 克，盏沉香 0.6 克，郁金 0.6 克，荜茇 0.3 克，安息香 0.3 克，冰片 0.12 克（6 味共为细面，早晚各送服 1 次）。

连服 7 剂，心悸气短明显减轻，胸不堵闷，胸痛仍有时出现，但隐隐不显，心烦热，面潮红，血压升至 105/75mmHg。脉象转浮弦虚，脉律 8 ~ 9 至仍有间歇。舌尖红，干燥少津。是心阳已复，心阴未充，仍宜育真阴，养心活血安神。

处方：玉竹 30 克，何首乌 24 克，麦冬 24 克，丹参 18 克，元参 15 克，五味子 12 克，炒白术 10 克，乳香 10 克，甘草 10 克，阿胶 6 克，人参 2 克，血竭 1 克，琥珀 1 克，朱砂 0.6 克，冰片 0.12 克（后 5 味共研细面，药汁送服）。

以此方为基础，根据脉症略有加减，连服 1 月余，症状消失，精神清健，饮食正常，一般活动无心悸气短、胸闷不适之感。脉虚软，心律整，是心气恢复、心血充盛之象。遂改为膏剂，常服以资巩固。

处方： 女贞子 30 克，何首乌 30 克，玉竹 30 克，丹参 30 克，麦冬 30 克，元参 24 克，五味子 18 克，川芎 15 克，乳香 15 克，甘草 15 克，人参 15 克。炼蜜收膏，收膏时调入鹿茸粉 3 克，朱砂 6 克，琥珀 6 克，盔沉香 1.5 克，麝香 0.6 克，苏合香 0.6 克。

调匀，每日早晚各 1 羹匙。服 2 个月后，身体健壮，心电图正常，恢复工作。

【评析】 此系疲劳过度，真阴损伤，工作繁忙，心阳耗损，导致血压过低，血运不畅，心失所荣而昏仆于地。

（《邢锡波医案集》）

86. 叶锦文

🍅 案例：益阴通阳，行气活血，兼镇心宁神法治疗冠心病案

洪某，男，47 岁。1977 年 1 月 4 日入院。

主诉胸闷、气短 10 余天。患者近 2 周来，觉胸骨下端及右季肋部闷胀疼痛，头痛，出汗多。今日胸部闷胀更著，觉憋气、心慌，来我院就诊收入住院。既往有肝病史，肺结核史。检查：体温 36.4℃，脉搏 78 次／分，血压 120/90 mmHg，发育正常，营养可，神志情，精神差。口唇朱见明显发绀，胸廓对称，心率 78 次／分，律齐，心音低，以第一心音为著，杂音不明显，心界未叩。两肺未闻及异常。肝肋下 2 厘米处可及，质软，有触痛，脾未触及。余无异常发现。心电图检查提示：①预激综合征（B 型）；②不完全右束支传导阻滞；③陈旧性下壁心肌梗死；④舒张期负荷增重型左心室肥厚。西医诊断：冠心病，慢性肝炎。

入院后，西药予氨茶碱、毛冬青、潘生丁、水解肝片、维生素 C、维生素 B_6、卵磷脂口服，ATP 肌注，细胞色素 C 1 支、维生素 C 1 克分别加入 50% 葡萄糖 40 毫升中每日各静注 1 次。

1 月 17 日，入院经治疗 12 天后，心慌、胸闷较前稍有好转，仍多汗，以夜间为甚，头晕痛，咳嗽吐稀白痰，有时不自主地叹气，饮食差，精神仍不好，四肢困乏无力，眠差多梦，心率 90 次／分，律齐，无病理性杂音，心音强而有力。

曾于1月9日查痰菌未检见抗酸杆菌。今日邀叶锦文诊治，加服中药。病史症状如上所述。脉象弦细而数。舌边尖红，苔薄白。中医辨证属久病阴虚，渐损心阳，气滞血瘀，胸阳痹阻。治宜益阴通阳，行气活血，兼镇心宁神。方药：用丹参加桂枝龙骨牡蛎汤加味。

丹参12克，桂枝6克，白芍6克，龙骨24克，牡蛎12克，远志9克，麦冬9克，石斛12克，玉竹9克，茯苓12克，炙草6克。

1月20日，上方服3剂后，出汗较前减少，余无明显变化。今日作心电图检查与前相较无明显变化。西药加用10%葡萄糖500毫升，加入ATP 20mg、辅酶A 100U，细胞色素C 15mg静滴，每日1次。中药于原方去石斛，加瓜蒌仁9克，薤白9克，焦楂9克继服。

1月25日，出汗明显减少，咳嗽减轻，仍觉胸闷痛，心慌，眠差，脉细弦数，舌苔薄黄，此为气血瘀滞，胸阳被遏所致。予瓜蒌薤白半夏汤合小陷胸汤加味。今日查心电图有改善，西药停用能量合剂。

丹参12克，瓜蒌仁9克，薤白9克，半夏片6克，姜连3克，茯苓12克，青皮9克，化红9克，桑白皮9克，天花粉12克，焦楂9克，知母12克。

另益元散12克与上方药同煎服。

1月26日西药加用心脉宁口服。

1月31日，盗汗已止，胸部闷痛感减轻，纳食睡眠尚可，两日来觉肝区隐痛，脉弦细，苔薄黄。予行气活血、疏肝解郁法，处方如下：

丹参12克，柴胡12克，青皮9克，川楝子9克，姜连3克，陈皮9克，厚朴9克，茯苓12克，当归9克，白芍12克，焦楂9克，枳壳9克。

2月8日，患者胸痛、心慌等自觉症状明显好转，精神亦可，纳眠尚可，仍觉胸部闷胀不舒，时觉气短汗出，脉弦细，舌质红，苔薄白，仍以丹参加桂枝龙骨牡蛎汤加味调治。

丹参12克，桂枝6克，白芍12克，龙骨24克，牡蛎12克，茯苓12克，泽泻9克，柴胡9克，半夏片6克，川楝子9克，天花粉12克，焦楂9克。

另用益元散12克与上方同煎服。

患者于2月16日心电图复查改善，病情稳定，好转出院。

【评析】 本例由于心血不足，心阴虚亏，见有心悸不宁，盗汗，眠差多梦，脉弦细，舌红等阴虚证候；阴虚损阳，胸阳不宣，气机阻滞，血瘀成痹，故见胸胀痛，憋气，太息嗳气。故以丹参加桂枝龙牡汤为主，丹参活血祛瘀，桂枝、炙草温通心阳，合白芍敛阴和营，龙骨、牡蛎重镇安神，涩以敛汗，加麦冬、远志养心安神，石斛、玉竹益阴补气，茯苓助宁心安神，合而成为益阴通阳，活血通痹，镇心宁神之剂。后转方瓜蒌薤白半夏汤合小陷胸汤加味，行气宽胸祛瘀，清化痰饮散结。当患者出现肝郁气滞作痛，又予活血行气，疏肝解郁方药。对慢性病，叶锦文既守基本治法，又灵活随证处方，这是他治病的一个特点。

（《叶锦文临床经验集》）

87. 王国三

案例：滋补阴阳，安神复脉法治疗冠心病案

张某，女，60岁。1994年3月10日初诊。

胸闷隐痛阵作，伴气短乏力4年。患者4年前因过劳而发胸闷隐痛，伴气短乏力。经他院心电图检查，诊断为冠心病，病态窦综合征。予阿托品口服，服药月余症状缓解。后每因劳累或情志不畅而致上症发作，故来我院求治。现症：胸闷隐痛阵作，伴气短乏力，口干，畏寒，纳差，寐欠安，二便调。查：舌质黯淡，苔白欠润，脉沉迟无力。诊其为：阴阳两虚胸痹（冠心病，病态窦综合征）。治法：滋补阴阳，安神复脉。

处方：西洋参粉（冲）8克，麦冬10克，五味子6克，当归10克，熟地10克，炒枣仁30克，远志10克，桂圆肉10克，柏子仁10克，炙甘草15克，枳壳6克，川楝子15克，郁金10克，丹参10克，制麻黄8克，熟附子（先煎）10克，生龙牡各24克，焦三仙27克。15剂，水煎服，每日1剂。

复诊：服药后，胸闷痛较前好转，畏寒轻，仍有气短乏力，时头晕，夜寐欠安，口干欲饮，纳食乏味，二便调。查：舌黯淡，苔白，脉沉迟无力。患者诸症好转，尤其是畏寒减轻，说明阳气渐复；患者口干，说明阴津不足。效不更方，

继以原方减附子之大辛大热之品，加仙鹤草益气复脉。

又进 14 剂，水煎服，每日 1 剂，诸症大减，唯觉心烦。查：舌尖略红，脉沉迟，虑其有阴虚化热之象，故从舌舍脉，加山栀子 8 克以清心除烦，延胡索 10 克以增活血通脉之功。慢病守方，连服 27 剂，诸症悉减。随访半年，病未复发。

【评析】　本案证属阴阳两虚。主要因为劳累过度，加之病情较长，正气已虚，劳则气耗，日久气损及阳，阳损及阴，阴阳互损。肾阳不足，不能鼓动五脏之阳，致心阳不振；肾阴虚不能鼓动滋养五脏之阴，致心阴内耗。心阴亏虚，心阳内耗，运血无力，心脉痹阻，故而发为胸痹。正如《金匮要略》所言"责其极虚也"。此案痛位在心，涉及脾肾，故治以滋补阴阳，安神复脉之法。方中用生脉饮益气养阴；当归、炒枣仁、远志、桂圆肉、丹参、灸甘草助其益气养心，安神复脉之功；熟附子、熟地、制麻黄温肾助阳以从其根；川楝子、郁金行气止痛以治其标；焦三仙、枳壳为佐药，既护脾胃气血生化之源又不使药力之滋腻太过；龙牡重镇安神，收敛心气。全方共奏滋补阴阳，安神复脉之功。服药后，畏寒减轻，阳气渐复；又增口干，说明津液渐伤，故而减附子之大辛大热之品，加仙鹤草益气复脉。观其舌尖略红，心烦，虑其有阴虚化热之象，脉虽沉迟，从舌舍脉，加山栀子 8 克以清心除烦，延胡索 10 克以增活血通脉之功。慢病守方，连服 27 剂，诸症基本消失，唯觉劳累后感胸闷气短，舌质转淡红，苔白，脉沉迟，心电图较前有所恢复而出院。

（《当代名老中医典型医案集·内科分册（上册）》）

88. 卢化平

🍅 案例：疏调气机，温通心阳法治疗胸痹案

李某，女，60 岁。2006 年 2 月 11 日初诊。

反复发作性心前区疼痛 3 年。患者有冠心病史多年，3 年来每因劳累、生气、紧张而诱发心前区疼痛，向后背放散，持续约 5 分钟可缓解，或含服速效救心丸可在 3 分钟内缓解，每周发作 1 次。1 周前生气后出现心前区疼痛发作频繁，每日发作 3 ~ 4 次，休息或含化速效救心丸可迅速缓解，伴午后双下肢浮肿，夜寐

欠安，醒后难以再次入睡，纳可，口干，口苦，二便调。查其舌淡红，苔白，脉细缓。B超示：脂肪肝；心电图示：ST段水平型下移大于0.05mV，T波低平。诊其为：气滞心胸胸痹（不稳定性心绞痛）。治法：疏利气机，温通心阳。方拟枳实薤白桂枝汤加减。

处方： 枳实12克，川朴10克，桂枝10克，半夏10克，丹参12克，瓜蒌15克，生地12克，茯苓12克，白术10克，苏梗10克，干姜6克，炙甘草10克。5剂，水煎服，每日1剂。

复诊： 服药后，心前区疼痛再未发作，晨起眼睑浮肿，午后双下肢浮肿，双手发胀，口干口苦，夜寐稍有改善。转予益气温阳，利水消肿法。方拟五苓散加味。

处方： 生黄芪25克，苍白术各12克，猪茯苓各15克，泽泻12克，川怀牛膝各12克，桂枝10克，川朴10克，仙灵脾15克，半夏10克，丹参12克，生姜6克，炙甘草6克。连服10剂，诸症俱失。

【评析】 患者年届六十，胸痹心痛反复发作3年，老年久病，正气不足，气血不利，此次因生气病情加重。本已气血不利，加之情志抑郁，使气滞上焦，胸阳失展，血脉更加滞塞，当务之急，舒调气机，温通心阳，使胸中气机通利，则血行流通，凝滞得散，疼痛自消。从症、舌、脉看痰浊凝结不显，用枳实薤白桂枝汤去薤白，以枳实、川朴、瓜蒌、苏梗舒畅气机；桂枝温通胸阳，助气化，使津气流通；半夏、茯苓、白术健脾燥湿以防气机阻滞引发痰浊内停；丹参、生地养血活向。5剂后胸痹心痛未发，而以浮肿为重点，法则不变，方随证变，换益气温阳，利水消肿，方用五苓散加味。五苓散温阳化气，运脾除湿；加黄芪补气行水；仙灵脾、牛膝温补肾气，助膀胱气化；川朴、腹皮行气以助水运；苡米健脾利湿；丹参养血活血通络；生姜、甘草消中和胃，诸药合用，从而使阳气振奋，水湿下行。纵观全案患者，从既往每周发病1次，服药前1天发病3～4次，到治疗后近1个月未发病，浮肿消退，疗效满意。

（《当代名老中医典型医案集·内科分册（上册）》）

89. 刘祖贻

🍅 **案例：益气养阴，活血通痹，兼以补虚安神法治疗冠心病心绞痛案**

阮某，男，53岁。2005年5月13日初诊。胸闷、阵发性胸前区疼痛4月余。患者近4个月来，因工作学习紧张，出现胸闷，阵发性胸前区疼痛。2005年1月初以来，经常突发胸前区刺痛，持续约5分钟，服硝酸甘油可缓解。现症：胸闷不适，乏力，易烦躁，口苦，头面部出汗，上臂疼痛，尿多，大便结。心电图示：ST-T改变，提示心肌缺血。舌黯红，苔薄白；脉沉细。诊为：气阴两虚，心脉痹阻胸痹（心绞痛）。治法：益气养阴，活血通痹。

处方：生晒参10克，黄芪10克，人参叶10克，麦冬10克，五味子10克，葛根3克，丹参30克，川芎15克，水蛭7克，枸杞子30克，降香10克，幼枳壳10克，三七6克，山楂30克。7剂。医嘱：畅情志，慎饮食，适寒温，勿劳累。

二诊：服上方后胸闷减轻，胸痛症状已缓，仅轻度心悸、易紧张、乏力。查：舌仍黯红，苔薄白；脉沉细。原方加赤灵芝30克。7剂。

三诊：胸闷已不明显，其他症状也明显减轻，胸痛未作。原方加减继续调服。

【评析】　胸痹心痛乃本虚标实之证，早期以实为多，晚期以虚为多，此为常也。《玉机微义·心痛》特别提出本病之属虚者，云："然亦有病久气血虚损及素作劳羸弱之人患心痛者，皆虚痛也。"虚以气虚为主，或兼阴血虚，实以痰瘀为常，或有寒凝。临床中气阴两虚，心脉痹阻的病例实不少见。本案患者胸痹心痛日久不愈，既有舌下络脉青紫等瘀象，又有劳累（或情绪激动）时加重，易疲劳、舌淡、脉细等气（血）虚之征，故用益气养阴、活血通络之法治疗，方中黄芪、生晒参、枸杞、五味子益气养心，水蛭、葛根、三七、降香、北山楂、延胡索等以活血祛瘀、通络止痛。二诊时胸痹心痛症状已缓，仅轻度心悸、易紧张、乏力，加赤灵芝，赤灵芝为补虚安神之佳品，此处亦为对症加减，临床用之，确有疗效。

（《当代名老中医典型医案集·内科分册（上册）》）

90. 汤益明

🍅 **案例一：益气活血、祛瘀化痰法治疗冠心病案**

芦某，女，81岁。2005年11月2日初诊。

胸前区闷痛反复发作月余。患者有高血压史10余年，收缩压有时高达200mmHg，曾不规则服用降压药。近1个多月来时有胸闷痛，每次约半小时，服硝酸甘油可以减轻，近期运用中医治疗，但无明显疗效。既往史：有胃病史10余年。查体：BP 200/80mmHg，心率84次／分，律齐，两肺无明显啰音。心电图：左室肥厚（高血压）伴ST段压低及T波倒置。彩超：左室肥厚及左室舒张功能不全（LVDD）。化验：LDH 256U/L，ALP 17U/L。刻下症：胸前区闷痛，伴神疲乏力，少气懒言，舌质黯淡有瘀斑，苔根黄腻，脉弦滑。中医诊断：胸痹，气虚血瘀、痰瘀交结。西医诊断：收缩期高血压，左室肥厚，不稳定性心绞痛。治法：益气活血，祛瘀化痰。选方：半夏薤白瓜蒌散合补气强心汤（自拟）。

处方：全瓜蒌30克，薤白15克，法夏12克，桂枝10克，黄芪30克，川芎20克，丹参20克，全当归15克，红花9克，赤芍20克，延胡索10克。每日1剂，水煎服。

另用倍他洛克、尼群地平、麝香保心丸。

复诊：服药后胸闷痛很快（一天后）有明显缓解，但仍感神疲乏力，少气懒言，舌质黯淡，有瘀斑，苔黄腻，左脉弦滑，右侧较弱。BP 150/80 mmHg（左），130/70mmHg（右），心率约76次／分，肺（－）。守上方加水蛭、地龙各15克，每日1剂，水煎服，共5剂。

三诊：自觉两肋下胀痛，时有暖气，食欲尚可，胃脘嘈杂，夜间口干，舌淡紫，苔薄白，根腻，脉弦细。BP 156/60mmHg，心率74次／分，律齐，肺（－）。

处方：黄芪30克，党参20克，全当归10克，川芎15克，丹参10克，红花6克，陈皮9克，法夏12克，茯苓20克，白术12克，全瓜蒌15克，薤白10克，炙甘草5克。每日1剂，水煎服，共5剂。

另服香砂养胃丸。

四诊： 服药期间，胁肋部胀痛逐渐缓解，胃脘不适减轻，胸闷痛也未出现，食欲增加，精神转佳，舌脉同前。守上方继进 7 剂，每日 1 剂，水煎服。辅助药物继服。

【评析】 本患者患高血压，曾住院治疗而疗效欠佳，主要原因为对高血压引起靶器官损害未及时处理。本患者心痛程度重，痛有定处，劳累加重，静息也发作，心电图多数导联 ST 段显著下降伴 T 波倒置，心肌酶谱升高，已伴部分心肌坏死，属不稳定性冠心痛范畴。其动则气短，心悸，唇舌有明显瘀血征，苔腻，脉滑。病机当属心气虚伴痰瘀交结，治宜益气活血、祛痰化瘀，用自拟补气强心汤合《金匮要略》治胸痹要方瓜蒌薤白桂枝汤，胸痛逐渐消退，缺血性心电图也明显改善。

（《当代名老中医典型医案集·内科分册（上册）》）

🍅 案例二：益气活血、豁痰通络法治疗冠心病案

李某，男，76 岁。2005 年 11 月 30 日初诊。

胸闷痛 10 余年，加剧 10 个月。患者近 10 余年来，经常在劳累或过度运动后，出现胸闷胸痛，休息后可自然缓解，遇寒冷刺激亦可诱发，近年来病情加重。经冠脉造影证实有多支狭窄，医生要求放入支架，但患者要求保守疗法，用中药治疗。既往史：1996 年曾发生不稳定性心绞痛，20 世纪 70 年代曾患肝炎，1996 年前嗜烟，后戒除。体格检查：P 76 ~ 80 次／分，BP 130/80mmHg，律齐，未闻及明显杂音。刻下症：胸闷胸痛，劳累加剧，休息可缓解，遇寒则易诱发，痛甚则汗出，偶感神疲乏力，舌紫红，苔薄根稍黄，脉沉细无力。诊断：①中医诊断：胸痹，气虚血瘀，痰湿蒙蔽心阳。②两医诊断：劳累性心绞痛，冠心病，心功能不全。治法：益气活血，豁痰通络。方选瓜蒌薤白半夏汤合补气强心汤。

处方： 全瓜蒌 15 克，薤白 10 克，法夏 10 克，桂枝 10 克，胆南星 12 克，黄芪 30 克，党参 20 克，川芎 12 克，红花 9 克，丹参 20 克，水蛭 15 克，地龙 15 克，当归 10 克。每日 1 剂，共 7 剂，水煎服。

复诊： 服上方后，自诉劳累后胸闷胸痛明显缓解，外出遇寒冷刺激亦未发作，

精神转佳，舌脉同前。守上方继进 7 剂。

三诊： 胸闷胸痛偶发，程度减轻，对寒冷刺激的诱因耐受性增强，胸闷胸痛症状以早晨明显，到下午或晚上则减缓。诉：以红参换党参后症状仍有加重。舌质转红，苔薄润，脉同前。守上方去黄芪、党参、半夏，加黄精 12 克。

【评析】 该患者无明显气虚症状，但脉象沉细无力，辨证应舍症从脉，证属正虚邪实，心气（阳）不足，瘀血阻络，痰闭胸闷。故治当益气强心、化瘀通络、豁痰通阳，方选瓜蒌薤白半夏汤合补气强心汤治之。方药对症，理法一致，故数剂即可取效。一般胸痹患者，胸闷胸痛发作，尤其是疼痛剧烈者，多以邪实为主，如瘀阻、寒凝、痰闭，正虚为次。久病者，虽然入络，但虚证之象更明显；新近发病者，以实证为主，如气滞、血瘀、痰湿闭阻胸阳，寒凝心脉等。

（《当代名老中医典型医案集·内科分册（上册）》）

案例三：补气强心、逐瘀通络法治疗冠心病案

万某，男，76 岁。2005 年 10 月 26 日初诊。

胸闷痛 2 月余，近日加重。患者有慢性咳嗽、吸烟史 10 余年，近 10 年来有高血压病史（伴明显家族史）。两个多月前右胸部闷痛，与劳力有关，部位为胸部正中，每次约数分钟，用硝酸甘油后可缓解。1 个月前曾在省人民医院住院，并行冠脉造影，据称一小支有轻微狭窄，但不需要做 PIC，住院后胸闷有缓解，但近数日来又有胸闷痛。10 月 21 日曾就诊于中医，辨证为气滞，用柴胡疏肝散无效。体格检查：P 88 次 / 分，BP 170/90mmHg。无明显杂音或心音变化，肺底有细湿罗音，伴肺气肿征（下界下移，轻度过清音）。舌质略红，有瘀血征，苔偏黄腻，脉弦滑。治法：通阳宣痹，活血化瘀。

处方： 全瓜蒌 15 克，薤白 12 克，制半夏 10 克，胆南星 12 克，黄芪 30 克，川芎 20 克，丹参 20 克，全当归 15 克，红花 9 克，水蛭 15 克，地龙 15 克。

二诊： 8 月住院前有心绞痛，明显发生及加重。住院期间心肌酶谱明显升高，冠脉造影左前降支开口狭窄，左同旋支及右冠脉有慢性病变，住院期间行抗凝、抗血小板及抗心绞痛治疗后病情稳定，心绞痛有所缓解。近日来咳嗽明显，痰为

黄色黏痰，服用西药及中药抗支气管炎治疗，胸痛有缓解，但晨早仍有胸闷痛。BP 140/80mmHg，心率快，两肺底有湿啰音。舌紫黯，有明显瘀血征，脉弦滑。守方加桂枝 10 克。

三诊： 经用上方，胸闷胸痛较前缓解，但仍时有发作，偶咳，口干口苦，舌紫黯，边有瘀斑，苔根黄腻，脉弦滑。神疲乏力减轻。BP 160/80mmHg，心率 86 次 / 分，律齐，肺底部湿啰音消失。守方如前。

【评析】　冠心病胸痹心痛准确辨证极为重要。此病例接诊前原来的治疗按气滞辨证用柴胡疏肝散类中药无效。经详细四诊后发现本患者心痛性质属刺痛及绞痛，疼痛程度重，心痛彻背，痛有定处，固定不变，伴明显唇舌紫黯及瘀斑，时伴心悸、疲乏、气促乏力等心气虚征象。因此，属于心气虚伴心脉痹阻的胸痹证。以自拟的补气强心汤和《金匮要略》瓜蒌薤白半夏汤加胆南星及水蛭、地龙等虫类药物逐瘀通络。坚持两个多月，患者逐渐康复，显示中医药对急性心肌梗死等重症冠心痛也有较好的疗效。

（《当代名老中医典型医案集·内科分册（上册）》）

91. 陈可冀

案例一：益气养阴、通阳活血利水法治疗冠心病案

赵某，女，62 岁。2004 年 4 月 21 日初诊。

阵发性心前区疼痛 4 个月。患者 4 个月前因突发胸痛 6 小时，在北京石景山医院行冠脉造影示：冠脉两支病变，累及前降支中段狭窄 100%。安装支架两枚，左冠脉回旋支中段狭窄 70%、远端狭窄 60%，住院 10 余天出院。出院后服用西药。现症：反复出现活动后气短，劳累时发作心前区憋闷疼痛，食纳欠佳，口干喜饮，夜晚及大便可。有高脂血症多年。查：舌黯，苔薄；脉沉细；血压 100/70mmHg；心率 60 次 / 分；超声心动图：左心室扩大，LVEF 40%，左室心尖室壁瘤形成；心电图：陈旧性广泛前壁心梗，右束支传导阻滞。诊为：气虚血瘀型胸痹（冠状动脉粥样硬化性心脏病，不稳定型心绞痛，PTCA+ 支架术后，心功能Ⅲ级；高脂血症）。治法：益气养阴，通阳活血，利水。方拟黄芪生脉散、

苓桂术甘汤加减。

处方：党参 20 克，生黄芪 15 克，麦冬 10 克，北五味子 6 克，川芎 15 克，赤芍 15 克，丹参 30 克，茯苓 12 克，桂枝 6 克，白术 15 克，甘草 6 克，桃红各 15 克。

二诊（2004 年 4 月 28 日）：服前方活动能力明显加强。无明显胸闷及胸痛发作。查：舌黯红，苔白；脉细。上方加党参、黄芪各 30 克，加强益气固本之功。

三诊（2004 年 5 月 19 日）：服前方 5 周无明显胸闷及胸痛乏力，体力明显增强。查：舌较前不红。上方桂枝加至 10 克。

四诊（2004 年 6 月 23 日）：超声心动图复示：LVEF 55%、左室 50，较前 LVEF 40%、左室 59 明显改变；舌黯红，苔白腻；脉细。上方加麦冬 20 克、藿佩各 20 克，加强养阴芳化湿浊之功。

五诊（2004 年 9 月 1 日）：服前方症状稳定，3 个月来只偶尔在劳动强度过大时发作心前区疼痛 3 次，持续 2 ~ 3 分钟未服任何药物休息后缓解。上方继服。并加用：麝香保心丸临时发作时备用。

【评析】　此处选用黄芪生脉散、苓桂术甘汤加用活血化瘀之品前后加减用药月余，复查超声心动图示心功能明显恢复，EF 值由 40% 升至 55%，左室由 59 降至 50。本案治疗期间，患者心绞痛发作明显，故而活血化瘀药物用量偏大，并加用麦冬、藿香、佩兰，既养心阴又化湿浊，以相反相成，终获佳效。

案例二：益气养阴、活血利水法治疗冠心病案

赵某，女，62 岁。2002 年 12 月 3 日初诊。

反复阵发胸闷憋气 10 余年。患者 10 余年来反复出现胸闷憋气。4 年前因二尖瓣脱垂行二尖瓣成形术，冠脉造影示：冠脉破裂，予行冠脉搭桥术及二尖瓣成形术。术后至今仍阵发胸闷气短而喘，后背疼痛，活动后加剧，乏力，咳嗽痰多，痰色稀白，纳差。平时口服多种药物对症治疗，症状仍不稳定。有高血压病史 20 余年，血压最高 170/120mmHg，平时口服多种降压药物，血压维持在 110/70mmHg。查：双下肺中等量湿啰音；血压 165/95mmHg；心率 64 次／分；

超声心动图：二尖瓣狭窄并关闭不全，三尖瓣关闭不全，肺动脉高压，左房增大，左室 LVEF 50%；核素心肌显像：陈旧性下后壁心肌梗死，室壁瘤形成，左室下后壁运动消失，心肌缺血、二尖瓣关闭不全，并左房增大；心电图：陈旧性下后壁心梗；舌黯，苔白；脉沉弦。诊为：气阴不足、血瘀水停型胸痹（冠状动脉粥样硬化性心脏病，陈旧性心肌梗死，不稳定型心绞痛，冠脉搭桥术后，心功能Ⅲ级，高血压3级）。治法：益气养阴，活血利水。方拟生脉散与葶苈大枣泻肺汤加减。

处方：太子参12克，麦冬12克，北五味子10克，葶苈子12克，大枣6枚，杏仁10克，苏梗10克，柏子仁10克，车前子20克，桃仁泥10克，草红花10克，茯苓20克，甘草10克。

二诊（2002年12月24日）：服药后喘憋短气等症状明显减轻，现夜眠差，睡前常感心悸，3天前曾发作胸背疼痛1次，下肢不肿，饮食二便可。查舌黯，苔白腻；脉细弱；心率64次/分；左下肺湿啰音减少。治以加强益气活血、养心安神之功，上方去车前子、草红花，加用夜交藤30克，银花藤30克，延胡索10克，郁金10克。

三诊（2003年1月7日）：服药后喘憋短气心悸等症状明显减轻，现夜眠可，未发作胸背疼痛，活动后短气。查面色发黄；舌黯红，苔白腻微黄；脉细弱；心率70次/分，律齐；左下肺湿啰音明显减少。上方加茵陈10克。

四诊（2003年2月25日）：服上方症状稳定1月余，近日外感后用多种抗生素，2周后出现尿血，腰酸腿软，呕吐，乏力嗜睡。查：舌黯，苔白；脉沉细；血压165/95mmHg。超声心动图：二尖瓣狭窄并关闭不全，三尖瓣关闭不全，肺动脉高压，左房增大，左室 LVEF 50%，陈旧性下壁心梗。核素肾脏显像：左肾增大，右肾明显萎缩。腹部B超：右肾萎缩，右肾弥漫性病变，胆囊壁不均匀，胆囊多发结石。尿酸：7.05mmol/L。治法：化痰活血利水。方拟平胃散与猪苓汤加减。

处方：苍术12克，厚朴12克，陈皮10克，半夏10克，茯苓15克，猪苓15克，桂枝10克，泽泻15克，益母草30克，甘草10克。并嘱其效不更方。

【评析】　生脉散益气养阴，治疗冠心病心衰，曾通过现代科学研究证实其有增强心脏泵血功能的作用。葶苈大枣泻肺汤也是治疗心衰常用的方剂，其泻肺利水、下气定喘，用于治疗心衰之喘憋不能平卧则非常恰当，药理学研究亦发现葶苈子具有明确的强心、增加心肌收缩力的作用。加用杏仁、苏梗以加强泻肺平喘的作用，车前子、茯苓、桃仁泥、草红花具有活血利水、减轻心衰时心脏负荷的作用。首诊即获疗效。二、三诊根据患者出现眠差、心痛加用益气活血，养心安神之品，以夜交藤、银花藤清热安神，且取藤能通络之意；延胡索为止一身诸痛的佳品；郁金为血中气药，因其性寒有清心解郁，利胆退黄之效；后加茵陈亦为加强清热利湿之功，乃是针对其面黄、舌苔白腻而黄之肝胆脾胃湿热之象。

然症情稳定之际，一次偶然感冒滥用抗生素，竟致出现严重的肾毒性。本例患者腰酸腿软，呕吐，乏力嗜睡考虑为脾胃湿滞而起，加用平胃散燥湿健脾、行气和胃，与猪苓汤合用养阴利水而不伤阴，再加以活血利水之益母草。诸方合用，健脾化痰、活血利水，终获速效。

🍅 案例三：益气养阴，活血通络法治疗冠心病心绞痛案

刘某，男，48岁。2003年10月26日初诊。

阵作心前区疼痛2年。患者两年前劳累时出现胸闷，心前区疼痛。在某医院做冠脉造影，确诊为冠心病。但因为程度较轻，未进行介入干预治疗。平时口服西药，仍有阵发性心前区疼痛，另伴有乏力，夜眠差，口干。有高脂血症史3年。查：舌红，苔薄白；脉沉细弦：血压120/85mmHg；心率72次／分。诊为：气阴不足、血脉瘀滞之胸痹（冠状动脉粥样硬化性心脏病，不稳定型心绞痛）。治法：益气养阴，活血通络。方拟生脉散与瓜蒌薤白半夏汤加减。

处方：太子参12克，麦门冬10克，北五味子10克，玄参12克，瓜蒌30克，薤白20克，半夏10克，川芎10克，红花10克，甘草10克，首乌藤30克。

二诊（2003年11月2日）：仍有乏力，不欲睁眼，口干喜饮。上次胸闷发作，某医院疑为冠脉痉挛引起。查冠脉造影正常；舌红，苔微黄：脉沉细。前方去太子参加党参20克，黄芪20克，全蝎10克，白芍12克，以加强补气解痉之功。

三诊（2003年11月21日）：服前方仍有乏力，胸闷，眼干，夜眠梦多，鼻干。

查舌红，苔微黄腻；脉沉细。方去黄芪，用杞菊地黄丸及四逆散加减以滋补肝肾之阴，清疏肝热。

处方：党参 20 克，麦门冬 10 克，北五味子 10 克，瓜蒌 30 克，薤白 20 克，半夏 10 克，甘草 10 克，首乌藤 30 克，全蝎 15 克，赤白芍各 15 克，枸杞 30 克，菊花 20 克，生地 15 克，怀山药 10 克，柴胡 12 克，枳壳 10 克。

加用杭菊花 10 克，麦冬 6 克，玄参 15 克，胖大海 10 克，板监根 20 克，代茶饮，治疗慢性咽炎。

四诊（2003 年 12 月 9 日）：左肩背隐痛阵作，夜眠好。查舌偏黯，边有齿痕；脉沉弦。上方党参加至 30 克，薤白 30 克，红花 15 克，加强益气活血宽胸之功。

五诊（2004 年 1 月 6 日）：自诉经常口腔溃疡，余症均明显好转。查舌红，苔薄；脉弦滑。治法：滋阴清热，活血解痉为主。

处方：玄参 30 克，生地 20 克，柏子仁 20 克，山栀子 12 克，丹皮 20 克，延胡索 12 克，马尾连 15 克，莲子心 12 克，全蝎 15 克，广地龙 15 克。

六诊（2004 年 2 月 24 日）：自觉胸闷发作明显，鼻干，小便不黄，大便不干。查舌尖红，尖有溃疡，少苔；脉沉弦。治法：清热利湿，解痉通络。方拟导赤散加减。

处方：淡竹叶 10 克，甘草梢 10 克，灯心草 6 克，辛夷 12 克，苍耳子 12 克，山栀子 12 克，丹皮 12 克，太子参 20 克，全蝎 12 克，乌蛸蛇 20 克。

七诊（2004 年 3 月 10 日）：胸闷好转，时多梦，困倦，偶头痛，鼻塞而干，无鼻出血，咽干发紧，大便佳。查舌黯有齿痕，苔根部黄腻：左脉大。治法：清热化痰。

处方：莲子心 12 克，马尾连 12 克，全瓜蒌 20 克，法半夏 12 克，首乌藤 30 克，木笔花 12 克。

八诊（2004 年 3 月 31 日）：夜眠欠佳，鼻干，疲倦，无口腔溃疡，眼圈发黑。查舌红，苔薄，舌根部黄腻；脉弦。治法：滋阴清热。

处方：苦百合 30 克，生地 30 克，绿豆衣 15 克，莲子心 12 克，淡竹叶 10 克，灯心草 6 克，肥知母 10 克，盐黄柏 12 克，杭白芍 10 克。

九诊（2004年4月7日）：近日偶有乏力，口干眼胀，轻微鼻塞。有慢性鼻炎史。查舌红，少苔；脉细弦。治法：养阴清肺固肾。

处方：桑白皮10克，桑叶10克，桑椹子20克，条黄芩10克，知母10克，白芍10克，柴胡10克，枳壳10克，全蝎10克，甘草10克。

十诊（2004年4月21日）：鼻炎减轻，夜眠少，眼微酸胀，二便可。上方桑椹子加至30克，蜈蚣10克，天花粉30克，以加强补肾养阴安神之功。

十一诊（2004年6月16日）：偶有胸闷，鼻炎不明显，咽干。查舌红，苔少；脉细弦。仍以滋阴清热为主。

处方：桑叶20克，桑椹子30克，菊花15克，知母12克，石斛20克，生地20克，首乌20克，牛膝15克，夜交藤30克。

十二诊（2004年9月1日）：阴天时自觉胸闷，乏力，口鼻干燥，夜眠欠佳。查舌红，苔薄；脉缓。治法：滋阴清热。

处方：桑叶15克，桑椹子20克，知母12克，石斛20克，首乌20克，银花20克，枸杞20克，酸枣仁30克，全瓜蒌30克。

【评析】　本例患者常发作心绞痛，但冠脉造影结果狭窄仅30%，西医医院考虑由冠脉痉挛引起症状，因其发作部位在血管，与中医学的"脉管'"筋膜"相似，而发作特点是发无定时、突发突止，故与中医学"内风"的特点又相类似。本案开始应用益气养阴、活血通络法，方选生脉散与瓜蒌薤白半夏汤加用活血安神之品，但效果不明显。后加用党参、黄芪以加强扶正益气，并加养肝阴、荣筋膜之白芍及平肝息风、搜剔经络的虫类药物全蝎。再诊加用杞菊地黄丸及四逆散加减以滋补肝肾之阴、清疏肝热、疏理肝气。以后再诊每每去掉平肝息风、搜剔经络的虫类药物时，胸痛即有加重，前后换用全蝎、广地龙、乌蛸蛇、蜈蚣等多种平肝息风、搜剔经络的虫类药物获得佳效。虫类通络，药性善走窜，剔邪搜络，具有息风止痉作用，用于治疗肝风内动，痉挛抽搐病证甚为合适，属于调理肝脏功能的重要药物，古人有"虫类搜风"之说。治疗期间根据患者兼夹证的鼻炎、咽炎、口腔溃疡、亚健康状态等加减辨证治疗亦很有特色。

（《当代名老中医典型医案集·内科分册（上册）》）

92. 李振华

🍅 **案例：通阳化湿，豁痰开结法治疗冠心病心绞痛**

孙某，男，47岁。2005年7月9日初诊。

间断性胸闷、气短1年余，劳累、情绪变化而加重。患者1年前间断性出现胸憋闷、气短等症状，因心前区憋闷疼痛难忍，于某医院住院诊治，当时诊断为冠心病。因疼痛时间及程度等呈加重势态，行心脏支架手术（PCI），同年因心绞痛复发，住院行第二次PCI手术，术后心绞痛等症状好转，血压可控制在120/80mmHg左右。近半年来，又出现胸闷、气短，且有加重趋势。现症：胸闷，气短，活动后或因情绪变化而加重，口干不欲多饮，饮食、二便正常。查其：面色萎黄；形体肥胖；舌体稍胖大，边有齿痕，舌质淡，苔薄白；脉弦滑。诊为：痰湿阻滞胸痹（心绞痛）。治法：健脾化湿，通阳宣痹。方拟瓜蒌薤白桂枝汤加减。

处方：瓜蒌18克，薤白10克，檀香10克，丹参18克，白蔻仁10克，荷叶20克，泽泻18克，白术10克，茯苓12克，陈皮10克，半夏10克，香附10克，砂仁10克，厚朴10克，西茴10克，乌药10克，桂枝5克，白芍10克，枳壳10克，木香6克，郁金10克，节菖蒲10克，甘草3克。21剂，水煎服。

二诊：服药后，气短明显改善，但仍有乏力，咳痰，色白量多。查：舌胖大，苔白腻。效不更方，继服上药，同时加川芎以助丹参活血之功，予草决明润肠。30剂，水煎服。

三诊：服上药后，胸部不适消失，大便可。现湿邪渐祛，气机较前通畅，去荷叶、薤白、草决明，加佛手、川朴、丝瓜络、白干参以增强补气、活血、通络之功。巩固疗效，循方继进。

【评析】 冠心病属中医胸痹之范畴。其病位以心为主，多与肝、脾、肾三脏功能失调有关，病理变化复杂多变，主要为本虚标实，虚实夹杂。现代医学的心脏支架手术可改善心肌缺血，但若术后忽视整体，病将继发。根据患者年龄、体质、病史，本案属痰湿阻滞型胸痹。药用瓜蒌、薤白、檀香、桂枝以通阳散结，行气止痛；白术、云苓、泽泻、甘草奏健脾利湿之功，加陈皮、半夏、香附、砂仁，可在健脾的基础上，达兼化痰湿，理气止痛之功。白蔻仁、荷叶、节菖蒲配伍可收化湿醒脾之功。郁金配白芍可以疏肝、柔肝，行气缓急止痛。西茴、乌药、木香、川朴、枳壳可行气止痛。病久多有瘀血之象，配伍丹参以活血止痛。全方配伍共收健脾化痰祛湿、活血行气止痛之功，从而达到标本兼治之目的。

（《当代名老中医典型医案集·内科分册（上册）》）

93. 李辅仁

🍅 案例：益气养阴、活血化瘀法治疗冠心病案

解某，男，84岁。2005年11月25日初诊。

间断发作胸痛，伴头晕、乏力、咳喘两月余。患者既往有冠心病（VVI起搏器置入术后，慢性房颤）、高血压、2型糖尿病、慢性肾功能不全、慢性胃炎、慢性阻塞性肺气肿病史。2005年10月22日因间断出现胸骨后疼痛，经常头晕，乏力，动则气喘，咳嗽有痰就诊。心电图检查结果：ST段抬高 0.15 ~ 0.5mV；胸片结果：左心功能不全，左下肺大片状影；BUN：26.9mg/dL，GRE：1.22mg/dL，CHOL：114mg/dL，HDL–C：41.5mg/dL，LDL–C：55.5mg/dL，内科以急性心梗收入住院，给予支架置入术治疗。之后服用倍他乐克、波力维。现症：间断发作胸痛，每次持续时间小于1分钟，含服硝酸甘油可缓解症状。查：舌偏红，苔厚腻不均，欠润；脉沉结代。诊为：气阴两虚，瘀血阻滞型胸痹（冠心病，急性下壁、右壁心肌梗死，不稳定型心绞痛，高血压，2型糖尿病，慢性肾功能不全）。治法：益气养阴，活血化瘀。方拟丹参生脉饮加减。

处方： 党参30克，麦冬15克，五味子10克，赤芍20克，白芍20克，郁金10克，陈佛手10克，南沙参15克，橘红10克，茯神30克，炒远志10克，白术15克，甘草5克，丹参30克。7剂，水煎服，每日1剂。

复诊： 服药后，胸痛发作次数明显减少，仍有痰。查：舌红，苔厚；脉沉结代。效不更法，方药略有增减，增加化痰止咳之品，再服7剂。

三诊： 药后诸症均平稳。此后则以活血化瘀，润肺化痰之剂善后。

【评析】 现代医学治疗冠心痛、心梗多采取支架植入、冠脉搭桥等方法，

疗效可靠，但仍有部分患者症状不能完全缓解，或者心功能不能完全恢复。此案患者素体阴虚，加之年老体弱，肝肾不足，不能滋养五脏之阴，而致心阴内耗，脉道失润，心脉痹阻，发为胸痹。证属本虚标实，虚实夹杂。通过益气养心、活血化瘀等中医治疗，得到较好效果。丹参生脉饮由生麦饮加丹参组成，既能益气养阴，又能活血养血，是治疗此类疾病的常用方，特别适合于气阴两虚的患者。若灵活加减，适用范围更广，如加黄芪增强补气之功；加郁金、赤芍加强活血力量；加天麻、白蒺藜增加平肝作用；加酸枣仁、夜交藤、远志、珍珠母增加安神之效；加薤白、半夏、枳壳增加宽胸化痰之功；加麻仁、瓜蒌、肉苁蓉、决明子则增加通便力量。

（《当代名老中医典型医案集·内科分册（上册）》）

94. 沈宝藩

🍅 案例：养心宽胸通络法治疗冠心病心绞痛案

程某，女，58 岁。2006 年 4 月 19 日初诊。

胸闷痛，气短，反复发作 4 年。患者 2002 年因出现胸部闷痛就诊于某医院，查运动平极显示阳性，诊断为"冠心病，心绞痛"，经静点丹参、葛根素，口服阿司匹林、倍他乐克、心通口服液，可改善症状。现症：时有胸闷及心前区隐痛，气短，喜叹息，乏力失眠多梦，口干不喜饮，纳可，二便调。查：舌质黯红；苔薄少；脉细；运动平板试验阳性；心电图：窦性心律，ST-T 异常。诊为：气血亏虚，心失所养型胸痹（冠心病，心绞痛）。治法：养心宽胸通络。

处方： 当归 9 克，丹参 13 克，首乌藤 13 克，葛根 13 克，酸枣仁 9 克，柏子仁 9 克，瓜蒌皮 13 克，延胡索 9 克，郁金 9 克，陈皮 6 克，山楂 13 克，炒枳壳 6 克。

复诊： 初诊时，以养心化瘀通络为主法，待标证缓解，加强益气养阴之力，继服 30 剂后，诸症缓解，停用降压药。

【评析】 该患者为久病体虚，心气阴虚，而致胸闷，隐痛，气短，乏力，口干，多梦，故用当归、丹参、首乌藤、酸枣仁、柏子仁，以养心血、益心阴；

太子参以益气养心辅助正气；郁金既可理气，又可活血通络，亦可祛痰，一药多用，葛根生津止渴，升举诸药直达心脉，瓜蒌皮、延胡索、枳壳、陈皮，理气化痰止痛，即"补中有通"而取良效。

（《当代名老中医典型医案集·内科分册（上册）》）

95. 张学文

🍅 案例：胸宣通宗气，畅通血脉治疗冠心病案

张某，女，59岁。1992年6月20日初诊。

阵发性胸闷气短两年，加重并伴胸痛15天。患者阵发性胸闷气短两年，加重并伴胸痹15天，胸闷以下午多发。查：舌质黯，边有齿痕，苔薄白；脉沉细。诊其为：血脉痹阻，宗气不畅型胸痹（冠心病心绞痛）。治法：宣通宗气，畅通血脉。方拟瓜蒌薤白汤加减。

处方：瓜蒌15克，薤白10克，丹参15克，川芎10克，葛根12克，降香10克，赤芍10克，草决明15克，鹿衔草15克，莱菔子12克，枳实12克，菊花12克。12剂，水煎服，每日1剂。

复诊：服药后，胸痹症状大减，偶有疼痛不甚。继用上方去莱菔子。前后服药1个月余，诸症消失。

【评析】　此例为比较典型的心绞痛案例。方用瓜蒌、薤白、枳实、莱菔子宽胸行气化痰；丹参、川芎、降香、赤芍、葛根，活血祛瘀，行气止痛；草决明、鹿衔草清肝补肾，长期服用可降脂软化血脉；菊花清肝明目。此方以"瓜蒌薤白汤"，合"冠心Ⅱ号"化裁。借用现代药理学的一些研究成果，如葛根、草决明、鹿衔草、丹参降血压、降血脂，扩张血管的功能。标本兼顾，药性平和不燥，故收效迅速。

（《当代名老中医典型医案集·内科分册（上册）》）

96. 张珍玉

🍅 **案例：益气活血通络法治疗冠心病案**

李某，男，67 岁。1999 年 4 月 12 日初诊。

阵发性胸痛、胸闷 6 年，加重 1 年。患者经常出现阵发性胸痛、胸闷，近 1 年来发作频繁。现症：胸痛，劳累后尤甚，发作时牵及左肩臂，伴胸闷、憋气、汗出、全身无力，持续数分钟到 10 分钟不等。纳食可，睡眠一般，小便淋漓不畅，大便可。查：舌黯红，苔薄白；脉弦细弱。诊其为：心气不足，血络阻滞型胸痹（冠心病）。治法：养心益气，活血通络。

处方：当归 9 克，丹参 9 克，人参 10 克，五味子 6 克，生地 9 克，远志 6 克，瓜蒌皮 12 克，桔梗 6 克，延胡索（醋）6 克，砂仁 9 克，甘草 3 克。3 剂，水煎服，每日 1 剂。

嘱其避免疲劳。

二诊：药后胸痛、胸闷发作次数减少，程度明显减轻。查：舌仍黯红，苔薄白；脉弦细弱。原方加郁金 9 克，继服。

处方：当归 9 克，丹参 9 克，人参 10 克，五味子 6 克，生地 9 克，远志 6 克，瓜蒌皮 12 克，桔梗 6 克，延胡索（醋）6 克，郁金 9 克，砂仁 9 克，甘草 3 克。6 剂，水煎服，每日 1 剂。

三诊：服药后，胸痛、胸闷等基本消失，唯剧烈活动后有轻度胸闷、憋气，睡眠好转。查：舌黯红，苔薄白；脉弦细弱。上方加生龙骨 12 克。继服。

处方：当归 9 克，丹参 9 克，人参 10 克，五味子 6 克，生地 9 克，远志 6 克，瓜蒌皮 12 克，桔梗 6 克，延胡索（醋）6 克，郁金 9 克，生龙骨 12 克，砂仁 9 克，甘草 3 克。6 剂，水煎服，每日 1 剂。

嘱其避免疲劳。

半年后患者因前列腺炎就诊时诉，此间自行间断服药，胸痛、胸闷未再复发。

【评析】　胸痹一证，由心脉不通引起，通常以活血化瘀为治。但究其原因，不外乎心气不足，推动无力或痰浊内生，阻滞脉络。前者偏虚，当以益心气、养心血为主；后者偏实，当以化痰浊、通心脉为治。然心主血脉，喜温通，为阳中之阳脏，因此，治心病，无论证属虚实，均当顺应心的生理特性。临证时以当归、丹参、远志、人参为基本方，养中寓通，注重气血关系及心阳的振奋，每每取得满意效果。

本案证属心气不足，血络阻滞。心气不足，推动无力，心脉不畅故胸痛，牵及左肩臂；气机阻滞，胸阳不展故胸闷、憋气；汗为心液，气虚失固则汗出多、全身无力。心神失养故睡眠一般；年老肾衰，气化不行则小便淋漓不畅。治以养心益气，活血通络。《难经·十四难》曰："损其心者，调其荣卫。"《难经·三十二难》明确指出："血为荣，气为卫，相随上下，谓之荣卫。"调荣卫，即调血气。《难经正义》云："心主血脉，心损者，宜调其荣卫，使血脉有所资也。"心为阳中之阳脏，喜温通，"调血"即养血活血以通心脉，"调气"即补气行气以资血行。据此，以当归、丹参为治心要药，当归甘辛性温，补血行血；丹参味苦微温，活血祛瘀，西药皆入心经，补中寓通，养心脉而通血行；人参甘温，补元气而助血行，养后天以资荣卫；五味子酸温入心，收敛气阴，以益心气；生地甘寒，滋阴养血，远志味苦入心，性温行血，且能振奋心阳，两药共用，寒温调和，阴阳兼顾；瓜蒌皮宽胸下气，桔梗升浮上行，一能载药上行，二能配瓜蒌皮升降相因，调节气机以顺上焦之气；延胡索辛散温通，活血行气，佐当归、丹参等疏通心脉；砂仁、甘草醒脾和中，以助气血生化之源，且调和诸药。二诊，察患者舌质仍红，恐生热伤阴，遂加郁金辛寒入血，活血行气，解郁清热。三诊，加生龙骨以安神定志。全方补通相得益彰，阴阳兼顾得当，致使阴阳气血协调，共奏调血气，和阴阳，通心脉之功效。

（《当代名老中医典型医案集·内科分册（上册）》）

97. 周信有

◉ 案例一：活血祛瘀、温肾助阳，益气通痹法治疗冠心病案

吴某，女，65 岁。2006 年 4 月 24 日初诊。

胸闷、气短反复发作 3 年。患者于 3 年前无明显诱因出现胸闷、气短，至某医院检查诊为"冠心病，心肌缺血，心衰，房颤"，经治症状缓解，后劳累、饮

食不当、心情不好时反复发作，慕名来我处就诊。现症：胸闷、胸痛，气短，疲乏，易汗出，肢冷畏寒，饮食及二便尚可。查：舌体淡胖，舌质黯淡，舌苔白腻；脉结代。诊为：气血瘀滞型胸痹（冠心病，心肌缺血，心衰，房颤）。治法：活血祛瘀，温肾助阳，益气通痹。

处方： 党参 20 克，白术 20 克，黄芪 20 克，丹参 20 克，五味子 20 克，当归 20 克，川芎 15 克，赤芍 15 克，地龙 20 克，桂枝 9 克，制附片 9 克，淫羊藿 20 克，葶苈子 20 克，延胡索 20 克，猪茯苓各 20 克，鳖甲 20 克，芪蛭粉（早晚分冲）2 包，三七粉（早晚分冲）1 包。10 剂，水煎服，每日 1 剂，分温 3 服。

嘱：忌食辛辣刺激食物，饮食清淡，注意休息。

二诊： 服药后，胸闷、胸痛、短气减轻，食欲可，精神可。患者水肿明显，原方加泽泻 20 克，车前子 20 克。10 剂。

三诊： 胸闷胸痛气短较前明显减轻，食欲可，精神可。效不更方，二诊方继进 10 剂。

四诊： 偶见胸闷气短，但症状较前为轻，食欲可，睡眠佳，精神可。患者属正虚邪恋，加阿胶 9 克以扶正养血安神。再进 20 剂。

五诊： 临床症状基本消失。嘱坚持治疗，调畅情志，注意休息。

【评析】　本案主要是脾肾阳虚，心阳不振，失去温煦肢体脏腑、统运血脉的作用，故出现寒凝血瘀，心脉痹阻，脉结代失常的病症。

其基本病机多为本虚标实。该患者表现心悸，气短，心前区疼痛，动则加重，并伴神疲乏力，易汗肢冷等，皆为气虚，阳虚之征。气虚不运则血脉瘀滞，心脉痹阻；心阳不振，脾阳不运则寒凝血瘀，痰浊内生。可见痰浊与瘀血皆为在本虚基础上产生的标实。痰浊和瘀血闭塞心脉，不通则痛，从而产生心前区闷痛不适。故治疗时，强调标本兼顾，通补兼施。方中重用温阳益气活血之药如党参、黄芪、丹参、五味子、当归、川芎、赤芍、地龙、鳖甲、三七、桂枝、制附片等，并配合健脾温肾之白术、猪苓、茯苓、淫羊藿，兼用益气破血、利水兼顾之芪蛭粉等共治。随症水湿重时在葶苈子基础上加泽泻、车前子，病情缓解治本时加阿胶，充分体现中医之辨证论治思想。

🍅 案例二：活血化瘀，通络止痛法治疗冠心病案

潘某，男，74岁。2006年5月15日初诊。

间断胸闷疼痛5年，发作1天。患者5年前因胸闷、疼痛在某医院就诊，诊为冠心病、心绞痛。5年中偶有胸闷疼痛。昨日又感胸闷疼痛。现症：胸闷，胸痛，气短，头昏痛。查：舌质黯，苔薄白；脉结代。平素血脂血压偏高。诊为：气血瘀阻型胸痹（冠心病）。治法：活血化瘀，通脉止痛。

处方： 瓜蒌9克，半夏9克，当归20克，丹参20克，赤白芍各9克，川芎20克，广地龙20克，茺蔚子20克，菊花20克，明天麻9克，钩藤20克，泽泻9克，黄芪9克，决明子20克，三七粉（分冲）1包，芪蛭粉（分冲）1包。10剂，水煎服，每日1剂，分温3服。

嘱：禁烟酒，忌辛辣、油腻食物，保持情绪愉快。

复诊： 服用前方后胸闷、胸痛、气短、头痛症状减轻。查：舌淡，苔白；脉结代。原方继进10剂。

三诊： 胸痛、气短、头痛症状消失，偶有胸闷。查：舌淡，苔薄白；脉涩。原方继进20剂。

四诊： 服药后病情好转，胸闷、胸痛、气短、头痛症状消失。嘱坚持治疗，调畅情志，注意休息。

【评析】 本证属气血瘀阻型胸痹，其基本病机亦属本虚标实，气血痰浊交阻为患，故方中以黄芪一味益气培本。复以瓜蒌、半夏祛痰化浊，及大队活血祛瘀之品；当归、赤芍、川芎、地龙、芪蛭粉、三七粉等以消除心脉痹阻。因平素血压、血脂偏高，以致头昏、头痛，故以菊花、茺蔚子、钩藤、决明子、泽泻、明天麻等品清肝明目、降脂降压止痛。

（《当代名老中医典型医案集·内科分册（上册）》）

98. 查玉明

🍅 案例：温阳益气，养心复脉法治疗冠心病案

杨某，男，50岁。于2006年2月2日初诊。

阵发性胸闷疼痛两年，加重1周。患者两年前开始出现阵发性心前区疼痛，曾于某医院就诊，诊为"冠心病、不稳定型心绞痛。"给予口服消心痛、救心丸等药物治疗，但效果不显，病情反复发作，时轻时重。1周前因生气胸闷疼痛症状加重，自服消心痛，疼痛无明显减轻。现症：胸部闷痛，气短，心悸乏力，头晕怕冷，纳少，大便量少不干，小便正常，双下肢无浮肿。查：心律不齐，闻及期前收缩；心电图：心肌缺血，窦性心动过缓，心率52次/分；舌绛；脉沉缓无力。诊为：阳气虚衰型胸痹（冠心病、不稳定型心绞痛、窦性心动过缓）。治法：温阳益气，养心复脉，兼行气化瘀。方拟生脉散、保元汤加减。

处方：西洋参7.5克，麦冬20克，五味子10克，黄芪50克，桂枝10克，仙灵脾15克，川芎15克，赤芍15克，檀香15克，香附25克，川楝子15克，丹参30克。大枣10枚。5剂，水煎服，每剂取汁300毫升，每日早、晚分服。

复诊：服药后，头晕、心悸消失，胸痛、胸闷、气短均明显缓解，大便正常，心肌缺血改善。继以原方，随证略作调整，连服25剂。经1个多月治疗，胸部闷痛、心悸、乏力、气短等症状消失。查：心电图示：心肌缺血明显改善，心率56次/分，室早未见。

【评析】 心以阴血为本，以阳气为用，血行需赖心气之鼓动，心气根于肾气的资助，心阳有赖肾阳的温煦方能推动有力。该患者年过五十，肾精阳气渐虚，加之冬病阳虚气耗，以致心阳虚衰。心阳不振，气阴两损，营卫失调，则见室早；阳虚鼓动无力，则心动过缓；久病气血两虚，故见心悸神疲，面色少华，怕冷；气虚血瘀，故见舌绛，脉沉缓无力。

生脉散以益气复脉为主，黄芪大补气血，配以仙灵脾、桂枝温阳益肾，使肾阳复上济心阳；川芎、赤芍、丹参养血和阴、化瘀以通血脉；檀香、香附、川楝子行气化瘀。全方使阳蒸阴化，肾气复，心阳振，心气充，则心痛缓解，心律可复。

（《当代名老中医典型医案集·内科分册（上册）》）

99. 段富津

🍅 **案例一：补气养血，宁心安神法治疗冠心病案**

颜某，女，56 岁。1999 年 4 月 5 日初诊。

胸闷伴心悸、气短、乏力，劳累后加重。患者夙患冠心病，近因劳累而加重。现症：自觉胸闷，气短，轻微活动即觉心前区隐隐作痛，心悸、乏力、常自汗出，少语懒言。查：面色㿠白；舌质淡黯，有齿痕；脉缓滑无力；心电图示：V_4-V_6 导联 ST 段下降 0.1mV。诊为：心气不足，血行无力胸痹（冠心病），治法：补益心气，养血安神。

处方：人参 15 克，黄芪 50 克，五味子 10 克，当归 20 克，川芎 15 克，郁金 15 克，柏子仁 20 克，半夏 15 克，山萸肉 15 克，茯苓 15 克，炙甘草 15 克。5 剂，水煎服。

复诊：服上方后气短略轻，但腹泻，余症无明显变化，思方中当归、柏仁可润肠通便。今于上方中去二药，加焦术 15 克，五味子加 5 克，以增强补气之力。6 剂，水煎服。

三诊：服上方后，诸症大减，故又自服 10 余剂，现微觉气短，眠差，梦多。查：舌质淡，苔薄白；脉细。故于上方加炒枣仁 20 克以养心安神。7 剂，水煎服。

四诊：服上方后，睡眠转佳，胸不痛，但头目不清，尚觉乏力，自汗。查：脉较前有力。故于前方加蔓荆子 15 克以清利头目。7 剂，水煎服。

五诊：服上方后，乏力气短减轻，体力有增，唯自汗。查：舌略黯。于上方加煅牡蛎 30 克以敛阴止汗，丹参 15 克以益活血之功。6 剂，水煎服。

六诊：服上方后，自汗减轻，但觉咽干。查：舌已不黯。故于前方去辛燥之半夏。6 剂，水煎服。

七诊：服上方后，仍觉乏力，自汗恶风。查：心电图已大致恢复正常。于前方加防风 15 克与黄芪、白术配伍，有玉屏风散之意。继服 6 剂，水煎服。

八诊：汗少，胸不闷，体力基本恢复，后制丸剂巩固疗效。

【评析】 本证多因年老体衰，或素体虚弱，或劳役过度，耗伤正气，以致心气不足，心失所养。心主血脉，为五脏六腑之大主，心气不足，心失所养，则气短、乏力，倦怠懒言，心悸，甚则心胸隐痛。方中以人参为君，取其大补元气，《药性论》谓其"主五脏气不足，五劳七伤，虚损羸瘦"。人参补气之力最速，《本草经疏》谓其"能回阳气于垂绝，去虚邪于俄顷"。黄芪能补中气，固表气，《本草求真》谓"黄芪入肺补气，入表实卫，为补气诸药之最，是以有耆之称。"《医学衷中参西录》谓"黄芪能补气，兼能升气，善治胸中大气（即宗气）下陷。"本品偏于固表气，若自汗较甚者又常以其为君药，可用至 50 克。炙甘草能补气和脾胃，且能缓急止悸，对心悸较重者用量可略大。《本草正》谓其"得中和之性，有调补之功……助参、芪成气虚之功"。以上三药配伍，其补气之力颇佳。《医宗金鉴》称其为"保元汤"，有保护元气之用，并有"芪外参内草中央"之效。佐以五味子、山萸肉，取其酸收补气，不仅增强君臣药补气之力，而且可以使之补而不失。五味子能补五脏之气，《本草纲目》谓其"酸入肝而补肾，辛苦入心而补肺，甘入中宫益脾胃。"李杲谓其"补元气不足，收耗散之气"。山萸肉能涩精气，收敛元气，《医学衷中参两录》谓其"能收敛元气，振作精神……元气将脱者，服之最效。"此二味又能敛汗，若自汗多者，尤为必用之药。方中又佐柏子仁、酸枣仁、茯苓补心气，安心神，止心悸。柏子仁《本草纲目》谓其"养心气，益智安神。"酸枣仁《本草汇言》谓其"补心气不足，止惊悸怔忡"。茯苓《本草经疏》谓其"补心益脾，治心气不足，忧恚惊悸"。心气不足，每致心血虚少，因心主血，气为血之帅，故方中佐以当、归、川芎养血活血，生新祛瘀。诸多补益酸收之品，恐其壅滞碍胃，故佐以半夏降逆和胃，使之补而不滞。方中甘草兼使药之用。综合全方，共奏补气养血，宁心安神之效。

🍅 案例二：破瘀活血，理气止痛法治疗冠心病案

隋某，男，42 岁。1998 年 3 月 17 日初诊。

胸闷痛 2 年，加重伴心悸、肩背痛 1 周。患者 1 周前左胸痛加重，连及肩背，痛有定处，如锥刺感，甚则下颌疼痛，伴有心悸。查：舌质紫黯，苔薄；脉弦；心电图示：V_1-V_4 导联 T 波倒置，V_4-V_6 导联 ST 段轻度下移。诊为：血瘀胸痹。

治法：活血祛瘀，行气止痛。

处方：丹参25克，川芎15克，红花15克，郁金15克，木香10克，当归15克，枳壳15克，赤芍15克，姜黄15克，三七面10克，延胡索15克，炙甘草15克。6剂，水煎服。

复诊：服药后，胸闷、心悸明显减轻。查：舌质转淡，脉略细。方中行气活血之品久服可耗伤正气，尤以木香辛香走窜为最，故上方去木香。脉细为阳气不足，故加黄芪25克，桂枝15克，以扶助正气，增强益气活血、温通心脉之效。6剂，水煎服。

三诊：服上方后，胸中微觉憋闷，下颌已不痛。查：舌质正常，脉已不细。有轻微气滞之象，故守前方之意，少佐行气作用较为和缓的陈皮15克，以行胸中气滞。6剂，水煎服。

四诊：服上方后，诸症皆消。查：心电图示T波大致正常；脉略数。予上方去桂枝，续服8剂，以善其后。

【评析】 本案证属血瘀胸痹。方以丹参、三七为君药，丹参化瘀血，生新血，祛瘀不伤正。《本草汇言》云："丹参，善治血分，去滞生新，为调经顺脉之药也。"三七善能化瘀定痛，《医学衷中参西录》云："三七味苦温，能于血分化其瘀血，试以诸血入以三七，则血旋化为水。"臣以桃仁、红花、赤芍、川芎，桃仁能祛瘀润燥，祛经络之蓄血，《药品化义》谓其"破蓄血，逐月水及遍身疼痛……以其舒经活血行血。"红花能通利经脉，破瘀行血，《本草经疏》云："红蓝花，乃行血之要药……入心入肝，使恶血下行。"赤芍能除血痹，散恶血，《药性论》谓其"通宣脏腑壅气，治邪痛败血，治心腹坚胀。"川芎行气活血止痛，能上行头目，下行血海，《本草正》谓其"破瘀蓄，通血脉，解结气，逐疼痛，排脓消肿，逐血通经"。以上君臣配伍，重在破瘀活血，使瘀血去则疼痛止。血随气行，气行则血行，气止则血止，故方中佐枳壳、郁金行气以助活血之力，枳壳能理气宽胸，行胸膈滞气，王好古谓枳壳"主胸膈皮毛之病"。郁金行气而兼活血，《本草汇言》称其为"清气化痰，散瘀血之药也……心肺肝胃气、血、火、痰郁遏不行者最验。"血得温则行，故方中佐以桂枝温通血脉，《本草思辨录》云："桂枝所优为在温通经脉"。方中以桔梗、甘草为使，桔梗能载药上行，引诸药入胸中，且能"宣心气之郁"（《重庆堂随笔》）。甘草调和药性，诸药相伍，共奏破瘀活血，理气止痛之功。

（《当代名老中医典型医案集·内科分册（上册）》）

100. 裴沛然

🍅 案例：益气养血滋阴，通阳化瘀除痰法治疗冠心病案

邢某，女，45 岁。1995 年 1 月 5 日诊。

心悸、胸痛反复发作 3 月余。患者有神经衰弱史，平素经常失眠，夜梦纷扰，严重时彻夜难眠，近年来神倦心慌，记忆力下降，思想不集中。自 1994 年入冬以来，心悸不宁，胸闷时作，经常在下午或晚上有期前收缩发生，曾到某大医院检查，心电图提示："心肌缺血、心律不齐"，诊断为"冠心病、心绞痛"。近 3 个月来有 3 次严重的心绞痛发作，当时胸闷气短，心悸心慌加重，有昏昏欲倒之感，虽服各种中西药物，未见明显效果。现症：胸闷心悸，伴有乏力身软，胃纳不馨，大便偏干。面部黑色斑点；舌质暗红，苔根黄腻；脉细时有结代。诊为气血俱虚，痰瘀内阻胸痹（冠心病）。治法：益气养血滋阴，通阳化瘀除痰。

处方： 炙甘草 20 克，桂枝 24 克，石菖蒲 10 克，降香 10 克，制香附 12 克，寸麦冬 18 克，干地黄 30 克，丹参 20 克，西红花 1 克，麻仁泥 15 克，白茯苓 15 克，制半夏 15 克，川连 9 克，龙骨齿（先煎）各 24 克。14 剂，水煎服。

复诊： 药后自觉胸闷、心悸明显减轻，精神好转，入夜期前收缩及心慌显著减少，睡眠亦见改善。原方继服 14 剂。

1 个月后，患者相告，胸闷、心悸、心慌均已消除，晚上偶见期前收缩，心电图检查已正常，胃纳大增，乏力神疲现象消失，睡眠也趋正常，特别是面部黑色斑点大为减退。舌苔根部黄腻好转，脉细。乃以前方为主，略有增减，再服 14 剂，以善其后。

【评析】 此例为中年女性病人，由于工作繁忙，耗伤心血，阴血不足，心失所养，故夜不成寐，久之则心气虚弱，心悸胸闷，气虚伤脾，则痰浊生，胃纳

差，气属阳，心气虚则心阳不足，气阳虚则心血瘀阻。抓住心血、心阴、心气、心阳虚损为根本，结合健脾化痰运中等法而使病人恢复健康。方中以大剂量的炙甘草和桂枝相伍，辛甘化阳有益心气、通心脉、振心阳之功，俾胸阳得振，心脉痹阻释然。干地黄也有通利血脉作用，用于心绞痛，颇为相符，与炙甘草、桂枝、麦冬、麻仁等配伍，乃取仲景炙甘草汤方意，兼顾心之气血阴阳亏虚。黄连苦寒入心经，现代药理研究示其主要成分小檗碱可使心脏兴奋，并能扩张冠状动脉，增加冠状动脉血流量。菖蒲、茯苓、半夏化痰辟浊，舒畅胸脘，斡旋气机。诸药合用，共奏益气养血滋阴、通阳化瘀除痰之功，收效颇佳。

（《当代名老中医典型医案集·内科分册（上册）》）

101. 丁书文

🍅 案例一：益气活血、清热豁痰法治疗冠心病案

翟某，女，80岁。2005年9月13日初诊。

心痛20余年，加重2个月。患者既往患冠心病20余年，经常胸痛、胸闷。2个月前心绞痛发作频繁，服中药稍有缓解。现症见心痛频发，胸闷、气短、头痛、头昏沉、乏力、下肢麻、口中发黏、口干、恶心，纳眠可，大便干，小便调。既往患高血压50年，肾盂肾炎30年。舌质红，有瘀斑，苔黄厚，脉滑数。查体：血压160/80mmhg，心率75次／分，心肺（－）。EKG示ST段下移。辨证分析：患者年事已高，肾气衰减，不能鼓动心气，心气不足，血运失畅，致血瘀脉中，气虚津液不布，聚而成痰，痰瘀交阻，壅遏化热，发为本病。虽病机复杂，但总属本虚标实证。病人胸闷、舌质瘀斑乃血瘀之象；口中发黏、口干、恶心乃痰浊壅塞之征；大便干、苔黄厚系内热表现；年高、乏力、头晕、下肢麻乃气虚表现。西医诊断：①冠心病心绞痛；②高血压；③便秘。中医诊断：胸痹，眩晕，便秘。证属气虚血瘀，痰热互结。治宜益气活血，清热解毒，豁痰泻浊。拟方以黄芪1号方加味。

处方： 黄芪45克，麦冬30克，五味子9克，延胡索30克，三七粉（冲服）3克，冰片（冲服）0.2克，川芎15克，野葛根30克，水蛭6克，半夏9克，瓜蒌15克，

黄连 12 克，大黄（后入）6 克，杜仲 15 克，钩藤（后入）45 克，7 剂，水煎服，每日 1 剂。

二诊（2005 年 9 月 21 日）：患者胸闷气短、心痛明显减轻。口中发黏，口干，恶心，大便干消失。肢麻减轻，仍有头晕。舌红苔黄，脉滑。辨证分析：患者热毒内盛虽减，痰热互结仍存，故上方加泽泻 30 克以清热渗湿。7 剂，水煎服，每日 1 剂。

三诊（2005 年 9 月 28 日）：患者胸闷、气短、心慌、头晕皆减轻。舌红苔薄黄，脉滑。效不更方，上方继服 10 剂，水煎服，每日 1 剂。

四诊（2005 年 10 月 9 日）：诸症基本消失，血压 140/80mmHg，心电图示 ST 段下移（较 9 月 13 日 ST 段下移明显减轻）。中药为丸常口服以善其后。

【**评析**】 本例病人一诊时胸闷、舌质瘀斑乃血瘀之象；口中发黏、口干、恶心乃痰浊壅塞之征；大便干、苔黄厚系内热表现；年高、乏力、头晕、下肢麻乃气虚表现。病人年事已高，肾气衰减，不能鼓动心气，心气不足，血运失畅，致血瘀脉中，气虚津液不布，聚而成痰，痰瘀交阻，壅遏化热，发为本病。本案辨证为气虚血瘀，痰瘀互结，热毒内盛之证，总属本虚标实。本虚为正气亏虚，故治疗以黄芪、杜仲培补先后天之气；标实为痰瘀互结，热毒内盛，故以延胡索、三七粉、川芎、水蛭、冰片等活血化瘀，以黄连、钩藤、大黄清热解毒、荡涤积热，以小陷胸汤清热豁痰。丁书文认为本案痰瘀交阻所化之热，病势剧烈，影响多个脏腑，且易导致其他变证，符合毒邪致病的特点及规律，当以热毒立论。治疗当注重清热解毒，故以黄连入心经、钩藤入肝经、大黄入刚明经，共奏泻火解毒之效。二诊时患者胸闷气短、心痛、肢麻明显减轻，大便干消失，仍口中发黏，口干，恶心，头晕。舌红苔黄，脉滑。辨证分析患者热毒内盛虽减，痰热互结仍存，故加大剂量之泽泻清热渗湿。泽泻"味甘，寒"（《神农本草经》），"入足太阳、少阴经"（《本草衍义补遗》），具有"渗湿热，行痰饮，止呕吐"（《本草纲目》）之效。此时用泽泻，一为入肾经，与黄连、钩藤、大黄一道增强清热解毒之效；一为助半夏、瓜蒌豁痰祛湿之功。综观本方配伍，使瘀热得解，湿热得除，气血得健，故可取得理想治疗效果。

案例二：益气养阴、通络解毒法治疗冠心病案

王某，男，51岁。2004年7月6日初诊。

胸痛胸闷1年，加重2个月。患者2003年6月因胸痛胸闷，冠状动脉造影示冠心病，给予介入治疗，置入3枚支架，2004年置入1枚（支架）。2个月前，又感胸闷，憋气，冠状动脉造影示冠脉弥漫狭窄，失去介入机会。现感乏力，心烦，纳眠可，为求进一步治疗而服中药。既往史：高血压病史7年，现服降压药，无高血脂。舌红苔黄厚，脉弦。查体：体温36.5℃，脉搏65次／分，呼吸18次／分，血压130／185mmHg，$A_2>P_2$，未闻及杂音，两肺未及啰音。CAG示：RA全程弥漫性狭窄，回旋支阙如。EKG：冠状动脉供血不足。西医诊断：冠心病，PCI术后，高血压。中医诊断：胸痹、眩晕，证属瘀血阻络，气阴两虚。患者眩晕多年，耗伤气阴，气阴两虚，瘀血阻滞心络，故见胸痛频发，痰浊瘀血蕴结日久，久病入络，蕴结成毒，故见乏力，心烦，舌红苔黄厚。治以益气养阴，活血通络，清热解毒。

处方：生黄芪45克，麦冬15克，川芎15克，当归15克，野葛根30克，黄连9克，蚤休15克，延胡索30克，三七粉（冲）3克，冰片（冲）0.3克，水蛭6克，地龙9克，土元9克。12剂，水煎服，每日1剂。其余阿司匹林、倍他乐克、洛汀新、鲁南欣康等药物继用。

二诊（2004年7月30日）：上方服用24剂，乏力、胸闷憋气等明显减轻，舌黯苔薄白，脉弦。上方去冰片继服。14剂，水煎服，每日1剂。

三诊（2004年8月13日）：诸症基本消失。上方加五味子9克。28剂，水煎服，每日1剂。

四诊（2004年9月10日）：无明显不适。舌红黯，苔薄白，脉缓。处方：上方为丸常服。

【评析】本案冠心病血管重置术后，感乏力、心烦，气阴两虚的基本病机较为明显。支架术后，冠脉造影显示弥漫性狭窄，失去介入治疗的机会。这种弥漫性狭窄非常符合中医"络病"病理特征，患者PCI术后胸闷、胸痛反复发作，经久不愈，符合"久病入络"特点，络脉发挥着"行气血而营阴阳""内灌脏腑，

外濡腠理"的生理功能，这种病理生理特点和冠状动脉微动脉及微循环以供应心肌营养相似。结合病史、舌红苔黄等舌脉表现，可以辨为瘀毒阻络。

丁书文治疗冠心病，常以气阴两虚、瘀血热毒立论，鉴于本例特点，瘀毒阻滞心络是其特点，所以，以益气养阴、活血通络、清热解毒为治，加重通络药物运用。方中生黄芪、麦冬益气养阴，川芎、当归、野葛根活血化瘀，黄连、蚤休清热解毒，络瘀日久病重，"藉虫蚁血中搜逐，以攻通邪结"（叶天士《临证指南医案》），方中采用水蛭、地龙、土元等虫类药物，辅以三七粉、冰片、元胡等加强活血通络，理气止痛。本案在常规西药如阿司匹林、洛丁新等基础上调治3个月，收到较好效果。

（《当代名老中医典型医案集（第二辑）·内科分册（心脑疾病）》）

102. 邢月朋

🍅 案例：祛风散寒、活血通络法治疗冠心病心绞痛

高某，女，68 岁。2009 年 10 月 12 日初诊。

胸闷间断发作 3 年，胸背疼痛 1 周余。患者 3 年前出现胸闷，曾在省级医院诊治，明确诊断冠心病心绞痛，经服药及输液治疗病情缓解。3 年来胸闷气短间断发作，含化硝酸甘油几分钟可缓解症状，平时常服"复方丹参片、肠溶阿司匹林、消心痛"维持治疗，病情相对稳定。1 周来无原因胸部、脊背正后持续性疼痛，曾认为是感受风寒，自行拔罐治疗，疼痛不减。查心脏彩超示：二尖瓣轻度关闭不全，左室舒张功能减低。心电图示：窦性心律，59 次 / 分，广泛前壁ST-T 缺血性改变。为求进一步诊治而就诊。刻下症：胸部及背部疼痛，喜暖恶寒，食欲欠佳，吞咽时无疼痛，无烧心反酸，口干，睡眠可，大便 2 日一次，偏干。舌黯红，苔白厚，脉弦缓。西医诊断：冠心病心绞痛。中医诊断：胸痹，证属风寒阻络、气血痹阻。患者年事已高，正气渐亏，藩篱不固，风寒之邪乘虚外侵，阻滞经络，气血运行不畅，不通则疼痛，故出现胸背部疼痛。治宜祛风散寒，活血通络。拟方身痛逐瘀汤加减。

处方：羌活 10 克，秦艽 10 克，炒香附 10 克，当归 10 克，川芎 12 克，黄

芪 30 克，苍术 10 克，五灵脂 12 克，炒桃仁 10 克，红花 10 克，没药 10 克，焦三仙 30 克，鸡内金 12 克，川牛膝 12 克，地龙 10 克，甘草 6 克。7 剂，水煎服，每日 1 剂。

二诊（2009 年 10 月 21 日）： 胸及脊背正后部疼痛明显减轻，纳可寐安，大便 2 日 1 次，偏干，昨日小腿抽筋（已多年）。舌红，苔薄黄，脉缓。上方加木瓜、白芍、牡蛎柔肝息风通络。7 剂，水煎服。

三诊（2009 年 10 月 28 日）： 服上方 7 剂后，诉胸及脊背正后心已无疼痛，小腿抽搐减少，纳可寐安，二便调。精神好，面色较前红润。舌淡红，苔薄白，脉缓。诸症进一步好转，继续目前治疗以巩固疗效。

【评析】 身痛逐瘀汤载于《医林改错》中，主要用于治疗气血痹阻不通而致之周身疼痛的痹证，邢月朋临床注重方证对用，异病同治，对于肩痛、背痛、肢体疼痛、周身疼痛者临床常用此方化裁治疗，疗效满意。本案是身痛逐瘀汤治疗胸痹的案例。方中秦艽、羌活、苍术祛风寒除湿，通络止痛；桃仁、红花、当归、川芎、五灵脂、没药活血化瘀，通络止痛；牛膝、地龙通利关节；香附理气；焦三仙、鸡内金消导健胃，顾护胃气；黄芪益气固表，宣通气血；甘草调和诸药。全方祛风散寒除湿、宣畅气血、通络止痛。

邢月朋认为小腿抽筋乃风动之象也。主要责之于肝的功能失调，肝的血液充足，才能养筋；筋得其所养，运动有力而灵活。《素问·痿论》指出："宗筋主束骨而利关节也。"肝阴不足，阳亢化风或肝之阴血不足。筋失所养，可出现肢体筋脉抽搐拘挛、屈伸不利等症状。治疗上常应用白芍滋阴柔肝，木瓜舒筋活络，牡蛎潜阳息风。

（《当代名老中医典型医案集（第二辑）·内科分册（心脑疾病）》）

103. 李士懋

案例一：温补厥阴法治疗冠心病心绞痛案

张某，女，54 岁。2008 年 10 月 24 日初诊。

胸痛、心悸 3 个月。患者 3 个月前因劳累出现胸痛、心悸症状，持续 10 ～

20 分钟可缓解，曾就诊于当地医院，冠状动脉造影提示：右冠状动脉 50% 狭窄；心电图：窦性心律，Ⅰ、Ⅲ、avL、avF、V₄、V₅ 导联 T 波低平。来诊时胸痛、心悸，闻声则惊怵，活动则心痛加剧，伴有汗出，头晕痛，耳鸣，低头时后头紧，多汗，左脉弦涩无力，右脉因血管造影损伤，已不足凭。舌绛，舌中无苔。西医诊断：冠心病，心绞痛；中医诊断：胸痹，证属厥阴虚馁，治以温补厥阴。方选乌梅丸加味。

处方：乌梅 7 克，炮附子 15 克（先煎），桂枝 10 克，干姜 5 克，川椒 5 克，细辛 5 克，当归 12 克，党参 12 克，黄柏 12 克，黄连 9 克，生龙骨（先煎）18 克，生牡蛎（先煎）18 克。14 剂，水煎服，每日 1 剂，分 2 次服。

二诊（2008 年 11 月 6 日）：仍胸痛、心悸，活动则心痛加剧，闻声则惊惕，汗出减少，头晕痛减轻，耳鸣减轻，无后头紧，舌仍绛，苔少，脉弦涩无力。上方加桃仁 12 克、红花 12 克，生蒲黄（包煎）12 克，14 剂，服法同前。

三诊（2008 年 11 月 20 日）：胸痛、心悸活动时发作减少，仍闻声惊惕，头晕、耳鸣轻，无后头紧，舌绛红，有瘀点，苔少，脉弦无力，上方加丹参 18 克，14 剂，水煎服，每日 1 剂，分 2 次服。

四诊（2008 年 12 月 4 日）：胸痛、心悸症状明显减轻，无惊惕，无头晕耳鸣，舌转嫩红，脉转缓滑，尺不足，上方加巴戟天 12 克，肉苁蓉 12 克，14 剂，服法同前。

五诊（2009 年 1 月 9 日）：上方服用 35 剂，症状完全消失，能操持家务，一般活动后无胸痛、心悸症状，舌淡红，脉缓滑。心电图：窦性心律，大致正常。停药。

【评析】　乌梅丸乃《伤寒论》厥阴篇之主方，惜多囿于驱蛔、下利，乃小视其用耳。厥阴经包括手足厥阴经，然足经长手经短，足经涵盖手经，故厥阴经主要讨论肝的问题。肝乃阴尽阳生之脏，阴寒乍退，阳气始萌而未盛，阴阳交争最易因阳气馁弱，阴寒尚盛而形成虚寒之证。肝应春，必待阳气升，始能生发疏泄，犹天地间，必春之阳气升，始有万物生机之勃发。肝阳虚，阳不生发敷布，则见畏寒肢厥、脘腹冷痛等症。然肝中又内寄相火，当肝阳虚而不得生发疏泄之时，已馁之相火亦不得敷布，郁而为热，此即清代尤在泾《伤寒贯珠集》所云：

"积阴之下必有伏阳。"一方面是阳虚阴寒内盛；另一方面是相火内郁而化热，这就是造成厥阴病寒热错杂的病机。寒热错杂，阴阳交争进退，故有厥热之胜复。相火内郁化热，必上下攻冲。郁热上冲则善饥、消渴，气上撞心、心中热痛；阴寒内盛，则饥而不能食，食则吐蛔，下之利不止。

"肝为罢极之本"，本案过劳肝气虚馁，肝虚则魂不安，闻声则惊，如人将捕，厥寒上逆则头晕痛、耳鸣，肝虚疏泄太过，心包为心之宫城，心之外护，代心传令，代心受邪，厥阴虚馁，主要指足厥阴肝经，而手厥阴心包经含于其中，手足厥阴皆寒，脉绌急而心痛，神不宁则心悸。诊断为胸痹，证属厥阴虚馁。脉弦主肝，涩而无力乃虚寒，涩乃阴盛血行凝泣，舌绛，亦血行凝泣之征。乌梅丸乃寒热并用之处方。附子、干姜、蜀椒、桂枝、细辛皆辛热或辛温，功能扶阳温肝，令肝舒启、敷和。当归补肝之体，人参益肝之气，皆助肝之升发疏泄。黄连、黄柏苦寒，泻相火郁伏所化之热。乌梅为酸，敛其散越之气，以固本元，故以为君。乌梅丸温补肝阳，增龙骨、牡蛎，安神魂且止汗，虽有血泣未加活血之品，以阳虚而血凝，血得温则行，故首诊未加活血之品。二诊、三诊服温阳之剂后舌仍绛，仍胸痛、心悸，则加活血之药。四诊时，经温阳活血，瘀血渐行，胸痛心悸减轻，舌色由绛转红润，脉转缓滑，知寒凝渐退，阳气渐复，然尺脉仍按之不足，乃肾气亏虚之象，加入巴戟天、肉苁蓉，填补肾元，终获痊愈。

总之，李士懋应用乌梅丸所掌握的主要指征有二：其一是脉弦按之无力。弦为肝之脉，弦为减，乃阳中之阴脉。春令，阴寒未尽，阳气始萌而未盛，脉欠冲和舒启之象而为弦。肝虚者，温煦不及，致脉拘急而弦。其弦，可兼缓、兼滑、兼数等，然必按之减，甚或弦而无力，无力为虚。其二是具有肝经症状，或胁脘胀痛，或呕吐、嗳气，或胸痛、心悸，或头昏厥，或痉搐转筋，或阴痛囊缩，或懈怠无力，或寒热交作等。数症可并见，或仅见一症，又具上述之脉象，即可用乌梅丸治之。

李士懋运用本方，基本遵守原方药味与分量，亦有灵活加减。若无真气脱越之象，乌梅常减量。热重者加大寒药用量，或少加龙胆草；寒重时加大附子用量，或加吴茱萸；气虚重者加黄芪；阴血虚重者则加白芍；肾气虚者加巴戟天、淫羊藿；清阳不升者加柴胡；兼有瘀滞者加桃仁、红花。

　　另外本案舌绛，实为阳虚，不得上达温煦，气机为阴寒凝塞，而阳热郁滞所致，不可见舌绛红少苔就以为阴虚阳热，而一味滋阴清热，否则必致滋腻碍胃，阳气更损。本案体现出李士懋凭脉辨证、凭脉解证、凭脉解舌的临证特点。

🍅 案例二：滋补肝肾、平肝息风法治疗冠心病心绞痛案

　　张某，男，74 岁。2008 年 11 月 11 日初诊。

　　劳力性胸闷胸痛、心悸 1 年，加重 1 个月。患者 1 年前劳动中出现胸闷胸痛不能缓解，就诊于单位卫生所，诊断为急性下壁、后壁心肌梗死，给予溶栓治疗，长期服用"阿司匹林、消心痛"等药，遗留劳力性胸闷胸痛，每登三楼及发作，2 分钟自行缓解，近 1 个月活动后胸闷胸痛频繁发作，慢走几步即胸痛，但不憋气，阵发性头晕，纳可，寐差，二便调。脉弦劲且盛，按之不足，舌嫩红少苔。心电图示：窦性心律，V_5–V_9 导联 T 波倒置，ST 段 V_4–V_9 导联 ST 段降低。西医诊断：冠心病，陈旧性下壁、后壁心肌梗死，心绞痛。中医诊断：胸痹，证属肝肾阴虚，阳亢化风。治以滋肝肾，平肝息风，方选三甲复脉汤主之。

　　处方：生龙骨（先煎）18 克，生牡蛎（先煎）18 克，炙鳖甲（先煎）18 克，炙龟甲（先煎）18 克，生石决明（先煎）18 克，干地黄 15 克，生白芍 15 克，山茱萸 15 克，丹皮 12 克，怀牛膝 15 克，丹参 18 克，阿胶（烊化）15 克，炙甘草 9 克。21 剂，水煎服，每日 1 剂，分 2 次股。

　　二诊（2008 年 12 月 2 日）：行 200 米诱发胸闷胸痛，急行则心痛加剧，头晕痛减轻，大便不稀，脉仍弦劲且盛，舌嫩红少苔，上方加生蒲黄 12 克（包煎），另生龙骨、生牡蛎、炙鳖甲、炙龟甲（先煎）加量至 30 克，14 剂，服法同前。

　　三诊（2008 年 12 月 16 日）：胸痛活动时发作减少，能行 400 米，头晕大减，舌绛红少苔，脉弦劲已平不盛，上方生龙骨、生牡蛎、炙鳖甲、败龟甲减量至 18 克，加炒桃仁 12 克，红花 12 克，21 剂，服法同前。

　　四诊（2009 年 1 月 8 日）：能缓慢登三楼，缓行 1000 米无胸痛、头晕耳鸣，舌嫩红，脉转弦略劲。心电图示：窦性心律，大致正常。上方 14 剂将养。

【评析】 脉弦劲且盛，按之不足，其意义同于革脉。革脉乃弦芤相合之脉，中空外急，浮取弦大有力，如按鼓皮，沉取则豁然中空。《金匮要略·血痹虚劳病脉证治》："脉弦而大，弦则为减，大则为芤，芤则为虚，虚寒相搏，此名为革，妇人则半产漏下，男子则亡血失精。"革脉中空，乃阴血不足，血脉失充。革脉外急，乃阴血不能内守，阳气奔越于外，搏击血脉，脉乃浮大而绷急。"虚寒相搏，此名为革"指阳虚而寒；"亡血失精"，指阴血亏虚。阳虚，阴寒内盛，格阳于外，搏击血脉而为革；阴虚不能内守，阳浮于外而亦为革。

此例脉弦劲盛，按之不足者乃肝肾阴伤，肝阳亢盛化风之脉，盛者，脉势上涌奔冲，按之搏指，为阳热亢盛之象，按之不足者为阴虚不能制阳。本案以病家肝肾阴虚，不能制阳，乃阳亢化风，风阳窜扰于上而胸痛；"肝主魂"，肝阳妄动则寐不安；舌嫩红少苔正可佐诊阴虚阳亢。故此脉虽无中空之感，其意视同于革。治当滋水涵木为本，平肝潜阳息风为标，方宗三甲复脉汤。

三甲复脉汤出自《温病条辨》："下焦温病，热深厥甚，脉细促，心中憺憺大动，甚则心中痛者，三甲复脉汤主之。"其初本之意系治疗温病后期，肝肾阴伤之证，故其云"脉细数"。若阴虚不敛，阳气浮动，阳亢化风者，而反见弦劲动风之象，但脉当按之不足。如按之实大有力，此为肝经实热，不在此类。进一步发展，真阴亏耗，故脉可见细数。再发展，则可阴血俱亏，而可见阴阳俱虚之细数无力，或可见阴不敛阳，阳气外越之戴阳之候。脉型不同而理相同，为相同病证的不同阶段而已。故李士懋随证、随病势变换药物剂量，灵活加以应用。

一诊方中龟甲、鳖甲炙用、重用以滋补肝肾又兼镇肝阳以息风，加入石决明、生牡蛎、生龙骨、怀牛膝加强镇肝息风之力；干地黄、白芍、山萸肉、阿胶，滋阴养血，"壮水之主"，柔肝息风，"以制阳光"；风阳渐平，冠心病亦随之缓解，又加入丹皮、丹参以凉血活血，取叶天士"入血就恐耗血动血，直须凉血散血"之意，又防诸药性凉滋腻冰伏碍血，加入炙草调和诸药。二诊虽症稍减，但脉仍弦劲而盛，为肝阳仍炽盛之象，故"三甲"加量，又加入蒲黄以活血散瘀止痛。三诊症状进一步减轻，且脉弦劲已平不盛，为肝阳亢减未平之象，故"三甲"减量，又加入桃仁、红花加强活血化瘀通脉之功效。四诊，能缓行1000米无胸痛，心绞痛明显得到控制，但脉转弦略劲，为肝阳未平之象，则予前方将养。

总之，李士懋应用三甲复脉汤的辨证要点为：其一，脉弦细数或弦细劲，或弦劲按之不足，或弦虚大，或有涌动之象按之无力者，或阳脉旺、阴脉弱者。弦主肝，细数为阴虚阳热之象，热盛灼阴则易动风。如病情进一步发展，阴津进一步亏耗，阴不制阳，阳热上亢动风，则脉失柔和而弦劲，此劲脉弦而张力高，弦而搏指，缺乏柔缓之象，然因阴虚必按之不足；或有涌动之象按之无力者，或阳脉旺、阴脉弱者，当为肝肾阴伤、阳浮于上之象。若脉弦劲按之实大有力者，为肝经实热动风，不当以虚论，治当别论，不在此类。其二，见肝肾阴伤虚热之证，或五心烦热，或烘热汗出，或潮热盗汗，或口干舌燥，或耳鸣目胀，或鼻干咽燥，或心悸不寐，或腹胀胁满，或便干尿赤等症；或见阳亢动风之症，或肌肉瞤动、肢体震颤，或头晕头痛，或手足抽搐，或角弓反张等症；或见阳气浮越之症，或颧红如妆，或精神狂躁等，但见其一便可用之。

李士懋运用本方，基本遵守原方药味配伍，亦有灵活加减。温病后期，脉仅弦细数，不劲、不涌者，为肝肾阴伤为主，纯属虚证，用加减复脉汤；如脉弦细劲，或弦劲按之不足者，此肝肾阴伤并阳亢化风，本虚标实，随阴虚及阳亢的程度不同，鳖甲、龟甲或炙用养阴为主，或生用重镇为主，并加入息风药物，以标本兼顾；如脉弦虚大，或有涌动之象按之无力者，或阳脉旺、阴脉弱者，当为肝肾阴伤、阳浮于上之象，此纯属虚证，三甲复脉汤当重用山萸、五味子，以收敛浮越之阳气。若阳亢重者，加生石决明、代赭石、磁石以重镇；若风动之象甚者，加天麻、怀牛膝、僵蚕、全虫、地龙息风通络，甚至重用蜈蚣以息风止痉；若脉弦劲搏指，按之有力者，为肝经实热炽盛，亦可加入水牛角、羚羊角以息风清热；脉弦滑数劲者，为痰热壅盛而动风，则加入清热化痰之品；兼有血瘀疼痛者，加丹参、蒲黄、桃仁、红花活血散瘀止痛。其中贵在对叶天士"入血就恐耗血动血，直须凉血散血"之意的理解和运用，多加入小剂量丹皮，既凉血散血，又防诸药性凉滋腻冰伏碍血。

（《当代名老中医典型医案集（第二辑）·内科分册（心脑疾病）》）

104. 张崇泉

案例：补气养心、疏肝活血法治疗胸痹案

陈某，女，65岁。2003年4月19日初诊。

左胸痛，伴心悸、胁痛20天。患者劳累或活动后发作左胸痛，伴心悸、胁痛20天，发作时出虚汗，疲乏气短，每天发作2～4次，每次持续4～6分钟，休息后缓解，饮食尚可，寐安，大小便正常。舌质淡紫、苔灰白，脉细弦。既往有高血压病史5年，服用卡托普利，尚能控制血压。血压140/88mmHg，心率78次/分。心电图示ST-T改变。西医诊断：冠心病、心绞痛，高血压；中医诊断：胸痹，属心气亏虚，心脉瘀滞，肝气郁结。治拟补气养心、疏肝活血为法。方自拟养心通络汤加减。

处方：黄芪30克，丹参15克，红花6克，田三七6克，延胡索10克，葛根15克，山楂15克，柴胡10克，郁金10克，砂仁6克，瓜蒌壳12克，麦冬15克，炒枣仁15克，浮小麦20克，炙甘草5克。7剂，水煎服，每日1剂，分2次服。

嘱调情志，饮食清淡，低盐、低脂。

二诊（2003年4月26日）：仍左胸痛、心悸，入夜尤甚，胁肋胀痛，疲乏，口干，眼干涩痛。舌质淡紫，苔灰白，脉细弦。

疗效不显，且添阴虚之候。细究其因，年老体弱，积损正衰，气血阴阳亏耗，脏腑功能失调。病位虽在心，涉及肝肾。病属气阴两亏、肝郁气滞、心脉瘀滞之证。法拟补气养心，疏肝活血，滋养肝肾。方自拟养心通络汤加减。

处方：黄芪30克，丹参15克，红花6克，田三七6克，延胡索10克，柴胡10克，郁金10克，炒白芍20克，川楝子10克，佛手10克，枸杞12克，杭菊（后下）10克，麦冬15克，生地15克，炒枣仁15克，炙甘草5克。7剂。服法及医嘱同前。

三诊（2003年5月5日）：近1周来胸痛白天未发，精神改善，晚间偶发作胸痛，心悸，口干缓解，眼干涩痛减轻，胁胀痛趋缓。舌质黯红，苔灰白，脉细弦。病证趋缓，续用前法。方拟四逆散合二至丸加减。

处方： 黄芪 30 克，丹参 15 克，田三七 6 克，柴胡 10 克，郁金 10 克，炒白芍 20 克，佛手 10 克，川楝子 10 克，女贞子 10 克，旱莲草 10 克，玄参 15 克，生地 15 克，炒枣仁 15 克，炙甘草 5 克。7 剂。服法及医嘱同前。

气阴渐复，肝郁渐解而气畅，脉络渐通，嗣后以滋养肝肾、活血通络之剂调治，诸症悉除。

【评析】　胸痹，病位虽在心，亦常因其他脏腑功能失调犯及心窍而发病。《灵枢·厥病》中即记载了有关肺心痛、脾心痛、肝心痛、肾心痛等的内容，因而其辨证施治，依据中医"整体观"和"辨证论治"的基本理论，以及脏腑相关理论，结合病证特点，知常达变，灵活辨证，方能有效控制病情，而非仅从气血虚实论治于心病。

本案初诊辨析为心气亏虚，心脉瘀滞，肝气郁结，主诉胸痛、心悸、胁痛等症。治疗当以畅气疏郁祛瘀为要。药用柴胡、郁金、玄胡、川楝子、丹参、田三七、炒枣仁、佛手等活血化瘀，疏肝养心，心肝同治。二诊疗效不显，且添阴虚之候。细究其因，年老体弱，积损正衰，气血阴阳亏耗，脏腑功能失调。病位虽在心，涉及肝肾。病属气阴两亏、肝郁气滞、脉络瘀滞之证，治拟补气养心、滋养肝肾、疏肝活血之法。药用黄芪益气，枣仁、丹参、田三七、红花、玄胡养心通络止痛，柴胡、郁金、佛手、川楝子疏肝解郁，炒白芍、枸杞、杭菊、麦冬、生地滋养肝肾。量证用药，随证加减。治疗特点从调肝养心与益气活血并举治胸痹；平和调理，不过用峻猛之品，免再伤肝阴。三诊病证趋缓，前法辨治合拍，气阴渐复，肝郁渐解而气畅，脉络渐通；嗣后以滋养肝肾、活血通络之剂调治，诸症悉除。

本案治疗以通补兼施为法，这是治疗本病的关键。除采用补气、养心、滋阴、补肝肾外，适当选用活血通络之药，所谓"补虚必顾其实"之意。从错综复杂的病情中，抓住主证，法随证立，药随法施，药到病除。实乃辨证、用药精准也。

（《当代名老中医典型医案集（第二辑）·内科分册（心脑疾病）》）

二、心肌梗死病案

心肌梗死是由于冠状动脉供血急剧减少或中断，使部分心肌严重持续性缺血而坏死，伴有心室功能障碍，临床上表现为剧烈胸痛和心肌坏死引起的全身反应，急性循环功能障碍，血清心肌酶活力增高以及心电图呈特异性变化。常并发心衰、休克和心律失常，是心脏猝死的主要原因。

绝大多数（约占 90% 以上）急性心肌梗死都是由于冠状动脉的粥样硬化所致：较少数可由于风湿性心脏病、结节性多动脉炎、梅毒性动脉炎等引起的冠状动脉闭塞、栓塞或血栓形成而导致心肌梗死。本病可发生于频发心绞痛的患者，也可发生在原来并无症状者。急性心肌梗死的诱发因素以情绪激动或精神紧张及体力劳动最为多见，其他诱因包括饱餐、过度疲劳、大便用力、感染、手术或大出血引起的低血压与休克及心动过速等。也有一部分病人是在休息或睡眠中发生的。

心肌梗死的直接原因系冠状动脉血流急骤减少或心肌氧需量突然增加，而狭窄的冠状动脉供血不足以致心肌缺血性坏死。冠状动脉血流的减少可由于冠状动脉血栓、粥样斑块内或其下出血以及冠状动脉痉挛所致。短暂的心肌缺血是可逆的，但持续的缺血（约 1 小时）可导致心肌坏死，由心内膜下向心外膜逐渐蔓延。病理上可分为透壁性、灶性及心内膜下心肌梗死 3 种类型。坏死组织在 1 ~ 2 周后开始吸收，并逐渐纤维化，6 ~ 8 周后进入慢性期形成瘢痕而愈合，称为陈旧性或愈合后心肌梗死。冠状动脉三大分支均可发生闭塞，但以左前降支最为常见，它导致左心室的前间隔部分的梗塞。其次为右冠状动脉闭塞，它导致左心室下壁或后壁梗塞。最少见的是冠状动脉左回旋支闭塞，其导致前侧壁梗塞。在冠状动脉左主干发生完全闭塞时常导致左心室广泛梗塞。

中医虽无急性心肌梗死这一名称，但就其临床表现应归属于"真心痛""厥心痛""胸痹心痛"范畴。心肌梗死并发心源性休克和心力衰竭者，则又属中医"厥证""脱证"等范畴。本病系本虚标实之证，虚指气、血、阴、阳之不足，实乃瘀血、痰浊、寒凝、气滞。病变部位主要在心脾肾。疼痛剧烈者，邪实往往比较突出；疼痛不典型者，则多以正虚为主。

本病的病因病机与心绞痛相似，但更为严重，主要有以下几方面。

（1）寒凝心脉：寒邪内侵，凝滞血脉，心脉不通而发生真心痛。《杂病源流犀烛》指出："大寒能犯心君……，素无心病，猝然大痛无声，咬牙切齿，舌青气冷，汗出不休，手足青至节，冷如冰，是为真心痛。"因此，突感寒邪，特别是素体阳虚之人，更易感受寒邪而发生本病。

（2）情志过极：中医认为，喜伤心，怒伤肝，悲伤肺，忧思伤脾，惊恐伤肾，从而导致气机逆乱，脏腑亏损，遂致气滞、血瘀或痰阻，闭阻心脉而发为本病。

（3）饮食失调：过食肥甘厚腻或饮酒过度，脾胃受损，运化失司，聚湿生痰，痰浊阻滞心脉，气血不得流通而发生真心痛。

（4）年老体虚：年老体虚则正气不足，阳气虚则无力鼓动血液运行而致血脉瘀阻；阴血虚则心失所养，络脉空虚而致本病。

真心痛由于病情严重，易衍生很多坏证：如气虚血少，心失所养可出现心动悸、脉结代之心律失常；阳气不足，水气内停，凌心射肺可出现心悸、咳喘而不能平卧之心力衰竭；心气心阳耗损至极者，可骤然出现心阳暴脱之心源性休克。

1. 陈树森

🍅 案例：益气养阴，活血化瘀法治疗急性前间壁心肌梗死案

张某，男，55岁。1976年10月11日入院。

患者1976年9月22日上午突然出现心前区剧痛，憋闷伴出汗、头晕，查血压80/50mmHg，心电图示：V_3导联ST段抬高，逐渐出现Q波（V_2-V_5导联），确诊为前间壁心肌梗死。经及时抢救治疗，病情趋于稳定，未用升压药物血压稳定在100/70mmHg，无心律紊乱及其他合并症。入院进一步治疗。目前除活动后心前区轻刺痛外，无其他不适。既往有高血压、心律失常、胃溃疡及胃肠功能紊乱史。体检：血压110/70mmHg，一般状况好，心界不大，律齐，心率90次/分，心尖部第一心音低钝，各瓣口未闻及器质性条音，两肺无啰音，腹软，肝脾未触及。

1976年10月11日中医会诊：病史如前述，诊断明确。急性心肌梗死已进

入第 3 周。现在活动后感心前区刺痛，神疲乏力。舌质黯红，苔薄欠津，脉弱细数，脉率 92 次／分。证属心虚血瘀，瘀阻心脉，不通故痛。治宜益气阴，养心，活血化瘀。

处方：红人参 9 克，麦冬 15 克，赤芍 10 克，五味子 9 克，红花 10 克，玄胡 10 克，广郁金 10 克，丹参 90 克，葛根 15 克，全瓜蒌 15 克，6 剂。每天 1 剂，煎 2 遍，每日 3 次分服。

1976 年 10 月 16 日二诊：药后病情同前，偶有心前区隐痛，多在活动后发生，口干喜饮，神疲乏力，大便干燥，纳可。舌脉同前。仍予益气阴养心活血化瘀法。

处方：党参 35 克，麦冬 15 克，五味子 9 克，黄芪 24 克，当归 15 克，玉竹 15 克，丹参 24 克，川芎 12 克，赤芍 15 克，全瓜蒌 24 克，6 剂。另服麻仁滋脾丸，睡前 1 粒。

1976 年 10 月 21 日三诊：口干已减，大便昨天 2 次，嘱停麻仁滋脾丸，下半夜感出汗心悸，余情同前。原方加炒白术 15 克，煅牡蛎 30 克，三七片（分冲）6 片。

1976 年 10 月 28 日四诊：病情渐趋稳定，口干汗出均减，大便成形，每日 2 次，舌脉同前，原方继进 12 剂。

1976 年 11 月 11 日五诊：病已 7 周，能下床活动，时感胸闷不适，心悸易汗，神疲乏力，午后血压偏低，大便软，每日 2～3 次。脉细弱无力，仍是气虚血瘀之象，予原方出入。

处方：黄芪 24 克，桂枝 9 克，赤芍 15 克，红花 12 克，麦冬 15 克，川芎 15 克，龙齿 24 克，甘草 9 克，丹参 24 克，三七片（分冲）6 片。予本方随证加减，连服 4 周。

1976 年 12 月 9 日六诊：近来病情平稳，活动后无明显不适，口干喜饮，便软，舌质黯红，苔白，脉细弱。仍予原方加减再进，缓图恢复。

处方：红人参 9 克，黄芪 24 克，麦冬 15 克，五味子 9 克，玉竹 15 克，川芎 15 克，炙甘草 9 克，赤芍 15 克，丹参 15 克，三七片（分冲）6 片。本方随证加减服至出院。

（《陈树森医疗经验集粹》）

【评析】　本案系急性前间壁心肌梗死，中医称"真心痛"，《灵枢·厥论》曰："真心痛，手足青至节，心痛甚，旦发夕死，夕发旦死。"《金匮·胸痹心痛病》亦有论述"心痛彻背，背痛彻心……"，病属危急，本患者经抢救病情比较稳定后入院进一步治疗。中医治疗始终以益气阴养心活血化瘀法随证加减，加人参（党参）、黄芪、麦冬、五味子、玉竹益气阴养心，当归、丹参、赤芍、三七片、川芎、葛根活血化瘀，郁金、玄胡理气活血而善止痛，全瓜蒌化痰浊开胸痹而能润肠，炙甘草辅党参（人参）补益心气治心血虚所致之心动悸，配桂枝以温阳复脉，配麦冬可滋阴生，牡蛎、龙齿镇惊收敛可治心悸易汗，白术配党参以健脾而治便溏。因用药主次分明，配伍得当，随证加减，故能得心应手。

2. 李介鸣

🍅 案例：益气养心和络法治疗冠心病心肌梗死案

李某，男性，53 岁，工人。1982 年 12 月 11 日初诊。

主诉发作性心前区胀痛紧缩感 8 天。患者 8 天前因发作性心前区胀痛，紧缩感持续 4 小时不缓解，于当日急诊收入内科病房，经心电图检查，明确诊为冠心病，急性下壁、后壁心肌梗死。经西医对症处理，予吸氧、扩血管、止痛及升压治疗，患者仍感胸闷，心前区胀痛，阵阵心悸，为进一步治疗，遂请李介鸣会诊。现症：胸闷胀痛，心悸阵作，气短，眠差，舌质黯、苔薄白，脉沉而细。辨证属心气虚，脉络瘀阻。治宜益气养心和络。

处方：炙黄芪 15 克，南北沙参各 15 克，炒枣仁 12 克，柏子仁 2 克，远志 10 克，茯神 12 克，生龙牡（先下）各 24 克，生蒲黄（包）10 克，丹参 15 克，当归 12 克，川芎 10 克，红花 10 克，6 剂，水煎服。

二诊（1982 年 12 月 17 日）：6 剂药后，患者心悸、失眠症状消失。仍感胸闷，心前区隐隐作痛，舌脉同前。治予前法，上方改生蒲黄 15 克（包），以活血止痛。6 剂，水煎服。

三诊（1982 年 12 月 23 日）：服药后诸症消失，惟舌质仍黯。上方加鸡血藤 20 克养血活血，化瘀通络。6 剂，水煎服。

四诊（1982年12月30日）：药后舌黯转为舌淡红，病情稳定，无胸闷痛发作，效不更方，调治月余，带方出院。

随访半年，胸痛心悸未复发。

（《李介鸣临证验案精选》）

【评析】 急性心肌梗死属中医"真心痛"范畴，多由胸痹发展所致。其主要表现为"心痛甚""大痛"，多伴有心悸怔忡。中医治疗本病方法颇多，李介鸣注重辨证辨病，抓住痛则不通，治疗时以益气养心和络为大法。方中黄芪、南北沙参、柏子仁益气养心；丹参、当归、鸡血藤、川芎、红花养血活血、化瘀止痛；枣仁、远志、茯神、生龙牡安神止悸。本案方中生蒲黄量偏重，取其凉血止血，活血消瘀，止心腹诸痛之效。现代药理研究表明生蒲黄有止血、抗血小板聚集、降低血清胆固醇作用。李介鸣治疗冠心病、心绞痛多以生蒲黄为主，合用四物汤加减，以养血活血，治疗心肌梗死后胸闷胀痛伴心律失常，诸药合用，使冠状动脉供血改善，胸痛心悸得止。

3. 邓铁涛

案例：补心气、祛瘀逐痰法治疗冠心病心肌梗死案

奇纳里（美国人），男，48岁。1972年9月1日初诊。

患者近日去各处参观访问，甚为劳累。入院前1小时，于大便过程中突感心前区压榨痛，放射至双上臂，疼痛持续不减，冒冷汗，面色苍灰，无发绀，神倦，神志清楚，无恶心呕吐。有眼底动脉硬化、胆固醇较高病史，但无心绞痛史。有溃疡病史。白细胞 16900/mm³，血沉 106mm/h，血清谷草转氨酶 140U%，血清胆固醇 260mg%。胸部透视：主动脉心型，双肺清晰。心电图示：急性后壁心肌梗死。西医诊断为：①冠状动脉硬化性心脏病。②急性后壁心肌梗死。③阵发性室性期前收缩伴三联律。次日请中医会诊：心前区隐痛，咳嗽，痰多，口干喜热饮，面色苍白，脉缓滑，舌有裂纹，质嫩有瘀点，苔向滑。辨证为胸痹证，属心阳虚，痰瘀闭阻。治宜补心气、祛瘀逐痰。以温胆汤加高丽参、田七末。

处方： 竹茹10克，法半夏10克，枳壳6克，云苓15克，橘红6克，炙甘草5克，

田七末（分两次冲服）3 克，高丽参（另炖服）6 克。

二诊： 入院第三天伴再发急性前侧壁心肌梗死，呈心源性休克前期状态。左胸疼痛，表情痛苦，面色苍白，大汗淋漓，四肢逆冷，恶风毛竖，脉微弱，舌黯滞有瘀点，舌中有少许灰白苔。为心阴心阳两虚，痰瘀闭阻。补心气，养心阴，活血除痰。四君子汤合生脉散、失笑散加减。

处方： 西洋参（另炖）15 克，麦冬 6 克，五味子 10 克，橘红 5 克，云苓 10 克，炙甘草 6 克，火麻仁 12 克，扁豆花 10 克，枳壳 5 克，田七末（冲）3 克，蒲黄 10 克，五灵脂 10 克。

3 天后去火麻仁、扁豆花，加高丽参 6 克（另炖）。连服 2 天。

住院第 9 天，病情好转，脉弦数，较前稍有力，舌质尚黯（但较前转鲜），中有厚浊苔。上方去枳壳，加竹茹 10 克，枣仁 12 克，法半夏 6 克，连服近 1 个月。

此后进入恢复期，各症好转。无自觉不适，精神、食欲亦好转，二便如常，脉缓间有结象，舌质红润，仍有少许裂纹，苔薄白。补气健脾，佐以除痰导滞。

处方： 高丽参（另炖）10 克，白术 15 克，云苓 12 克，炙甘草 6 克，黄芪 15 克，枳壳 5 克，怀山药 18 克，桔梗 10 克，鸡内金 10 克。

上方药连服约 1 个月后出院。1 年后患者爱人再度来院表示感谢，并谓患者出院后情况一直良好。

（《中国现代名中医医案精华（第一卷）》）

【评析】 心肌梗死属中医的"真心痛"范畴。其病机大都是本虚标实，心阳虚、心阴虚或阴阳俱虚为本，痰瘀闭阻为标。当心肌梗死发生时，标实占主要地位，治疗着眼于"通"，采用芳香开窍、宣痹通阳、活血化瘀之法；本虚占主要地位则应着眼于"补"，补心气、心阴、心阳。临床必须辨证准确，看虚实孰轻孰重，抓住主要矛盾，权衡情况，进行辨治。初诊属心阳虚，痰瘀痹阻，则宜补心气，祛瘀逐痰。以温胆汤加减。方中温胆汤除痰利气，调达气机。田七活血化瘀，高丽参补心益气。二诊已有休克前期症状，如面色苍白，大汗淋漓，四肢逆冷，为心阴阳两虚，用四君子汤、生脉散、失笑散加减。西洋参、麦冬、五味子补心之气阴。橘红、云苓、扁豆花、枳壳化痰行气。蒲黄、五灵脂活血逐瘀。

进入恢复期，则以补虚为主，补气健脾，佐以除痰导滞。方中人参、白术、茯苓、黄芪、甘草补气健脾。枳壳宽中下气，怀山药补脾之气阴，桔梗宣肺化痰，鸡内金消食导滞，使脾气健运，气血生化有源，心气充足，痰滞不生，诸症皆除。

4. 李济仁

案例：蠲饮化痰，活血通络法治疗冠心病心肌梗死案

丁某，男，53 岁，1989 年 11 月 2 日初诊。

患者体丰，素嗜膏粱，1985 年始发冠心病。每届劳累及阴雨时节宿疾易作。心电图示"前侧壁心肌梗死，ST 段压低，异常 Q 波"。刻下见：胸间极闷，痞满胀痛，气短喘促，纳呆少寐，舌质淡红、苔白腻，脉弦滑。此乃痰浊壅塞、心脉失畅所致，投蠲饮化痰、活血通络之剂为治，用基本方增味。

药用：当归 15 克，潞党参 15 克，紫丹参 15 克，川芎 10 克，五味子 10 克，全瓜蒌 10 克，薤白 9 克，姜半夏 9 克，麦冬 12 克，黄芪 20 克，檀香 6 克。

5 剂服毕，心胸舒适，余症稍减，是为痰浊之邪未能全化，脾气亦未尽复，遂宗上方再加葶苈子 10 克，白术 10 克，以增蠲饮健脾之力。方进 7 剂，诉胸间已适，无其他自觉症状。视之腻苔尚存，断为络中痰气未净，当再宣络利气，上方增陈皮 10 克。调治 1 个月，复查心电图基本正常。

（《古今名医临证金鉴·胸痹心痛卷》）

【评析】 本例患者临床表现以胸部窒闷为主，闷重而痛轻，体丰苔腻，为痰浊壅塞，心脉失畅之胸痹。针对其病机治以蠲饮化痰，活血通络之法。从四诊情况来看，患者无明显血瘀证表现，但痰瘀往往互见，有痰必有瘀，故在蠲饮化痰的同时合用活血通络。活血化瘀法是治疗冠心病的有效措施，理论上及临床上积累了丰富的经验。方中黄芪、党参、麦冬、五味子益气养阴，瓜蒌、薤白、半夏通阳化痰散结，当归、丹参、川芎、檀香活血行气止痛。后又加葶苈子、白术蠲饮健脾，陈皮燥湿化痰利气。痰瘀同治，故能取得良好的效果。

5. 沈炎南

🍅 案例：祛痰化瘀，益气养阴法治疗冠心病心肌梗死案

陈某，男，47岁。1984年6月12日初诊。

患"冠心病"，前胸闷痛反复发作4年余，服中西药治疗，时发时止，未见好转。1个月前因突然左前胸剧痛，至某院诊为"心肌梗死"，经治疗后症状缓解。但仍感胸闷痞塞，时作刺痛，要求中药治疗。诊见患者除上症外，伴有短气，时咳唾白色稠痰，头晕，舌质淡红而黯，舌下瘀紫，苔白腻，脉沉紧。中医诊断：胸痹。为气血瘀浊闭阻胸中，目前以标实见证为主，急则治其标，当先以"通"为主治之，拟祛痰化瘀，行气活血之法。方选瓜蒌薤白半夏汤化裁。

处方： 瓜蒌15克，薤白15克，丹参15克，郁金12克，佛手12克，枳壳12克，法半夏9克，元胡9克，石菖蒲6克。

水煎服，每日1剂。另，苏合香丸每次1粒，每日2次。

共服药3日，胸痛减轻，胸部较为畅快。药已对证，上方加田七末3克（冲服），续服7剂，胸痛基本消失，时有胸闷气促，心悸，头晕，口干，夜寐不宁，舌质淡红苔薄白，脉弦细。标急已缓，当议治本，宜通补兼施，拟益气养阴，兼以活血行气，以生脉散加味。

处方： 党参20克，茯苓20克，丹参15克，麦冬12克，白芍12克，佛手12克，枳壳12克，郁金12克，五味子6克，石菖蒲6克，甘草3克。

水煎服，每日1剂。另用复方丹参片，每次3片，每日3次。

以本方为主加减进退，调理月余，诸症消失。嘱继续间歇服药调治，以资巩固。

（《当代名医临证精华·冠心病专辑》）

【评析】　胸痹的病机特点是本虚标实，因此，治疗上不外乎通补二字。沈炎南根据多年经验，总结了治疗胸痹的"补四法"与"通四法"。本病例以标实见证为主，急则治其标，沈炎南在此以其"通四法"中的祛痰化瘀法为主配合活血化瘀法进行治疗。胸痹常因气机不利，每易致痰浊内生，痰阻气道而见气息短促，胸闷不舒，时咳白色稠痰，苔腻。痰浊阻于血道，则血脉不利，胸痛彻背。

故以瓜蒌薤白半夏汤祛痰化浊宽胸，丹参、郁金、佛手、枳壳、元胡活血化瘀、行气止痛，石菖蒲豁痰开窍。

6. 张伯臾

🍅 案例一：通阳散结，豁痰化瘀，益气养阴法治疗心肌梗死案

陈某，男，61岁。1974年2月7日初诊。胸骨后刀割样疼痛频发4天，心电图提示急性前壁心肌梗死，收入病房。刻下胸痛引臂彻背，胸闷气促，得饮则作恶欲吐，大便三日未解，苔白腻，脉小滑。阴乘阳位，清阳失旷，气滞血瘀，不通则痛，《金匮要略》曰："胸痹不得卧，心痛彻背者，瓜蒌薤白半夏汤主之。"治从其意。

瓜蒌实9克，薤白头6克，桃仁9克，红花6克，丹参15克，广郁金9克，制香附9克，制半夏9克，云茯苓12克，橘红6克，全当归9克，生山楂12克，6剂。

二诊： 1974年2月13日。胸痛5日未发，胸闷亦瘥，面部仍有灰滞之色，大便4日未通，苔薄腻微黄中剥，脉小滑。痰瘀渐化，心阳亦见宣豁之机，还宜通中寓补，以其本虚标实故也。前方去香附、郁金、山楂。加炒枣仁9克，生川军3克（后入），后改用制川军9剂。

三诊： 1974年2月21日。胸闷胸痛已罢，便艰，苔腻已化，舌红，脉弦小，心电图提示：急性前壁心肌梗死恢复期，病后心阴耗伤，拟补中寓通，以图根本。

太子参15克，麦冬9克，五味子3克，炒枣仁9克，淮小麦30克，炙甘草6克，丹参15克，当归9克，桃仁6克，红花6克，麻仁（打）12克，10剂。

（《张伯臾医案》）

【评析】 本例胸痹为阴乘阳位，清阳失旷，气滞血瘀。治当通阳散结、豁痰化瘀，以瓜蒌薤白半夏汤加味。初诊以瓜蒌、薤白、半夏、茯苓等豁痰，以香附行气，桃仁、红花、丹参、当归、生楂等活血化瘀。二诊痰瘀渐化，心阳得复，大便未通，故加川军。三诊，心电图提示急性前壁心肌梗死恢复期，舌红、脉弦小，为心阴耗伤，故用生脉散益气养阴调治。

🍅 **案例二：涤痰泻热，活血祛瘀，养阴清心法治疗心肌梗死案**

成某，男，71岁。1976年6月21日初诊。

患者左胸阵发性刺痛2天，大便秘结7日未通，口臭且干，心悸。心电图提示：急性前壁心肌梗死，伴有多发性房性早搏及偶发性室性早搏，脉弦小不匀，舌边红带紫，苔白腻。辨证属劳伤心脏，湿滞热瘀交阻，拟清热通腑，活血祛滞。

黄连4.5克，制半夏12克，全瓜蒌12克，川朴9克，枳实15克，生川军（后下）6克，当归24克，川芎9克，红花6克，失笑散（包煎）9克，苦参片15克。

稍加减连服5剂。

二诊： 1976年6月26日。动则左胸作痛，大便已解2次，但舌苔腻未化，口不干，脉虚弦。痰湿瘀热虽减未化，心脏气血流行未畅，再拟前法出入。

苦参片15克，制半夏12克，全瓜蒌12克，川朴9克，枳实12克，制川军9克，当归18克，炒川芎6克，石菖蒲9克，失笑散（包煎）9克，7剂。

三诊： 1976年7月3日。左胸闷痛未发，便秘4日未通，夜间惊惕，烦躁不宁，舌苔厚腻已化，脉弦滑。热瘀尚未尽化，心阴亦见耗伤，拟养心清热，活血化瘀。

北沙参15克，麦冬15克，生山栀9克，苦参片15克，丹参15克，当归15克，降香4.5克，细石菖蒲9克，失笑散（包煎）9克，磁朱丸（夜吞）6克，7剂。

四诊： 1976年7月10日。左胸痛未发，头晕，大便日行一次，质软，夜寐较安，有时惊忧。心电图示：前壁心肌梗死恢复期，脉弦小，苔腻净化，舌质红边紫。痰热已清，心阴渐复，再拟养心安神活血。

北沙参30克，大麦冬18克，五味子4.5克，朱茯苓9克，丹参15克，炒赤芍12克，红花6克，广郁金9克，青龙齿（先煎）24克，大麻仁（打）24克。

（《张伯臾医案》）

【评析】　本例最初为劳伤心脏，湿滞热瘀交阻，故以清热通腑、活血祛滞为治，方用泻心汤合小承气汤加减，三诊心阴已耗，而热瘀未化，故用养心清热、活血化瘀之法，通补兼施。四诊心电图提示急性前壁心肌梗死恢复期，痰热已清，心阴渐复，以生脉散加味，加活血和安神之味，以善其后。

🍅 **案例三：回阳固脱，养心活血法治疗心肌梗死案**

薛某，女，75 岁。1976 年 4 月 17 日初诊。

患者心前区绞痛突然发作，历时 1 小时，头晕随即昏倒，面色苍白，神志不清，小便自遗，冷汗湿衣，四肢厥冷。血压 70/60mmHg，心电图示：急性下壁心肌梗死，脉细欲绝，舌淡苔薄白。心阳不振，血行失畅，厥脱重证，危在旦夕，急拟参附龙牡汤回阳救逆，配合西药共同抢救。

红参（另煎代茶）15 克，熟附片（先煎）15 克，山萸肉 18 克，全瓜蒌 12 克，薤白头 6 克，当归 18 克，红花 6 克，降香 4.5 克，煅龙牡各 30 克，1 剂。

二诊： 1976 年 4 月 18 日。左胸痛暂止，胸部闷，肢冷汗多，脉小不匀，苔白，血压仍低。再守原方，慎防突变。原方 1 剂。

三诊： 1976 年 4 月 19 日。胸痛已除，血压未稳定，汗出减少，四肢转温，胃脘痞满不舒，脉细，舌质黯，苔灰腻，病属高龄心阳、心气两亏，湿瘀痹阻，再拟温通心脉而化湿瘀。

红参（另煎代茶）15 克，熟附片（先煎）15 克，山萸肉 18 克，川朴 6 克，枳实 15 克，制半夏 9 克，当归 18 克，红花 6 克，焦楂曲 9 克。

稍加减服 4 剂。

四诊： 1976 年 4 月 23 日。昨起停用阿拉明、氢化可的松，血压已稳定，汗止，四肢转温，胸痛已瘥，脉小滑，苔薄腻带灰。心阳渐复，湿瘀稍化，再拟扶正活血化湿。

红参（另煎代茶）15 克，熟附片（先煎）9 克，炒当归 15 克，山萸肉 30 克，红花 6 克，云茯苓 9 克，制半夏 9 克，枳壳 9 克，焦楂曲各 9 克，3 剂。

五诊： 1976 年 4 月 26 日。口干咽痛，虚烦不得眠。心电图示：下壁心肌梗死恢复期，脉细，舌红。阳损及阴，心脏阴阳两亏，拟养心安神，佐以活血化瘀。

党参 15 克，麦冬 15 克，五味子 4.5 克，丹参 15 克，当归 15 克，朱茯苓 9 克，炒枣仁 9 克，淮小麦 30 克，炙甘草 6 克，茺蔚子 9 克。

稍加减服 30 余剂。

六诊： 1976 年 6 月 2 日。左胸稍闷无痛，寐安，纳增，二便如常，脉细，舌转淡红。心脏损伤渐复，血行仍未通畅，再拟养心活血。

党参 12 克，麦冬 12 克，五味子 4.5 克，全瓜蒌 9 克，薤白头 6 克，丹参 15 克，当归 15 克，炒枣仁 9 克，郁金 9 克，茺蔚子 9 克。

稍加减服 20 余剂出院。

（《张伯臾医案》）

【评析】　本案之胸痹为心阳不振，血行失畅，以致厥脱之重证。故张伯臾以参附龙牡汤回阳救逆。加山萸肉以增强其固脱之力。瓜蒌、薤白以豁痰，当归、红花、降香以活血。三诊症状减轻，胃脘痞满不舒，为心阳心气亏虚，湿痰痹阻所致。加川朴、枳实行气，半夏燥湿化痰，焦楂曲消食化积。四诊心阳渐复，湿痰稍化，故去川芎，加云苓健脾利湿。五诊阳损及阴，以生脉散加味，兼以活血化瘀并安神。六诊养心活血化痰调治，巩固疗效，从而使病情康复出院。

案例四：回阳敛阴，化痰通瘀法治疗冠心病心肌梗死案

李某，男，55 岁。1974 年 3 月 15 日初诊。

患者心肌梗死 6 天，持续用升压药血压尚未稳定，但心绞痛已止，胸闷气急，汗多肢冷，脉沉细无力，苔薄白质黯。心脏阴阳二伤，痰瘀中阻，颇有厥脱之险，拟参附龙牡汤合生脉散，坚阴敛阳。

熟附片（先煎）15 克，红参（另煎代茶）9 克，煅龙牡（先煎）各 24 克，麦冬 9 克，五味子 4.5 克，当归 12 克，杜红花 6 克，桃仁 9 克，全瓜蒌 12 克，薤白头 6 克，炒川连 2.4 克，2 剂。

二诊：1974 年 3 月 18 日。药后血压渐趋稳定，心绞痛亦未发作，胸闷较舒，畏寒冷汗减少，脉小滑，苔薄白。厥脱之险渐平，心阳渐振未复，痰瘀痹阻未通，再拟温通心阳而化痰瘀。

熟附片（先煎）15 克，炒党参 30 克，桂枝 6 克，全瓜蒌 12 克，薤白头 6 克，制半夏 9 克，细菖蒲 4.5 克，当归 12 克，桃仁 9 克，杜红花 6 克。

另：红参（煎汤代茶）9 克。

稍加减服 6 剂。

三诊： 1974年3月24日。停升压药后，血压已稳定，胸闷痛未发，恶寒已减，四肢转温，昨起又汗出，便秘三日未解，尿黄，脉沉细，苔白腻已化，舌质黯红。心阳损伤有来复之机，痰瘀亦有渐化之象，然心阴耗伤未复，肠液干燥，再拟前法参入养阴润肠之品。

熟附片（先煎）15克，党参30克，麦冬9克，五味子6克，当归12克，丹参15克，炙甘草9克，炒枣仁9克，杜红花4.5克，桃仁12克，降香4.5克，鲜首乌30克。

稍加减服7剂。

四诊： 1974年4月1日。大便艰难，余无自觉症状。心电图示：下壁心肌梗死恢复期，脉细涩，苔薄白已化，舌质红左边带紫。心阳不足，累及心阴，痰浊渐化，瘀阻血行未畅，肠液干燥，再拟益心气，养心阴，活血润肠。

熟附片（先煎）9克，党参30克，麦冬12克，五味子6克，生熟地各9克，丹参15克，当归12克，红花4.5克，大麻仁（研）12克，鲜首乌30克。

（《张伯臾医案》）

【评析】 本例心肌梗死为心阴阳俱伤，痰瘀痹阻之证。且汗多肢冷，脉沉细无力，已有厥脱之险。张伯臾以参附龙牡汤合生脉散，坚阴敛阳固脱，兼化痰瘀。二诊心阳未复，故温通心阳而化痰瘀。三诊心阳来复，阴伤肠燥，故加入养阴润肠之味。四诊心电图示：下壁心肌梗死恢复期。仍有心阴阳之亏，且肠液干燥，故补心之气阴，活血润肠。

7. 张镜人

案例一：和营祛瘀，理气宽胸，化痰清热法治疗心肌梗死案

何某，男，51岁。1973年6月1日初诊。

患者素有高血压病史，1971年2月2日凌晨，突然心前区绞急疼痛，大汗淋漓，当即住院，心电图示"急性后壁心肌梗死"。经抢救脱险。近两年来仍感胸闷气窒，时伴隐痛，脉细弦数，舌苔薄黄，质红。辨证为痰热里盛，心气痹阻，治拟和营祛瘀，理气宽胸，化痰清热。

　　丹参、赤芍、桃红、生白术、制半夏、广郁金、砂仁、水炙甘草、生香附、水炙远志、全瓜蒌、茯苓、杏仁、香谷芽。7剂。

　　上方加减，连服至1974年3月，心前区闷痛均平，症情稳定。

　　【评析】　《金匮要略》治胸痹心痛诸法，围绕宣通胸阳痹阻的要求，归纳起来，不外温阳益气、散寒除湿、化痰蠲饮。方药多温，诚如《千金衍义》说："胸痹多由寒热之邪痹着心下，故金匮咸以辛温散结，涤垢除痰为务。惟张镜人认为江南气候温和，阴寒痼冷的证候较少，乌附椒姜必须审慎。临床习用瓜蒌薤白半夏汤、茯苓杏仁甘草汤、人参汤配合丹参饮加减。并参照《医宗金鉴》颠倒木金散意，血瘀痛者，倍郁金以入心散瘀，气郁痛者，倍生香附易木香，以上行胸膈，开郁理气。

（《著名中医学家的学术经验·张镜人》）

案例二：养血调营，兼化痰湿法治疗冠心病心肌梗死案

　　张某，男，58岁。1981年9月24日初诊。

　　主诉心前区疼痛伴胸闷1周。患者1周来心前区疼痛，胸闷少畅，痰多，夜寐少安。舌苔薄腻，脉弦细滑。心电图示急性心肌梗死。辨证属痰湿内阻，心气失宣，营血运行不利。诊断：急性心肌梗死，真心痛。治宜养血调营，兼化痰湿。

　　处方：孩儿参9克，丹参15克，桃仁9克，全瓜蒌（切）15克，薤白头9克，制半夏5克，炒陈皮5克，枳壳9克，竹茹5克，炙远志3克，淮小麦30克，生香附9克，赤白芍各9克，清炙草3克，朱茯神9克，夜交藤30克，香谷芽12克，5剂。

　　二诊：9月29日。药后心前区疼痛已减，仍感胸闷，痰出较畅，精神好转，脉细弦滑，苔薄白腻、质红，前法续进。上方去制半夏、炒陈皮。

　　守方服用，症情稳定，胸闷及心前区疼痛逐渐好转。

　　【评析】　真心痛出于《黄帝内经》，其曰："真心痛，手足青至节，心痛甚，旦发夕死，夕发旦死。"《金匮要略·胸痹心痛短气病》云："胸痹不得卧，心痛彻背，瓜蒌薤白半夏汤主之。"本案为真心痛之轻者，胸痹之类证，痰瘀交互，心气不得通达，故以瓜蒌薤白合温胆化痰通达，丹参、桃仁、赤白芍活血通

络为主，佐以养心安神治之。

（《中华名中医治病囊秘·张镜人卷》）

8. 张志雄

🍅 案例一：活血化瘀，豁痰通络法治疗心肌梗死案

田某，女，63 岁。

患者在 1966 年体检发现高血压，伴有头痛、头晕，血压最高达 220/110mmHg，间断服复方降压片尚可控制症状。1976 年开始经常发作心前区绞痛。发病前一日下午饱餐后上腹部疼痛如绞，曾用阿托品等无效，第二天上午阵发性绞痛加剧伴呕吐、便秘。两次急诊，以腹痛待查入院。体检：体温 38℃，脉搏 72 次 / 分，血压 160/100mmHg，精神差，心浊音界向左下扩大，心率 72 次 / 分，心尖区可闻及 Ⅱ 级收缩期杂音，$A_2=P_2$，腹软无包块，剑突下触痛明显。心电图 ST 段示：Ⅱ、Ⅲ、avF 导联抬高 0.2 ~ 0.4mV，Ⅰ、avL、V_4、V_5、V_6 导联压低 0.2 ~ 0.3mV；T 波 V_4、V_5 导联示倒置。诊断：急性下壁心肌梗死。证属真心痛气滞血瘀型。治宜活血化瘀、豁痰通络。

处方： 益母草 15 克，丹参 15 克，川芎 9 克，瓜蒌 15 克，半夏 9 克，枳实 9 克，黄连 1.5 克，失笑散 9 克，青宁丸 9 克。

二诊： 服药 7 剂，心绞痛未发作，4 天后腹痛消失，精神好转，大便通畅，心电图 Q 波加深，ST 段 Ⅱ、Ⅲ、avF 导联接近基线，T 波倒置变浅，符合心肌梗死演变期，原方不变动，继服 7 剂。

三诊： 2 周后偶有胸闷憋气，指末不温，脉细无力，苔厚腻虽化，舌质仍偏红。属于气阴两虚之证。宜益气养阴，化瘀通络。

处方： 南北沙参各 15 克，麦冬 9 克，五味子 3 克，石斛 15 克，丹参 15 克，川芎 9 克，苏木 9 克，桂枝 9 克，生地黄 15 克。

药后症状消失，原方续服以巩固疗效，出院。

（《当代名医临证精华·冠心病专辑》）

【评析】 本例张志雄辨为真心痛气滞血瘀型。气机郁滞，瘀血内停，脉络

不通，故见心前区及上腹部疼痛如绞。治疗宜活血化瘀、豁痰通络。方中益母草、丹参、川芎均为活血化瘀之品，有祛瘀生新之功。川芎尚能行气止痛，为血中之气药。瓜蒌、半夏能豁痰化浊，枳实理气行滞，方中加入失笑散加强活血祛瘀、散结止痛之功。三诊时为心肌梗死的恢复期，表现为气阴两虚之证候，故治以益气养阴、化瘀通络，以生脉散加减。方中沙参养肺胃之阴，麦冬养阴清热，五味子酸敛且能生津。石斛、生地黄养阴清热，桂枝温阳通脉，丹参、川芎、苏术活血化瘀。经过调治，诸症皆除。

🍅 案例二：攻里通下，祛瘀化浊法治疗心肌梗死案

唐某，男，47 岁。

患者 3 年前发现高血压，一般在 130 ～ 150/90 ～ 100mmHg，伴头晕失眠、头痛，服复方降压片可以控制。1982 年 2 月发生心前区疼痛，未经治疗而缓解。1 周前无明显诱因出现阵发性胸骨后压榨性疼痛，一日发作数次，每次 3 ～ 5 分钟，在原单位医务室诊为胃炎、胃痉挛，服阿托品、普鲁本辛等药均无效，当天来院急诊。疼痛呈持续性，且阵发性加剧，向左肩背部放射，上腹部胀痛，大便干，头晕，心慌，气急，出冷汗而住院。体检：体温 37.5℃，脉搏 76 次 / 分：血压 124/84mmHg，神志清，口唇、指、趾无紫绀，心界不扩大，第一心音减弱，律齐，无病理性杂音，$A_2 > P_2$，肺部无啰音，剑突下压痛。心电图：急性前壁心肌梗死，其中 ST 段 V_2 导联抬高 0.5 mV。胸闷憋气，胸膺两乳间疼痛，心痛彻背，头晕心慌，出冷汗，上腹部胀满不适，大便干，脉弦数，舌质红，苔黄腻，证属阳明腑实。治则：攻里通下，祛瘀化浊。

处方： 生军 9 克，川朴 6 克，枳实 9 克，黄芩 6 克，半夏 9 克，瓜蒌 15 克，菖蒲 15 克，川连 3 克，丹参 15 克，失笑散（包）9 克。

二诊： 服药后诸症大减，脉转弦滑，舌质较润，黄腻苔较前已化一半，复查心电图符合心肌梗死演变期，处方用药当予养阴益气、化瘀通络，稍佐调理脾胃之药，服 14 剂，病情稳定。

（《当代名医临证精华·冠心病专辑》）

【评析】 本例患者初期表现为胸闷憋气，其后心痛彻背，胸膺间疼痛，上腹部胀满，大便干结，结合脉症舌象分析，脉弦主痛主实，滑为痰浊，数则有热，舌质红苔黄腻，证属痰浊胶结，痰热互阻腹中，故从阳明腑实证治之，用攻里通下、祛瘀化浊之法。方中川军、厚朴、枳实通腑泄热，瓜蒌、半夏、菖蒲化痰泄浊通心气，黄连、吴萸和胃降逆，丹参、失笑散活血祛瘀，散结止痛。六腑以通为用，以降为顺，使阳明腑实得通，故诸症大减，在其恢复阶段，又当恢复其正气，益气养阴、化瘀通络进行调治，自当取得良好效果。

9. 潘澄濂

案例：回阳救逆，调气通络法治疗冠心病心肌梗死案

钱某，男，62岁。

患者既往有冠心病病史，半夜起心胸剧痛，至晨未止，面唇苍白，肢冷，咳嗽气急，脉象沉细不匀，舌苔白腻，质带紫灰。西医诊断为冠心病，心肌梗死，证属瘀凝气滞，心阳不运，急投回阳救逆，调气通络方。

处方：别直参、炙甘草、降香各6克，淡附片、桃仁各9克，葱白4条，丹参15克，苏合香丸2粒。

服药1剂后，心痛减轻，胸痹未舒，且觉烦躁，发热，体温38.6℃，病情转变为血瘀化热，伤阴耗气，乃改投丹参饮加丹皮、赤芍、白薇、孩儿参、麦冬、失笑散、苏合香丸等加减，经过1周治疗，病情稳定。

【评析】 本例真心痛，为心阳衰竭、瘀凝络塞所致，宜附片、别直参回阳救逆，桃仁、丹参、降香理气活血，佐炙草、葱白通阳和中。加用苏合香丸，辛窜定痛，辟秽开窍，以助参附之功。待阳气渐复，阴伤血瘀显露，又以活血养阴投入而奏效。

（《潘澄濂医论集》）

10. 夏锦堂

🍅 **案例：芳香温通，活血化瘀，兼以散寒法治疗冠心病心肌梗死案**

白某，男，51 岁。1986 年 6 月 28 日初诊。

患者胸闷痛已 11 年。经常胸闷胸痛，心悸气短，活动时加剧；全身乏力，大便溏，近两日身微恶寒，头晕头痛。舌紫苔薄，脉沉弱。西医诊断：①心肌供血不足；②小面积心肌坏死。辨证属胸阳不振，心血瘀阻，兼感寒邪。治宜芳香温通，活血化瘀，兼以散寒。

处方：川芎 15 克，红花 12 克，丹参 30 克，赤芍 12 克，郁金 10 克，苏梗 10 克，细辛 3 克，降香 6 克，党参 15 克，瓜蒌 12 克，炙甘草 6 克，3 剂。

另：冠心苏合丸，每次 1 丸，每日 3 次。

二诊：药后得汗，恶寒已罢，头晕头痛随减，胸痛亦明显减轻，自觉全身有力，大便仍溏。舌脉如前。外感已从汗解，胸阳渐振，脾失健运。守原意增损。

上方去细辛、苏梗，加云茯苓 12 克，炒白术 10 克，元胡 10 克，6 剂。

三诊：胸痛基本消除，活动亦不心悸气短，大便成形。舌红稍紫，中有黄腻苔。血瘀已有化机，尚有痰浊停聚。法当芳香温通、化瘀宣痹。

处方：川芎 15 克，红花 12 克，丹参 30 克，赤芍 12 克，菖蒲 10 克，郁金 10 克，降香 6 克，干薤白 10 克，党参 15 克，炙甘草 6 克，瓜蒌 12 克，7 剂。

另：冠心苏合丸，每次 1 丸，每日 1 次。

服药 1 周病瘥。

（《中国现代名中医医案精华（第五卷）》）

【评析】　胸痹为本虚标实之病。本例胸痹胸阳不振为本，心血瘀阻及兼感寒邪属于标。根据急则治其标的原则，夏锦堂以芳香温通，活血化瘀，兼以散寒为主进行治疗。一诊方中川芎、红花、丹参、赤芍活血化瘀，苏梗宽胸利膈，细辛祛风散寒，党参、炙甘草补益心气以治其本，瓜蒌化痰开胸散结，郁金、降香、冠心苏合丸芳香温通。二诊患者恶寒已罢，胸痛减轻，胸阳渐振，故去细辛、苏梗。仍大便溏，当健脾胃，加云苓、白术，并以元胡加强活血行气之力。三诊苔黄腻,有痰浊停聚,当芳香温通,化瘀宣痹。故加菖蒲以化痰,薤白通阳宣痹。治疗用药精当,取得良好效果。

11. 胡希恕

🍅 案例:调和少阳,行气活血法治疗冠心病心肌梗死案

李某,男,67岁。1965年5月28日初诊。

患者诉气短、胸痛、胸闷1月余,4月23日某医院诊断为"心肌梗死(愈合期)",曾服复方硝酸甘油、氨茶碱等无效。又找中医治疗,以益气活血、化痰通络(白人参、黄芪、瓜蒌、赤芍、降香、桃仁、薤白、郁金等)治疗近1个月,未见明显疗效。左胸灼热痛,气短,动则明显,时寒时热,心下堵,口苦,时头胀,失眠,大便微干,舌苔黄,脉弦滑。予大柴胡汤合桂枝茯苓丸加味。

处方:柴胡四钱,半夏三钱,黄芩三钱,白芍三钱,枳实三钱,生姜三钱,大枣四枚,桂枝三钱,茯苓四钱,桃仁三钱,大黄二钱,生石膏一两,炙甘草一钱。

二诊:6月1日。上药服3剂,各症均已,惟感夜间憋气,食后烧心,大便干,舌苔黄,脉弦滑略数。上方增大黄为三钱。

三诊:12月23日,上药服2剂夜间憋气已,外出活动仍感气短,但休息后症状渐渐消失,未再来诊。今因咳嗽1周而来诊,予半夏厚朴汤加味。

(《中国百年百名临床家丛书·胡希恕》)

【评析】 急性心肌梗死的治疗,针对胸闷胸痛大多采用活血化瘀、理气行滞的疗法。本病案在治疗过程中,先后用了活血理气药,但前医无效,而胡希恕疗效明显,其关键是前医在辨治过程中未注意患者的寒热虚实,而胡希恕首先辨清了属实热,并定位在半表半里,再进一步辨出是大柴胡汤合桂枝茯苓丸方证,故效如桴鼓。

12. 顾丕荣

🍅 案例:温阳散寒,豁痰化瘀法治疗冠心病心肌梗死案

杨某,男,61岁。

1 个月前感心前区痛，活动后加重，无放射痛，能自行缓解。1978 年 3 月 4 日心前区疼痛发作持续 1 个半小时，未给药而自行缓解。3 月 5 日凌晨 1 时许胸前区突发疼痛，持续 7 小时许，来院急诊。心电图提示：急性前壁心肌梗死，窦性心动过速。故收治入院。

经西医常规处理后"病情曾一度稳定。但 3 月 9 日中午起病人胸痛加剧，四肢厥冷，血压下降，心电图复查示心肌梗死范围扩大，故邀中医急会诊。

初诊：1978 年 3 月 9 日心前区疼痛，为心脉不通，不通则痛，四肢厥冷，舌黯淡，苔白腻，脉弦。心阳衰微，病情危笃。堪虑内闭外脱，急拟温阳强心，化瘀止痛。

别直参 9 克，附片 15 克，丹参 30 克，当归 12 克，川芎 9 克，炒赤芍 12 克，桃仁 9 克，红花 6 克，炒元胡 9 克，王不留行 12 克，全瓜蒌 18 克，薤白 9 克，毛冬青 30 克，云南白药保险珠 2 粒分吞，1 剂。

二诊：3 月 10 日。昨予温阳强心、化瘀止痛，心区痛缓，四肢渐温，但腹部胀满，血压偏低，舌质淡苔厚腻，脉细弦，药症合拍，再予前方，略小其制。

生晒参 9 克，附片 6 克，桂枝 4.5 克，炒赤芍 9 克，全瓜蒌 18 克，薤白 9 克，炒枳实 6 克，毛冬青 30 克，川芎 6 克，王不留行 9 克，云南白药保险珠 1 粒吞，朱远志 6 克，柏子仁 9 克，1 剂。

三诊：3 月 11 日。心前区疼痛显著改善，腹胀已减，肢末渐温，胸仍闷，时有腹痛，舌质黯苔浊腻，此心脉渐通，痰浊尚盛，再拟前方出入。

生晒参 6 克，附片 4.5 克，全瓜蒌 15 克，薤白 9 克，桔梗 3 克，枳壳 6 克，毛冬青 30 克，炒赤芍 9 克，川芎 6 克，木香 4.5 克，生甘草 3 克，丹参 15 克，王不留行 9 克，2 剂。

四诊：3 月 13 日。近来心区微痛，但胸中郁闷，舌质黯苔薄腻，脉细略滑。乃湿浊阻于膈间，清阳失展，症情逐渐向安。其肠鸣漉漉，得矢气则舒，再拟原方而小其制。

炒党参 15 克，附片 6 克，全瓜蒌 15 克，薤白 9 克，毛冬青 30 克，川芎 9 克，炒赤芍 9 克，丹参 15 克，王不留行 9 克，桂枝 4.5 克，降香 3 克，木香 9 克，生甘草 9 克，2 剂。

药后症情稳定，遂回劳保医院调理。

【评析】 急性心肌梗死属中医"真心痛""厥心痛""胸痹"等范畴。《灵枢·厥病》曰："真心痛，手足青至节，心痛甚，旦发夕死，夕发旦死。"《类证治裁》记述："……若真心痛，经言旦发夕死，由寒邪攻触，猝大痛，无声，面青气冷，手足青至节，急温散其寒，亦死中求活也。"此例心肾阳衰，为寒邪所乘，寒则血凝，以致猝然大痛，故急温其寒，用参附汤回阳救逆。瓜蒌、薤白以通阳豁痰，重用丹参、桃仁、红花、王不留行、毛冬青等旨在祛瘀通脉，云南白药保险珠具有较强的祛瘀止痛作用，取其救急。

（《上海老中医经验选编》）

13. 李敬之

案例：益气生脉，通阳开窍法治疗冠心病心肌梗死案

柯某某，男，60岁。

患者汗出，肢冷，心悸，胸闷憋气，心前区剧痛不解，气短，血压下降（当时在急诊室抢救）。舌淡苔白，脉沉细弱。心电图示：急性心肌梗死。辨证属气血虚弱，心阳痹阻。治宜益气生脉，通阳开窍。

急服苏合香丸1粒（通窍镇痛散1瓶亦可，如不能吞服可用鼻饲，若出现脱证，中西医结合抢救）。病情稳定住院治疗，用益气温阳通络之剂。

处方：生黄芪30克，西洋参9克，杭麦冬9克，五味子9克，五加皮6克，莲子心3克，全瓜蒌30克，南薤白30克，姜半夏9克，云茯苓12克，杏仁泥9克，紫苏梗9克，紫苏子9克，紫丹参30克，元胡6克，生甘草3克，三七面（冲服）3克。

经抢救后住院治疗，服上方药60剂后，症状消失，病情稳定出院。继续在门诊巩固治疗。

（《北京市老中医经验选编（第二集）》）

【评析】 本案病情危急，属阴闭。急则急治，急服苏合香丸以温通开闭，体现了中医急救的思想，待病情稳定，缓治其本，拟益气温通之剂，方用生脉散

合瓜蒌薤白半夏汤化裁治之。黄芪重用补气升阳，丹参、元胡、五加皮活血通络。标本缓急，用药得当，收效甚佳。李敬之治胸痹善用生脉散，实为治病求本之意，值得借鉴。

14. 高辉远

🍅 案例一：益心活血，安神定志法治疗冠心病心肌梗死案

张某男，71 岁。1991 年 7 月 5 日就诊。

患者反复心绞痛发作 20 余年，曾多次住院检查治疗，确诊为冠心病。长年服消心痛、潘生丁等扩张血管药物，病情始终不稳。1991 年 3 月因突患急性心肌梗死，予扩冠、强心利尿对症治疗后，病情基本稳定而转入内科住院。经用扩冠、强心利尿剂及间断吸氧等疗法，效果不著而请中医会诊。心前区时有刺痛，活动或情绪波动后加剧，胸闷气短，心烦不安，少寐多梦。舌质黯红，苔黄厚腻，脉沉细。心电图检查示：心电轴左偏，广泛性前壁心肌梗死（演变期），心肌有缺血性改变。心脏超声心动图示：冠心病、心肌梗死。胸片示；主动脉弓纤曲增宽，心脏左心室影增大。尿常规检查示：尿蛋白（＋），白细胞 3 ～ 5 个 /HP，上皮细胞 4 ～ 6/HP。此病人年逾七旬，胸痹久延，正气衰惫，气血失调，心血瘀阻，心神失养而发为真心痛。治拟益心活血，安神定志，方用自拟养心定志汤加减：

太子参 10 克，炙甘草 5 克，茯苓 10 克，菖蒲 10 克，远志 10 克，淮小麦 10 克，丹参 10 克，佛手 10 克，大枣 5 枚，元胡 10 克。

药进 6 剂，诸症稍缓，舌脉同前，然心悸怔忡，活动时气短明显，原方加生黄连 15 克，龙骨 15 克，以增强补心益气，重镇安神之效，6 剂水煎。药后心胸刺痛、心悸怔忡大缓，眠差改善，胸闷气短稍减，但有口干多汗，舌红黯，苔薄白乏津，脉弦细涩。原方加麦冬 10 克，五味子 6 克。每日 1 剂，水煎每日分 2 次服。

始终以上方为主，间或据其病情变化，随证出入调治 2 月余，上述症状逐渐消失。心电图复查示：心肌缺血性改变较前显著改善。停药后 3 个月随访，病情较为稳定。

（《高辉远临证验案精选》）

【评析】　本案西医诊断为急性前壁心肌梗死（演变期），心功能不全，病情较危重，高辉远辨证属心气虚损，心力不足，心神失养，故治以益心活血，安神定志，予自拟养心定志汤加减，并随证出入调治，终使病得转机，诸恙消失。从本案可以看出高辉远辨证准确，立法严谨，选方谨遵病机，用药灵活，故收效其佳。

🍅 案例二：益气养心，调气活血法治疗冠心病心肌梗死案

张某，男，62岁，1992年3月27日初诊。

患者因阵发性心前区疼痛10个月，加重3个月入院。患者自1991年7月始出现心前区疼痛，当时含硝酸甘油片后缓解，故未介意，至1991年12月30日病情突然加剧，频发胸背疼痛，持续约5小时，遂在当地医院做心电图示："急性下壁心肌梗死"，经抢救治疗后好转。此后每于晨起或活动后即心绞痛发作，每次持续3～5分钟，放射至左肩背、手臂，虽含服硝酸甘油、消心痛可减轻症状，但病情始终不稳定，故收住院。诊为冠心病心绞痛，急性下壁心肌梗死恢复期。遂请中医会诊。患者精神紧张，气憋胸闷，心前区隐痛，痛甚彻背，神疲易倦，心悸气短，舌质淡黯、苔薄白，脉细弦。此为心气不足、血脉瘀阻、不通则痛之证，治宜益气养心，调气活血之法。

处方：太子参10克，茯苓10克，菖蒲10克，远志10克，小麦10克，元胡10克，佛手10克，葛根10克，丝瓜络10克，赤芍10克，丹参10克，炙甘草5克，大枣5枚。

服6剂药后，精神转好，心绞痛减缓，夜寐尚安，舌淡黯，苔薄白，脉细弦。原方去丝瓜络、葛根，加黄芪15克，龙骨15克。进药6剂，体力增强，心绞痛发作次数减少，活动后仍有心慌气短，易汗，宗方继服。病情日趋平衡。以前方为基础，其间稍加出入，共服42剂药后，精神转佳，体力恢复，症状消失，心痛未发，病情稳定而出院。

【评析】　胸痹患者，高辉远《备急千金要方》之定志丸意，以益气养心，合《金匮要略》之甘麦大枣汤，取甘缓宁心，以治其本；加丹参、赤芍、元胡、

佛手等药，行气活血，以治其标。群药相合，可收通中有补、补中有攻、标本兼顾、攻补兼施之效，即所谓"知标本者，万举万当"是也。

（《高辉远临证验案精选》）

🍅 案例三：益气养血，和血健脾法治疗冠心病心肌梗死案

武某，女，64岁。

患者既往有冠心病史，时有心绞痛发作。1985年1月心绞痛发作较剧，持续不缓解，心电图示：急性下壁、前壁心肌梗死，经某医院救治得安。1986年4月再次心绞痛发作，胸骨后呈压榨性疼痛，伴有大汗淋漓，立即卧床抢救，稍见缓解。心电图示：急性前壁、下壁心肌梗死，转我院住院。患者心率较慢，血压偏低，情绪波动则心悸，甚则心绞痛，室性早搏，自觉全身乏力，食欲极差，腹部胀满，双下肢浮肿。西医采用扩张血管和调节心律药物，舌质色淡，苔薄白，脉沉细而迟，时有结代。脉证合参，辨证为心气不足、心营痹阻，兼脾胃不和之候，治宜益气养心，和血健脾之法。

处方： 太子参10克，茯苓10克，菖蒲8克，远志8克，丹参10克，川芎10克，元胡8克，桂枝6克，小麦10克，厚朴10克，枳实10克，焦楂10克，檀香5克，炙甘草3克，大枣5枚。

煎服12剂，全身乏力好转，腹胀减轻，心绞痛已止，坚持原法不变，病情日趋稳定，心功能亦渐恢复，约半年出院颐养，随访未再发作。

（《高辉远经验研究》）

【评析】 患者胸痛剧烈，全身乏力，心率慢，血压低，舌淡，苔薄白，脉沉细而迟，时有结代，为心气不足，心营痹阻之象；同时伴有食欲等，腹部胀满等脾胃不和之候。高辉远脉证合参，明辨其证，采用益气养心、和血健脾之法，方中太子参、茯苓、远志、菖蒲补心气，通心窍，交通心肾；丹参、川芎活血化瘀；桂枝、甘草调和营卫；元胡、檀香理气止痛；兼以厚朴、枳实、焦楂理气健脾和胃；甘麦大枣以缓肝，急宁心志。综观全方，诸药配伍精当，共奏益气养心，理气活血之功效。使其通中有补，补中有收，标本兼顾，故其方效著而心痛自止。

15. 李辅仁

🌰 **案例一：强心补肾，益气活血法治疗冠心病心肌梗死案**

李某，男，75 岁。1990 年 10 月 13 日初诊。

患者因胸闷憋气，心前区疼痛入院。诊见面色黯无光泽，精神倦怠，呼吸微促，胸闷疼痛，心悸气短，纳少多梦，腰酸乏力，颈项不舒。舌质黯，苔薄白，脉沉细微而结。超声心动图示：广泛前壁心梗，房颤。1990 年 10 月 13 日至 28 日，两次发生急性左心衰竭，以后频发房早。血压 16.6/12.0kPa（125/90mmHg），本温 36.8℃，脉搏 80 次 / 分，双肺底少量湿啰音。辨证属心肾双虚，气虚血瘀。治宜强心补肾，益气活血。

处方： 太子参 20 克，麦冬 20 克，五味子 5 克，炒远志 10 克，丹参 20 克，砂仁（后下）5 克，郁金 10 克，归尾 15 克，川芎 10 克，赤白芍各 15 克，陈佛手 10 克，黄芪 20 克，枸杞子 15 克，桑寄生 15 克，炒枣仁 15 克，西洋参（另煎水兑冲）3 克，7 剂。

二诊： 心前区痛、憋气等减轻，惟腰酸及项颈不舒。原方加减：

党参 20 克，麦冬 15 克，五味子 5 克，柏子仁 15 克，葛根 15 克，黄芪 15 克，归尾 15 克，桑寄生 15 克，枸杞子 15 克，金毛狗脊 15 克，黄精 15 克，7 剂。

三诊： 服前方药后，颈项舒适，胸闷疼痛消失，腰酸已减轻，共服药 28 剂，房早消失，病获痊愈。

（《中国现代名中医医案精华（第六卷）》）

【评析】 本案为心肾两虚，气虚血瘀之证。精神倦怠、呼吸微促、心悸气短、纳少多梦、腰酸乏力为心肾气虚之象。心气虚运血无力，故见胸闷疼痛、面色黯无光泽、舌质黯、脉细结等血瘀之象。治当补益心肾，益气活血。方中黄芪、西洋参、太子参、麦冬、五味子补益心之气阴，枸杞子、桑寄生补益肾气，丹参、郁金、归尾、川芎、赤白芍活血化瘀，炒枣仁养心安神，炒远志化痰宁神，砂仁、陈佛手行气和胃。二诊仍有腰酸及项颈不舒，故继以黄芪、党参、麦冬、五味子补心之气阴，以柏子仁养心安神。归尾、葛根活血祛瘀，且葛根有升阳生津解肌之效，对颈项不舒之症尤其适宜。桑寄生、枸杞、金毛狗脊补益肝肾、强腰膝，黄精滋肾润肺、补脾益气。方药切中病机，故治疗后病获痊愈。

🍅 **案例二：强心补肾，益气活血化瘀法治疗心肌梗死案**

杨某，男，72 岁，1991 年 10 月 9 日初诊。

患者患急性前间壁心梗合并频发性房早、房颤。超声心动图：广泛前壁心梗，心律失常房颤。患者胸闷憋气、心悸、腰酸乏力，舌质黯紫、苔白，脉结。

辨证为心肾双虚，气虚血瘀。

治则强心补肾，益气活血化瘀。

以益心汤（党参 20 克，丹参 20 克，麦冬 15 克，五味子 10 克，龙眼肉 10 克，郁金 10 克，炒远志 10 克，菖蒲 10 克，柏子仁 10 克，瓜蒌 15 克，薤白 10 克，葛根 10 克，生黄芪 20 克）加四物汤配枸杞子 10 克，黄精 10 克，首乌藤 30 克，西洋参 5 克，另煎兑入。

共服 21 剂，诸症消失。

【评析】　治疗冠心病时，以调其气血为首要。血气行于血脉之中，因心气虚乏，从而血流缓慢无力，形成气虚血瘀，出现舌质黯或紫，脉象迟缓、迟涩或结。李辅仁用自拟益心汤养心安神，化瘀通痹，加用四物汤加强活血之功，同时患者为老年男性，配合使用枸杞子、黄精等补肾制品，共奏补肾益气，活血通络之效。

（《国医大师验案精粹·内科篇》）

16. 刘惠民

🍅 **案例：补肾养心，行瘀豁痰通络法治疗冠心病心肌梗死案**

雷某，男，53 岁，1972 年 6 月 22 日初诊。

患者患高血压 3 年多，血压一般持续在 160/90mmHg 左右。于 2 个月前的某日中午，突然胸闷，头晕，目眩，面色苍白，冷汗淋漓，继之失去知觉，急送医院，经心电图检查诊断为急性后壁心肌梗死，入院治疗 1 月余，好转出院。现仍感心慌，胸闷，活动略多则下肢浮肿，近日复查心电图，诊断为亚急性后壁心肌梗死。诊见面色红润，体胖，舌苔薄白，脉沉弱细涩。证属心肾两虚，血瘀痰浊闭阻经络。治宜补肾养心，行瘀豁痰通络。

处方：生地 15 克，丹皮 12 克，山茱萸 12 克，桑寄生 18 克，川牛膝 15 克，夏枯草 15 克，珍珠母 31 克，远志 12 克，瓜蒌 15 克，薤白 12 克，陈皮 12 克，山药 24 克，丹参 15 克，当归 12 克，鲜玉米须 31 克。

水煎两遍，分两次温服。

9 月 6 日二诊：服药 20 余剂，活动量较前增加，胸闷、心慌减轻，下肢浮肿也有好转，饮食、睡眠如常。日前除略感轻微头晕外，无明显不适。舌苔脉象如前。原方去山茱萸，加枸杞子 12 克，海藻 15 克，菊花 15 克，水煎服。

12 月 25 日三诊：又服药 30 余剂，胸闷疼痛已消失，血压较前下降，饮食、睡眠均好，近日复查心电图为陈旧性后壁心肌梗死。血压为 150/80mmHg，舌苔薄白，脉沉弦细。仍守原法略行加减，配丸药 1 料，以资巩固。

当归 77 克，远志 77 克，柏子仁 77 克，五灵脂 62 克，山药 93 克，丹皮 74 克，生熟地各 46 克，枸杞子 62 克，何首乌 93 克，元胡 62 克，海藻 77 克，麦门冬 93 克，红花 62 克，鸡血藤 62 克，陈皮 77 克，薤白 93 克，瓜蒌 124 克，白术（土炒）93 克，砂仁 62 克，白芍 77 克，女贞子 77 克，菊花 74 克，桂圆肉 77 克，炒酸枣仁 93 克，莱菔子（炒）74 克，炙甘草 62 克。上药共为细粉，用玉米须 93 克、桑寄生 248 克、夏枯草 248 克，水煎两遍，过滤取浓汁与上药粉共打小丸。每次 9 克，每日 3 次，温开水送服。

（《当代名医临证精华·冠心病专辑》）

【评析】 本案患者心慌、面色苍白，下肢浮肿为心肾两虚的征象，胸闷、体胖、脉沉细涩等为血瘀痰浊阻络之故。故刘惠民治以补肾养心，化瘀豁痰通络。方中山茱萸、桑寄生补益肝肾，川牛膝、丹参、当归活血化瘀，生地、丹皮养阴凉血，夏枯草、珍珠母清肝平肝，远志化痰宁神，瓜蒌、薤白化痰通阳散结，陈皮理气化痰，山药健脾补益气阴，玉米须利水消肿。经过治疗诸症好转，但有头晕，故以枸杞子补肝肾，菊花平肝清利头目，海藻消痰。后宗上方之旨进行加减而组成的新方为小丸，长期服用，以巩固疗效。刘惠民认为，冠心病调治并非一朝一夕之功，故其在汤剂收效后往往嘱以丸剂、酒剂以图缓效，充分体现了对冠心病治疗的深刻认识。

17. 吴圣农

🍅 案例：养真阴泻相火法治疗冠心病心肌梗死案

陈某，男，67 岁。

患者心前区闷痛间歇性发作、进行性加重 12 小时，含服硝酸甘油片无效。心电图示：前间壁心肌梗死。请吴圣农诊治，胸闷，便干结，心前区悸痛屡发，面赤升火，烦躁口干，舌红少津苔干黄，脉弦滑数左甚于右。阴虚于下，阳亢于上，相火偏胜，心阴耗损，君相火盛则悸痛眩晕、口苦便结等一派燥火之象见矣。以养真阴泻相火为法。

处方：生地 30 克，生首乌 12 克，制黄精 12 克，朱黄连 1.5 克，知母 6 克，丹参 15 克，丹皮 9 克，生牡蛎（先煎）30 克，失笑散 9 克，生军（后下）6 克。

服 3 剂，胸闷痛、口干苦均有好转，大便通润而热臭，眠食均可，舌尖中干红，苔两边及中根干黄。上方去首乌、知母、牡蛎，加川石斛、太子参、朱远志、瓜蒌皮等。又服 10 余剂，临床症状基本消失。心电图示心肌梗死恢复期，心肌缺血减轻，出院休养随访 4 年，除偶有胸闷外，无其他不适。

（《中国当代中医专家临床经验荟萃》）

【评析】　本案吴圣农根据其症状、舌苔、脉象辨证为肝肾阴虚，君相火旺，治疗仍从本虚标实着手，以养真阴为主，泻相火为辅，阴复津生则阳潜火清而悸痛眩晕自止。

18. 邢子亨

🍅 案例一：补养心气，宣通中焦法治疗冠心病心肌梗死案

高某，男，58 岁，干部，1972 年 6 月 15 日初诊。

患者 1963 年发现高血压、冠心病。1972 年 5 月 23 日在劳动中突然觉胸痛、紧缩感，持续数分钟，休息后缓解，未予注意。6 月 28 日中午，突发胸骨后压

缩性胀痛，胸憋，出冷汗，恶心，持续约半小时，遂于 1972 年 5 月 29 日急诊入院。住院半个月，卧床不能活动，胸腹憋胀，不曾大便，小便黄赤量少，不能进食，舌绛苔厚干涩，脉虚弦数。西医诊断为急性前间壁心肌梗死。

病症分析：本例与中焦运化不良有关。中焦失于运化，津液不能濡润，大便因干涩而不行，舌苔因津少而涩厚，津液不能下行而小便黄少。"中焦受气取汁变化而赤是谓血"，中焦运化不良，血供受阻而发病。拟补养心气，宣通中焦之剂。

处方：当归 15 克，炒白芍 12 克，茯神 15 克，远志 9 克，东参（另煎）6 克，辽沙参 12 克，枳壳 6 克，厚朴 9 克，莱菔子 9 克，炒槟榔 9 克，火麻仁 24 克，郁李仁 12 克，番泻叶 6 克。

6 月 17 日二诊：服药后下干硬粪便很多，以后作心电图检查未见心衰，精神尚好。前方去莱菔子、郁李仁、番泻叶，加丹参 12 克，红花 5 克，陈皮 12 克。

6 月 21 日三诊：大便通润，食欲渐开，食量增加，胸腹已不憋胀。惟体质虚弱，不能活动。再以前方加补肾之枸杞子 12 克，山萸 12 克以生精气。

6 月 27 日四诊：病已大好，精神已振，食欲睡眠均好，脉亦平稳，为拟善后之方继续调治。

处方：当归 9 克，炒白芍 9 克，茯神 12 克，远志 9 克，辽沙参 12 克，东参（另煎）6 克，枸杞子 12 克，山萸肉 12 克，红花 6 克，夜交藤 15 克，陈皮 12 克，炙甘草 6 克。

治疗 1 月余，痊愈出院。

（《邢子亨医案》）

【评析】 本案结合其症状及舌脉之象，当属心气不足，胃阴亏虚，同时合并中焦气滞，实乃心胃同病，故治疗注意，心胃同治，治以补心气、滋胃阴，理气和胃。邢子亨在此基础上，重视通畅大便，采用润肠通便之法，使大便解，而腹胀除。同时邢子亨也非常重视肾作为先天之本的重要作用，在诸症减轻之后，加用补肾之品，终善其后。

🍅 案例二：养心舒肝活血法治疗冠心病心肌梗死案

高某，男，45 岁，干部。1974 年 8 月 30 日入院。

1973 年 6 月 3 日，患者于生气后，剑突下突然憋闷、刺痛，向胸部扩散，须静坐或躺卧，不敢活动，动则疼痛加剧，持续 3 ~ 4 分钟自行缓解。近 1 年来发作 5 次，均在情绪激动时发生，服硝酸甘油类药物缓解。1974 年 8 月 25 日患者骑自行车上班，在猛蹬时，上述症状突然发生，较以前加重，憋痛向胸部放散，全身出冷汗，手指发凉，头痛头晕，难以呼吸，更不敢稍加活动，持续 4 ~ 5 分钟，服药缓解。以后每天发作 2 ~ 3 次，在行走稍用力时即发作。8 月 30 日因病情加重急诊入院。

9 月 12 日初诊： 面色黧黯，表情痛苦，心前区偶有不适感，肝区疼痛，腹胀恶心，呕逆不能食，有时烦躁失眠，舌红无苔，脉沉细数。西医诊断为冠心病，急性前间壁心肌梗死。

病症分析： 因肝气郁滞影响心脏供血不足，故见心前区憋痛，兼有肝区疼痛、腹胀、恶心呕逆等肝病症状。心阴不足则烦躁失眠，舌红无苔。气血阻涩则见面色黧黯。肝主疏泄，性喜条达，疏则气血通畅，郁则气滞血阻。肝气郁滞，血行阻涩，心肌失养则心前区憋痛并发肝郁症状。拟养心舒肝活血之剂。

处方： 当归 15 克，茯神 15 克，炒枣仁 18 克，龙骨 15 克，丹参 15 克，红花 6 克，元胡 9 克，青皮 7 克，郁金 6 克，厚朴 9 克，荔枝核 15 克，炒槟榔 9 克，焦三仙各 6 克，炙甘草 6 克。

方解： 当归、茯神、炒枣仁、龙骨养心安神，元胡、郁金、丹参、红花活血止痛，厚朴、青皮、荔枝核、槟榔疏肝理气，焦三仙、炙甘草消食和中以调脾胃。

9 月 16 日二诊： 胸憋缓解，肝区痛减轻，腹已不胀，稍能进食，睡眠略好，再以前方继服。

9 月 24 日三诊： 上述症状渐见减轻，精神好转，已能下床活动，食欲睡眠均好。遵前方加补肾助气之药调补精气。

处方： 当归 12 克，茯神 12 克，炒枣仁 18 克，龙骨 15 克，辽沙参 12 克，太子参 12 克，枸杞子 15 克，女贞子 12 克，丹参 12 克，红花 6 克，郁金 6 克，麦冬 12 克，焦三仙各 6 克，炙甘草 6 克。

调治 2 月余，身体康复出院。

【评析】 本案患者素有情志不调，肝郁气滞，气滞则血行不畅，一方面心血瘀阻，不通则痛；另一方面，心脉不通，气血不能濡养心脏，不荣则痛，故发为心痛，连及肝区。气郁日久则化火，火灼阴津，耗伤气血，则烦躁失眠，舌红无苔。故邢子亨予自拟养心疏肝活血之剂，诸症减轻之后，不忘"肝肾同源"之理，又加补肾精之品，终善其后。

19. 乔保钧

🍅 案例：益气养阴，理气活瘀，宁心宣痹法治疗冠心病心肌梗死案

杨某，男，54 岁，干部，1984 年 2 月 22 日初诊。

半年前某夜晚，患者突然出现心前区刀割样疼痛，向左肩胛放射，历经 2 小时之久，某院心电图检查示"心肌梗死"，遂收住院，经西药治疗数月病情缓解，但未根除。近因劳心过度复发。刻诊：心前区阵发性刺痛，稍劳即作，伴心慌胸闷、气短、口干、乏力，睡眠欠佳，饮食尚可，二便通调。检查：舌紫黯，少苔，脉沉无力兼结代。本院心电图检查示：前间壁心肌梗死。证属气阴两虚，气滞血瘀，心血痹阻。治宜益气养阴，理气活瘀，宁心宣痹。

处方：丹参 20 克，麦门冬 15 克，辽五味子 9 克，党参 10 克，川芎 9 克，炒枣仁 15 克，沉香（研末冲服）3 克，延胡索 15 克，石菖蒲 13 克，生龙齿 30 克，生地 15 克，炙甘草 30 克，淡竹叶 3 克，5 剂水煎服。

二诊：睡眠好转，心区疼痛次数减少。刻诊：头胀，腹部时觉下坠，舌黯红，脉弦数，上方去龙齿，加槟榔 9 克，枳壳 9 克，继服 5 剂，

三诊：显效。心区痛及心慌消失。胸闷亦减，睡眠转佳，食后反胃基本消失。刻诊：看书过久则头晕；临睡前仍胃气上逆，口干喜饮，大便略干；舌质紫黯，苔白，脉沉弦。

处方：丹参 20 克，麦门冬 15 克，辽五味子 9 克，炒枣仁 15 克，川芎 9 克，桂枝 5 克，红花 9 克，桂圆肉 10 克，生地 15 克，蒸首乌 30 克，橘红 15 克，云茯苓 30 克，沉香（研末冲服）3 克，炙甘草 15 克，10 剂水煎服。

四诊：诸症基本消失，惟情绪激动或过劳时稍觉不适。上方加胆南星、石斛续服 15 剂。

五诊：精神转佳，周身有力，无明显不适，舌质红、苔白，脉弦滑。

处方：党参 15 克，麦门冬 15 克，辽五味子 9 克，川芎 9 克，炒枣仁 15 克，生地 10 克，桂枝 5 克，石菖蒲 10 克，西杞果 15 克，山药 15 克，郁金 10 克，炙甘草 30 克，淡竹叶 3 克，20 剂水煎服。

六诊：睡眠香甜，神爽力增，惟口干喜饮，舌质红，少苔，六脉沉弦。

处方：党参 10 克，麦门冬 10 克，辽五味子 9 克，红花 10 克，桂枝 5 克，白术 10 克，云茯苓 30 克，炒枣仁 15 克，西杞果 15 克，石菖蒲 10 克，郁金 10 克，石斛 30 克，炙甘草 9 克，淡竹叶 3 克。

此方为宗，续服 30 余剂，康宁如常，恢复正常工作。心电图、心向量复查证实梗死灶已消除。

（《乔保钧医案》）

【评析】 根据患者的临床表现特点，结合舌象、脉象，辨证属气阴两虚，气滞血瘀，心血痹阻。气虚鼓动无力，清阳失展，气血瘀阻，心脉不通，加之阴血亏乏，心失所养，心脉拘急发为心痛。其本为气阴两虚，其标为气滞血瘀，心血痹阻，故治疗过程中，六次诊治始终以益气养阴治本，兼以理气活瘀、宁心宣痹治标。方中重用炙甘草 30 克，益气强心。甘草味甘平，性和而缓，经蜜炙后，性温助阳，色赤入心，与人参或党参、太子参、丹参等配合，具益气扶正、温阳强心之功，虽属"平凡"之品，却有"非凡"之能，故重用之，是本案的用药特点。

20. 巫君玉

🍅 **案例：育阴平肝，活血止痛法治疗心肌梗死案**

魏某，男，58 岁。1971 年 10 月 4 日初诊。

患者因高血压伴发心肌梗死，在上海住院抢救，1971 年 9 月 27 日病情稳定出院回乡疗养。自出院以来，一直心前区满闷掣痛，痛甚则引左肩、颈、头、耳、舌根等处亦时有痛感。患者素性情暴躁易怒，病后尤甚。诊查：大便干，尚可日行，溲赤。脉滑而紧，舌红苔黄，面赤。血压 22.7/10.7kPa（170/80mmHg）。辨证：暴躁易怒，肝阳亢盛可知，逆而上干，心肝同病，气血俱壅，渐次痹结，此胸痹之源于热者。治法：非独斡旋胸阳于一时之可计功者，当育阴以平亢阳，通达以理血脉，于气血间求图本之治。

处方：生地黄 13 克，白芍 15 克，大麦冬各 10 克，川芎 5 克，郁金 7 克，失笑散（包煎）10 克，枳壳 7 克，桑寄生 30 克，茯苓 15 克，当归 15 克，元参 15 克，延胡索 7 克。

三剂，水煎服，每日 1 剂，两煎。

二诊：1971 年 10 月 25 日。病情平稳，原方加香附 10 克，煅龙牡各 30 克，丝瓜络 7 克，生丹皮 10 克，改生地黄 15 克，桑寄生 45 克，继服药 10 剂。

三诊：1971 年 11 月 18 日。胸痛已基本控制，面色仍赤，于仰卧转侧时易作嗝。脉滑大，紧象除，舌苔仍黄。再予以清柔之品。

处方：生地黄 15 克，郁金 10 克，桑寄生 30 克，生白芍 15 克，天麦冬各 15 克，川芎 7 克，元参 15 克，生首乌 10 克，丝瓜络 7 克，失笑散（包）10 克，丹参 22 克，远志 5 克，煅牡蛎 15 克，旋复花（包）7 克。

7 剂，服如前法。

（《中国现代名中医医案精华（第六卷）》）

【评析】　本例为高血压伴发心肌梗死的病例。患者性情暴躁易怒，病后尤甚，为肝阳上亢之表现。肝阳上亢，心肝同病，气血俱壅为其基本病机。故巫君玉治以滋阴潜阳，行气活血。方中生地黄、元参、白芍、天麦冬、当归养阴养血柔肝，桑寄生补益肝肾，川芎、郁金、元胡、失笑散活血化瘀止痛，枳壳行气宽胸。二诊加香附疏肝理气，煅龙牡平肝潜阳，丝瓜络通络止痛，丹皮凉血活血。三诊面仍赤，易作嗝，故上方中加生首乌润肠通便，旋复花降逆下气，远志化痰安神。

21. 张鹏举

🍅 案例：益气养阴，通阳豁血化痰法治疗冠心病心肌梗死案

张某，男，61 岁。1977 年 7 月 8 日初诊。

患者 7 月 7 日中午突感左胸疼痛，抽引肩背，状如针刺，呼吸短促，大汗淋漓，时时欲哕，寸步难移，急诊入院。心电图报告：①冠心病；②急性后壁心肌梗死。观患者形体肥胖，舌质淡、苔薄白，诊脉结代。证属心阳不振，营卫不调，痰湿阻滞，气血不畅，心血瘀阻。治宜通心阳，活血脉，化痰湿，兼以益气养阴。方用生脉散加味。

处方：红参 6 克，麦冬 12 克，五味子 10 克，丹参 30 克，桂枝 12 克，红花 5 克，香附 10 克，半夏 10 克，片姜黄 8 克，炙草 10 克。

上方加减连续服药 2 个月，胸痛减轻，次数减少，饮食增加，二便尚调，行动时稍感短气。脉微细略结代。改服丸药以收其效。

处方：红参 30 克，丹参 90 克，麦冬 46 克，五味子 25 克，生地 45 克，龙骨 45 克，牡蛎 30 克，石斛 39 克，白芍 30 克，红花 25 克，炙草 25 克。

蜜丸 10 克重，早晚各服 1 丸。

【评析】　心肌梗死属于中医"胸痹""心悸""真心痛"范围。多因心气不足、营卫不调、痰湿阻滞、心血瘀阻所致。张鹏举曰："营不调则卫亦滞"，故以通心阳、调营卫、化痰湿、活血脉治之。方中生脉散配桂枝益气通阳、调营卫，配香附、半夏化痰湿，丹参、姜黄、红花活血脉，故营血和则卫气利，心气实则血脉畅。后配丸药补其不足，以资巩固。

（《中国现代名中医医案精华（第二卷）》）

22. 赵冠英

🍅 案例一：益气养血，化瘀通脉法治疗心肌梗死案

梁某，男，56 岁。1973 年 3 月 23 日初诊。

急性前壁心肌梗死患者，经抢救治疗 4 周，病情虽趋稳定，但因心绞痛每周都发作四五次，且伴发胸闷气短、心悸头晕、周身乏力，活动为甚，要求服中药治疗。诊查：舌质黯淡，苔薄白，脉细涩。血压 14.7/10.4kPa（110/78mmHg），心率 64 次 / 分，心律齐，心音低弱。心电图检查：急性前壁心肌梗死衍变过程。总胆固醇 5.08mmol/L，β 脂蛋白 5.3g/L。辨证属气血两虚，心脉瘀阻。治宜益

气养血，化瘀通脉。

处方： 黄芪 15 克，党参 10 克，麦冬 12 克，红花 6 克，赤芍 15 克，当归 10 克，丹参 15 克，川芎 10 克，元胡 10 克，三七粉（分冲）1.5 克，7 剂。

二诊： 服上方药 6 剂后，心绞痛一周发作两次，时间短且轻，但胸闷气短、心悸头晕不减。舌脉同前。此乃心气虚损未复，宜增加温心阳之药，以调和气血。上方加熟附片 10 克，进药 10 剂。

三诊： 心绞痛未作，活动后仍感胸闷气短。心悸头晕、乏力等减轻，自诉口干心烦。此系阴阳两虚，于上方加百合 15 克，玉竹 12 克，再进药 10 剂。

四诊： 诸症皆消。舌质黯红，苔薄白，脉细涩。守效不更方之义，前方药连服 2 个月。心电图恢复正常，临床治愈出院。

以上方加减，门诊随诊治疗 1 年余，于 1974 年 6 月恢复正常工作。

（《中国现代名中医医案精华（第六卷）》）

【评析】 本例系急性前壁心肌梗死患者，当属中医学之"真心痛"范畴。病发急骤，预后不佳，甚至"旦发夕死，夕发旦死"。患者经西医治疗病情稳定，辨证为气血两虚，心脉瘀阻。以益气养血、化瘀通脉为法，以黄芪补心气，党参益气养血，当归、丹参养血活血，红花、赤芍、三七活血化瘀，川芎、元胡行气活血止痛。气血得以充运，心脉通畅，病证自愈。

案例二：益气温阳，和血活血法治疗心肌梗死案

曹某，男，63 岁。1974 年 11 月 5 日初诊。

患者入院诊断为"急性前间壁心肌梗死及下壁损伤"。胸痛彻背，气短心悸，面色苍白，大汗淋漓，口唇发紫，恶心呕吐，四末不温。诊查：血压 16.0/10.7kPa（120/80mmHg）。舌质淡苔白，脉结代无力。频发室性期前收缩。辨证属心阳虚脱，血瘀痰阻。治宜大补元气，固脱生津。

处方： 人参 15 克，煎汁分数次饮服，3 剂。

二诊： 胸痛大减，汗已止，口唇转红，四末转温，呕吐亦止；时有恶心，心悸气短，可进流食。舌淡苔白，脉细涩。心中阳气有来复之机，但气虚血瘀痰阻

之象尚在，故拟温阳益气、活血化瘀、化湿和胃法。

处方： 人参8克，熟附片9克，丹参15克，当归9克，石菖蒲15克，玄胡9克，陈皮9克，鸡内金9克，三七粉（分冲）1.5克，10剂。

三诊： 药后胸痛偶作，且伴心悸气短。恶心已消失，食纳尚可。舌淡红，苔薄白，脉细涩。虽心阳得以温煦，但心阴尚虚，故治宜调理阴阳，益气活血。

处方： 人参8克，黄芪15克，黄精15克，丹参15克，麦冬15克，玉竹12克，山楂9克，赤芍15克，川芎9克，红花9克，三七粉（分冲）1.5克。

四诊： 上方药服用3周，患者已能下床活动，一般无明显自觉症状，但活动量加大或纳食过饱可诱发胸前区隐痛。舌淡红，苔薄白，脉沉细。此时阴阳得复、气血已充，法宜益气通脉、活血化瘀。

处方： 黄芪15克，黄精15克，当归10克，川芎15克，赤芍15克，郁金9克，丹参15克，红花10克，莪术15克，山楂9克，降香9克，三七粉（分冲）1.5克。

上方药服用1个月，病愈出院。

（《中国现代名中医医案精华（第六卷》）

【评析】　本例患者初诊即现脱象，此时当益气固脱，急救心阳之虚衰，投以独参汤急煎频服。此乃非常时期，当中西结合，共行其效。待心阳来复，再结合病情，辨证施治，此时阳气尚弱，益气温阳之品如人参、附子仍是必需药物。俟阴阳调和，气血充足，再辨证调理，以善其后。《难经·六十难》云："其五脏气相干，名厥心痛。……其痛甚，但在心，手足青者，即名真心痛。其真心痛者，旦发夕死，夕发旦死。"本病发作急骤，进展迅速，预后不佳，用药上当突出急、精、专的特点。

23. 钱远铭

案例：芳香开痹，清气化痰法治疗冠心病心肌梗死案

许某，男，62岁。1974年3月2日初诊。

胸闷、心前区疼痛3小时。患者原有高血压病史，因无症状，未作过任何治疗。于3月2日下午7时许突感胸闷、心前区疼痛，以至于不能忍受。继之出现面色苍白，冷汗自出，血压下降为10.7/8.00kPa（80/60mmHg）。经某医院给予输氧，

注射杜冷丁、氨茶碱等，病情未能缓解。9时许抬送我院急诊，以心肌梗死收住入院，诊查：入院体温36℃，呼吸24次／分，血压13.3/9.33kPa（100/70mmHg）。两侧胸闷、胀痛感。舌红，白厚苔，根部微黄，脉来缓软。据其脉症，乃属痰浊痹阻心胸所致。治宜芳香开痹，清气化痰。

处方： 蔻仁10克，川黄连6克，瓜蒌仁15克，薤白10克，胆半夏10克，佩兰叶10克，藿香10克，厚朴10克，郁金10克，石菖蒲10克，枳实10克，陈皮10克。

2剂，水煎服，分4次，一日内服完。

药后，当晚疼痛大减，胸闷亦轻。3天以后，苔转白薄，精神胃纳好转，胀痛消失。上方药改为每日1剂，巩固疗效。

（《中国现代名中医医案精华（第五卷）》）

【评析】 今人在治疗胸痹心痛时多喜用活血化瘀之法，只因各种证型日久多可致血瘀。然本病例舌脉均无血瘀之象，故在治疗中以理气宽胸、祛痰化浊药为主，方用瓜蒌薤白半夏汤加减。瓜蒌、薤白、半夏通阳散结，祛痰宽胸，藿香、佩兰芳香化湿，厚朴、蔻仁行气化湿，郁金行气止痛，菖蒲化湿和胃，枳实、陈皮燥湿理气，佐黄连少许以止痰浊欲化热之势。

24. 孙允中

案例：回阳通脉，益气养阴法治疗心肌梗死案

张某，男，49岁，1971年3月10日初诊。

患者5天前突发咽紧喉痒，胸中满闷，脘腹胀痛，恶心呕吐，赴我院急诊，心电图测知后壁心肌梗死，血压为零，经西医抢救，症见好转。血压尚低（70/50mmHg左右），胸痛彻背，恶寒蜷卧，四肢厥冷，神疲乏力，面色苍白，唇甲皆青，尿频清长，大便溏薄，舌淡苔白，脉迟，微弱不起。此为胸阳不振，寒邪太盛，气失宣达，心脉闭阻，治以回阳救逆，益气复脉：

熟附子15克，干姜10克，肉桂2.5克，白术15克，红人参25克，茯苓15克，陈皮10克，半夏10克，五味子10克，生姜10克，炙甘草10克，3剂，水煎服。

3月14日二诊：胸痛顿轻，恶寒大减，血压渐升（90/60mmHg）。脉来较前有神，此时"必于阴中求阳"，改拟益气养阴，通阳复脉：

白人参25克，麦冬25克，五味子10克，熟附子10克，干姜10克，炙甘草10克，6剂，水煎服。

3月23日三诊：胸痛续减，手足转温，唇甲红润，二便改善，血压渐增（104/70mmHg），舌淡红，苔薄，脉缓，重按略嫌无力，再平补气血，通阳复脉：

党参25克，麦冬10克，生地15克，丹参20克，桂枝10克，生姜10克，大枣5枚，炙甘草15克，10剂，水煎服。

4月7日四诊：身体基本康复，气力觉充，血压回升（110/80mmHg），时有轻微胸痛，再以上方加瓜蒌20克，薤白15克，续进10剂，症状消失。

【评析】 本例厥心痛，为阳气衰极，阴邪痹阻所致。当务之法，通阳复脉，初诊用回阳救急汤，使阴消阳长；二诊以四逆汤合生脉散，使阴阳相济；三诊投炙甘草汤加减使阴平阳秘；四诊依原方加瓜蒌、薤白，再振胸阳。如此施治，运筹两全，阴阳平衡，不致偏伤。

（《孙允中临床经验集》）

25. 王灿辉

案例：温阳散寒、活血通脉法治疗急性心肌梗死案

冯某，男，65岁。2009年2月4日初诊。

胸闷、心痛反复发作3年，加重3天。患者有"冠心病"3年余，经常胸闷气窒，甚或胸部绞痛，心悸阵作，长期以西药治疗。3天前开始心前区绞痛明显加剧，不仅程度较以往严重，而且发作频繁，缓解时间短，持续时间长，入某医院急诊，心电图检查诊断为"急性前壁心肌梗死"，救治3天，病情仍无明显好转。邀王教授前往会诊，诊见心痛时作，痛势颇剧，心烦不安，肢冷唇青，面色苍白，舌淡而紫，无苔，脉象微弱。西医诊断：冠心病，急性心肌梗死；中医诊断：真心痛，证属心阳不运，阴寒凝滞，心脉痹阻，有亡阳厥脱之虞。急拟温阳散寒，活血通脉。方用参附汤加减。

处方：淡附片（先煎）10克，红参10克，五味子5克，黄精15克，细辛4克，桂枝6克，丹参12克，川芎10克，赤芍10克，干姜8克，甘草20克。3剂，水煎服，每日1剂，分3次服。

二诊（2009年2月7日）：服药3剂后心痛大减，肢冷转温，但仍时有胸闷气窒，心悸阵作，舌红而紫，苔少，脉细涩。阴寒得散，心脉稍畅，心阳心阴两虚，治以温阳养阴，活血复脉。

处方：淡附片（先煎）10克，太子参20克，麦冬10克，五味子5克，黄精15克，桂枝6克，丹参12克，川芎10克，赤芍10克，干姜6克，郁金10克，甘草20克。7剂，水煎服，每日1剂，分2次服。

三诊（2009年2月14日）：药后心痛、心悸消失，偶有胸闷不适之感，神倦，口干，舌红而紫，少苔，脉细涩。心气心阴不足，心脉不畅。益气养阴，通脉宁心。

处方：太子参20克，麦冬10克，五味子5克，桂枝6克，丹参20克，生地12克，赤芍10克，山萸肉15克，炙黄芪15克，炙甘草20克。14剂，水煎服，每日1剂，分2次服。

【评析】 心肌梗死属中医之"真心痛"范畴。其病机为本虚标实，本虚主要是指其形成是因机体阴阳气血虚衰，导致阴阳偏颇、气血失调的结果；标实指其病发作时可表现出气血运行失调，痰瘀痹阻的实证变化，故《素问·脉要精微论》云："脉者，血之府也……涩则心痛。"本案患者患"冠心病"3年余，心绞痛时有发作，心血瘀阻，心脉不畅，此次发作仍寒凝血滞所致，心阳不运，阴寒凝滞，心脉痹阻，亡阳厥脱渐至，故心痛时作，痛势颇剧，心烦不安，肢冷唇青，脉象微弱，治疗急用参附汤加细辛、干姜回阳救逆，五味子、黄精敛阴配阳，桂枝、丹参、川芎、赤芍温通血脉。3剂后阳气回复，阴寒得散，血脉渐通，故心痛大减，肢冷转温，脉有起色，精神亦转安宁。但心阳心阴两虚，心脉通而未畅，故继以温阳养阴、活血复脉治之。三诊心痛、心悸消失，偶有胸闷不适之感，神倦，口干，提示心气心阴不足之象较为明显，仍有心脉不畅之征，故治以生脉散加减以益气养阴，通脉宁心。

（《当代名老中医典型医案集（第二辑）·内科分册（心脑疾病）》）

三、郭维琴教授治疗胸痹临证精华

（一）概述

胸痹是指因外来寒邪侵袭，或情志所伤，或内有所伤致心系脉络瘀阻，以胸部闷痛阵作，甚则胸痛彻背，或兼短气，喘息不得卧的病证。胸痹又名"心痛""卒心痛""真心痛"，有广义和狭义之分。广义的胸痹心痛指古人所谓九心痛，在《备急千金要方》《医学心悟》《类证治裁》中均有记载，虽分类方法不同，但多指气心痛、血心痛、食心痛、饮心痛、风心痛、注心痛、悸心痛等，即多种原因引起的胃脘痛、腹痛及胸痛。而此处指狭义的心痛，即因于心脏病引起的胸痹心痛，又分为厥心痛、真心痛。二者心脏受损部位有别，预后亦不同，如《医学入门·心痛》"真心痛，因内外邪犯心君，一日即死；厥心痛，因内外邪犯心包或它脏邪犯心之支络"。说明真心痛为心脏直接受邪，则疼痛重，死亡率高，而厥心痛（或久心痛）是心包络受邪，故疼痛时发时止，病程较长，预后较真心痛好。

胸痹一证，最早记载于《黄帝内经》，于病因、病机、临床表现及治疗均有记载，如《素问·举痛论》"经脉流行不止，环周不休，寒气入经而稽迟，泣而不行，寒气客于脉外则脉寒，脉寒则缩蜷，缩蜷则脉绌急，绌急则外引小络，故猝然而痛，行久则痛止。"说明胸痹与外来寒邪侵袭有密切关系。《素问·痹论》曰："胸痹者，脉不通"，说明胸痹的病机在于瘀血阻络，不通则痛。汉代张仲景在《金匮要略》设有专篇，即"胸痹心痛短气病脉证治篇"，提出了胸痹心痛病机为胸阳不振，阴寒之邪乘之而发，治疗以宣痹通阳法，拟瓜蒌薤白半夏汤、瓜蒌薤白白酒汤流传至今，并被广泛应用，还拟有枳实薤白桂枝汤、乌头赤石脂丸、人参汤等。清代《医门法律》中更强调胸痹病机是阳虚，"胸痹心痛，然总因阳虚"。

（二）病因病机

胸痹病位在心，病性为本虚标实，本虚为心气虚，心阳不足，阴血亏虚；标实为血瘀、痰浊、寒凝气滞。主要病理为心系脉络瘀阻，心脉不通。

胸痹病机图示如下：

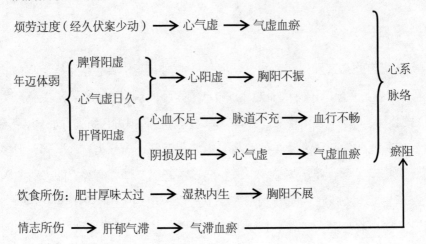

（三）辨证论治

1.辨证要点

（1）辨心、肺

	心	肺
疼痛程度	剧痛难忍	轻可忍受
疼痛发作诱因	劳累，情志	深呼吸和（或）咳嗽
疼痛持续时间	数秒，数分钟或十数分钟	随深呼吸及咳嗽数分钟
部位	两乳之中，鸠尾之间或虚里	随病变部位而定，可左可右
伴随症	胸憋闷，气短乏力，畏寒肢冷	恶寒发热，咳嗽或喘

（2）辨心、胃

	心	胃
疼痛程度	重难忍，伴面色苍白	轻（除外急腹症）
疼痛持续时间	数秒，数分钟或十数分钟	持续数小时
疼痛性质	闷痛，伴压榨感	胀痛、刺痛，常伴吐酸、灼心
局部情况	局部按之无反应	按之疼痛，痛剧不可忍

（3）辨心痛、真心痛

心痛：心痛阵作，多不伴口唇及手足青紫，痛重时伴汗出，食欲好。

真心痛：心痛甚，心痛发作频繁，甚至呈持续状，手足青至节，汗出，病情危重。

2. 分型论治

（1）气虚血瘀

主症：胸痛时轻时重，以隐痛为主，劳则加重或诱发。气短乏力，心悸，自汗，面色㿠白，舌黯淡，舌体胖有齿痕，脉弱无力。

治法：益气活血止痛。

方药：（1）益气活血汤。

（2）补阳还五汤。

（3）桂枝黄芪五物汤。

用药：党参、黄芪、当归、赤芍、白芍、甘草、远志、酸枣仁、木香。

加减用药：若脾气虚者，可见腹胀便溏，食后胀满，加茯苓、白术；兼肾气不足者，常见腰酸腿软，夜尿频，则可加用补骨脂、菟丝子、益智仁等。兼阴虚者，常见虚烦不眠，五心烦热，舌红少苔，或为苔中剥脱者，以生脉散合方，加牡丹皮、地骨皮。

（2）阴寒凝滞

主症：心痛甚，胸痛彻背，遇寒加重或诱发。乏力自汗，气短，心悸。咳喘不得卧，咳吐稀白泡沫痰，四肢厥冷，面色苍白，下肢水肿。舌苔白腻或水滑，脉沉细。

治法：辛温通阳，开痹散寒。

方药：（1）瓜蒌薤白白酒汤或瓜蒌薤白桂枝汤。

（2）瓜蒌薤白半夏汤。

（3）宽胸丸。

（4）自拟助心平肺汤。

（5）生脉散加参附注射液（心脉灵注射液）。

用药：瓜蒌、薤白、半夏、丹参、赤芍、桂枝。

加减用药：兼肾阳虚，心悸头晕，腰酸腿软，夜尿多，脉迟者，加用补骨脂、仙茅、淫羊藿、巴戟天、肉苁蓉等。若肾阳虚，水饮不化，外溢肌肤而见水肿者，真武汤合五苓散合方，以温阳利水；若水饮上泛心肺，而出现心悸，喘咳不得卧，咳吐白色泡沫痰者，予乌头赤石脂丸合五苓散，加白果、苏梗、紫苏子、炒酸枣仁。若阳气虚损，短气汗出如珠，面色苍白，精神疲惫，全身湿冷，四末不温，脉微欲绝，应予参附汤或参附汤与右归饮合方，以回阳救逆固脱。

（3）气滞血瘀

主症：呈刺痛，部位固定不移，入夜更甚。情志改变诱发疼痛。两胁胀痛，胸闷不舒，常叹息，时而烦躁欲哭，心悸，梦多，苔薄白，舌质紫黯或有瘀斑，脉沉涩或弦涩。

治法：理气活血，通络止痛。

方药：（1）血府逐瘀汤。

（2）丹栀逍遥散。

（3）一贯煎合安神定志丸。

加减用药：若疼痛轻者，可予丹参饮，若痛甚则可酌加降香、郁金、延胡索以活血理气止痛。若因肝郁化火，可酌加牡丹皮、栀子。若为女性，七七肝始衰，因肝失濡养，而致肝失疏泄者，当以逍遥散加桃仁、红花、郁金等。

（4）阴虚血阻

主症：心痛时轻时重，多呈隐痛，伴憋闷，劳则加重或诱发。头晕目眩，腰酸腿软，五心烦热，午后潮热，虚烦不眠，舌黯红，或有瘀斑，苔少或剥脱，脉沉细弦。

治法：育阴活血，通络止痛。

方药：（1）通幽汤。

（2）天王补心丹。

加减用药：若胸痹心痛且虚热甚为明显者，上方加牡丹皮、知母、鳖甲、地骨皮等。若头晕目眩，耳鸣如蝉者，上方加夏枯草、龙骨、牡蛎等。兼心悸加麦冬、五味子、柏子仁以养心安神。

（5）气阴血虚

主症： 胸痛时轻时重时止，劳则加重。心悸气短，倦怠少语，面色少华。头晕目眩，腰酸腿软，舌红少苔，脉沉细。

治法： 益气养阴，活血通络。

方药： 生脉散合人参养荣汤加减。

加减用药： 偏于气虚者可用生脉散合保元汤，以加强健脾益气之功；偏于阴虚者可用生脉散合炙甘草汤以滋阴养血，益气复脉；兼有瘀者，生脉散合丹参饮；痰热互结者，生脉散合温胆汤，益气养阴，清化痰热以止痛。

（6）湿热阻遏

主症： 胸憋闷伴疼痛，阴寒天气则加重。脘腹胀满不适，食欲欠佳，重则恶心、呕吐，大便正常或便秘。舌黯红，苔黄腻，脉滑数或弦滑。

治法： 化湿清热，宣痹通脉。

方药： （1）小陷胸汤加减。

　　　　（2）温胆汤加味。

加减用药： 若兼胸脘满闷，咳吐黄痰者，可予温胆汤加黄芩、桑白皮；便秘者加酒大黄；体质稍差者加全瓜蒌或熟大黄。

四、典型病例

🍅 案例一：益气活血法治疗胸痹案

赵某，女，50岁。

胸闷、胸痛反复发作4个月。自述近4个月胸憋闷，行走时间较长及饱食时明显，有时胸痛，心慌，乏力，气短，腿软，双下肢及上肢胀，食欲好，大便干燥，苔薄白，舌质紫黯，舌体胖，脉沉无力。血压14.7/9.3kPa（110／70mmHg），心率76次／分。24小时动态心电图检查：未见ST-T改变及心律失常。运动平板试验：阴性。心电图检查（发作时）：窦性心律，ST-T改变，V_4-V_6导联ST段略下移。

辨证：气虚血瘀。

治法：益气活血。

处方：党参15克，黄芪20克，丹参20克，赤白芍各15克，红花10克，桃仁10克，郁金10克，枳壳10克，泽兰15克，灵磁石（先煎）30克，远志6克，炒酸枣仁10克，车前子（包煎）20克，牛膝10克。7剂，每日1剂，水煎服。

二诊：药后乏力、腿软减轻，仍胸憋闷、心慌，眠尚可，食欲好，二便正常，苔薄白，舌质黯，舌胖有齿痕，脉沉细无力。血压16/10.7kPa（120/80mmHg），心率88次/分。

处方：党参15克，黄芪15克，红花10克，桃仁10克，郁金10克，枳壳10克，川芎10克，薤白10克，灵磁石（先煎）30克，远志6克，炒酸枣仁10克，珍珠粉（冲服）0.6克，半夏曲10克，陈皮6克，焦三仙各10克，白术10克。7剂，每日1剂，水煎服。

三诊：药后胸部憋闷好转，无胸痛，乏力、手胀减轻，心悸，夜间尤甚，可因心跳而醒，食欲好，大便偏干，舌黯，舌体胖有齿痕，苔薄白，脉沉无力。

处方：党参15克，黄芪20克，麦冬10克，五味子10克，丹参20克，红花10克，桃仁10克，赤白芍各15克，郁金10克，枳壳10克，灵磁石（先煎）30克，远志6克，炒酸枣仁10克，泽兰10克，车前子（包煎）15克。14剂，每日1剂，水煎服。

【评析】 本例为胸痹。胸憋闷，行走时间较长及饱食后明显，有时胸痛，心慌，乏力，气短，腿软，双下肢及上肢胀，食欲好，大便干燥，苔薄白，舌质紫黯，舌体胖边有齿痕，脉沉无力。证属气虚血瘀，胸阳不振，治疗用益气活血，温通胸阳。方中以党参、黄芪益气；薤白温通心阳；丹参、川芎、红花、桃仁活血化瘀；远志、炒酸枣仁养心安神。

🍅 案例二：平肝潜阳，补益肝肾，活血祛痰法治疗胸痹案

姜某，女，55岁。

患者左胸痛发作1周，既往有高血压病史、冠心病史，无明显诱因出现左胸

痛，呈阵发性发作，胸憋闷，乏力，气短，心慌，颜面胀热，两眼发热干涩，食欲不佳，多食则胃脘胀满，大便干燥，睡眠尚可，舌淡黯，苔薄腻微黄，脉细弦。血压 19.3/10.7kPa（145/80mmHg），心率 66 次 / 分。

辨证：肝肾不足，肝阳上亢，痰瘀阻络。

治法：平肝潜阳，补益肝肾，活血祛痰。

处方：钩藤 15 克，菊花 10 克，夏枯草 12 克，炒栀子 10 克，女贞子 10 克，墨旱莲 10 克，赤白芍各 15 克，郁金 10 克，枳壳 10 克，当归 15 克，片姜黄 10 克，半夏曲 10 克，灵磁石（先煎）30 克，炒莱菔子 12 克，炒谷稻芽各 10 克，全瓜蒌 30 克，太子参 15 克。7 剂，每日 1 剂，水煎服。

二诊：药后左胸痛消失，有时胸闷憋气、乏力减轻，活动时仍胸部憋闷，两眼干涩，食欲不佳，食后胀满消失，大便已每日 1 次，不干，苔腻微黄，睡眠尚可，舌胖有齿痕，脉沉弦。血压 20/10.7kPa（150/80mmHg），心率 92 次 / 分。

处方：钩藤 15 克，菊花 10 克，夏枯草 12 克，炒栀子 10 克，女贞子 10 克，墨旱莲 10 克，红花 10 克，郁金 10 克，枳壳 10 克，当归 15 克，桃仁 10 克，片姜黄 10 克，半夏曲 10 克，鸡内金 19 克，焦三仙各 10 克，全瓜蒌 30 克。7 剂，每日 1 剂，水煎服。

三诊：药后左胸痛、胸闷憋气、乏力减轻，有时胸闷憋气、心慌、两眼干涩亦减轻，食欲好，二便正常，舌黯，苔薄白腻，脉沉无力。血压 17.3 / 10.6kPa（130/80mmHg），心率 82 次 / 分。

处方：钩藤 15 克，菊花 10 克，潼白蒺藜各 10 克，当归 12 克，女贞子 10 克，墨旱莲 10 克，红花 10 克，丹参 20 克，川芎 10 克，郁金 10 克，片姜黄 10 克，枳壳 10 克，灵磁石（先煎）30 克，远志 6 克，炒酸枣仁 10 克，全瓜蒌 30 克。7 剂，每日 1 剂，水煎服。

【评析】 本例为胸痹。左胸痛，呈阵发性发作，胸憋闷，乏力，气短，心慌，心跳，颜面胀热，两眼发热干涩，食欲不佳，多食则胃脘胀满，大便干燥，睡眠尚可。检查：舌淡黯，苔薄腻微黄，脉细弦。证属肝肾不足，肝阳上亢，痰瘀阻络，则胸闷、胸痛。治疗以平肝潜阳，补益肝肾，活血祛痰。方中以钩藤、菊花、夏枯草、炒栀子平肝潜阳，女贞子、墨旱莲补益肝肾，赤白芍、郁金、枳壳、当归、片姜黄活血化瘀养血，半夏曲、全瓜蒌化痰祛湿，炒莱菔子、炒谷稻芽健脾开胃。尤其是饱食后心痛发作者，更当和胃消导，加强脾胃消磨腐熟功能方能取效。

案例三：疏肝理气，活血化痰法治疗胸痹案

吕某，女，70岁。

患者胸痛反复发作2个月，既往有高血压、冠心病病史。自述近2个月胸痛向后背放射，窜及左胁痛，疼痛难忍，情绪波动时明显，两眼干涩，乏力，面部浮肿，食欲不佳，不烧心、不反酸，小便正常，大便每周1次，睡眠尚可。检查：苔薄白腻，舌胖有齿痕，脉沉。血压20/10.7kPa（150/80mmHg），心率76次/分。心电图检查：窦性心律，ST-T改变，Ⅰ、avL导联T波低平，V_3-V_5导联T波双向。

辨证：肝郁气滞，痰瘀阻络。

治法：疏肝理气，活血化痰。

处方：柴胡10克，川楝子10克，当归10克，赤白芍各15克，片姜黄10克，郁金10克，枳壳10克，牡丹皮10克，半夏曲10克，茯苓10克，白术10克，焦三仙各10克，泽兰15克。7剂，每日1剂，水煎服。

二诊：药后胸痛减轻，偶尔胸痛彻背，自觉站立不稳，头晕，午后心慌，颈项强痛，食欲有增，二便正常，苔薄白腻，舌胖有齿痕，脉沉。血压20/9.3kPa（150/70mmHg），心率76次/分。

处方：柴胡10克，郁金10克，枳壳10克，当归10克，赤白芍各15克，片姜黄10克，薤白10克，瓜蒌30克，川芎10克，羌活10克，葛根15克，钩藤15克，灵磁石（先煎）30克，远志6克，炒酸枣仁10克，珍珠粉（冲服）0.6克，茵陈20克，车前子（包煎）15克，泽兰15克。7剂，每日1剂，水煎服。

三诊：左胸痛连及左腋下，伴有胸痛彻背，呈持续性疼痛，持续1天半，心慌减轻，仍头晕，食欲好，二便正常，苔薄白腻，舌胖有齿痕，脉沉。血压17.3/8kPa（130/60mmHg），心率76次/分。

处方： 柴胡 10 克，郁金 10 克，枳壳 10 克，当归 10 克，赤白芍各 15 克，片姜黄 10 克，薤白 10 克，瓜蒌 30 克，丹参 20 克，红花 10 克，钩藤 15 克，菊花 10 克，夏枯草 12 克，炒栀子 10 克，淡豆豉 10 克。7 剂，每日 1 剂，水煎服。

四诊： 药后左胸痛及左腋下、后背疼痛明显减轻，心慌减轻，活动后明显，仍有时头晕，食欲好，二便正常，夜寐安，苔薄白腻，舌胖有齿痕，脉沉。血压 17.3/8kPa（130/60mmHg），心率 70 次 / 分。

处方： 柴胡 10 克，川楝子 10 克，郁金 10 克，当归 10 克，赤白芍各 15 克，片姜黄 10 克，薤白 10 克，瓜蒌 10 克，川芎 10 克，红花 10 克，钩藤 15 克，夏枯草 12 克，灵磁石（先煎）30 克，远志 6 克，炒酸枣仁 10 克。7 剂，每日 1 剂，水煎服。

五诊： 药后左胸痛及左腋下、后背疼痛缓解，心慌减轻，偶尔有头晕，食欲好，二便正常，夜寐安，苔薄白腻，舌胖有齿痕，脉沉。血压 17.3/8kPa（130/60mmHg），心率 64 次 / 分。仍宗上法，上方加葛根，继服 7 剂以巩固疗效。

【评析】 本例为胸痹。患者胸痛向后背放射，窜及左胁痛，疼痛难忍，情绪波动时明显，两眼干涩。患者情绪波动时发作，情志所伤，气机不利，久则气滞血瘀，瘀阻于心系脉络则发胸痹；肝郁气滞，久则脾气虚弱，运化不利，痰湿内生，而出现乏力，面部浮肿，食欲不佳；苔薄白腻，舌胖有齿痕，脉沉为脾虚痰湿内生表现，故本例为胸痹，证属肝郁气滞，痰瘀阻络。立法以疏肝理气，活血化痰。方中以柴胡、川楝子疏肝理气，当归、赤芍、白芍、片姜黄、郁金、枳壳、牡丹皮理气活血，半夏、茯苓、白术健脾化湿，焦三仙健脾开胃。肝郁气滞，易灼伤肝阴，故常予养血柔肝，以使肝疏泄条达功能恢复，尤其是肝肾阴虚之女性或更年期女性，必在滋阴养血基础上疏肝。

🍅 案例四：温补心肾，通阳止痛法治疗胸痹案

翟某，男，62 岁。

患者心前区疼痛反复发作 2 年，近半年来疼痛加重，且发作频繁，每日疼痛发作 4 ~ 5 次，每次疼痛持续 10 ~ 20 分钟，常含"硝酸甘油"才能缓解，在某

医院诊为"冠心病、心绞痛"，现要求中医治疗。刻下症：心前区疼痛，向后背放射，多次发作，背如伏冰，手足凉，乏力气短，夜尿频。检查：舌紫黯，有瘀斑，脉沉紧。心电图检查：窦性心律，ST-T改变，Ⅰ、Ⅱ、Ⅲ、avL、avF导联下移，T波Ⅰ、avL导联倒置，Ⅲ、avF导联双向。

辨证：心肾阳虚，胸阳不振。

治法：温补心肾，通阳止痛。

处方：党参15克，黄芪15克，桂枝10克，荜茇10克，丹参20克，瓜蒌10克，薤白10克，赤芍15克，鸡血藤30克，补骨脂10克，胡芦巴10克。5剂，每日1剂，水煎服。

二诊：心前区疼痛偶发，且呈隐痛，背部略温，手足温，精神体力均较前好转，夜尿次数减少，舌紧黯，有瘀斑，脉沉紧，上方又进7剂。

三诊：心前区疼痛未发作，背温，可以自己去买菜，不感疲乏，夜尿1~2次，以此方配成丸药继服以巩固疗效。

【评析】 本例为胸痹，心前区疼痛反复发作，近半年来疼痛加重，且发作频繁。刻下症：心前区疼痛，向后背放射，多次发作，背如伏冰，手足凉，乏力气短，夜尿频，舌紫黯，有瘀斑。患者为心肾阳虚，胸阳不振，血脉失于温运，血流不畅，痹阻于心系脉络则发为胸痹。立法以温补心肾，通阳止痛。方中以党参、黄芪、桂枝益气温阳，瓜蒌、荜茇、薤白温通胸阳，补骨脂、胡芦巴温补肾阳，丹参、赤芍、鸡血藤活血化瘀。

五、临诊体会

冠状动脉粥样硬化性心脏病，属中医胸痹心痛的范畴，它病位在心，表现为本虚标实。本虚临床见证往往有气虚、阴虚、气阴两虚、阳虚；标实最常见的为血瘀、气滞、寒凝、痰浊等。胸痹心痛的治疗原则，一为补法，二为通法。制订治疗方案时，应以辨证为根据，临诊择方选药，既可先通后补，或先补后通，也可通补兼施。该病现已成为中老年人的常见病、多发病，高脂血症、动脉硬化是其发病基础，预防本病的发生则应于高脂血症、动脉硬化开始时治疗。该病病情重，变化快，甚至危及生命。临床统计，该病气虚血瘀型已占相当的比例，尤其是心肌梗死患者，湿热阻遏型也占一定比例。平时注意合理饮食，防治高脂血症是非常重要的。

1. 活血化瘀药物的应用

在胸痹患者中，主要症见胸闷、胸痛、痛有定处，舌质紫黯或有瘀斑瘀点等气滞血瘀的表现，心脉瘀阻"不通则痛"。活血化瘀之剂应是治疗胸痹的重要治法之一。常用活血化瘀方剂如：血府逐瘀汤、活血通脉方、失笑散。常用的活血化瘀药物如：丹参、红花、川芎、桃仁、葛根、赤芍、鸡血藤、姜黄、蒲黄、五灵脂、血竭、苏木、益母草、茺蔚子、三棱、莪术、乳香、没药、羌活、三七、延胡索等。

2. 芳香温通药物的应用

胸痹患者，标实主要为气滞血瘀，寒凝则加重气滞血瘀，"寒则凝""温则通"，故应用活血化瘀药物的同时佐以芳香温通药物，能起到辛香走窜，开窍宣痹止痛之功效。常用方剂如：苏合香丸、哭来笑去散、良附丸、心痛丸、宽胸丸、宽胸气雾剂、丁桂香丸、沉香散等。常用芳香温通药物如：荜茇、高良姜、细辛、沉香、降香、木香、麝香、丁香、檀香、冰片等。

3. 疏肝理气药的应用

气滞易形成血瘀，气为血帅，气行则血行，在应用活血药的同时配以理气药物，方能取得满意的疗效。常用方剂如：柴胡疏肝散、逍遥散、桔枳姜汤、旋复代赭汤等。常用疏肝理气的药物如：郁金、香附、柴胡、木香、川楝子、玫瑰花等。

4. 化痰浊药物的应用

冠状动脉粥样硬化性心脏病是中老年人的常见病、多发病，患者往往脾肾已虚，运化失司，易生痰浊。痰浊瘀血相杂互结，阻塞血脉，致胸痹心痛。因而在治疗中多加用化痰浊药物，如小陷胸汤、温胆汤等。常用的化痰浊药物如：瓜蒌、半夏、茯苓、白术、石菖蒲、远志、陈皮、虎杖、决明子、荷叶、泽泻等。

5. 益气固本药的应用

胸痹心痛患者本虚以气虚最多见，其次为阴虚、阳虚。在治疗中通补兼施，扶正祛邪常同时应用。常用益气方剂如：保元汤、人参散、四君子汤等。常用的益气药物如：党参、太子参、黄芪、人参、白术等。补阳常用方剂如：真武汤、四逆汤、理中汤、吴茱萸汤等。常用的温阳药物如：桂枝、肉桂心、高良姜、细辛、干姜、淫羊藿、巴戟天、附片等。常用养阴方剂如：补心丹、一贯煎等。常用养阴药物如：沙参、麦冬、生地黄、玉竹、白芍、柏子仁、五味子、当归、百合、龙眼肉、枸杞子、女贞子等。气阴两虚常用方剂如：炙甘草汤、生脉散、当归补血汤、归脾汤、三参饮等。

6. 其他治疗

胸痹心痛患者多为中老年人，"五脏气相干"，故常有多种疾病，临床表现兼证较多，应随证施治，采用不同治疗，如心胃同治的温胆汤、枳实瓜蒌桂枝汤；心肾同治的石菖蒲泻心汤、补肾丸；心脾同治的归脾汤；心肝同治的逍遥散、柴胡疏肝散等，以及平肝解郁法、养血安神法、调理冲任法等，均因病情不同，酌加应用。

附录

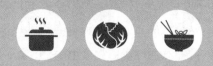

◇冠心病证治漫谈◇

郭维琴　回振宏

关键词：冠心病；心绞痛；心律失常；心力衰竭；辨证治疗

冠心病是临床常见病、多发病，临床上有心绞痛、心律失常、心力衰竭等表现，我们在临床中以中医理论为指导，采取辨病和辨证相结合的方法治疗冠心病，取得了较好的临床效果，下面就此作一简要介绍。

一、冠心病心绞痛

冠心病心绞痛属中医"胸痹""心痛"范畴，本病病机为本虚标实，本为心气、心阳、心阴、心血不足，标为血瘀、痰浊、气滞、寒凝。但从临证看本病气虚血瘀最为多见，因此对本病的治疗当以益气活血为大法。但人是一个整体，诸脏之间互相影响，虽说本病病位在心，但肝、脾、肾的失调也可加重本病，假如它们所致的兼夹证治疗不当也会影响临床效果，因此认清兼证也是很重要的。常见的兼证为气滞、痰浊、肾虚、心神不宁、心阳不振。气滞的主症为胸闷痛、胁肋胀满、性急易躁、脉弦；痰浊主症为舌体胖、苔腻、腹胀纳差、口黏；肾虚的主症为腰背酸痛、腰膝无力；心神不宁的主症为眠差梦多；心阳不振的主症为后背发凉、畏寒喜暖、尺脉沉。另外冠心病患者常常合并高脂血症、高血压、糖尿病，临证用药时稍佐"对病"之品往往可取得持久稳定的效果。总之，治疗心绞痛应以益气活血为本，抓具有特征性的症状辨治，辨证与辨病相结合。其基本方为自拟益气通脉汤：党参 10～15 克，黄芪 10～15 克，丹参 20 克，赤芍 10～15 克，鬼箭羽 12 克，当归 12 克，鸡血藤 30 克，片姜黄 10 克，郁金 10 克，枳壳 10 克，益母草 10 克。兼气滞者加柴胡 10 克，香附 12 克；痰浊壅阻者加茯苓 15 克，白术 10 克，半夏曲 10 克，炒莱菔子 15 克，焦三仙各 10 克，藿香、佩兰各 10 克；肾虚者加枸杞子 10 克，杜仲 10 克，菟丝子 10 克，怀牛膝 10 克，补骨脂 10 克，桑寄生 10 克；兼心神不宁者加合欢皮 20 克，生龙牡各 30 克，茯神木 10 克，灵磁石 30 克，远志 6 克，莲子心 3 克；心阳不振者加瓜蒌 15 克，薤白 10 克，桂枝 6 克；兼高血压者加钩藤 15 克，菊花 10 克，夏枯草 10 克，炒山栀 10 克，牡丹皮 10 克，川楝子 10 克；兼高脂血症者加生山楂 30 克，草决明 20 克，泽泻 10 克。

治疗心绞痛缓解疼痛是第一位的，我们在临证中发现片姜黄、郁金效果较好。郁金为气中血药，既可理气，又可活血，片姜黄可活血化瘀，二者配伍用于活血止痛作用尤佳。如果止痛效果仍不佳，可配用白蒺藜 10 克，皂角刺 3～6 克，四者共用收疏肝行气、活血止痛之功。另外经观察鬼箭羽是治疗冠心病的一味良药。鬼箭羽活血力较强，具有较好的止痛效果，现代研究证明本药还有降血脂（主要是甘油三酯）及缓慢的降血糖作用，而冠心病合并高脂血症及糖尿病者非常多见，因此本品用于冠心病的治疗尤为适宜。

🍅 案例

李某，女，58 岁，1994 年 6 月 14 日就诊。

自诉患"冠心病"5 余年，平素反复发作心前区憋闷疼痛，向后背及左前臂放射，每次发作 3～5 分钟，含服速效救心丸可缓解。此次因天气变化及劳累而发作，症见胸闷胸痛，气短乏力，心悸，眠差梦多，后背发凉，纳可，二便尚调，舌质淡黯，体胖有齿痕，边有瘀斑，脉沉无力。ECG 示 ST-T 导联改变。证属气虚血瘀，兼有心阳不振，心神不宁。治予益气通脉汤加减。药用：党参 15 克，黄芪 15 克，丹参 20 克，赤芍 15 克，鬼箭羽 12 克，片姜黄 10 克，郁金 10 克，枳壳 10 克，瓜蒌 10 克，薤白 10 克，桂枝 6 克，灵磁石 30 克，合欢皮 20 克，远志 6 克，7 剂。

药后复诊：胸闷胸痛未发作，心悸、气短乏力、眠差梦多等症均明显好转，惟仍觉后背发凉，考虑兼有肾虚，原方加菟丝子 10 克，补骨脂 10 克，狗脊 10 克，继进 7 剂。再诊，诸症尽失，遂以活血通脉片、珍合灵、人参皂苷等中成药调理善后。

二、冠心病心律失常

冠心病常常可合并各种心律失常，如房性早搏、室性早搏、房速、房颤、短阵室速等，属中医"心悸"范畴。其基本病机是因虚致实。气虚则致血瘀，血瘀日久，瘀而生热，热扰心神故而心悸。治疗以治本为主，兼清郁热，安心神。用药上以重用黄连为特色，黄连可清心经郁热，现代药理证明本品主要成分黄连素有抗心律失常的作用，用于冠心病室性早搏较为适宜。临证中以自拟室早汤治疗，获得了较为满意的治疗效果。室早汤主要组成为党参、黄芪、丹参、赤芍、灵磁石、远志、黄连等。方中党参、黄芪补益心气以治本，丹参、赤芍等活血化瘀，灵磁石、远志安心神，再配以辛温助阳之品，以制黄连之苦寒，主药黄连苦寒可清解郁热，诸药共用以收益气活血，清热安神之功。

🍅 **案例**

李某，男，56 岁。就诊于 1994 年 3 月 16 日。既往有冠心病史 7 年，曾经服用过异山梨酯、硝苯地平等药，半年前出现心悸，ECG 示频发室性早搏，ST-T 改变。遂加用美心律 150mg，每日 3 次，药后仍觉心悸，遂来就诊。症见：心悸，气短乏力，胸闷胸痛，眠差梦多，腰膝酸软，自汗，纳可，二便尚调，舌质淡黯、边有瘀斑和齿痕，苔薄白，脉弦滑而代，ECG 示频发室性早搏。辨证属气虚血瘀，瘀热内扰。予室早汤加减 7 剂。药后复诊，心悸明显好转，眠差梦多、自汗、胸闷胸痛等症有所减轻，仍觉气短乏力，原方继进 7 剂。再诊诸症明显好转，ECG 示偶发室性早搏，复以原方加减调理 7 剂而获愈。

三、冠心病心力衰竭

冠心病后期或心肌梗死后因心功能失代偿可出现心悸、气短、喘促、动则加重、下肢水肿、咳吐稀白泡沫痰以及夜间阵发性呼吸困难等症，听诊两下肺可闻及湿啰音。本病病机属气虚血瘀，水饮内停之证，治疗主要以益气活血，泻肺行水为主；重者可伴有心肾阳虚，当治以益气温阳，活血利水。方药为：党参30克，黄芪30～60克，泽兰12克，猪茯苓各15克，车前子15克，桑白皮15～20克，葶苈子30克，赤芍15克，益母草12克，白果10克，紫苏子、紫苏梗各10克。有阳虚者加肉桂10克，干姜10克，炮附子10克。

🍅 **案例**

杜某，男，60岁。既往有冠心病史10余年，陈旧性广泛前壁心肌梗死6年，近2年来渐次出现夜间阵发性呼吸困难、心悸、胸闷气短、动则喘促、倦怠乏力、尿少、双下肢浮肿、口唇发绀，平素服用地高辛0.25mg，每日1次，间断应用氢氯噻嗪50mg，每日1次，症状有所缓解，但仍时有气短、心悸、双下肢浮肿，近1周来因劳累诸症加重，遂来就诊。就诊时精神倦怠，呼吸困难，胸闷气短，动则加重，咳嗽，吐泡沫痰，尿少，发绀，双下肢浮肿，心悸，腹胀，纳差。查体：血压120/180mmHg，心率110次/分，两下肺可闻及中小水泡音，双下肢浮肿Ⅱ度。舌体胖而淡黯，舌下脉络青紫，苔白而水滑，脉沉细而数，按之无力。诊为冠心病、陈旧性心肌梗死、全心衰Ⅱ度，中医辨证为气虚血瘀水停。治以益气活血，泻肺行水。给予党参30克，黄芪30～60克，泽兰12克，猪茯苓各15克，车前子15克，桑白皮15～20克，葶苈子30克，赤芍15克，益母草12克，白果10克，紫苏子、紫苏梗各10克，桂枝6克，炮附子10克，7剂，西药仍按原剂量服用。1周后再诊，精神转佳，诸症均有好转，心率降为88次/分，两下肺偶可闻及湿啰音，饮食大增，原方继进7剂，诸症悉平，予益气活血、健脾温肾之剂调理善后。

（刊于《北京中医药大学学报》1995年7月第18卷第4期）

◇心痛（胸痹）辨治◇

郭维琴

一、胸痹概念及病因病机

凡因寒邪侵袭，情志所伤，或因内伤，而致心系脉络瘀阻，临床表现以阵发性胸部闷痛，甚则胸痛彻背，或兼心悸，喘息不得卧为主要症状的疾病称为心痛。

心痛总的病理是"脉不通"。造成心痛的主要原因，一是正虚，即心气、心阳不足，无力推动血脉运行，或阴血亏虚，血流滞涩而致病；二是实邪，即血瘀、痰浊、寒凝、气滞壅塞脉道而致病。其病理变化略如图示（见下图）。

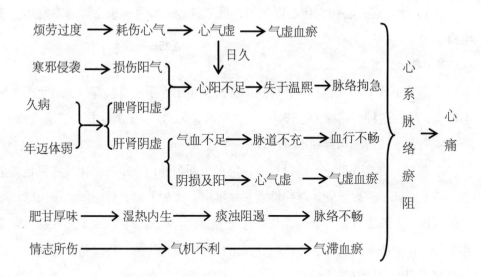

二、辨证论治

（一）辨证要点

1. 辨心、肺

心肺二脏之疾患均可致胸痛，临证须予以鉴别。

（1）疼痛部位：心痛常发于膻中，或虚里部位；肺脏疾患，疼痛部位决定于病变位置，或左胸，或右胸。

（2）疼痛程度：心痛剧烈，或如刀割，或如锥刺；肺脏疾患疼痛和缓。

（3）锈发疼痛因素：心痛常因劳累，或情志改变而诱发；肺部疾患所致疼痛，常与呼吸有关，于长吸气，或咳嗽时疼痛。

（4）伴发症：心痛常伴心悸气短，畏寒肢冷；肺之疾患常伴恶寒发热，咳嗽痰多。

2. 辨心、胃

有部分不典型的胸痹心痛，疼痛部位常发生于心下—胃脘部位，对此古人早有所识，故将这种心痛称为心胃痛。《古今医鉴·卷十·心痛》指出"情况似一，而症实有别……心痛与胃痛不得不各分一门。"

心痛者，疼痛程度重，难以忍受，常可见面色苍白，冷汗出，甚则手足青至节，且发夕死，夕发旦死。疼痛性质多呈锥刺，或如刀割，伴憋闷或压榨感。疼痛时间短，呈阵发性发作。局部切诊时无触痛，心电图应有改变。胃脘痛，疼痛程度轻，多呈胀痛，刺痛者亦能忍受，常伴吐酸或灼热感，疼痛持续时间长，并且疼痛出现的时间常与饮食有一定关系，局部切诊常有触痛。

3. 辨顺、逆

顺者，心痛发作持续时间短，发作次数不多，痛时伴微汗出，四末温，愈后好；逆者，心痛发作持续时间长，且发作频繁，痛时伴四肢厥逆，冷汗出，预后差。

（二）辨证分型

1. 气虚血瘀

临床表现： 心痛时轻时重，常伴憋闷感，因劳累而诱发。兼见乏力气短、心悸自汗、面色㿠白。舌黯淡，舌体胖有齿痕，脉弱无力。

证候分析： "心主血脉"，又"气为血帅，血为气配，气行则血行"，故心气虚不帅血行，则瘀血阻络而心痛，"舌为心之苗"，心系脉络瘀阻，其舌则黯。劳则伤气，故劳累后易诱发心痛，活动后则觉气短乏力。汗为心之液，心气虚，失于固密则心液外溢，而自汗出。由于瘀血阻络、心液耗伤，心失所养则心悸不宁。心，"其华在面"，心气虚，心血不足则面色㿠白，舌胖或有齿痕。心气虚，鼓动血脉无力，故脉弱而无力。

治法： 益气活血止痛。

方药： 抗心梗合剂（党参、黄芪、黄精、丹参、赤芍、郁金、陈皮）或补阳还五汤（黄芪、当归、川芎、桃仁、红花、赤芍、地龙）加减。

二方相比，抗心梗合剂益气力强，活血力不及补阳还五汤，故对心悸气短，稍劳心痛即发，舌淡黯、脉弱无力者，以抗心梗合剂；对心痛发作频繁，伴乏力自汗，舌黯或有瘀斑，脉细涩者，可予补阳还五汤。

加减： ①兼脾气虚者，酌加茯苓、白术、白扁豆等。②兼肾气不足者，加补骨脂、菟丝子、益智仁等。

2. 胸阳痹阻

临床表现： 心痛甚，痛如锥刺，或如刀割，胸痛彻背，遇寒加重。可伴有畏寒肢冷，乏力自汗，气短心悸，甚则咳喘不得卧，咳吐白色泡沫痰。苔薄白或白腻，舌淡体胖或有齿痕，脉沉迟无力。

证候分析： 由于心阳不足，阳虚寒凝血瘀，气机痹阻不通，则心痛甚，且胸痛彻背。机体阳虚寒盛，再感寒邪，二阴相合，寒凝心脉则心痛加重。阳气不足，不能温煦机体、通达四末，故畏寒肢冷。阳虚是在气虚基础上发展而来，故兼见气虚诸症，乏力气短，自汗出。心阳不足，阴寒之邪乘虚上泛，水气凌心则心悸，上泛于肺，肺失肃降，则咳喘，咳吐白色泡沫痰，甚则喘息不得卧。痰饮盛者苔白腻，若无痰饮则苔薄白。心阳不足，鼓动无力，故脉沉迟无力。

治法：宣痹通阳，散寒化饮。

方药：轻证予瓜蒌薤白半夏汤加味：薤白、瓜蒌、半夏、丹参、赤芍、桂枝。

阴寒极盛，心痛彻背，背痛彻心，心痛频发者，可予乌头赤石脂丸合苏合香丸。可用冠心苏合丸代替苏合香丸。亦可用宽胸丸：荜茇、细辛、高良姜、檀香、冰片、延胡索。

加减：①兼肾阳虚者，酌加补骨脂、仙茅、淫羊藿、巴戟天等。②肾阳虚，水饮不化、外溢肌肤而见水肿者，上方与五苓散合方。若水饮上泛心肺，可予乌头赤石脂丸或宽胸丸加桂枝、茯苓、车前子、白果、紫苏梗、紫苏子以温阳化饮，降气平喘。③若短气汗出如珠，面色苍白，精神疲惫，全身潮冷，四末不温，脉微欲绝者，应予参附汤与生脉散合方，回阳救逆，敛阴固脱。

3. 气滞血瘀

临床表现：左胸或膻中刺痛，固定不移，入夜更甚。兼见两胁胀痛，胸闷不舒，善太息，时而烦躁欲哭，心悸不宁。苔薄白，舌质紫黯，或有瘀斑，脉沉涩，或弦涩。

证候分析：因气郁日久，气滞血瘀，瘀血停着而致心痛，部位固定不移。入夜为阴盛阳渐衰，阳衰阴盛不利血行，故疼痛入夜更甚。肝脉布于两胁，肝郁不舒，络脉阻滞，则两胁胀痛，胸闷叹息，甚则烦躁欲哭。瘀血阻络，心失所养，则心悸不宁：或由于肝郁化火，火邪上扰则心神不宁，而致心悸。舌紫黯、有瘀斑、脉涩均为瘀血停着之征象，脉弦为肝之本脉。

治法：理气活血，通络止痛。

方药：血府逐瘀汤加减：当归、赤芍、川芎、桃仁、红花、柴胡、枳壳、桔梗。

加减：①肝郁化火者，可酌加丹皮、栀子。②若为女性七七肝始衰，加之生育阴血亏损，肝失濡养，疏泄条达失职而致反复心痛，烦躁欲哭，周身不舒，伴阵阵烘热，自汗者，可予逍遥散加桃仁、红花、鸡血藤、郁金等。

4. 阴虚血阻

临床表现：心痛时轻时重，多呈隐痛，伴憋闷，劳则加重。可伴有头晕目眩，腰酸腿软，五心烦热，午后潮热，虚烦不眠。舌黯红，或有瘀斑，苔少或剥脱，脉沉细弦。

证候分析：由于肝肾阴虚，血脉不充，血流不畅而致心痛，以虚为主多呈隐痛，又因阴阳互根，阴损及阳，渐致心气不足，胸阳不振，故胸憋闷，且劳则心痛加重。肝肾阴虚，肝阳上亢，则头晕目眩。"腰为肾之府""肾主骨"，故肾虚则腰酸腿软。阴虚日久，阴不制阳，虚热内生，则五心烦热，午后潮热。虚火上扰，心神不宁，则不眠。苔少或剥脱、舌红、脉细均属阴虚，舌黯为瘀血阻络。

治法：育阴活血，通脉止痛。

方药：通幽汤加味：生地黄、熟地黄、桃仁、红花、当归、女贞子、枸杞子、丹参、赤芍。

加减：①若心痛伴虚热者，上方加牡丹皮、知母、鳖甲、地骨皮。②若头晕目眩，耳鸣如蝉甚者，上方加夏枯草、龙骨、牡蛎等。

5. 湿热阻遏

临床表现：胸闷痛，以闷为主。多见于肥胖者，脘腹胀满不适，食欲欠佳，重则恶心呕吐。舌黯红，苔黄厚腻，脉滑数。

证候分析："肥人多湿"，故该型患者多见于肥胖之体。湿邪黏腻重着，上泛胸中，壅遏清旷，胸阳不展，故胸呈闷痛，以闷为主，或呈压榨感。湿热阻遏中焦，脾失健运，则脘腹胀满、食欲欠佳。甚则胃失和降，则恶心呕吐。因于胸阳不振，血脉不畅，则舌黯，又缘有热，故舌红，苔黄厚腻，为湿热壅盛之征。脉滑为湿，数为有热。

治法：化湿清热，宣痹通脉。

方药：小陷胸汤加味：瓜蒌、半夏、黄连、丹参、赤芍、郁金、枳壳。

加减：①若兼胸脘满闷，咳吐黄痰者，可予温胆汤加黄芩、桑白皮清热化痰止咳。②若兼便秘者，加酒大黄（体质稍差者加全瓜蒌或熟大黄）。

（刊于《北京中医学院学报》1987 年第 10 卷第 1 期）

◇心痛（胸痹）辨治用药浅谈◇

郭维琴

关键词： 心痛；证候鉴别；类证鉴别

心痛是指由于心脏受损所引起的病证，以膻中、鸠尾、虚里部位的疼痛，伴憋闷为主要特征。心痛包括真心痛、厥心痛。心痛以"痛"为主症，其主要病机为"脉络不通"。心痛多发生于老年人，或因思虑劳倦，积劳成伤，故以虚为本，本虚标实。本虚为心气虚、心阳不振、阴血不足，标实为瘀血、痰浊，以及因情志不遂所致肝郁气滞。现就笔者多年临床经验，对心痛类证鉴别、辨证要点及临床用药加以介绍。

一、类证鉴别

心肺同居上焦胸中，肝胆经脉布于胸胁，故三脏受损均可导致心痛、胸痛；心痛发生于鸠尾时，又与胃脘痛的部位相似，说明心痛与肺、肝、胆、脾胃病致痛易于混淆，而心痛与他脏受损致痛又有不同，且真心痛有"旦发夕死、夕发旦死"之虑，故临床中应与以下诸痛症详加辨别。

1. 厥心痛

病位在心，痛常发生于膻中、虚里、鸠尾，并沿手少阴心经循行部位放射，疼痛剧烈，痛如刀割，或如锥刺，并伴压榨感，甚至有时因疼痛剧烈而面色苍白，冷汗出，疼痛每次持续数分钟，或数十分钟，反复发作。厥心痛常因劳累，或因情志变化而诱发，伴随症为心悸，气短。

2. 胃痛

病位在脾胃，痛在胃脘，常易与痛在鸠尾之心痛相混淆，当从以下几方面辨别：胃痛性质呈隐痛，或胀痛，或灼痛，或刺痛；腹部切诊时有触痛，而心痛绝无触痛；胃痛疼痛时间长，为数十分钟或数小时，且疼痛发作常有规律性，或于饭前，或于饭后，也常因饮食不当而诱发，而心痛只有在过饱餐后诱发，无规律性；胃痛伴随症多为乏力倦怠，食少便溏，嘈杂反酸等。

3. 肺痛

即因肺脏疾患而致胸痛者，疼痛或见于左胸，或见于右胸，随病变部位而定，疼痛程度较为缓和，呈刺痛，或钝痛，其痛常因深吸气，或咳嗽而诱发；疼痛持续时间数秒钟；常伴随有恶寒发热，咳嗽等症状。

4. 胸胁痛

病位在肝胆，应与下列几种常见证候相鉴别。

（1）肝郁作痛：痛见于两侧，多呈胀痛，或串痛，持续时间长，一日或数日，多由情志不遂而诱发，常伴烦躁易怒，食欲不振等症。

（2）湿热蕴结致痛：痛见于右侧，固定不移，触痛明显。多呈持续性重着疼痛，间歇性剧痛，常因进食肥甘而诱发，伴胸闷纳呆，恶心呕吐，目黄身黄，重则恶寒发热。

（3）蛔厥疼痛：痛见于右侧，胸胁剧痛呈钻顶样，卒然而作，发作时疼痛部位固定不移，且有明显触痛，痛可持续一日或数日，诱发原因不明，痛作时常伴恶心呕吐，甚则吐蛔，汗出肢冷，腹部绞痛。

二、证候鉴别

根据心痛发生的病理阶段不同，又分为气虚血瘀候，胸阳痹阻候，气滞血瘀候，阴虚血阻候，温热阻遏候5种证候，亦应鉴别分析，方能用药准确，奏取良效。

1. 气虚血瘀候

心痛时轻时重，胸闷，常因劳累而诱发。伴随症：乏力气短，心悸自汗，面色㿠白，舌质黯淡，舌胖有齿痕，脉弱无力。

2. 胸阳痹阻候

心痛剧，痛如锥刺，或如刀割，胸痛彻背，遇寒加重。常伴畏寒肢冷，乏力自汗，气短心悸，甚则咳喘不得卧，咳吐白色泡沫痰，苔薄白，或白腻，舌淡体胖有齿痕，脉沉迟无力。

3. 气滞血瘀候

心痛部位固定不移，多呈刺痛，入夜尤甚，因情志改变而诱发。常伴两胁胀痛，胸闷不舒，善太息，时而烦躁欲哭，心悸不寐，苔薄白，舌质紫黯，或有瘀斑，脉沉涩，或弦涩。

4. 阴虚血阻候

心痛时轻时重，多呈隐痛，伴憋闷，劳则加重。常伴头晕目眩，腰酸腿软，五心烦热，午后潮热，虚烦不眠，舌质红，或有瘀斑，苔少或剥脱，脉沉细弦。

5. 湿热阻遏候

以胸憋闷为主或伴隐痛，过食肥甘可诱发。常伴脘腹不适，食欲欠佳，重则恶心呕吐，舌质黯红，苔黄厚腻，脉滑数。

三、常用药物

1. 益气药

益气药可益心气、补脾气、助肺气。治疗心痛时使用益气药，其主要目的是益心气，或通过补脾气，滋生气血之源来益心气，鼓动血脉运行。

（1）人参：用于心痛甚，发作频繁，乏力自汗，精神萎靡，或大汗出，四末不温，脉微欲绝者，此刻可用独参汤，或加麦冬、五味子以益气敛阴固脱，或与附子同用，以益气回阳固脱。

（2）党参、黄芪：用于心痛反复发作，劳则加重，活动后气短，微恶风寒，舌胖有齿痕，脉沉弱者。二药常同用，黄芪有益气固表作用，故心痛伴自汗出时可重用黄芪，而黄芪性偏温燥，如若心痛伴口干，舌质偏红时，不用黄芪改用黄精。黄精甘平，益气养阴。

（3）太子参、黄精：用于心痛时轻时重，反复发作，乏力气短，口干欲饮，夜寐不宁，心烦不安，舌红少津，苔薄白，脉沉细小数者。如若心痛伴自汗出时，可加用五味子、煅牡蛎以敛汗固表，若因气虚水湿失运，舌苔腻者，则可重用太子参，而去黄精，以免过于滋腻而助湿。

2. 助阳药

可助心阳、温脾肾，用于心痛证的目的是助阳宣痹。

（1）瓜蒌、薤白：即瓜蒌薤白散。用于心痛彻背，感寒加重，胸闷憋气，背部畏寒，食欲欠佳；咳吐痰涎，苔腻舌黯，脉沉细者。若痰多者可加茯苓、半夏；若疼痛较甚者可加丹参、川芎等活血止痛药；若畏寒肢冷者，可加桂枝、乌头等温阳止痛药。

（2）桂枝、乌头：用于心痛彻背，背痛彻心，向两臂内侧放射，疼痛难忍，四末不温，乏力自汗，舌黯淡，或有瘀斑，苔薄白，脉沉弱无力者。如若心痛较轻能忍受，四末欠温时，则可单用桂枝；如若疼痛甚难以忍受，大汗出，全身潮冷，四末厥冷，脉微欲绝者，则加人参、五味子、附子，益气温阳，敛阴固脱。

（3）荜茇、干姜：用于心胃痛，疼痛反复发作，难以忍受，甚则面色苍白，自汗出，脘中不适，呕吐清水或痰涎，四末不温，苔白腻，舌黯或有瘀斑。荜茇性味辛热，走窜力强，以痛甚者重用之；干姜回阳散寒力强，脘中畏寒，呕吐清水或痰涎，四末欠温者重用之；如若面色苍白，大汗出，四末不温，脉细微者，加人参、附子益气回阳固脱。

3. 活血化瘀药

心痛主要病理为"脉络不通"，所以使用活血化瘀药甚为重要。

（1）丹参、赤芍：二者常同用，凡有心痛者均可用之，甚至有心痛病史而在短期内疼痛未发，亦可作为维持药使用。目前，常用的中成药复方丹参片、丹七片，均以此二味药为主要成分。

（2）郁金、片姜黄：用于心痛甚，痛向两臂内放射，或真心痛后，左肩至肘部疼痛难忍或痛连胸胁，苔薄白，舌黯或有瘀斑，脉沉弦涩者。二药同用行气解郁，通经止痛力强。

（3）桃仁、红花：用于心痛甚如锥刺，发作频繁，伴月经不调，行经腹痛，或面部见蝴蝶斑，苔薄白，舌黯，或有瘀斑，脉沉涩或弦涩者。

（4）三棱、莪术：用于心痛彻背，背痛彻心，两臂内痛，屡发不止，舌有瘀斑，或舌质黯，脉涩者。

（5）当归、鸡血藤：用于厥心痛，时轻时重，伴心悸气短，夜寐不宁，舌质黯淡，苔薄白，脉沉细者。若疼痛较重者，尚应加益气活血药，如党参、川芎等。

（6）延胡索、川芎：用于心痛频繁发作，痛势较重，伴两臂内痛或麻木，手足欠温，背部畏寒，常与薤白、桂枝、乌头等药同用，或郁金、枳壳等药同用，以治疗心胃痛，或心痛伴两胁胀痛等。

4. 理气药

气行则血行，理气活血并用，活血通络止痛效果更强。

（1）枳壳、郁金：用于胸闷痛，犹如重物压迫，或伴窒息感，与通阳活血药并用效果更佳。

（2）柴胡、川楝子：用于心痛伴心烦急，胸闷不舒，两胁串痛，常与丹参、赤白芍同用。

（3）陈皮：用于心痛伴脘腹胀满不适或恶心呕吐、食欲欠佳等，常与益气通阳活血药同用。

以上仅是笔者在长期临床工作中的一些体会，不当之处，望同道指正。

（刊于《北京中医学院学报》1991 年第 14 卷第 6 期）

◇郭士魁治疗冠心病经验简介◇

郭维琴　郭志强

冠心病在中医学中，属于"胸痹""心痛""心胃痛"等范畴。对此病的记载，最早见于《黄帝内经》，如《素问·脏气法时论》云："心病者，胸中痛，胁支满，胁下痛，膺背肩胛间痛，两臂内痛。"《灵枢·厥病》云："真心痛，手足青至节，心痛甚，旦发夕死，夕发旦死。"在治疗方面《金匮要略》提出以宣痹通阳为主，并记载了不少有效方剂。其后如《肘后备急方》《千金方》《外台秘要》《医林改错》《类证治裁》等书，从病因、病机、治疗各方面都积累了不少宝贵经验，迄今仍有重要的指导意义。先父郭士魁研究冠心病20余年，取得了显著疗效，现简要介绍其经验如下：

一、病因病机方面

先父郭士魁在分析冠心病的病因时，强调正气不足为本，其中又有阳虚与阴虚之别。阳虚者，主要指心、脾、肾之阳气不足；阴虚者，则多指肝、肾之阴亏。由于冠心病之主症为胸痹心痛，且痛有定处，兼见舌质紫黯、瘀点、瘀斑，故先父认为血瘀心之经脉是冠心病的主要发病机制。

二、辨证论治方面

胸痹心痛之疾，有厥心痛与真心痛之分。真心痛是伤心之正经，疼痛颇剧，病情笃重，预后差，相当于现代医学之急性心肌梗死；厥心痛，疼痛时轻时重，且有休止，病情较轻，与现代医学之冠心病心绞痛相似。如《杂病源流犀烛》云："卒然大痛无声，咬牙切齿，舌青气冷，汗出不休，手足青过节，冷如冰，真心痛，且发夕死，夕发旦死。"《诸病源候论》云："心为诸脏主而藏神，其正经不可伤。伤之而痛，为真心痛……心有支别之络脉，其为风寒所乘，不伤正经者，亦会心痛，则乍间乍甚，或发病不死。"先父治此之原则为一补（益气、温阳、育阴）二通（活血祛瘀、逐痰、理气、通腑）。

（一）厥心痛

先父对厥心痛之治疗，有以下几种方法。

1. 活血化瘀法

在此法之中又分为益气活血法、理气活血法、平肝育阴活血法等。①益气活血法：因血气同源，气血互根，气帅血行，心主血脉，盖全身血脉之运行，均赖心气之推动，故心气虚，则血不行而易发胸痹心痛之疾。先父自拟益气活血汤（黄芪、党参、黄精、当归、川芎、赤芍、郁金），用于临床每获良效，并常以散剂（如参七散：人参、三七；参七血竭散：红人参、三七、血竭等）及时进服，以图速效。②理气活血法：此法多用于更年期妇女。盖肝藏血，体阴而用阳。妇人以肝为先天，常因经、胎、产、乳而数伤其血，致肝血不足、气偏有余。肝脏失于柔润，则肝气易滞易郁，血随气滞，亦易发胸痹心痛。其临床表现特点：必兼胸闷胁痛，善太息等肝郁之证。先父常于丹栀逍遥散中，配以片姜黄，取其行气破血止痛之功，尤对胸胁、肩部串痛者更效。③平肝育阴活血法：用于平素肝肾阴虚，肝阳上亢，又发胸痹心痛者。临床表现胸闷心痛，头痛眩晕，耳鸣如蝉，足跟痛，舌质黯红、少苔，脉沉细弦等症。先父每以育阴通脉汤治之。药用：何首乌、女贞子、墨旱莲、黑桑椹、黑芝麻、丹参、赤芍、川芎、葛根、菊花、生龙牡。若兼气虚者，易以太子参、黄精之类。

2. 宣痹通阳法

宣痹通阳法以通为补。常用于胸阳不振，阴乘阳位，以致气机闭塞，不通则痛之证。若胸痹而兼痰饮者，用瓜蒌薤白半夏汤；偏于气滞者，用枳实薤白桂枝汤；寒邪内闭，疼痛难忍，或痛无休止者，用乌头赤石脂丸。先父在运用以上方剂时，颇为灵活，常于其中增以益气活血之品。盖因气属阳，气虚乃阳虚之初起阶段，而益气之品有助通阳活血。通阳可使血脉流畅，加入活血之品，更能增强除痛之效。益气之品常用党参、黄芪、黄精等，病重者用红人参：活血之品常用丹参、赤芍、川芎、鸡血藤、红花、苏木之类。

3. 芳香温通法

大凡气味芳香性温味辛之品，多善于走窜。因芳香开窍药均入手少阴心经。《素问·调经论》指出："血气者喜温而恶寒，寒则泣不能流，温则消而去之。"对于心阳不足，寒凝血瘀之心痛彻背，背痛彻心，四肢厥冷者，颇为相宜。先父研制了心痛丸（沉香、香附、檀香、丁香、乳香、白胶香、荜茇、冰片、麝香）。后又在"哭来笑去散"基础上，加减制成宽胸丸（高良姜、荜茇、细辛、延胡索、冰片），进一步提高了疗效。以后又改制成宽胸气雾剂。

（二）真心痛

真心痛，发病急，病情危重，死亡率高。临床表现为手足青至节，四肢厥冷，大汗出，脉微欲绝等内闭外脱之候。内闭者乃阴血内竭，脉行不利，神明失所；外脱者乃阳气不能固密，大汗亡阳。《素问·生气通天论》云："阴平阳秘，精神乃治；阴阳离决，精气乃绝"，故真心痛者病情笃危，预后不佳。治疗除以上诸法外，先父主张：

（1）气虚阳脱早期，患者出现面色苍白，全身汗出，皮肤湿润，手足凉，脉沉细或结代者，治以益气敛阴固脱为主，以活血通脉为佐。用生脉散加活血通脉之品急救之。

（2）心气虚，兼脾肾阳虚、寒饮上泛而致心动悸，咳喘不得卧，咳吐白色泡沫痰，汗出肢冷，小便不利，舌胖质黯、苔白腻，脉沉细滑者，治宜益气温阳化饮，可用苓桂术甘汤加半夏、紫苏梗、紫苏子、北五加皮等。

（3）对真心痛三至五日内，而见舌苔黄厚腻时，先父认为此时当"以通为顺"，此为宿食化热生湿之故。以小陷胸汤或温胆汤加藿香、佩兰、酒大黄以通腑泄热化湿。体弱者可用熟大黄、番泻叶缓泻之。若腑气不通，湿热不去，则可加重胸阳闭阻之苦。

（刊于《中医杂志》1985 年第 11 期）

◇动脉粥样硬化病变处血管生成与络病的关系初探◇

唐大暄　江　涛　王亚红　郭维琴

摘要：为探讨动脉粥样硬化中医药治疗的理论依据。本文从"络病"的角度对动脉粥样硬化（AS）病变处血管生成的重要病理机制进行了初步的阐述。分析了 AS 病变发生、发展与中医"络病"的关系；并基于"络道亢变"等理论，从结构与功能两方面阐释了 AS 病变处血管生成的中医病机特点，提出络脉虚滞是 AS 络道亢变产生的基础，瘀毒阻络是 AS 络道亢变产生的重要条件；在治疗上，提出扶正养络、活血通络、解毒通络的治法，在 AS 的治疗中值得进一步重视和发掘。

关键词：动脉粥样硬化；血管生成；络病

动脉粥样硬化（atherosclerosis，AS）是心脑血管疾病的重要病理学基础，主要发生在大、中等动脉，特别是冠状动脉、脑动脉和主动脉。血管生成（angiogenesis）是指原有微血管内皮细胞经过生芽、迁移、增殖与基质重塑等过程产生新的血管的过程，是近年来生命科学领域的研究热点。血管生成与动脉粥样硬化、肿瘤、慢性关节炎、糖尿病等病理过程密切相关，在动脉粥样硬化斑块形成和发展过程中起着重要作用。阻止 AS 斑块中的血管生成，对防治动脉粥样硬化形成和发展，甚至消退动脉粥样硬化具有重要意义。中医学对于 AS 的治疗有着自身的特点，然而目前中医学对于 AS 斑块中血管生成这一重要病理机制尚缺乏有效的认识，从而限制了中医药治疗优势的进一步发挥，本文拟从"络病"的角度对此进行初步探讨。

1. 动脉粥样硬化与血管生成

1987 年，Folkman 将毛细血管异常增殖的疾病称为"血管生成性疾病"，正常大中型动脉血管壁中，外膜及中膜外 1/3 由邻近滋养血管供应血液并在该区域形成丰富的毛细血管网；内膜及中膜内 2/3 由动脉管腔血液直接提供营养成分及氧气，无毛细血管网，然而在动脉粥样硬化斑块的发展过程中，斑块内也相应增生出毛细血管，形成了致密的小血管网，即血管滋养管（vasa vaso-rum），它供给斑块内平滑肌细胞、巨噬细胞等需要的营养。斑块内新生血管仅是些简单的内皮细胞围成的管道，周围没有支撑的结缔组织，没有基底膜，也没有感受血流或血压的受体。由于管壁发育不完善，这些血管脆性大，在局部众多因子的作用下容易破裂出血，诱发粥样斑块的破裂，使血液中凝血系统蛋白与斑块内具有高度成血栓性的物质接触，导致动脉血栓形成而使组织缺血缺氧。因此，血管生成在动脉粥样硬化斑块形成及发展过程中起到了重要作用。1999年，Folkman等证实了抗血管生成可以消退动脉粥样硬化，也验证了血管生成可促进斑块的发展，动脉粥样硬化和肿瘤一样都是细胞异常增殖引起的，都伴随着异常的血管增生。

2. 动脉粥样硬化与络病

络病学说是中医理论体系中的重要组成部分，该学说认为凡久病、久痛诸症，多因络脉瘀滞而引起。络脉是气血会聚之处，具有贯通营卫、环流经气、渗透气血、互化津血的生理功能，是内外沟通的桥梁；络病的病理机制总为瘀、虚、痰、毒，即络是内外之邪侵袭的通路与途径，邪气犯络，导致络中气机瘀滞，血行不畅，络脉失养，津凝痰结，络毒蕴结等病理变化，络脉为疾病传变的中心环节。AS多见于中年以后，与生理功能的减退和内外病理因素的干扰致损密切相关。年过半百，气虚血少，可致气血运行失常，因虚致瘀，络因瘀阻，停痰互结，痰瘀并阻络道，蕴久化毒为害，在本虚的基础上形成痰、瘀、毒互结的标实病理变化。而感受外邪，或膏粱厚味酿成湿热痰浊，邪客络脉，亦可影响络中气血的运行及津液的输布，致使络失通畅或渗灌失常，导致痰浊瘀血滞络，形成络病。现代医学认为炎症、吸烟、高脂血症等均与AS的发病密切相关，年龄因素也是AS的重要危险因素之一，AS斑块可导致动脉管腔狭窄乃至阻塞，最终引起心肌或脑组织等重要器官供血不足或出血。

在AS漫长的过程中虚、痰、瘀、毒相互影响，互结为病，痹阻络脉，以致疾病缠绵难愈，渐成痼疾。由此可见AS符合中医"久病入络"的基本病理特征。

3. AS 病变处血管生成与"络道亢变"

络病的病机特点主要在于络脉阻滞，络脉空虚，络脉损伤，络毒蕴结四端。随着络病的发展、演变，络道本身也将发生一些病理改变。由于络脉是气血汇聚之处，沟通内外的桥梁，故它会成为外邪入侵的通路和传变途径。《素问·调经论》指出"病在血，调之络"。《临证指南医案》强调"经主气，络主血""初为气结在经，久则血伤入络"，《医林改错》也云"久病入络为瘀"，均说明络病是与血和血管以及血瘀有关的病证。李梢等在研究类风湿关节炎的中医病机时，首次提出了与新生血管生成密切关联的"络道亢变"理论，即"络道亢变"是脉络之体（络体），络脉的脉道（络道）增生无制，亢变为害所呈现的多种形质变化，以及导致此种变化的络脉内环境生克制化功能紊乱的状态。络道亢变是络脉病变过程中邪毒传变的传播途径与功能结构载体，同时邪毒为有形之病理产物，邪毒内蕴阻迫，亦可阻迫络道恣行，并与络道增生相并导致"络道亢变"之象。

"络道亢变"理论是络病学说在当代的一个重要发展，阐发了多种疾病过程中血管生成等病理生理机制的中医病机特点。在 AS 病变过程中，由于痰、瘀、毒诸邪长期互结于络道，致使络脉环境的稳态失衡，正常的调节机制被破坏，从而导致络道恣行，增生无制，亢而为变。络道亢变的存在又会成为邪毒进一步传变的传播途径和功能载体，加速络病的发展。中医"络"的概念在形态和功能上都与现代医学的微血管与微循环概念相似，同时具有结构与功能的双重含义，故而"络道亢变"具体在 AS 斑块中，可表现为血管滋养网的生成。这些伸展入斑块内具有高通透性的新生血管是血脂沉积于斑块的重要通道之一，使得在 AS 中晚期病变中，在大的纤维帽覆盖的情况下，斑块中的脂质积聚仍能进行。这些新生血管还为炎细胞进入斑块提供了通道。炎细胞可以产生细胞因子，激活巨噬细胞和平滑肌细胞并使其生成基质金属蛋白酶，而后者可以降解基质、削弱纤维帽，导致斑块失稳定。

另外，新生血管在斑块中的存在还为缩血管物质提供了通道。有研究证实斑块内新生血管存在的区域较其他区域具有较高浓度的缩血管物质，这将导致局部的血管痉挛。可见 AS "络道亢变" 在 AS 斑块的形成和发展中占有重要地位。

络脉虚滞是 AS 络道亢变产生的基础，"虚"主要指机体正气不足，从疾病发生学的角度来讲，正气先虚是疾病发生的前提和依据，所谓"邪之所凑，其气必虚"。络脉具有贯通营卫、环流经气、渗透气血、互化津血等功能，而络中气血的充实是完成这些功能的重要条件之一。气为血帅，血为气配。络脉空虚，络中气血不足，气不足则血行迟滞，血不足则络脉失养。络脉血气亏虚、络脉不充导致气机室滞，血行不畅，留而为瘀，或津阻痰凝，痰瘀互结，阻于络中。络愈虚则邪愈滞，以致虚实夹杂，正虚邪恋，疾病缠绵难愈，即所谓"至虚之处，便是留邪之地"。AS 多发生于中老年人，此时人的气血衰少，一方面因虚致瘀，痰瘀阻于络道；另一方面外邪乘虚客于络脉，影响络中气血的运行及津液的输布，致使络失通畅，渗灌失常，导致痰浊瘀血阻络而成虚滞。"络脉虚滞"的存在影响了络脉正常的渗灌转输、整体协调之功能，造成了络脉内环境稳态的失衡，从而导致络道增生无制、亢而为变。

瘀毒阻络是 AS 络道亢变产生的重要条件。

"毒"是泛指对机体生理功能有不良影响的物质。认为主要是邪气亢盛，败坏形体即转化为毒。毒邪浸淫人体，可产生众多危害，导致脏腑、经络、营卫、气血之间关系失常，引起人体阴阳偏盛偏衰，诸病蜂起，正所谓"无邪不有毒，热从毒化，变从毒起，瘀从毒结"。络脉虚滞，血瘀痰凝，壅阻络道，痰瘀互结，郁而蕴蒸，凝聚化毒。邪毒留滞，内蕴阻迫致络道恣行，并与络道增生相并导致"络道亢变"之象，恣行亢变之络道在 AS 斑块发展过程中起重要作用，促进斑块的进一步发展。

络毒蕴结是络病机制中的多重病理产物积聚的结果，多种病理产物积聚又是造成进一步损害的原因。络毒蕴结的生物学物质基础具有广泛的含义，西医学的酸中毒、凝血及纤溶产物、炎性介质和细胞因子的过度释放等，均可视为中医的"毒邪"。而缺氧、组织低灌流所致的酸性环境和高乳酸浓度，局部炎症反应，来自细胞外基质的肝素、血栓素以及蛋白、糖的裂解产物以及某些细胞因子等的刺激均可使促血管生成因子分泌增加，在局部积聚，从而诱使血管新生。以上多种因子的关系失调，生克制化功能紊乱，遂综合导致 AS 斑块中脉络增生、亢变为害。

4. 对 AS 治疗的启示

叶天士根据《黄帝内经》中"辛甘发散为阳"的论述,利用辛味药物的宣通行散作用来疏通痹阻不通的络脉,提出了"络以辛为泄""攻坚垒,佐以辛香,是络病大旨""辛香可入络通血"等著名论点,创"辛味通络"之大法治疗络病。基于这个原则,后世众多医家在治疗 AS 时,针对具体病证,运用辛温通络、辛润通络、补气通络、剔痰透络、虫蚁搜络等法,标本同治,和畅络脉气血,均取得了一定的疗效。由于"络道亢变"在 AS 的形成和发展中占重要地位,我们认为,应该针对 AS 络道亢变这一病理机制进行干预,从而达到阻止 AS 发展甚至消退 AS 的目的。络脉虚滞、瘀毒阻络为 AS 络道亢变的重要病理变化,故而在灵活运用上述诸法的同时,要重视扶正养络、活血通络、解毒通络,以益气养阴等法与驱邪相配合,使邪去络通,络病向愈。

总之,本文从"络病"的角度,基于"络道亢变"等理论对动脉粥样硬化病变处血管生成的重要病理机制进行了初步的、不成熟的阐述,以期进一步深化,从而为动脉粥样硬化的中医药治疗提供新的理论依据。

(刊于 2004 年 6 月《中医药学刊》第 22 卷第 6 期)